한약재
감별도감

한약재 감별도감

초판인쇄	2018년 5월 15일
초판발행	2018년 5월 15일

지 음	자오중전(趙中振) · 천후뱌오(陳虎彪)
옮 김	성락선
감 수	성락선
기 획	박능원
편 집	백혜림, 박미화
디 자 인	홍은표
마 케 팅	송대호

펴 낸 곳	한국학술정보(주)
주 소	경기도 파주시 회동길 230(문발동)
전 화	031) 908-3181(대표)
팩 스	031) 908-3189
홈페이지	http://ebook.kstudy.com
E-mail	출판사업부 publish@kstudy.com
등 록	제일산-115호(2000.6.19)

I S B N	978-89-268-8416-4 96510

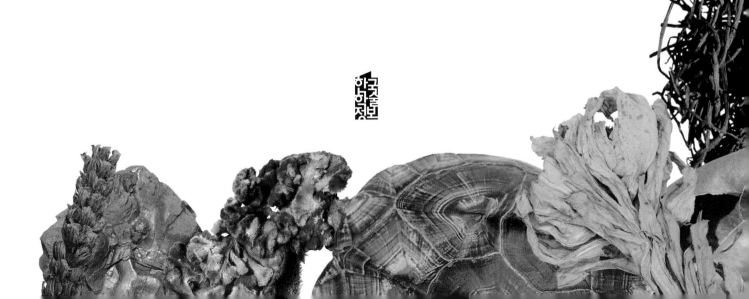

한약재
감별도감

※ 자오중전(趙中振)·천후뱌오(陳虎彪) 지음

성락선(成樂仙) 옮김/감수

한국학술정보

역자 서문

이미 영문판, 일문판으로 출간된《상용중약재감별도전(常用中藥材鑑別圖典)》의 한국어판을《한약재 감별도감》이란 이름으로 독자들에게 선보이게 되었다. 한국어판은《중국약전》(2015)에 맞춰 개정한 것으로, 이 책을 통해 우리나라 한약재의 품질을 높이고, 양질의 한약재가 유통되기를 바라는 마음에서 기꺼이 번역을 맡았다.

《한약재 감별도감》은 고대로부터 전해진 한약재의 쓰임, 모양과 형태가 비슷한 한약재의 시대별 구분법, 과학적 방법을 이용한 현대의 한약재 감별법 등 한약재 감별에 관한 주요 내용을 총망라하고 있다. 이 책은 428품목에 달하는 한약재의 기원, 산지, 채취·가공, 성미·효능, 약재 특징 및 품질 조건 등을 통해 한약재를 비교·감별할 수 있도록 구성되어 있다. 이 책을 번역할 때 식물명, 학명, 사용부위 등에 관해서는《중국약전》(2015)을 기준으로 삼되《대한민국약전》(제11개정판)과《대한민국약전외한약(생약)규격집》(제4개정판)을 참고하였으며, 그 이외의 식물명과 학명에 대하여는《한국식물도감》(이영노, 2006)을 참고하였다.

끝으로 한약재에 대한 해박한 지식으로 중국어 표현을 우리말로 바꾸는 데 큰 도움을 준 경남과학기술대학교 신용욱 교수와 자료 정리와 번역에 도움을 준 천연자원연구센터의 김용욱 박사, 한약진흥재단의 김민석 박사를 비롯하여 한국학술정보(주)의 채종준 대표이사님과 관계자들에게도 감사의 마음을 전한다.

전라남도 장흥 천연자원연구센터에서
성락선

역자 약력

성락선(成樂宣)

전북대학교 농학박사
충남대학교 약학박사

경운대학교 한방자원학부 겸임교수 역임
식품의약품안전처 생약연구과장 역임
중국 하얼빈상업대학 약학원 객좌교수
전라남도 천연자원연구센터 센터장
한국생약학회 부회장
세계중의약학회연합회 상무이사(2017~2021)

《원색한약재감별도감》(식품의약품안전처, 2009)
《세계 약용식물 백과사전》(한국학술정보, 2016)

저자 약력

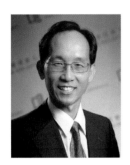

자오중전(趙中振)

1982년 북경중의약대학 학사
1985년 중국중의과학원 석사
1992년 도쿄약과대학 약학박사

현재 홍콩침례대학 중의약학원 강의교수 및 부원장
일본星火산업한방연구센터 연구원 역임
홍콩중의중약발전위원회 위원
WHO 서태평양지역사무국 전통의약고문
중국약전위원회 위원
홍콩위생부 명예고문
미국약전위원회 고문
다년간 본초학, 약용식물자원 및 중약감정연구에 종사

《당대약용식물전(當代藥用植物典)》중 · 영문판(한국어판:《세계 약용식물 백과사전》)
《중약재감정도전(中藥材鑑定圖典)》중 · 영 · 일문판
《중약현미감별도보(中藥顯微鑑別圖譜)》중 · 영문판
《홍콩용이혼효중약(香港容易混淆中藥)》중 · 영문판
《홍콩중약재도감(香港中藥材圖鑑)》중 · 영문판
《백방도해(百方圖解)》
《백약도해(百藥圖解)》등

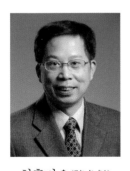

천후뱌오(陳虎彪)

1983년 호남사범대학 생물학전공 이학사
1988년 북경 의과대학 약학원 (현 북경대학 약학원) 생약학박사

현재 홍콩침례대학 중의약학원 조교수
가나자와대학 약학부 조교수
북경대학 약학원 교수
중국식물학회 약용식물 및 식물약 전문위원회 위원
중국생태학회 중약자원생태전문위원회 위원
《중국중약잡지(中國中藥雜誌)》,《중국약전(中國藥典)》(영문판) 등 편집위원
다년간 식물분류학, 약용식물학, 중약자원학 연구에 종사

《중초약과 민족약약재도보(中草藥與民族藥藥材圖譜)》
《당대약용식물전(當代藥用植物典)》
《대황의 현대연구(大黃的現代硏究)》
《약용식물학(藥用植物學)》
《백과약초(百科藥草)》
《동충하초양생대전(冬蟲夏草養生大全)》등 30여 편

편집위원회

편집위원장　자오중전(趙中振), 천후뱌오(陳虎彪)

편집부위원장　우자린(鄔家林), 왕성융(王勝勇)

고문　장셴저(張賢哲, 타이완)

약재 촬영　천후뱌오(陳虎彪)

식물 촬영　천후뱌오(陳虎彪), 우자린(鄔家林), 자오중전(趙中振), 쉬커쉐(徐克學), 우광디(吳光弟), 어우징퉁(區靖彤), 린위린(林余霖), 위리잉(余麗瑩), 옌중카이(嚴仲鎧), 마사유키 미카게(御影雅幸), 장하오(張浩), 왕성융(王勝勇), 펑융(彭勇), 왕추링(王秋玲), 정한천(鄭漢臣), 우솽(吳雙), 천량준(陳亮俊), 왕창(王强), 후야니(胡雅妮), 위안추이잉(袁翠盈), 천샤오추(陳小秋), 리리메이(李麗媚)

약재 수집 및 표본을 제공해주신 다음의 분들께 감사드린다
왕원콴(王文權), 왕추링(王秋玲), 위안페이첸(袁佩茜), 란융하오(藍永豪), 종바오자오(鍾寶嬌), 닝루홍(寧潞宏), 왕징언(王敬恩), 류바이잉(劉柏英), 장하이팡(張海防), 위융방(余永邦), 왕선강(王愼剛), 가오융(高勇), 린후이룽(林惠蓉), 모제리(莫潔麗), 린몐펑(林綿鋒), 황샤오단(黃曉丹)

중국어판 편집위원회

편집위원　수수(舒抒), 량지타오(梁之桃), 리친(李沁), 왕야충(王亞琼), 리린(李林), 궈핑(郭平), 훙쉐룽(洪雪榕), 우멍화(吳孟華), 이타오(易濤), 류징(劉靖), 위타오(于濤), 어우징퉁(區靖彤), 뤼광화(呂光華)

편집보조　시이샤오(施奕曉), 양융핑(楊永平)

영문판 편집위원회

편집위원　궈핑(郭平), 에릭 브랜드(Eric Brand)

편집보조　훙쉐룽(洪雪榕), 루이자(盧以家), 량리(梁鵬), 펑화성(彭華勝), 나이젤 와이즈먼(Nigel Wiseman)

서문

한약(韓藥)을 감정하는 것은 한약표준화와 국제화의 기초가 되며, 성상(性狀)에 기초하여 한약을 감별하는 것은 한약의 감별에 종사하는 자들에게는 기본이다. 성상감별(性狀鑑別)이라 함은 보고, 만지고, 냄새를 맡고, 맛을 보고, 또 태우거나 물에 넣어봄으로써 한약재의 외부 형태를 평가하는 것을 말한다. 다시 말해 성상감별은 약재가 맞는 것인지, 품질은 어떠한 것인지를 판별하는 가장 간편한 방법이다. 이러한 방법은 과거부터 오랫동안 의약학에 매진해왔던 집안의 경험이 축적되어 얻어진 것으로 "경험감별법"이라고도 한다.

《한약재 감별도감》은 일반적으로 많이 사용되는 약재에다가 참고를 위해 별도로 첨부한 약재를 포함하여, 총 428종의 한약재를 수록하였다.《중국약전(中國藥典)》(2015)을 참고하여 약재를 선별하고, 한약재명에 근거해 중국 국내외 시장조사를 거쳐서 완성하였다. 중국 내 한약재명, 기원, 산지, 채취ㆍ가공, 성미ㆍ효능, 약재 특징, 음편 특징 등에 대하여 다루고 있으며, 책의 말미에는 한약재명 색인, 학명 색인, 라틴명 색인을 덧붙였다.

이 책은 경험에 근거한 한약재 감별에 중점을 둔 것으로, 중국 내에서 체계적으로 대물림되어 내려온 문화유산이자 보물인 경험감별법에 현대의 과학기술을 결합하여 감별법을 체계화하고자 하였다. 동시에 한약재에 관해 오랫동안 현장에서 체득한 지식을 기초로 하여 고대 문헌과 시장에서 유통되는 정보를 결합하고, 현대 과학기술을 이용해 한약재를 실제로 하나하나 해부하여 얻은 내용을 담고 있다. 또한 배우기 쉽고 기억하기 쉽도록 예술감각과 과학기술을 접목하여 한약재의 성상감별에 관한 내용을 수록하였다.

이 책에 실린 사진 속 식물, 동물, 광물의 모든 표본은 홍콩침례대학(香港浸會大學) 중국은행(홍콩) 중약표본센터에 보관되어 있다.

차례

광물류(礦物類)

일러두기

1. 이 책은 428종의 상용 한약재(참고 한약재 포함)를 수록하였고, 2015년 판《중국약전(中國藥典)》에 실린 한약재명을 기준으로 표기하였으며, 중국 국내외의 시장조사를 통하여 확정하였다.

2. 이 책에 수록된 한약재는 사용부위에 기초하여 다음과 같이 나누어 기재하였다. 뿌리 및 뿌리줄기류(136 품목), 등목류(19 품목), 피류(15 품목), 엽류(17 품목), 화류(24 품목), 열매 및 종자류(110 품목), 전초류 (42 품목), 조류 · 균류 · 수지류 및 기타(19 품목), 동물류(32 품목), 광물류(14 품목)이다.

3. 각 한약재에 대하여 기재된 내용은 다음과 같다.

(1) 약재의 명칭은 우리말 한약재명, 중국어 한약재명, 라틴어 한약재명을 기재하였다. 우리말 한약재명은 《대한민국약전》(제11개정판)과《대한민국약전외한약(생약)규격집》(제4개정판)에 기재된 명칭을 따랐고, 우리말 식물명은《한국식물도감》(2006)을 참고하였다. 중국어 한약재명은《중국약전》(2015)에 기재된 명칭을 따랐고,《중국식물지(中國植物誌)》,《중화본초(中華本草)》,《세계 약용식물 백과사전》(2016),《홍콩중약재도감(香港中藥材圖鑑)》등의 명칭을 참고하였다.

(2) 기원은 식물학적 · 동물학적 과명, 학명 그리고 약용부위를 기재하였으며,《중국약전》(2015)의 내용을 기준으로 하였다. 식물명은 우리말 식물명에 중국어 식물명을 괄호 안에 병기하여 참고가 되도록 하였다.《중국약전》에 여러 종이 기재되어 있는 경우에는 가장 일반적으로 사용되고 있는 대표 기원종을 기본으로 기재하였고, 다른 종은 "참고" 또는 "관련 한약재[附]"로 구분하여 설명하였다(예를 들어《중국약전》(2015)의 황백과 관황백, 금은화와 산은화, 오미자와 남오미자, 갈근과 분갈 등은 짝을 지어서 분류 · 기재함으로써 알기 쉽게 하였다).

(3) 산지
　　수록된 약재의 주산지와 야생 약재의 주요 분포지역을 기재하였다.

(4) 채취 · 가공
　　약재의 전통적인 채취 · 가공방법을 기재하였다.

(5) 성미 · 효능
　　약재의 성미와 주요 효능을 기재하였다.

(6) 약재 특징

사진과 함께 각 약재의 주요 성상감별 특징이 되는 부분과 전통 경험에 비추어 우수한 품질을 구분할 수 있는 부분을 기재하였다.

(7) 음편 특징

음편에 대한 성상감별의 특징이 되는 부분을 기재하였다.

(8) 참고

① 한약재의 경험감별에 사용되는 용어를 기재하였다.

②《중국약전》에 수재된 여러 종의 약재에 대한 주요 감별점을 기재하였고(주요 품목은 부록에 사진을 첨가하였다), 현재 시장에서 주로 많이 판매되고 있는 종, 그리고 전통 경험에 따른 우열 평가 기준을 기재하였다.

③ 국가적으로 등록된 GAP 재배단지 현황을 상세하게 기재하였다.

④ 동일한 식물이지만 사용부위가 다른 것은 페이지를 달리하여 기재하였다.

4. 이 책에 수록된 모든 사진은 원약재 또는 음편을 실사 촬영한 것으로 저자가 직접 촬영하고 시험하여 확인한 것이다. 확대한 모든 사진은 크기를 가늠하도록 눈금자를 함께 표시하였다. 사진 촬영한 모든 약재의 표본은 홍콩침례대학 중국은행(홍콩) 중약표본센터에 보관되어 있다.

5. 우리말 한약재명을 중국어 한약재명과 쉽게 구분하기 위하여 각 약재의 라틴명에《대한민국약전》(제11개정판)과《대한민국약전외한약(생약)규격집》(제4개정판)에 기재된 내용을 각주로 첨부하여 쉽게 비교할 수 있도록 하였다.

6. 이 책에 수록된 식물 · 동물 · 광물 약재와 고문헌의 모든 사진은 원본임을 밝혀둔다.

7. 이 책에 수록된 약재를 찾기 쉽도록 한약재명 색인, 학명 색인, 라틴명 색인을 두었다.

8. 이 책에 사용된 단위는 법정계량단위를 사용하였고, 국제통용단위부호로 표시하였다.

9. 이 책에 사용된 한약재 감별용어의 우리말 뜻풀이를 부록으로 두었다.

총론

"변상논질(辨狀論質, 성상으로 품질을 논함)"[1]
한약재 경험감별의 요점

　한약재의 감정은 한약재표준화와 국제화의 기초가 된다. 한약의 성상을 감별하는 것은 한약감정에 종사하는 사람이라면 반드시 가져야 하는 기본역량이다. 즉, 약재를 눈으로 관찰하고, 손으로 만져보며, 코로 냄새를 맡아보고, 입으로 맛을 보고, 물에 넣어보고, 불에 태워봄으로써 약재의 외관성상을 판별하고 나아가 약재의 진품과 가품, 좋고 덜함을 판별하는 간편한 방법으로 "성상감별법"이라고도 부른다. 이러한 감별법은 과거부터 쌓아온 의약학자들의 경험이 누적된 소산으로 "경험감별법"이라고도 한다.

Ⅰ. 문자와 그림을 이용한 한약의 서술: 경험감별법 기술의 전래방법

　"신농씨(神農氏)가 약재의 맛을 보았다"는 전설(그림 1)은 중국의 고대 조상들이 한약재를 찾는 경로를 최초로 표현한 것이다. "맛을 보았다"라는 것은 약재감정에 있어 성상감정학의 중요성을 생동감 있게 묘사하는 장면이다. 예로부터 약재감정의 귀중한 경험은 주로 부자간에 전수되든가, 도제식으로 전수되어 민간에 계승되었으며 일부는 책으로 기록되어 전해지고 있다.

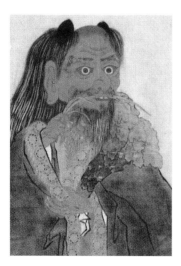

　한약의 대부분은 식물로부터 유래하는 약재이므로 예로부터 중국의 전통약물학 책에서는 "본초(本草)"라고 불러왔다. 중국의 역대 본초학 저술을 살펴보면, 본초는 중국전통문화를 근간으로 하여 가지가 많고 잎이 무성한 나무(그림 2)처럼, 주요하게는 "약재(藥材), 약효(藥效), 약성(藥性)"의 세 분야로 서술되어 왔다. 먼저 약재는 주로 약재의 명칭, 성상, 산지, 채취 및 가공, 포제 등의 내용이 중요하게 다루어져 왔으며, 약효는 약이 인체에 미치는 영향으로 나타나는 임상치료 효과를 중요하게 다루어왔다. 마지막으로 약성은 예로부터 약재의 작용이 인체에 미치는 영향으로부터 도출된 이론을 해석한 것으로 그 예로는 성미(性味), 귀경(歸經), 승강부침(升降浮沉) 등이 있다.[2]

　한약의 감정에 있어서 경험을 바탕으로 관련된 서술 내용을 살펴보면 대체로 다음과 같은 과정과 방법을 거치는 것을 알 수 있다.

그림 1. 신농씨의 초상

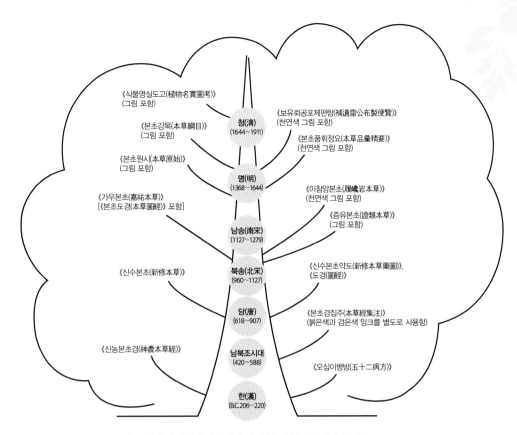

그림 2. 약재의 감별과 관련하여 전해오는 본초감별 서술의 개요도

1. 문자를 이용한 한약의 서술

한자는 상형문자라는 데 그 특징이 있다. 예를 들면, "거북이, 열매"(그림 3)[3]에서도 볼 수 있듯이 예로부터 글자와 그림은 불가분의 관계에 있다. 이후에 한자는 갑골문자 또는 소전체(小篆體),[1] 예서체(隷書體)로 끊임없는 진화를 거듭하게 되었다.

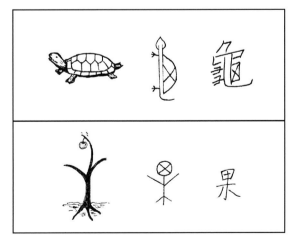

그림 3. 중국 고대의 가장 오래된 상형문자의 예 "거북이와 열매"

---

1 중국의 진시황(秦始皇) 때에 쓰던 한자의 여덟 가지 글씨체인 대전(大篆), 소전(小篆), 각부(刻符), 충서(蟲書), 모인(摹印), 서서(署書), 수서(殳書), 예서(隷書) 중의 하나를 말하는 것으로 이사(李斯)가 대전체(大篆體)를 간략하게 변형하여 만든 글씨체이다.

중국 장사(長沙)의 마왕퇴한묘(馬王堆漢墓)[2]에서 출토된 중국에서 가장 오래된 의서(醫書)로 알려진《오십이병방(伍十二病方)》에 기술된 약재 247종 가운데서 개별 약재에 관한 성상이 묘사된 것을 볼 수 있다. 예를 들면, "毒菫(독미나리) … 잎은 크기를 달리하며 작고, 줄기는 붉은색을 띠며, 잎은 세로줄 무늬가 있고, 잎과 열매의 맛은 쓰다. …"라고 나와 있는데 이는 지금까지 알려진 약재성상감별로는 가장 오래된 기술이다[4].

수많은 본초 고서적은 한약의 계승과 발전 그리고 창조의 기초가 되며 아울러 현대 한약연구와 개발을 위한 중요한 자원이 된다. 본초서는 고대 학자들의 풍부한 실천적 경험을 기술해 놓은 것으로 성상, 색상, 기미, 관찰 등의 과정을 거치면서 진위를 감별할 뿐만 아니라 약재의 좋고 나쁨에 대한 품질 평가도 기술되어 있다.

《신농본초경(神農本草經)》은 한(漢)나라 이전의 질병치료에 이용된 귀중한 경험을 집대성한 책으로 365종의 약재를 수록하고 있다. 이 책은 약물의 정의, 약의 배합, 약재의 성질, 약재의 채취, 투약이론과 방법을 종합적으로 서술하고 있다. 또한 몇 가지 약재의 성상, 색상, 냄새와 맛 등에 대한 약재의 감별특징을 간단히 기술하고 있는데, 그중에서 "주사(朱砂)는 수은으로 변할 수 있다"라는 구절에서 약재를 불에 태워서 실험하는 방법을 문자로 기록한 것을 알 수 있다(그림 4)[5]. 이 책의 원서는 소실되었으나 명·청(明·淸)시대를 거치면서 수많은 수집본이 현재에 전해지고 있다.

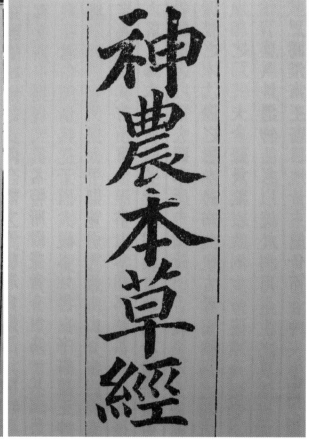

그림 4. 《신농본초경》 중 "주사"에 대하여 서술한 부분

---

2 중국 호남성(湖南省) 장사시 동쪽 교외의 전한대(前漢代)의 분묘를 말한다.

중국 남북조(南北朝)시대의 의서인《뇌공포자론(雷公炮炙論)》은 중국의 1세대 포제전문서로서 약재의 진위감별에 관한 경험이 상당 부분 기술되어 있으며, 특별히 약재를 서로 대비하여 감별할 수 있는 서술 방법을 채택했다는 점에서 효시가 된다. 예를 들면, 황정(黃精)과 옥죽(그림 5), 길경과 목경(木梗), 전호와 바디나물, 자소와 박하 등이 있다[6].

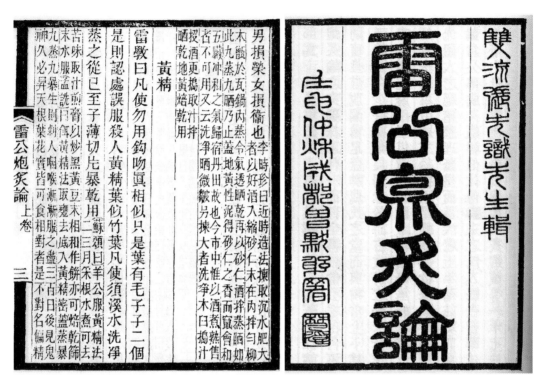

그림 5.《뇌공포자론》중 "황정"에 대하여 서술한 부분

양대(梁代)의 도홍경(陶弘景)은《신농본초경》을 정리하면서 365종의 약재를 증보하여 730종으로 수재한《본초경집주(本草經集注)》를 편찬하였다. 저자는《신농본초경》과 주해의 내용을 구분하기 위해서 글자의 색을 검은색과 붉은색으로 분리하여 기술하였다(그림 6). 이 책에서는 약재의 형태와 산지에 관한 내용을 보충하였으며, 아울러 서문에서는 약재의 혼용, 오용 현상과 그 심각성을 다음과 같이 언급하였다. "眾醫都不識藥, 惟聽市人: 市人又不辨究, 皆委採送之家, 採送之家, 傳習造作, 眞僞好惡, 並皆莫測(대부분의 의사는 약재를 알지 못하고 판매상들에게 듣기만 한다. 그러나 판매상들 또한 전문가가 아니며 그들은 단지 수집한 사람들만 믿고 약재를 배급한다. 수집하고 판매하는 사람들은 약재를 다루는 지식을 전수받은 것에만 의지한다. 그러므로 배급하는 사람으로부터 약재가 확실하고 품질이 좋다고 하는 것을 예견한다는 것은 불가능하다)."[7]

중국 역대 본초서는 문자로 기록하는 것이 주된 흐름이지만 약재의 수가 증가하고 사용범위가 확장되면서 오직 문자에만 의지하여 수많은 약

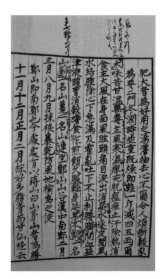

그림 6.《본초경집주》중 백출(白朮)에 대하여 서술한 부분(붉은색 글자는《신농본초경》의 내용을 기술한 것임)

재를 정확히 표현하는 것에는 한계가 있어, 삽화를 통해서 약재의 성상을 보충하여 설명하는 방법이 나타나기 시작하였다.

비록 고대의 약재에 대한 그림은 한 가지 약재에 대하여 여러 장의 그림이 있어도 그림과 글이 일정하지 않는 등 상태가 매우 복잡하지만, 약재에 대한 진위감별과 포제가공 등의 연구에서는 중요한 참고자료가 된다는 데에 의의가 있다.

2. 채색을 이용한 한약의 서술

659년 당(唐)나라 조정에서 조직적으로 편찬한 《신수본초(新修本草)》는 총 54권으로 크게 본문과 약도(藥圖), 도경(圖經) 등 세 부분으로 구성되어 있다. 수록된 약재는 850종이며 후세에 이르러 중국 최고의 약전으로 불리고 있다. 이 책의 가장 큰 특징으로는 글과 그림이 풍부하며, 《신수본초약도(新修本草藥圖)》(25권)로 시작하여 《도경(圖經)》(7권)에서는 모두 천연색 그림을 포함하고 있다는 점이다. 하지만 원서와 그림이 모두 소실되어 현재는 문자 부분만 수집본으로 전해지고 있다[8].

1220년에 완성된 《이참암본초(履巉岩本草)》는 남송(南宋)시대에 일부 지역의 본초를 수록한 책으로 임안[臨安, 지금의 항주(杭州)] 지역 자운령(慈雲嶺) 일대의 약용식물을 다룬 민간약초 도감의 성격을 띠는 중국 현존의 가장 오래된 천연색 지역약초 도감으로 여겨진다. 현재는 명대(明代)의 사본만 전해지고 있다. 이 책에는 206종의 초본류 약재에 대한 정밀하고 아름다운 그림이 수록되어 있다(그림 7)[9].

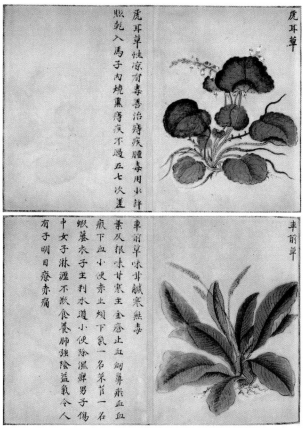

그림 7. 《이참암본초》에 수록된 호이초(虎耳草)와 차전초(車前草) 그림

1505년 완성된 《본초품휘정요(本草品彙精要)》는 명대의 정부주관으로 편찬된 본초서로 이 책에는 1,815종의 약재가 수록되어 있다[10]. 이 책에 수록된 그림 1,367점은 궁중 화가들이 그린 것으로, 창작품이 절반에 이르며 나머지 절반 정도는 송대(宋代)의 《본초도경(本草圖經)》에 실린 묵화를 원본으로 하여 색상을 덧입히거나 보고 그린 그림이다. 화가들이 창작하여 그린 그림은 과일, 어류, 동물, 곤충 등 일상생활에서 볼 수 있는 약재들이 생생하게 묘사된 것이 특징이다(그림 8)[11]. 하지만 책이 완성되고 오래지 않아 효종(孝宗)황제의 급사 사건에 주 저자인 유문태(劉文泰) 등이 연루되어 궁내에서 발간되지 못하였고, 이후 필사본만이 유통되었다[12].

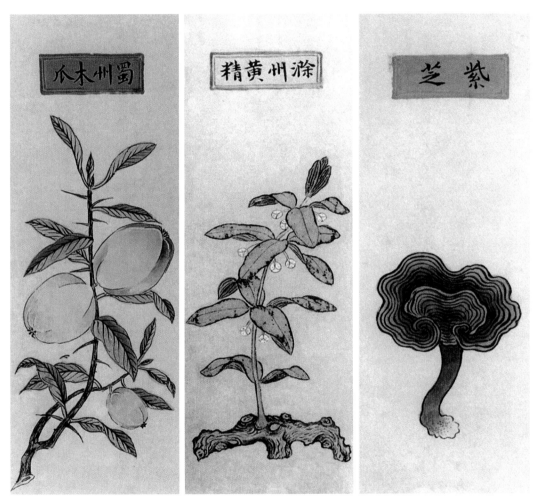

그림 8. 《본초품휘정요》에 수록된 모과, 황정, 영지 그림

1591년에는 명대의 천연색 도감 《보유뢰공포제편람(補遺雷公布製便覽)》이 완성되었다. 이 책은 중국에 현존하는 천연색 약재도감 가운데 자료가 가장 방대하고 상태가 가장 완전한 책으로, 그 내용이 매우 독특하고 보기 드문 본초도감이라는 점에서 그 의의가 크다. 이 책은 10장으로 나뉘어서 총 14권으로 구성되어 있으며, 957종의 약재를 1,193점의 천연색 그림으로 묘사해 놓았는데, 그중 829편의 그림은 《본초품휘정요》에서 유래되었고 293종의 그림은 새로 그린 것이다(그림 9).

400년 동안 사라졌다가 최근에야 찾게 된 원본에는 약재 219점의 포제에 대한 그림이 포함되어 있는데, 이는 고대 약재의 포제과정을 참고하는 데 중요한 자료가 된다. 아래의 그림에서 보는 바와 같이[약재 부자(附子)를 절단하고, 보조제와 혼합하고, 찌고, 햇볕에 말리고, 흐르는 물에 씻는 등의 포제과정과 포제장비, 포제단계 등을 묘사하고 있음], 이 책은 중국 포제과정의 표준제조과정을 그림으로 표현했는데, 이는 고대 서적 중 유일하다. 또한 이 책은 명대에 본초를 그림으로 구현하는 데 절정에 이른 상태로 중요한 참고 자료가 되며, 아울러 명대에 정부주관으로 간행된 《본초품휘정요》에 들어간 그림을 가장 많이 포함하고 있는 것이 특징이다.[13]

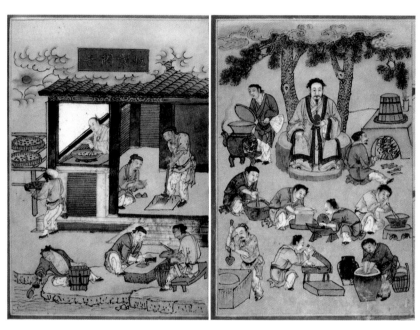

그림 9. 《보유뢰공포제편람》 제1권에 수록된 부자의 포제과정에 대한 그림

3. 조판인쇄를 이용한 한약의 서술

송대에 인쇄기술이 보급됨에 따라 조판의 음각·양각 문자는 주묵분서(朱墨分書)를 대체하였고, 시대의 요구에 따라 실용적인 펜화의 조판인쇄가 생겨났다. 비록 펜화의 표현력이 천연색 그림에 미치지 못하고 그림의 완성도 역시 비교적 낮지만, 문자의 광범위한 전달력과 더불어 조판펜화는 본초학 발전에 촉매제가 되었다.

북송(北宋)시대 가우(嘉祐)황제의 통치시기에 장우석(掌禹錫)과 소송(蘇頌)이 각각 주도하여 《가우본초(嘉祐本草)》(1057년)와 《본초도경》(1062년)이 완성되었다. 이들 두 책은 자매 관계로 여겨지고 있는데, 《가우본초》는 문헌자료로서, 《본초도경》은 송대에 실제로 사용된 약재를 조사하고 경험에 의한 약재감별을 파악하는 자료로서의 가치가 있다[14, 15]. 《본초도경》은 중국의 약재를 전면적으로 조사한 것을 기초로 각 지역에서 제출한 약재 그림에 국가가 소장한 그림을 더한 것을 종합하여 펜화로 조판 인쇄한 책으로, 세계에서 처음으로 발행된 조판 약용식물도감으로 알려져 있다. 송대 이전의 약용식물 기원을 알 수 있는 중요한 학술적 가치를 지니며, 후세대의 본초서는 이 책의 그림을 답습하거나 고쳐 그려서 널리 복제되었다.

1108년에 당신미(唐愼微)가 《경사증류비용본초(經史證類備用本草)》를 완성하였는데, 이를 약칭하여 《증류본초(證類本草)》라 한다. 이 책은 "대관(大觀)", "정화(政和)" 그리고 "소흥(紹興)"이라는 3개의 판본으로 현재까지 전해지고 있으며, 송대에 명망 높은 저자에 의해 쓰인 것으로 송대 이전의 본초 관련 문헌을 집대성한 송대 최고의 약학 관련 전문서적이다(그림 10). 이 책은 격식이 엄격하고 인용 문헌의 출처를 명시하였으며, 《가우본초》와 《본초도경》의 글과 그림을 보존하여 후학들의 학습과 이용에 편리를 도모하였다[16].

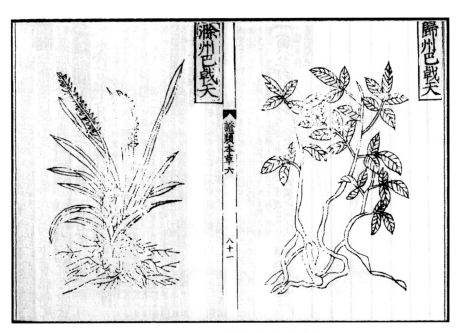

그림 10. 《경사증류비급본초》에 실린 두 종류의 파극(巴戟) 기원식물의 펜화

1116년 구종석(寇宗奭)이 선별하여 그린 《본초연의(本草衍義)》[17]는 저자의 풍부한 경험에 약재의 진위감별에 대한 논평을 더하여 만든 책으로, 저자는 후에 "첨차충수매약재소(添差充收買藥材所)"의 "판험약재(辨驗藥材)"란 직함의 벼슬을 받게 되는데, 이는 현재의 국가약품생물제품검험소의 생약실 주임에 해당하는 관직이다. 이 책의 내용은 특히 후세에 《증류본초》와 합본되어 세상에 널리 전파되기도 하였다.

명대의 이시진(李時珍)은, 송대 당신미의 개척정신 못지않은 개인 역량을 발휘해 1552년부터 1578년까지 본초학에 큰 업적을 이루는 기념비적인 대작을 완성하는데, 이것이 바로 《본초강목(本草綱目)》이다. 1593년에 발간된 초판에는 1,892종의 약재가 수록되어 있다. 약재의 형태에 근거한 분류 기준의 기초를 확립하였고, 약명, 산지, 성미, 형태, 포제 등의 내용을 상술하고 있다(그림 11)[18]. 이 책은 부(部)를 강(綱)으로 류(類)를 목(目)으로 하여 책의 체제가 참신하고, 문헌자료의 양이 풍부하여 중국 고대 본초학의 전성기를 이끌었다. 《약도(藥圖)》 2권에 그림 1,109점이 수록되어 있는데, 이는 이시진의 아들에 의해 보충된 것으로 그림의 형태가 간단하고 투박하여 그 아름다움은 다소 부족하나 대부분의 그림이 새로 그린 것이고 일부 그림만 《본초도경》의 것을 답습한 것이다.

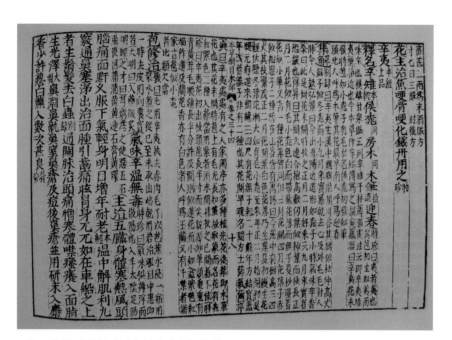

그림 11. 《본초강목》 중 신이(辛夷)에 대하여 서술한 부분

1612년에는 명대의 이중립(李中立)이 선별하여 그린 《본초원시(本草原始)》가 출판되었다. 이 책은 본초서 역사상 가장 풍부하고 특색있는 약재 경험감별 전문서로서, 12권 구성으로 508종의 약재를 수록하고 있다[19]. 이 책의 특징은 약재를 회화의 대상으로 삼아 약재의 기원에 표현되지 않은 식물 전체를 그렸다는 점이다. 초판본에서는 그림 426점 모두에 그림과 글자가 배합된 것이 특징이며, 일부 주석을 첨가하기도 하고 감별의 요소를 명확히 가리키고 있어 후세 임상의약 서적에서 그림이 인용되기도 하였다. 예를 들어 당귀의 서술 부분은 다음과 같이 기록되어 있다. "근두부는 둥글고, 잔뿌리의 색상은 자주색이며, 향기가 있고 기름기가 있는 것을 마미당귀(馬尾當歸)라고 부르며 가장 좋다. 다른 지역에서 나는 당귀는 근두부가 크고, 뿌리도 굵으며, 색상은 희고, 질은 견고한 것을 잠두당귀(蠶頭當歸)라고 하며 발산제로 쓴다(그림 12)."

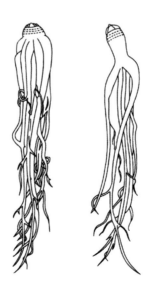

그림 12. 《본초원시》에 실린 마미당귀와 잠두당귀의 그림

1848년에는《식물명실도고(植物名實圖考)》가 완성된다. 이 책의 저자는 오기준(吳其浚)으로 장원급제 출신의 식물학자이다. 저자는 일찍이 호남성, 호북성(湖北省), 운남성(雲南省) 등의 총독으로 각 지역을 돌며 벼슬을 하는 동안 식물조사에 몰두하였고, 식물그림을 완성할 생각으로 후에 하남성(河南省) 신양시(信陽市)의 계공산(雞公山)에서 삼년상을 치르는 동안 연구에 몰입하여 실제 관찰한 것과 깨달은 것을 접목하여 이러한 전문서적을 완성하였다. 이 책에는 식물그림 1,790점이 수록되었는데, 그중 사생화 1,500점은 역대 본초 그림 중에서 가장 정확하다(그림 13).

38권으로 이루어진 이 책에는 1,714종의 식물과 1,790점의 그림 그리고 1,500여 점에 달하는 필화가 수재되어 있다(그림 13). 이 책의 그림은 고본초 문헌의 그림 중에서 가장 정교하여 고대의 중국 본초학과 현대의 식물학 및 농학의 가교역할을 하며 중국본초판각회화 출판에 있어서 기념비적인 책이라 할 수 있다[20].

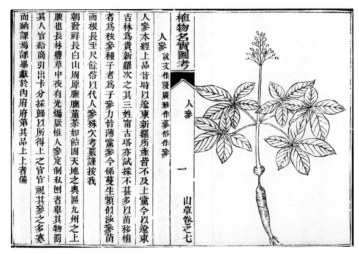

그림 13a.《식물명실도고》 중 인삼(人蔘)[3]에 대하여 서술한 부분

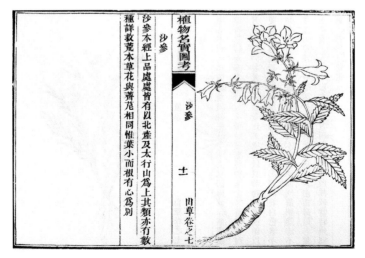

그림 13b.《식물명실도고》 중 사삼(沙蔘)에 대하여 서술한 부분

3　우리나라에서는 인삼에 대한 한자 표기명을 "人蔘"으로 쓰고 있으나 중국에서는 "人參"으로 표기하고 있으며, 또한 "삼"자로 끝나는 약재의 모든 한자 표기명은 "參"자로 표기되고 있음을 참고하기 바란다.

4. 해외에서의 본초에 대한 서술

서방국가 역시 풍부한 전통약물학 지식을 가지고 있었다. 특별히 근현대에 걸쳐서 식물학, 생약학에 관련한 도감이 매우 많이 출판되었다.

특히 영국에서는 18~19세기에 걸쳐 약용식물 관련 전문서가 대량으로 출판되었다. 예를 들면, 1790년에 윌리엄 우드빌(William Woodville)이 쓴《Medical botany》에는 수많은 천연색 식물그림이 수록되어 있다(그림 14).

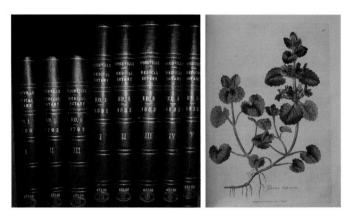

그림 14. 윌리엄 우드빌의 《Medical botany》와 그 책에 수재된 병꽃풀(*Glechoma hederacea* L.) 그림(영국 큐왕립식물원 도서관 소장)

일본은 19세기 말부터 중국 명대의 "생약고(生藥庫)" 명칭을 인용하여 관련 동식물 약재를 연구하는 학과를 "생약학(生藥學)"이라 불렀다. 19세기 동안에는 수많은 생약 관련 서적이 출판되었는데, 1828년에 출판된 이와사키 쓰네마사(岩崎常正)의《본초도보(本草圖譜)》는 2,000여 종의 약초가 수재되어 현대 생약연구의 중요한 참고서가 되었다(그림 15). 또한 1888년에는 마키노 토미타로(牧野富太郎)의《마키노 일본식물도감》이, 1890년에는 시모야마 준이치로(下山順一郎)가 출판한 일본 제1판의《생약학》등이 있다.

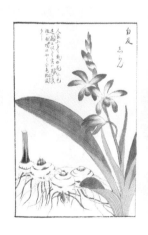
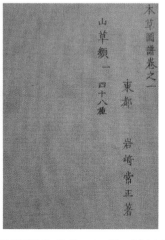

그림 15. 이와사키의 《본초도보》와 그 책에 수재된 백급[白及, *Bletilla striata* (Thunb.) Reich. f.] 그림

5. 근현대에 출판된 약재감정 관련 서적들

근현대에 일본 생약학은 일찍이 선두를 달리며 중국 생약학 발전에 중대한 영향을 미치게 된다. 20세기 초이래 중국과 일본의 생약학 교류는 비교적 빈번하였다. 중국의 조율황(趙燏黃) 교수는 1905년에 일본 유학후에 중의연구원과 북경대학에서 교수로 재직한 중국 생약학의 창시자로,《기주약지(祁州藥誌)》를 창간하여중국에서의 자연분류 계통정리에 의한 본초학 연구의 효시가 된다.

1949부터 2009년까지 60년 동안 중의약과 관련한 출판사업은 매우 활발하였다. 1950~1980년대에는 펜화와 흑백사진 위주였고 새로 발표된 변종식물 등의 대부분은 펜화에 의한 동판인쇄로 출판되었다. 이후에는 흑백사진으로 시작하여 컬러사진으로 한 단계 발전하였다. 출판업의 발전과 사진기술이 널리 보급됨에따라 약재 관련 내용과 조직학적인 내용을 다룬 현미감별도감 등 수많은 약재감정 관련 출판물이 지속적으로 출시되었다. 시대별 중약감정의 대표적 저작물들은 다음과 같다.

《중약재수책(中藥材手冊)》(1959년 초판)은 중국 위생부 약정관리국에서 발간한 책으로 517종의 약재를수재하고 있으며, 약재의 이명, 산지, 가공법, 성상, 감별, 품질의 우열과 저장방법 등 약재에 관한 내용이 포괄적으로 수록되어 있고, 200여 장의 그림을 첨부하여 전통경험감별을 총정리한 책이다[21].

《중약지(中藥誌)》(1959년 초판)는 중국 전역에서 상용되는 500여 종의 약재자료를 체계적으로 정리하여원식물과 약재를 함께 수록하면서 원식물의 펜화와 천연색의 그림 일부를 첨부하여 중국 건국 10년간의 약학을 현대적으로 총결산한 책이다. 이후에 두 차례의 대규모 수정작업을 거쳐 1982~1998년 사이에 간행된제2판은 6권으로 나누어서 출판되었고, 2002년에 간행된 제3판인《신편중약지(新編中藥誌)》는 5권으로 출판되었다[22, 23].

《약재학(藥材學)》(1960년 초판)은 약재 전통감별경험을 현대의 과학적 방법을 이용하여 정리한 책으로700여 종의 약재를 수록하고 있다. 생산, 약재감정 지식 등의 내용이 포함되어 있으며 아울러 약용동식물, 약재외형, 약재의 현미검경 그림을 수재하고 있다. 1996년에 체계적으로 정리하고 개정 작업을 거쳐《중국약재학(中國藥材學)》이라는 제목으로 재출간되었다[24, 25].

《중화인민공화국약전(中華人民共和國藥典)》은 1953년에 531종의 의약품을 포함하여 초판이 발행되었다. 공식적으로는 1963년에 출판된 개정판이 정식으로 의약품의 확인을 위한 법적 표준으로 제시되었다. 이후에 계속적인 개정을 거쳐서 후속판이 나오게 되었다. 최초에는 약재감정의 표준이 거의 없었으나 발전을 거듭하면서 성상, 현미검경 내용, 크로마토그래피(chromatography)를 통한 감별 및 성분함량측정 항목을 수재하기에 이른다. 2010년 판은 616종의 의약품을 수재하고 있다[26, 27].

《중약재품종논술(中藥材品種論述)》(1964년 초판)은 전통본초 고증과 실제의 조사를 결합한 책으로 약재의 오용 또는 혼용되는 종류와 그 역사적 원인을 분석한 것으로 약재혼용품종을 고증한 대표적인 전문서적이다. 이후에 수정본이 발간되었고 재판도 출시되었다[28, 29].

《전국중초약휘편(全國中草藥彙編)》(1975년 초판)은 글로 구성된 부분은 상, 하 두 권으로 분리되어 있으며, 부록과 주석을 합하여 4,000종 이상의 약초와 3,000점의 펜화로 이루어져 있다. 이어서 3권에서는 천연색 약초그림 1,156점을 선별해 수록하고《전국중초약휘편채색도보(全國中草藥彙編彩色圖譜)》를 합하여 총3권을 전질로 만들어 1975~1978년에 걸쳐 출판하였다. 이 책은 최초로 민간경험을 총결산하고 민간약초를집대성한 자료로 평가받고 있다. 1970부터 1990년대까지 20년간 6회의 재판을 거듭하여 총 10여만 권이 인쇄되었으며 1996년에 개정본이 재판되었다[30].

《중약재분말현미감정(中藥材粉末顯微鑑定)》은 수록된 377종의 약재마다 현미검경을 그린 펜화를 첨부하여서 약재의 현미검경 특징을 최초로 연구한 책이다[31].

《중약감별수책(中藥鑑別手冊)》은 중국약검기구(中國藥檢機構)가 시장조사를 기초로 약재의 이름은 같으나 다른 약재[同名異物], 약재는 같으나 다른 이름[同物異名]을 가진 약재를 대상으로 약재감별의 경험을 최초로 총괄하여 정리한 책이다. 원식물과 약재의 그림을 수록하여 1972년, 1979년, 1994년에 각각 제1권, 2권과 3권이 출판되었으며 이후에 수차례에 걸쳐 재판되었다[32].

이후에는 《중약감별수책》과 《중약감정학(中藥鑑別手冊)》이 중국 공통교재로서 지속적으로 출판되었다. 2000년도 후반에는 실험연구 결과를 기초로 하고 디지털 이미지를 위주로 한 중약감정학 도서가 다량으로 출판되기에 이른다(그림 16).

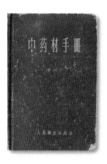 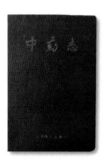 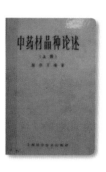 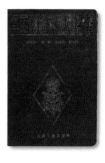 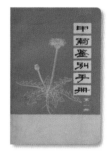

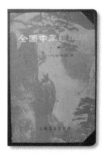 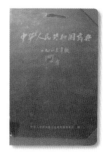 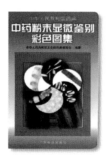 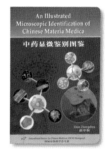 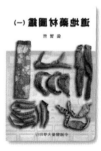

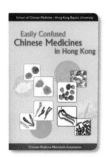 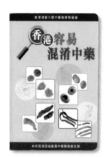 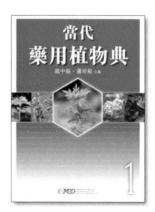 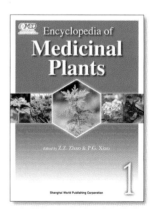

그림 16. 시대별 중약감별에 대한 대표적 저술들

대표적으로《중화인민공화국약전중약분말현미감별채색도집(中華人民共和國藥典中藥粉末顯微鑑別彩色圖集)》은 최초로 실험관찰 데이터를 기초로 한 천연색 도감으로 약재의 분말 현미검경 특징을 중요하게 다루고 있는 책이다[33]. 또한《중약현미감별도감(中藥顯微鑑別圖鑑)》은 펜화와 서술 그리고 디지털 컬러사진을 사용하여 약재의 특징을 감별하기 쉽도록 설명하고, 동시에 중약현미감별 조작 매뉴얼을 CD로 제작하여 마카오의 국제중의약학회에서 중-영 대역 출판되어 해외로 널리 보급되었다[34]. 홍콩에서 출판된《홍콩용이혼효중약(香港容易混淆中藥)》은 체계적인 시장조사에 기초하여 편집하고 완성되었다. 이 책은 약재의 성상 특징 하나하나를 일일이 묘사하여 내용이 간단명료하고 글과 그림이 모두 훌륭하다[35]. 대만에서 출판된《도지약재도감(道地藥材圖鑑)》은 중약재 전통감별의 경험을 종합한 것이다. 특히 중국 내륙지역에서 적지 않게 소실된 귀중한 경험들이 이 책을 통해 보존되고 있으며, 실제로 하남성 일대 중원지대의 한약문화를 탐색한 역작이기도 하다[36]. 2007년 출판된《당대약용식물전(當代藥用植物典)》[4]은 일반적으로 흔하게 사용되고 있는 약용식물 800종을 수록, 동서고금을 융합하고 취합하여 약용식물과 약재의 정밀한 컬러사진을 싣고 있으며, 영문판과 중문판 및 한국어판으로 출간되어 판매되고 있다[37].

이상에서 서술된 내용을 종합하면, 약재의 묘사는 상형문자를 거쳐 문자로 기록하여 전해지다가 손을 통해 천연색 그림으로 묘사되기도 하였으며, 흑백조판인쇄, 펜화, 흑백사진을 거치면서 천연색 도감으로 발전 과정을 이어오고 있다. 디지털사진은 촬영과 편집이 용이하지만, 흑백사진과 펜화 전체를 대체하지는 못한다. 따라서 이들 둘을 상호 보완하여 제각기 가진 고유의 장점을 살리는 것이 좋다. 이와 같은 묘사방법은 각기 다른 역사적 시기를 거치면서, 서로 다른 효과를 발휘하며 글과 그림 모두가 훌륭한 최적의 약재감정 기술방법을 이루게 되었다.

현대의 연구결과에 따르면 인간의 좌뇌는 글을 읽는 것을 주도하며, 우뇌는 이미지를 주도한다고 한다. 그림으로 기억을 하면 글자를 읽는 것보다 더욱 간단하며, 학습효율은 물론이고 장·단기 기억 측면에서 시너지 작용을 일으킨다고 한다. 따라서 한약재 감정을 배우거나 기술을 습득하는 데 있어 글과 그림을 병행하여 편집한 서적의 수요는 더욱 증가할 것으로 전망된다.

Ⅱ. 성상감별의 기본내용

성상감별은 수천 년 동안 한의약계 선배들의 귀중한 경험이 응집된 한약감정의 핵심이다. 종의 유전에 따라 동식물 약재는 특정한 외관성상을 지니며, 약재의 외관 특징과 내재하고 있는 품질 역시 일정한 연계성을 가진다.

약재의 성상(모양, 색, 냄새, 맛) 감별은 일반적으로 사람의 감각기관 중 시각, 촉각, 후각, 미각 등의 네 가지 감각을 이용하는 방법이며, 필요에 따라 수침시험[水試], 연소시험[火試] 등의 방법도 사용한다.

---

4 이 책은 2016년《세계 약용식물 백과사전》이라는 책명으로 한국어판이 번역·출판되었다.

1. 모양

외형 특징의 관찰은 성상감별에서 중요한 부분이다. 헷갈리기 쉬운 수많은 약재는 외형 비교를 통해 감별할 수 있다. 예를 들어 혼동되기 쉬운 백전(白前)과 백미(白微)의 경우 백전은 뿌리줄기가 가로로 뻗으며, 꺾은 면은 속이 비어 있다. 백미의 뿌리줄기는 직립으로 자라며, 뿌리 또한 뿌리줄기와 동시에 자라는데 말꼬리 모양이고, 꺾은 면은 속이 꽉 차 있다. 이와 같은 특징들을 통해 두 약재를 구별할 수 있다.《백약감별(百藥鑑別)》에서는 혼동되기 쉬운 200가지 약재에 대하여 외형 비교를 통한 감정 방법을 자세하게 설명하고 있다[38].

근연종(近緣種)은 속(屬)으로, 근원속(近緣屬)은 과(科)로 구분되고, 동속(同屬) 또는 동과(同科) 식물 형태의 특징은 일정한 규칙이 있다. 예를 들어 미나리과 약재의 열매류는 쌍현과(雙懸果, cremocarp)이고, 뿌리는 원뿔 모양이며, 뿌리줄기는 환절(環節)을 가지고, 꺾은 면에는 유점(油點)이 분포하는 등의 특징을 지닌다. 생강과 약재는 뿌리줄기가 환절을 이루고, 뿌리에는 세로 선이 있으며, 고리 모양이 선명하게 나타나는 등의 특징이 있다.

식물의 사용 약용 부위에 따라 감별 규칙이 달라지는데, 예를 들어 뿌리류 약재는 표면의 무늬, 질감과 꺾은 면 등 형상감별에 중점을 두며, 줄기류의 약재는 크기, 굵기, 표면, 질감과 꺾은 면 등의 형상관찰에 중점을 둔다.

많은 성상감별의 전문용어는 간단하면서도 많은 의미를 내포하고 있다. 야생산삼의 감별을 예로 들면 "蘆長, 碗密, 棗核芋, 緊皮細紋, 珍珠鬚", 이 14자를 사용하여 "노두가 길고[蘆長], 경근이 단단하며[碗密], 부정근[棗核芋]과 표면이 질기고 가는 선이 있으며[緊皮細紋], 수염뿌리의 진주점[珍珠鬚]" 등으로 야생산삼의 특징을 나열함으로써 재배인삼과의 주요 감별점에 대하여 설명하였다(그림 17). 또한 우수한 품질의 천마(天麻)에 대해서는 "鸚哥嘴, 圓盤底, 扁圓體, 有點環, 斷面角質一條線"으로 감별요점을 설명하였다(그림 18). 여기서 앵가취(鸚哥嘴)는 동절기에 채집한 천마의 꼭대기 부분의 싹이 앵무새 부리 모양을 닮아 유래된 명칭이며, 점환(點環)은 표면의 점 모양이 고리 모양으로 배열되는 점을 가리킨다.

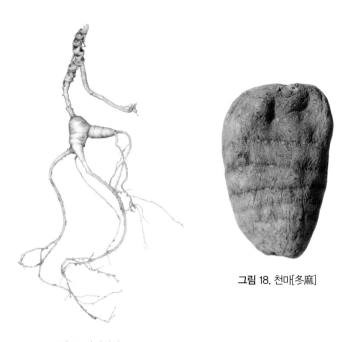

그림 18. 천마[冬麻]

그림 17. 야생산삼

한약 경험감별에서 모양을 참고하여 묘사한 형용어 중 "진주린(珍珠鱗)"은 합개(蛤蚧) 표피에 있는 회색 원형 진주의 약간 볼록하고 작은 비늘조각을 가리키고(그림 19), "나반문(羅盤紋)"이란 약재 상륙(商陸)의 표면 위에 하나의 원을 중심으로 분포한 고리 무늬를 묘사한 것이다(그림 20).

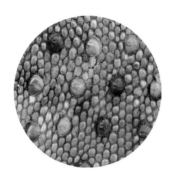 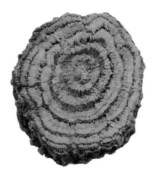

그림 19. 합개의 표피에 있는 "진주린"　　　　　그림 20. 상륙의 "나반문"

2. 색

약재의 색상 또한 성상감별법에서 중요한 특징 중 하나이다. 마황(麻黃)의 "매괴심(玫瑰心)"이란 마황 초질경 수부의 장밋빛 붉은색 특징을 말하며, 이는 마황의 알칼로이드(alkaloid) 함량이 비교적 높음을 나타내기도 한다(그림 21).

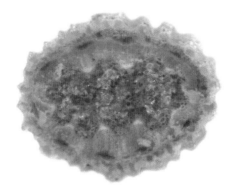

그림 21. 마황의 장밋빛 붉은색의 "매괴심"

약재의 색상에 관해서는 각각 특별한 조건이 있다. 《본초원시》에서는 목향(木香)에 관하여 "형태는 뼈 모양이 우수하고, 색은 청색, 황백색의 순으로 우수하며, 검고 윤기가 나는 것이 하품에 속한다", 황련(黃連)에 관해서는 "크고 굵으며 노란색이 선명한 품종을 선별하고, 마디가 많으며 딱딱하고 무거우며, 때려서 소리가 나는 것이 우수하다"라고 기술하고 있다.

약재의 색상과 품질의 상호관계에 대해서는 현대의 실험을 통한 연구에서 이를 증명하였다. 예를 들어 황백(黃柏)의 경우 노란색이 가장 우수한 이유는 베르베린(berberine)의 함량이 높을수록 노란색이 진해지기 때문이며, 황련 또한 꺾은 면이 황적색일수록 베르베린의 함량이 높게 나타났다. 이외에도 홍화(紅花), 단삼(丹參), 천초(茜草) 등은 붉은색이, 자초(紫草)의 경우 자주색이 품질과 일정한 상관성을 보인다.

색상은 약재 품질을 판단하는 것 이외에도, 약재 음편(飮片) 감정에 있어서도 매우 효과적이다. 수많은 약재가 포제 후 색상이 변하는 경우가 발생하는데, 꿀은 볶고[炙] 나면 노란색으로 변하고, 찌고 나면 색이 진해진다.

3. 기(氣): 냄새

약재성상 중 냄새는 후각을 통한 감각이다.

여기서 기(氣)란 중의학적인 개념과는 상이하다. 중의학에서 기(氣)는 인체를 구성하고 생명 활동을 유지하는 기본물질이다. 반면 중의학적 이론에서 약재의 사기(四氣)는 약물의 효과가 나타내는 한(寒), 열(熱), 온(溫), 량(涼) 등 네 가지의 특성을 말한다.

모든 약재가 서로 다른 맛과 냄새를 지니고 있으며, 특히 휘발성을 지닌 약재의 경우 냄새가 뚜렷하다. 예를 들어 전통 경험에 의하면 천궁(川芎), 당귀(當歸), 신이(辛夷), 박하(薄荷) 등의 약재는 맛이 진할수록 우수한데, 이는 맛과 향의 농도가 휘발 성분의 함량을 반영하기 때문이다.

4. 맛

약재의 맛에 대해 고서와 현대 문헌의 차이는 비교적 크다. 중의학 고서에서 맛은 임상치료 효과를 근거로 판단하였지만, 의사들 각각의 서로 다른 의술견해와 문헌에 기재된 사용 정도에 따라 차이를 보여 왔다.

약재가 가진 5가지 맛의 약성(藥性)과 관련하여 중의학에서는 일반적으로 "매운맛[辛]은 기운을 발산시키고 잘 돌게 하며[能散能行], 신맛[酸]은 체외로 지나치게 배출되는 것을 억제하고 근육을 수축시키며[能收能澁], 단맛[甘]은 몸을 보하고 긴장을 완화시켜 통증을 없애며[能補能緩], 쓴맛[苦]은 몸의 열과 습기를 제거하고 강하(降下)작용을 하며[能燥能泄], 짠맛[鹹]은 인체 내 응어리(종양, 변비 등)를 연화시켜 체외로 배출하는[能軟能下] 작용을 한다"라고 표현한다. 약재학에서 서술하는 맛이란 기본적으로 혀에서 미각을 통해 느껴지는 신맛, 쓴맛, 단맛, 매운맛, 짠맛, 떫은맛 등이며, 지역에 따라 나타나는 매운맛에 대한 민감도 차이와는 다른 의미이다. 약재의 맛과 중의학적 개념에서의 맛은 대부분 서로 일치하나, 자초(紫草)의 경우 혀에서 느껴지는 맛이 약간 쓰고[苦], 떫은[澁] 반면, 중의학에서는 달고[甘], 짜다[鹹]라고 설명하는 것처럼 몇몇의 약재는 서로 상이하다.

약재의 맛과 약재가 함유하고 있는 성분의 종류 및 함량은 밀접한 관계를 가지고 있다. 황련의 맛이 쓴 이유는 알칼로이드류(alkaloids) 성분과 관련이 있는데, 일반적으로 맛이 쓸수록 알칼로이드류 성분 함량이 많다. 감초(甘草)의 유효성분인 글리시리진(glycyrrhizin)은 수용액 자체가 달기 때문에 감초의 단맛[甜]과 관계가 있다. 몇 가지 약재들은 함유하는 각각의 성분에 따라서 여러 가지 맛을 내는데, 인삼(人參)의 달고 약간 쓴맛은 인삼의 다당체(ginseng polysaccharide), 진세노사이드(ginsenoside) 성분과 관련이 있다.

5. 수침시험

수침시험이란 약재를 물에 넣은 후 생기는 각종 특수 변화이다. 약재들의 품질 차이에 따라 물에 가라앉았거나 뜨는 등의 차이를 보이며, 내재된 성분이 석출되어 색이 변하거나 기포가 발생하고, 점성이 생기거나 부드럽고 매끄러워지는 등의 변화가 나타나기도 한다. 물에 넣은 후 나타나는 변화에 따라 출처가 다른 약재들을 선별해낼 수 있다. 예를 들어 형삼릉(荊三稜)은 약재가 단단하고 무거우며, 포삼릉(泡三稜)은 가벼워서 두 약재를 물에 넣으면 차이를 판별해낼 수 있다(그림 22).

홍화(紅花)는 물에 담그면 물의 색이 황금색으로 변하고 꽃의 색이 바래지지 않는다. 하지만 사프란(saffron)은 물에 담그면 먼저 노란색의 선형 띠를 나타내면서 바로 가라앉고, 약재의 몸통이 팽창하여 긴 나팔 모양으로 변형되며, 물의 색이 천천히 노란색으로 변하나 붉은색이 나타나지는 않는다(그림 23).

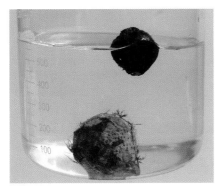

그림 22. 형삼릉은 물에 넣으면 가라앉고, 포삼릉은 물에 넣으면 뜬다.

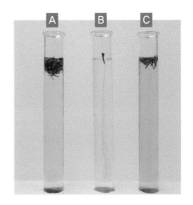

그림 23. 홍화(A)와 사프란(B, C)을 물에 넣었을 때의 모습

반대해(胖大海)는 뜨거운 물에 넣으면 팽창하여 스펀지 모양으로 변형되고 원래보다 부피가 수배가량 증가한다(그림 24). 종자류 약재인 정력자(葶藶子)와 차전자(車前子)의 경우 물에 담그면 끈적이고 미끈해지며 부피가 증가한다. 또 섬소(蟾蘇)의 꺾은 면이 물에 젖으면 유백색으로 부풀어 오르는 것과 같이 몇몇 동물 약재의 경우 수침시험 후 특별한 변화가 생긴다.

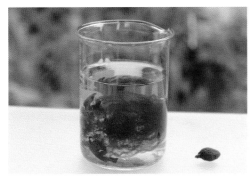

그림 24. 반대해가 물속에서 팽창한 모습

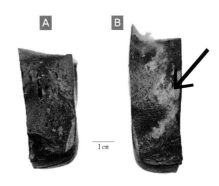

그림 25. 섬소(A)의 꺾은 면에 물을 떨어 뜨리면(B) 유백색으로 부풀어 오른다.

6. 연소시험

연소시험이란 약재를 불에 굽거나 건조시킨 후 맛과 냄새, 색, 연기, 소리, 팽창, 용해 및 연소 정도 등의 현상을 관찰하는 방법이다. 부풀어 오르거나 용해되고, 또는 불에 타는 특징으로 쉽게 감별할 수 있다. 예를 들어 유향은 타고 나면 향이 약간 나고 천천히 녹는 반면에, 유향과 풍향지(楓香脂)를 섞은 것은 향이 강하고 빨리 녹는다. 또 다른 예로, 해금사를 불꽃 위에 흩뿌리면 폭죽과 같은 연한 폭발음을 내면서 화려한 섬광을 발하며 잔사가 남지 않는다(그림 26).

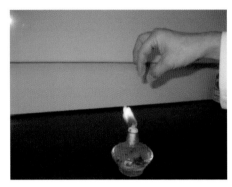 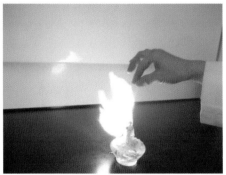

그림 26. 해금사의 연소시험 장면

한약 성상감별은 검사비용이 들지 않고 가장 간편하고 실용적이며 환경오염이 발생하지 않는 방법이다. 그러므로 약국, 약방, 약재창고, 약재시장 등 광범위한 장소에서 활용되고 있다.

성상감별이 갖는 강점 중 하나는 중약사의 풍부한 경험을 바탕으로 외부성상을 통한 관찰뿐만 아니라, 신속한 비교분석과 수많은 약재의 진위 및 품질, 일부 약재의 원산지까지 판단할 수 있고, 야생과 재배품, 생산연도 및 유통기한에 이르기까지 다방면으로 평가할 수 있다는 점이다. 중국 호남성에 위치한 마왕퇴한묘에서 출토된 2000년 전의 신이에 대한 감정과 복건성(福建省) 천주시(泉州市) 내 송대의 침몰선에서 발견된 900년 전의 강향(降香)과 침향(沉香)의 감정은 모두 위에 기술한 성상감별법의 특징을 포괄적으로 결합하여 완성한 것이다[39, 40].

성상감별의 풍부한 내용을 바탕으로 최근에는 맛과 냄새에 대한 판단의 객관성을 돕기 위하여 사람의 후각과 미각기관을 모방해 만든 전자코, 전자혀를 이용하는 방법들이 동원되고 있다. 이러한 새로운 방법과 신기술의 등장은 성상감정 분야의 확장과 관련 학과의 발전에도 도움을 주고 있다.

Ⅲ. 성상감별의 과학적 의미

한약의 성상 특징은 약재의 외형적 특징뿐만 아니라, 조직적 특징과 함유성분의 외부 표출에 대한 특징도 포함한다. 그러므로 한약 성상감정을 위한 과학적인 접근방법에는, 성상 특징에 관한 현대과학적인 설명과 내부 조직구조 및 함유성분들은 실제로 서로 연관되어 있다.

1. 내부 조직구조

식물해부학의 발전에 따라 한약의 감정기술 응용분야 역시 광범위하게 확대되었다. 마치 도축업자가 소를 해체하는 것과 같이 약재의 성상 특징을 낱낱이 관찰하여 감정의 특징을 확대하고, 한약 성상감별의 이론을 풍부하게 발전시켰다.

약재의 횡단면의 성상 특징과 내부 조직의 관계에 있어서, 쌍떡잎식물 뿌리 약재의 꺾은 면에는 일반적으로 코르크층이 있고, 하나의 비교적 큰 고리 무늬가 있으며, 방사상 무늬를 지니고, 껍질은 작고 목부는 비교적 크다(그림 27). 반면에 외떡잎식물 뿌리 약재의 꺾은 면은 일반적으로 코르크층이 없고, 하나의 비교적 작은 고리 무늬가 있으며, 피층의 중심이 작고, 방사상 무늬가 없으며, 목질 부분이 없고 속이 꽉 차 있다(그림 28).

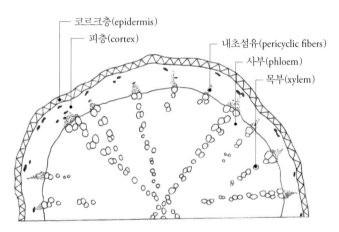

그림 27. 쌍떡잎식물 뿌리 약재인 분방기의 꺾은 면을 연필로 그린 그림

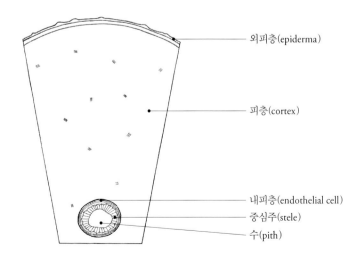

그림 28. 외떡잎식물 뿌리 약재인 맥문동의 꺾은 면을 연필로 그린 그림

선조들은 약재의 형태를 감별할 때, 국화심, 차륜문, 근맥점, 운금화문 등과 같이 사물의 형상과 관련된 표현법을 많이 사용하였다(그림 29). 이와 같은 표현은 감별용어와 내부 조직구조의 특징과 밀접한 관련이 있다.

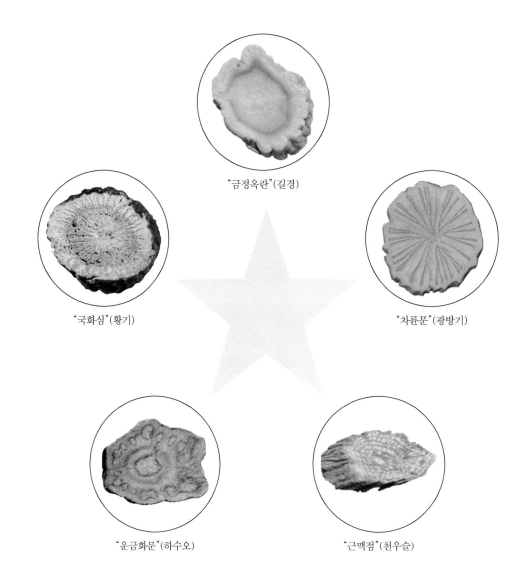

"금정옥란"(길경)

"국화심"(황기)

"차륜문"(광방기)

"운금화문"(하수오)

"근맥점"(천우슬)

그림 29. 한약 감별용어의 의미를 나타낸 그림

"국화심(菊花心)"이란 약재를 가로로 꺾은 면의 방사상 무늬가 국화꽃이 개화하는 것을 닮아 "국화 무늬"라고도 부른다. 즉, 목부와 사부가 교차되는 방사상 무늬 구조를 말하며 감초, 황기, 방풍 등이 이에 해당한다.

"차륜문(車輪紋)"이란 약재를 가로로 꺾은 면의 목부가 방사상으로 배열된 무늬를 뜻하며 광방기가 이에 속한다.

"근맥점(筋脈點)"이란 약재의 조직 내에 있는 섬유속을 가리킨다. 자른 약재의 섬유속 또는 유관속이 고르지 않게 뭉쳐 있어 인체의 근맥과 닮은 모양이다. 또한 단정하게 정리된 약재의 꺾은 면에 나타난 점들을 근맥점이라고 한다. 괄루근, 용담, 천우슬 등이 이에 속한다.

"운금화문(雲錦花紋)"은 하수오(何首烏) 덩이뿌리를 가로로 꺾은 면의 피층에 서로 다른 모양의 유관속이 조성된 것으로, 마치 구름송이 꽃 모양을 닮았다고 하여 "구름 무늬"라고도 한다.

"금정옥란(金井玉欄)"이란 뿌리 및 뿌리줄기류 약재의 꺾은 면에서 중심 목부는 연한 노란색으로 금정(金井), 피층은 황백색으로 옥란(玉欄)이라는 뜻이다. 금과 옥이 서로 어울려 있어 "금심옥란(金心玉欄)"이라고도 하는데, 길경, 황기 등이 이에 속한다.

최근에 육안으로 보는 약재의 특징과 현미경으로 보이는 약재의 특징이 서로 연관성을 갖는 것으로 나타나고 있다[41, 42]. 백두옹(白頭翁) 및 그 동명이물류 약재에 대해서 현미경을 통한 감별의 특징과 일본의 정창원(正倉院)에 보존된 1300년 전의 중국 당대의 후박(厚樸)의 표본들을 현미경을 통해 보았을 때, 그 성상의 특징과 조직구조가 매우 밀접한 관계가 있음을 다시 한번 확인하였다.

이를 현장에서 실제로 응용할 경우, 성상감별과 조직구조 특징을 결합하면 약재를 빠르고 정확하게 감별할 수 있다. 산형과(傘形科)의 명당삼(明黨參)과 천명삼(川明參)을 예로 들면, 비록 두 약재 뿌리의 외형이 비슷하나 명당삼의 꺾은 면은 피층이 비교적 얇고 목질 부분과 떨어지기 쉬운 반면에, 천명삼의 꺾은 면은 피층에 흰색의 고리 무늬가 많고 흰색의 방사상 무늬가 있다. 즉, 이들 두 가지 약재는 횡단면의 관찰만으로도 구분이 분명하다(그림 30).

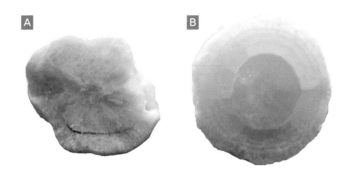

그림 30. 명당삼(A)과 천명삼(B)의 횡단면 비교

2. 함유성분

한약의 함유성분은 혀를 통해 맛을 보는 미각과 관련이 있음을 연구를 통해 명백히 밝혀졌다. 신맛의 약재는 일반적으로 유기산류 성분이 있고(산사, 산수유 등), 쓴맛의 약재는 알칼로이드, 이리도이드 배당체(iridoid glycosides), 사포닌(saponin) 성분과 연관성이 있다(황련, 치자 등). 단맛의 약재는 대량의 당 성분을 함유하고(당삼, 구기자 등), 매운맛의 약재는 휘발 성분(건강, 세신 등), 짠맛의 약재는 무기염류 물질과 관련이 있으며(모려, 대청염 등), 떫은맛의 약재는 타닌(tannin) 성분과 관계가 있다(오배자, 가자 등)(그림 31). 즉, 한약의 맛은 약재에 함유되어 있는 성분과 그 농도와의 밀접한 연관성을 가진다.

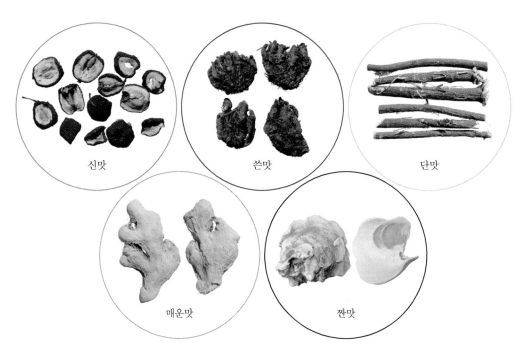

그림 31. 한약의 다섯 가지 맛: 신맛(산사), 쓴맛(황련), 단맛(감초), 매운맛(건강), 짠맛(모려)

약재의 냄새 역시 함유성분과 관련이 있다. 약재의 함유성분들은 서로 다르고, 발생하는 냄새 또한 다르다. 어성초의 비린내는 함유된 어성초염(houttuyfonate)과 관계가 있으며(그림 32)[43], 계시등(雞屎藤)의 닭 오줌 냄새는 휘발 성분인 불포화지방산과 관련이 있다[44].

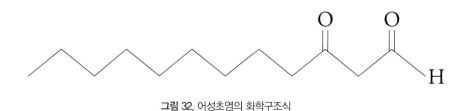

그림 32. 어성초염의 화학구조식

고대 본초서에 기재된 바로는 외형 특징이 약재 품질 평가의 표준이 되는데, 예를 들어 《본초원시》에서는 "육종용(肉蓰蓉)은 비대하고 부드러울수록 좋으며, 마르고 쪼그라든 것은 나쁘다"고 하였고, 대황(大黃)은 "촉천금문(蜀川錦紋)이 좋다"라고 하였다. 또한 일반적으로 약재는 건조하고, 낱개의 크기가 크며, 내부가 실하고 무거운 것이 좋다고 하였다. 몸통이 건조하다는 의미는 약재에 습기가 차거나 부패한 적이 없으며, 크기가 크고 견실하다는 것은 약재 원식물의 생장이 건장하고 영양이 풍부하여 유효성분이 저장된 양이 비교적 높다는 것을 뜻한다. 현대의 연구를 통해 이러한 외형적 특징과 함유된 성분이 밀접한 관계가 있음이 입증되었다.

진피(秦皮)를 물에 넣으면 파란색을 띠는데, 침출액을 햇빛에 비추었을 때 파란색이 날 경우 진품으로 여긴다. 이는 진피 내에 함유되어 있는 에스쿨린(esculin), 에스쿨레틴(esculetin) 성분과 관계가 있다(그림 33). 이와 관련하여 동한(東漢) 시대 고유(高誘)가《회남자(淮南子)》에 "침목(梣木)의 껍질을 잘라 물속에 넣으니, 파란색이었다"라고 기술한 바 있다.

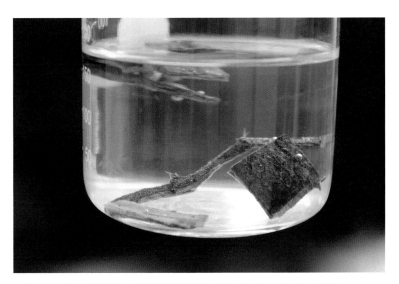

그림 33. 진피를 물에 넣은 후 햇빛에 비추어보면 파란색을 띠는 것을 볼 수 있다.

창출(蒼朮)의 꺾은 면에는 "주사(朱砂)점이 많으며", 오랜 시간이 지나면 "기상(起霜)"이 된다. "기상"은 창출의 뿌리줄기의 꺾은 면이 노출되고 난 후 세포 중에서 석출된 흰색 바늘 모양의 아트락티롤(atractylol) 성분의 결정에 의해 나타난다는 것으로 성분분석을 통해 입증되었다(그림 34). 다른 예로, 한약 성상감별에 사용되는 경험적 용어 중에서 언급되는 후박, 목단피(牧丹皮)의 "양은성(亮銀星)"은 후박에서 마그놀올(magnolol), 호노키올(honokiol) 성분이 석출된 것이고 또한 목단피의 파에오놀(paeonol) 성분의 석출에 의해 생기는 표면 현상이다(그림 35).

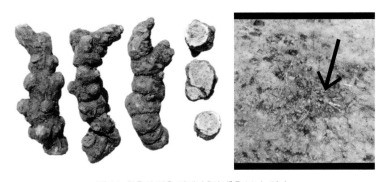

그림 34. 창출의 꺾은 면에서 "기상"을 볼 수 있다.

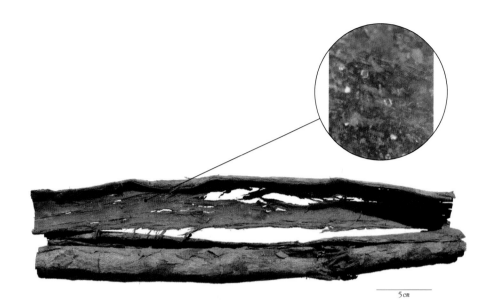

그림 35. 후박의 껍질 안쪽에서 "양은성"을 볼 수 있다.

후박과 요엽후박(凹葉厚朴)의 마른 껍질은 현대 과학 연구를 통해 오래된 나무의 것일수록 그 성분의 함량이 높아지는 것을 발견하였다. 25년 전후로 생장한 후박에서 마그놀올과 호노키올 성분의 함량이 최고치를 기록한 사실을 통해 후박의 성분 함량과 두께, 색상, 질감 등 외관의 성상 특징이 관계가 있음을 알아냈다. 그중에서 껍질이 두껍고 색상이 진한 후박에 마그놀올과 호노키올 성분의 함량이 높다는 사실은 약재의 품질을 평가하는 데 있어서 민간에서 전통적으로 사용해온 평가 내용과 일치함을 알 수 있다[45].

청풍등(青風藤)의 연구에서 약재의 지름의 크기에 따라서 주요성분인 시노메닌(sinomenine)의 함량 변화를 관찰하였는데, 그 성분 함량이 지름의 크기, 즉 '1cm 이하〈 1~cm 〈 3cm 이상' 등의 순으로 차이를 보여 약재의 외관 성상과 유효성분이 관계가 있음을 보여준다[46].

감별과 성분분석을 통해 시중에 판매되는 하수오의 성상 특징은 두 가지 유형으로 나눌 수 있다. 첫 번째는 꺾은 면이 담황갈색이고 가루성이 강하며, 피층의 운금화문이 뚜렷한 것이다. 두 번째는 꺾은 면이 적갈색이고 가루성이 약하며, 다소 각질상이며, 피층의 꽃 무늬가 작고 대부분 운금 모양을 이루지 않는 것이다.

성분분석을 통해 이 두 가지 유형을 비교한 결과, 첫 번째 것에서는 안트라퀴논류(anthraquinones) 성분이 비교적 많이 함유되어 있었으나, 두 번째 것에서는 안트라퀴논류 성분 함량이 적거나 없었다. 스틸벤 배당체(stilbene glycosides) 성분을 측정한 결과에서는 첫 번째 것에서 비교적 높았으나, 두 번째 것에서는 비교적 소량으로 나타나 불합격품으로 판별되었다[47].

외형 특징과 함유성분의 관계에 대한 직접적인 분석 외에, 식물 내부조직의 특징과 함유성분의 분석 연구를 통해 약재의 외형 특징과 함유성분과의 상관성을 찾아 나타내기도 한다.

서양삼 뿌리의 발육과정 중 조직 변화에서 전분립(澱粉粒)의 증감과 사포닌 성분의 축적 상태에 대하여 관찰·분석한 결과, 서양삼의 연한이 오래될수록 직근이 발달하고, 목질부와 체관부의 크기 비율이 감소하며, 분비물의 생성이 점진적으로 정지되고, 전분립의 함유량이 감소함과 동시에 인삼 사포닌의 함량은 점차 증가하는 것으로 나타났다. 이와 같이 육안을 통한 성상감별과 조직학적인 관찰 그리고 성분분석 등은 약재의 품질을 관리하는 데 기초 평가자료가 된다[48].

산수유 핵과의 조직학적 구조와 성분분석을 비교한 결과, 산수유 핵과 외부의 중과피 중 색소세포의 색소 덩이에는 사포닌과 다당이 풍부하고, 과실 중과피의 얇은 세포벽은 미성숙 시기임에도 사포닌 성분이 이미 형성되어 있어서 과실이 익어감에 따라 사포닌의 함량이 점차적으로 증가 및 축적되므로 완전히 익은 자적 색의 산수유가 품질이 좋다[49].

최근 약재의 조직학적 연구에 신기술을 응용한 실험들과 성상 특징 및 함유성분의 상관성과 성상감별의 과학적 연구 등이 활발하게 이루어지고 있다. 예를 들면, 매트릭스지원레이저이탈이온화비행시간형질량분석법(Matrix-assisted laser desorption/ionization, MALDI-TOF-MS)을 이용하여 청풍등 횡단면의 함유성분을 직접적으로 분석한 결과, 다우리신(dauricine)은 피층부와 체관부, 즉 약재의 외피에 주로 분포되어 있으며, 마그노플로린(magnoflorine)은 물관부, 즉 약재의 중심부에, 세파란틴(cepharanthine)과 시노메닌 그리고 아쿠투미딘(acutumidine) 등은 목질부, 즉 약재의 중간 부분에 분포되어 있다는 것이 발견되었다[50].

최근 형광현미경을 이용한 조직화학적 분석을 통해 청풍등 등 4종 약재의 성분분포를 조사한 결과, 시노메닌이 석세포와 내초섬유에도 분포되어 있음을 발견하였다[51].

이러한 연구결과들은 한약의 변상논질(辨狀論質)을 과학적으로 설명하는 의미 있는 근거가 되었다.

Ⅳ. 새로운 과제, 새로운 도전

한약의 성상감별방법은 지난 수천 년의 경험이 축적된 것으로 수많은 약재의 품질 기준이 현대 연구결과와 일치되기도 하지만 사회의 발전과 환경의 변화로 인해 그 정확한 지표는 아직 확립되지 못하였다. 한약의 성상감별은 새로운 과제에 직면하고 있으며, 이에 맞서 끊임없이 보완하고, 창조성을 바탕으로 시대의 흐름을 따라가고자 노력하고 있다.

1. 재배품과 야생품

고대 한약의 기원은 야생품종을 근거로 하였다. 최근 약재 재배기술의 발전과 토양, 기후, 온도, 비료뿐만 아니라 재배약재에 함유된 2차 대사산물 등의 영향은 약재성상에 변화를 가져왔다. 따라서 성상감별에 관한 규정 수립이 무엇보다 시급히 필요한 시점이다.

단삼(丹參)의 경우, 야생품은 바깥 면의 코르크층이 거칠고 쉽게 떨어져 나가며, 재배품은 뿌리가 굵고 바깥 면이 조밀하며 수염뿌리가 적다(그림 36).

방풍(防風)은 재배 방풍과 야생 방풍으로 나뉘는데, 재배 방풍은 각지 재배품의 총칭으로 품질과 외관 성상은 토질, 물, 비료 등에 의해 차이가 나타낸다. 야생 방풍과 비교할 경우, 재배 방풍이 대체로 단단하고 구인두(蚯蚓頭, "지렁이 머리"로 방풍의 근두부를 가리킴)가 선명하지 않으며, 무겁고 가루성이 강한 편이다. 국화심의 색은 연하고, 꺾은 면에 주름은 별로 없으며, 향은 적고 단맛은 있으나 매운맛은 없다.

최근 생장시기의 단축을 위해 재배과정 중에 화학비료를 사용하는데, 재배 반하(半夏)의 경우 덩이줄기가

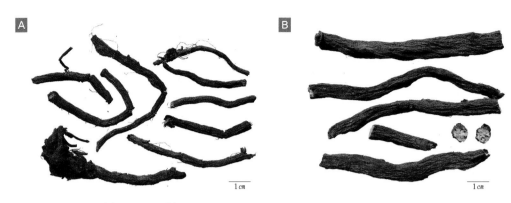

그림 36. 야생 단삼(A)과 재배 단삼(B) 약재의 비교

크게 자랄 뿐만 아니라 몇몇 부위에서는 작은 덩이줄기가 자라나기도 한다. 회지황(懷地黃), 맥문동[麥冬], 항백지(杭白芷) 등이 모두 전형적인 예이다. 교고람(絞股藍)의 경우에는 재배 후에 두 가지 변종이 나타나기 시작하는데, 쓴맛이 나는 것과 단맛이 나는 것으로 갈라진다. 최근 연구결과에 따르면 모든 재배품종이 야생품종에 비해 모두 열등하지만은 않은 것으로 나타났다.

따라서 재배품에서 발생하는 약재성상 변화에 대한 특징을 정확하게 기록·보완해야 할 뿐만 아니라 그 함유성분의 차이를 분석하여 외적 성상에 따른 함유성분과의 상관성을 규명해야 할 필요가 있다.

2. 근연종과 교잡종

약용식물자원의 감소에 의해 수많은 다근원 식물이 약용자원으로 개발·이용되고 있다. 또한 생물기술과 재배기술이 발전함에 따라서 약용식물의 교잡종들이 시장에 유입되게 되었다. 예를 들어, 사과는 원래 하나의 품종이었지만 원예재배 기술의 발전으로 100가지 이상의 품종으로 늘어났다. 이와 같이 야생자원이 감소하고 재배기술이 발전함에 따라서 한약의 분류감별법도 점차 세분화되었다.

예를 들면, 중국 하남성 남양시(南陽市)에서는 신이화(辛夷花)의 여러 교잡종이 출현하였는데, 그중 "액화망춘옥란(腋花望春玉蘭)", "도실망춘옥란(桃實望春玉蘭)", "후장망춘옥란(猴掌望春玉蘭)" 등이 비교적 우수한 품종이다.

근원이 되는 품종과 교잡종 간의 약재와 관련한 성상은 모두 매우 비슷하기 때문에 식물분류학을 통하여 상세하게 분석하지 않으면 약재의 기원종을 정확히 감별할 수 없다.

예를 들어 신이(辛夷)라는 약재의 변종을 사용할 경우, 두 식물은 기원이 같고 동속의 식물이어서 외형만으로는 구분하기 어렵지만 특징의 분류를 통해서 쉽게 감별할 수 있다[52, 53].

나전옥란(羅田玉蘭, *Magnolia pilocarpa* Z. Z. Zhao et Z.W. Xie)은 망춘화(望春花, *Magnolia biondii* Pamp.)의 근연종으로서, 잎이 거꿀달걀 모양에 상단의 자른 부위가 짧고 뾰족하며 꽃은 비교적 크고 날카로운 삼각형의 외륜화(外輪花)이고, 암꽃술 그리고 취합과(聚合果)에는 털이 있다(그림 37). 마왕퇴한묘에서 출토된 약재의 감별 역시 이 방법을 통해서 이루어졌다.

이외에도 근연종 또는 교잡종 약재의 성상 특징에는 명확한 차이가 있다. 치자(梔子)의 경우 《중국약전》(2015)에 식물 기원은 치자(*Gardenia jasminoides* Ellis)의 잘 익은 열매를 말린 것이라고 수재되어 있다. 그러나 실제로 약재시장에서는 수치자(水梔子, *Gardenia jasminoides* Ellis f. *logicarpa* Z.W. Xie et Okada)와 대화치자(大花梔子, *Gardenia jasminoides* Ellis var. *grandiflora* Wakai)를 포함한 여러 가지 다양한 변종이 유통되고 있다[54]. 중요한 것은 한약에서 사용되는 치자는 변종인 반면에, 수치자는 일반적으로 염료로 사용된다. 외관의 성상으로 보면 치자는 둥글고 작은 반면에, 수치자는 길고 타원형이며 둥근 모양에 크기는 대략 치자의 두 배 정도이다. 시중에서 판매되고 있는 몇몇 변종은 조직학적으로 차이가 매우 크며, 이들에 대한 외관 성상을 비교한 기록이 존재하지 않는다. 따라서 이러한 품목들에 관해 체계적으로 연구해야 할 필요가 있다.

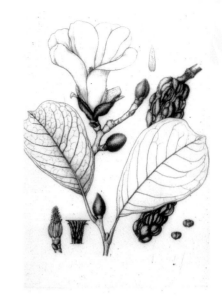

그림 37. 나전옥란을 연필로 그린 그림

또한 드물기는 하지만 재배와 선발을 통해서 새로운 재배변종들이 출현하고 있다. 지각(枳殼)의 경우, 원종인 *Citrus aurantium* L.의 여러 가지 재배종, 즉 C. *aurantium* 'Huangpi', C. *aurantium* 'Daidai', *C. aurantium* 'Chululan', *C. aurantium* 'Tangcheng' 등이 중국 광동성 지역에서 개발되었다.

오랜 기간 재배를 할 경우, 인간의 간섭에 의해서 종 내 변이가 일어난다. 예를 들면, 산동성(山東省)에서 발견되는 10종 이상의 인동덩굴(*Lonicera japonica* Thunb.)을 통해 식물의 모양, 싹의 모양, 마디 사이의 길이, 개화시기, 꽃봉오리의 모양 등이 다른 것을 관찰할 수 있었다.

3. 한약 음편

한약 음편(飮片)이란 중의임상용 약재의 큰 특징 중의 하나이다. 음편 포제의 새로운 방법과 끊임없는 신기술 개발을 통해 전통 포제공정이 개선됨에 따라 한약 음편의 성상감별은 새로운 과제라고도 할 수 있다. 포제를 위한 기기 사용, 포제방법의 갱신 및 중국 남쪽과 북쪽의 포제방법의 차이 등에 따른 음편의 함유성분과 외관의 크고 작은 변화에 대하여 한약 음편의 성상감정 특징을 연구하고 종합하여 확립하는 것은 시급한 문제이다.

한약은 예로부터 전해 내려온 중요한 유산이다. 현대의 물질주의적 사회 및 시장경제는 한약성상에 일정 부분 영향을 미치고 있으며, 영리를 목적으로 약재를 새롭게 포장함으로써 새로운 생태변화가 이루어지고 있다.

유황훈증(硫黃燻蒸) 방법을 통해 건조한 백합(百合), 패모(貝母), 산약(山藥), 국화(菊花), 지각, 당귀 등의 약재들에서는 유황훈증 후 음편 색상의 변화가 자주 나타난다. 염색한 "제하수오(製何首烏)"와 청증(淸蒸)법 또는 흑두즙 반증(拌蒸)법을 통해서 만들어진 제하수오의 경우, 꺾은 면을 통해서 두 약재를 감별할 수 있다. 제하수오의 꺾은 면은 갈색이고 염색한 하수오의 꺾은 면은 황색 또는 황록색이다(그림 38). 이러한 한약 음편기술표준의 확립과 시장관리는 서로 유기적이어야 한다.

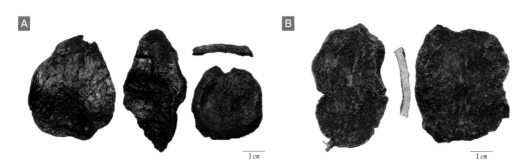

그림 38. 제하수오(A)와 염색한 하수오(B)의 비교

4. 채집기간, 원산지, 보존기간

채집시기가 다른 약재는 성상 특징에서도 다른 변화가 나타난다. 연교(連翹)의 경우, 청교(靑翹)는 이른 시기에 채집하는데 색상은 녹갈색이고 끝부분이 갈라지지 않았으며, 속을 열면 씨가 있다. 노교(老翹)는 늦은 시기에 채집하여 황갈색 또는 적갈색을 나타내며, 이미 두 갈래로 갈라져 씨의 대부분이 떨어져 나가 있다. 다른 예로, 천마는 동마(冬麻)와 춘마(春麻)로 나뉘는데, 동지(冬至) 이후에 수집한 동마는 속이 견실하고 무겁고 앵무새 부리 모양의 적갈색 꼭지를 가지고 있으며, 춘마는 입하(立夏) 전에 채집한 동마에 비해서 가볍고 속이 빈 느낌이 있으며 꼭지 부분에 줄기의 연결 부리가 남아 있다.

생산지에 따라 약재의 외형에 변화가 나타나기도 한다. 구기자의 경우, 중국 영하(寧夏) 지역의 구기자는 타원형으로 단맛이 나며 붉고 매끄럽다. 또 물에 우려내면 연한 붉은색이 나타나며 가벼워서 물 위로 쉽게 뜬다. 반면에 신강(新疆) 지역의 구기자는 원형으로 매우 달며, 처음에는 붉은색이나 점점 어두워지고 쉽게 물렁물렁해지며, 알이 무거워서 물에 넣으면 색이 빨개지고 아래로 가라앉는다(그림 39).

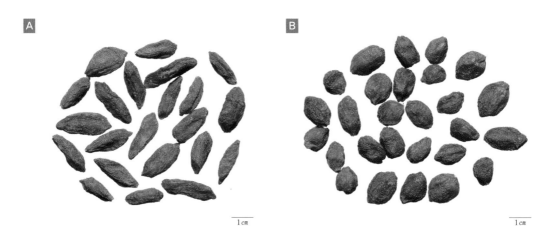

그림 39. 영하구기자(A)와 신강구기자(B)의 비교

산형과 식물인 백지(白芷)는 생산지역에 따라 하남성의 우현(禹縣)에서 생산되는 우백지(禹白芷)와 하북성(河北省)의 안국(安國)에서 생산되는 기백지(祁白芷)로 나뉜다. 우백지는 비교적 짧고 작으며, 꺾은 면의 가루성이 강하고, 껍질에 작은 담갈색 유점이 있어서 음편을 분편(粉片)이라 부른다. 기백지는 비교적 길고 크며, 꺾은 면의 가루성이 약하고, 껍질에 큰 담갈색 유점이 밀집되어 있으며 유성을 이루고 있어서 음편을 유편(油片)이라 한다.

보존기간에 따라서도 약재의 색상, 맛과 향에 일정한 변화가 나타난다. 오미자, 구기자는 보관을 잘못하거나 보관기간이 길어질 경우 검게 변한다. 산수유는 신품의 경우 자적색이며 신맛이 나고, 오래된 산수유는 갈색이며 향이 약하고 신맛, 떫은맛, 쓴맛이 나타난다. 진피(陳皮)는 오래될수록 가치가 높아지는데, 신선한 진피는 바깥 면이 진한 붉은색 또는 적갈색을 띠고 향이 나며, 오래되면 색상이 짙어지고 향이 진해진다.

이와 같이 채집기기, 원산지 및 보존기간의 차이에 따라 발생하는 약재의 성상 차이에 대한 관찰과 종합적 기록이 필요하며, 동시에 성상 차이와 약재의 품질 사이의 관계를 밝혀서 "변상논질(辨狀論質)"에 적용해야 할 것이다.

Ⅴ. 맺음말

한약 품목의 전통경험감별의 핵심이라고 할 수 있는 "변상논질(辨狀論質)"의 관점을 정립할 수 있도록 60년간의 본초학과 약재감정의 귀중한 경험을 제공해주신 은사이신 사종만(謝宗萬) 교수님께서 나의 곁을 떠나신 지 벌써 5년의 세월이 흘렀다. 은사님은 《중국약전》, 《일본약국방》, 《베트남약전》, 《대한민국약전》, 《영국약전》, 《필리핀약전》, 《인도약전》은 물론 《미국약전/국가처방집》, 《유럽약전》과 《홍콩중약재표준》 등에서 성상에 대한 표준을 정립하시고, 성상에 대한 묘사를 체계화함으로써 성상을 통한 감정의 시작과 끝이 곧 한약감정의 기초임을 강조하셨다.

약재의 분류 · 감별 및 품질의 평가는 수천 년의 역사 속에서도 아직 해결하지 못한 숙제이다. 이러한 측면에서 한약의 정확한 감정은 학술 연구의 첫걸음이자 안전한 약재 사용을 보장해준다. 《난경(難經)》에 이르기를 "망이지지위지신(望而知之謂之神), 문이지지위지성(聞而知之謂之聖), 문이지지위지공(問而知之謂之工), 절맥이지지위지교(切脈而知之謂之巧)"라고 하였다. 이는 "보아서 아는 이는 '신(神)'이라 하고, 들어서 아는 이는 '성(聖)'이라 하며, 물어서 아는 이는 '공(工)'이라 하고, 맥을 짚어서 아는 자를 '교(巧)'라고 한다"는 뜻이다. 동서고금을 막론하고 경험에 의한 감별은 모든 한약감정에 있어서 문제해결의 기본이다. 중의임상진료에서의 변증논치(辨證論治)와 마찬가지로, "변상논질"은 한약감정의 기초이자 한약 경험감별의 핵심이므로 체계적으로 정리하고 계승하여 끊임없이 발전시켜나가야 할 것이다.

참고문헌

1. ZW Xie. On *bian zhuang lun zhi*, experience-based traditional Chinese medicinal differentiation. *Shizhen National Medicine*. 1993, **5**(3): 19-21

2. JS Zheng. Song Dynasty materia medica history. *Journal of Chinese Medical History*. 1982, **12**(4): 204-208

3. GX Chen. Pictographic Writing. Three People's Publishing House. 1970

4. Ma Wang Dui Silk Manuscripts. Formulas for 52 Diseases. Beijing: Cultural Artifacts Publishing House. 1977

5. XY Sun, FY Sun (Qing Dynasty). Complete Compendium of Chinese Materia Medica, Volume 2- Divine Farmer's Materia Medica. Beijing: Huaxia Publishing House. 1999

6. X Lei (Northern and Southern Dynasties), J Zhang (ed.). Complete Compendium of Chinese Materia Medica, Volume 4- Grandfather Lei's Treatise on Medicinal Processing. Beijing: Huaxia Publishing House. 1999

7. HJ Tao (Liang Dynasty). Japan- Mori Risshi. Complete Compendium of Chinese Materia Medica, Volume 5- Collection of Commentaries on the Classic of Materia Medica. Beijing: Huaxia Publishing House. 1999

8. J Su (Tang Dynasty). Japan- Tameto Okanishi. Complete Compendium of Chinese Materia Medica, Volume 5- Annotated Newly Revised Materia Medica. Beijing: Huaxia Publishing House. 1999

9. JS Zheng. Three Types of Valuable Materia Medica of the Southern Song Dynasty. Beijing: People's Medical Publishing House. 2007

10. WT Li (Ming Dynasty), C Hui. Essentials of Materia Medica Distinctions, Annotated Research. Beijing: Huaxia Publishing House. 2004

11. ZS Zheng. A short history of ancient illustrated medicinal records in China. *Zhejiang Journal of Chinese Medicine*. 1989, **24**(9): 422-424

12. H Cao, YP Liu. Supplemented textual research on the Essentials of Materia Medica Distinctions. *Journal of Chinese Medical History*. 2006, **36**(4): 211-214

13. JS Zheng, J Qiu. A preliminary study on the Concise Addendum to Grandfather Lei's Treatise on Herbal Processing. *Chinese Pharmaceutical Journal*. 2004, *39*(5): 389-391

14. S Yu. Research into the added records of the Tangben in the Materia Medica of the Jiayou Era. *Journal of Chinese Medical History*. 2004, *24*(1): 40-42

15. S Su (Song Dynasty), ZJ Xiang. Illustrated Classic of the Materia Medica. Hefei: Anhui Science and Technology Press. 1994

16. SW Tang (Song Dynasty). Complete Compendium of Chinese Materia Medica, Volume 7- Materia Medica Arranged According to Pattern. Beijing: Huaxia Publishing House. 1999

17. ZS Kou (Song Dynasty), ZH Yan. Extension of the Materia Medica. Beijing: Zhonghua Publishing House. 1985

18. SZ Li (Ming Dynasty). Complete Compendium of Chinese Materia Medica, Volume 38- Compendium of Materia Medica: Jin Ling Edition. Beijing: Huaxia Publishing House. 1999

19. ZL Li (Ming Dynasty), JS Zheng, WG Wang, MX Yang. Origins of the Materia Medica. Beijing: People's Medical Publishing House. 2007

20. QJ Wu (Qing Dynasty). Complete Compendium of Chinese Materia Medica, Volume 127- Illustrated Reference of Botanical Nomenclature. Beijing: Huaxia Publishing House. 1999

21. Editorial Committee of the Chinese Ministry of Health. Handbook of Chinese Medicinal Materials. Beijing: People's Medical Publishing House. 1959

22. Editorial Committee of the Academy of Chinese Medical Sciences. Chinese Materia Medica. Beijing: People's Medical Publishing House. 1959 (first edition), 1982-1998 (second edition)

23. PG Xiao. Newly Revised Chinese Materia Medica. Beijing: Chemical and Industrial Press. 2002

24. Editorial Committee of the Nanjing College of Pharmacy. Medicinal Materials. Beijing: People's Medical Publishing House. 1960

25. GJ Xu, HX He, LS Xu, RL Jin. Chinese Medicinal Materials. Beijing: Chinese Medical Publishing House. 1996

26. Editorial Committee of the Pharmacopoeia of the People's Republic of China. Pharmacopoeia of the People's Republic of China (1963 edition). Beijing: People's Medical Publishing House. 1964

27. Pharmacopoeia Editorial Committee. Pharmacopoeia of the People's Republic of China (2005 edition). Beijing: Chemical and Industrial Press. 2005

28. ZW Xie. Varieties of Chinese Medicinal Materials (Volume 1 and 2). Shanghai: Shanghai Science and Technology Press. 1964, 1984

29. ZW Xie. Varieties of Chinese Medicinal Materials (Volume 1, Second Edition). Shanghai: Shanghai Science and Technology Press. 1990

30. Editorial Committee. National Collection of Chinese Herbal Medicinals. Beijing: People's Medical Publishing House. 1975-1978, 1996

31. GJ Xu. Microscopic Identification of Chinese Medicinal Powders. Beijing: People's Medical Publishing House. 1986

32. Editorial Committee of the Ministry of Health Drug and Biological Product Authentication Division and the Chinese Scientific Research Division of Medicinal Plants. Handbook of Chinese Medicinal Authentication. Beijing: Science Press. 1972, 1979, 1994

33. ZZ Zhao. Pharmacopoeia of the People's Republic of China: Color Atlas of Microscopic Identification of Chinese Medicinal Powders. Guangdong Technology Press. 1999

34. ZZ Zhao. An Illustrated Microscopic Identification of Chinese Materia Medica (Chinese-English). Macao: International Society for Chinese Medicine. 2005

35. ZZ Zhao, YS Li. Easily Confused Chinese Medicines in Hong Kong. Hong Kong: Chinese Medicine Merchants Association. 2005

36. HC Chang. Illustrated Atlas of Daodi Medicinal Materials. Taichung: China Medical University Press. 2007

37. ZZ Zhao, PG Xiao. Encyclopedia of Medicinal Plants. Hong Kong: Hong Kong Jockey Club Institute of Chinese Medicine (Traditional Chinese Version). 2006. Shanghai: World Publishing Corporation (Simplified Chinese Version and English Version). 2008, 2009

38. ZZ Zhao, YS Li. Differentiation of 100 Medicinals. Hong Kong: Wanli Press. 2008

39. Editorial Committee of the Nanjing Pharmaceutical University, Chinese Scientific Research Division of Medicinal Plants, Academy of Chinese Medical Sciences, Chinese Medical Research Committee of Ma Wang Dui Tomb No. 1. Research on Medicinal Plant Specimens from Changsha Ma Wang Dui Tomb No. 1. Beijing: Cultural Artifacts

Publishing House. 1978

40. RH Chen, XQ Miao, JR Dai. Authentication and investigation of *jiang xiang* retrieved from a Song Dynasty shipwreck in Wenzhou Bay. *Shanghai Journal of Chinese Medicine.* 1979, 5: 55-57, 54

41. SY Wang, M Zhang, ZT Wang. Macroscopic identification of different substances sharing the name bai tou weng. Journal of Pharmaceutical Science. 2004, 39(10): 797-802

42. Y Sashida, K Yoneda, N Aimi, K Kondo, M Mizuno, S Shibata. Original Plant of Shosoin "Koboku" (厚朴). *Journal of Japanese Botany.* 2009, **84**(2): 63-76

43. HY Zeng, LJ Jiang, YC Zhang. Chemical constituents of the volatile oils of *yu xing cao. Journal of Plant Resources and Environmental Science.* 2003, **12**(3): 50-52

44. AN Yu, FJ Gong, DS Li. Research on the volatile oils of fresh *ji shi teng. Journal of the Hebei National Minorities Institute.* 2003, **12**(3): 50-52

45. ZZ Zhao, M Hu, XJ Tang. Research on the magnolol and honokiol content of three varieties of *hou po* of varying age. *China Journal of Chinese Medicinals.* 1992, **17**(1): 15-18

46. ZZ Zhao, ZT Liang, H Zhou, ZH Jiang, ZQ Liu, YF Wong, HX Xu, L Liu. Quantification of sinomenine in caulis sinomenii collected from different growing regions and wholesale herbal markets by a modified HPLC method. *Biological & Pharmaceutical Bulletin.* 2005, **28**(1): 105-109

47. M Zhang, DR Yu, ZJ Zhang, ZT Wang. Authentication and quality analysis of *he shou wu* commercial materials. *Journal of Chinese Pharmaceutics.* 2005, *40*(11): 823-826

48. ZH Hu. Research on the relationship between medicinal plant structures, growth, and primary medicinal constituents. *Chinese Wild Plant Resources.* 2005, **24**(1): 8-12

49. Q Qiao, YP Xiao, ZZ Wang. Chemical composition and structural analysis of *shan zhu yu. Yunnan Medicinal Plant Research.* 2004, **26**(4): 651-655

50. KM Ng, ZT Liang, W Lu, HW Tang, ZZ Zhao, CM Che, YC Cheng. In vivo analysis and spatial profiling of phytochemicals in herbaltissue by matrix-assisted laser desorption/ionization mass spectrometry. *Analytical Chemistry.* 2007, **79**(7): 2745-55

51. ZT Liang, HB Chen, ZZ Zhao. An experimental study on four kinds of Chinese herbal medicines containing alkaloids using fluorescence microscope and microspectrometer. *Journal of Microscopy.* 2009, **233**(1): 24-34

52. ZZ Zhao, ZW Xie, J Shen. Original botanical investigation and identification of Flos Magnoliae. *Chinese Medicinal Bulletin.* 1988. **13**(6), 3-4

53. ZZ Zhao, ZW Xie, J Shen. A new species and a new variety of Xin-Yi (Flos Magnoliae). *Acta Pharmaceutica Sinica.* 1987, **22**(10): 777-780

54. XM Fu, XW Lai, F Ge, XL Chu, CS Fan. Investigation into the medicinal resources and commercial materials of gardenia. *Chinese Wild Plant Resources.* 2002, **21**(5): 23-25

1

뿌리 및 뿌리줄기류

根 및 根莖類

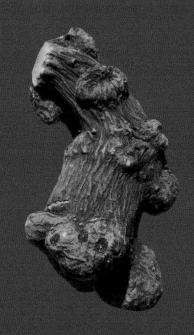

Roots and rhizomes

갈근 葛根

Puerariae Lobatae Radix[1]

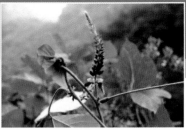

Pueraria lobata (Willd.) Ohwi

기원 ▶ 콩과(Leguminosae) 식물 칡[野葛] *Pueraria lobata* (Willd.) Ohwi의 뿌리를 말린 것이다. 일반적으로 야갈(野葛)이라 부른다.

산지 ▶ 중국 호남성, 하남성, 광동성, 절강성 등지에서 주로 생산된다.

채취·가공 ▶ 가을과 겨울에 채취하여 신선한 상태로 두껍게 썰거나 작은 덩어리로 만들어서 말린다.

성미·효능 ▶ 맛은 달고[甘], 매우며[辛], 성질은 서늘하다[涼]. 해기퇴열(解肌退熱), 생진지갈(生津止渴), 투발마진(透發麻疹), 승양지사(升陽止瀉)의 효능이 있다.

약재 특징 ▶ 세로로 썬 것은 긴 네모난 모양의 두꺼운 조각 또는 네모진 작은 덩어리 모양이다. 질은 질기고, 섬유성이 강하다. 냄새가 조금 있고, 맛은 약간 달콤하다.

품질 조건 ▶ 전통 경험에 따르면 덩어리가 크고, 흰색이고, 질은 단단하고, 가루성이 풍부하며, 섬유질이 적은 것이 좋다.

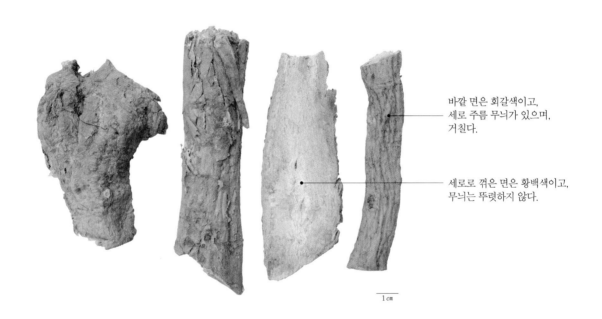

바깥 면은 회갈색이고,
세로로 주름 무늬가 있으며,
거칠다.

세로로 꺾은 면은 황백색이고,
무늬는 뚜렷하지 않다.

1 cm

참고

《중국약전》에 함께 등재되어 있는 동속식물 감갈등(甘葛藤) *P. thomsonii* Benth.의 뿌리를 말린 것을 "분갈(粉葛)"이라 하여 별도로 분류하고 있다. 51쪽의 "분갈" 항을 참고할 것

갈근과 분갈의 주요 감별점

구분	갈근(야갈, *P. lobata*)	분갈(감갈등, *P. thomsonii*)
형태	세로로 썬 것은 긴 네모난 모양의 두꺼운 조각 또는 네모진 작은 덩어리 모양이다.	원기둥 모양이고 방추형 또는 반원기둥 모양에 가깝다.
질감, 가로로 꺾은 면	단단하고 가루성이 풍부하며, 연한 동심성 고리 무늬가 보인다.	질기고 섬유성이 강하며, 무늬는 뚜렷하지 않다.

1 《대한민국약전》(제11개정판)에는 "칡 *Pueraria lobata* Ohwi (콩과 Leguminosae)의 뿌리로서 그대로 또는 주피를 제거한 것"을 "갈근"으로 등재하고 있다.

附 분갈 粉葛

Puerariae Thomsonii Radix

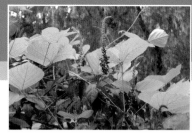

Pueraria thomsonii Benth.

기원 ▶	콩과(Leguminosae) 식물 감갈등(甘葛藤) *Pueraria thomsonii* Benth.의 뿌리를 말린 것이다.
산지 ▶	중국 광서성, 광동성, 강서성, 중경(重慶) 등지에서 주로 생산된다. 재배가 대부분이다.
채취 · 가공 ▶	가을과 겨울에 채취하여 겉껍질을 제거하고 약간 말린 다음, 토막을 내거나 세로로 잘라 반으로 나누거나 어슷썰어 두꺼운 조각을 만들어서 말린다.
성미 · 효능 ▶	맛은 달고[甘], 매우며[辛], 성질은 서늘하다[涼]. 해기퇴열(解肌退熱), 생진지갈(生津止渴), 투발마진(透發麻疹), 승양지사(升陽止瀉)의 효능이 있다.
약재 특징 ▶	원기둥 모양, 방추형 또는 반원기둥 모양이다. 종종 세로로 썰거나 어슷썰어 두꺼운 조각으로 자른다. 무겁고, 딱딱하며, 가루성이 풍부하다. 냄새는 없고, 맛은 약간 달콤하다.
품질 조건 ▶	전통 경험에 따르면 덩어리가 크고, 흰색이고, 질은 단단하며, 가루성이 많고, 섬유질이 적은 것이 좋다.

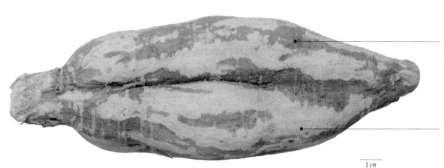

겉껍질이 제거되지 않은 곳은 회갈색이다.

바깥 면은 황백색 또는 연한 갈색이다.

1 cm

음편 특징 ▶

<u>분갈편</u>: 세로로 썬 얇은 조각

1 cm

<u>분갈 조각</u>

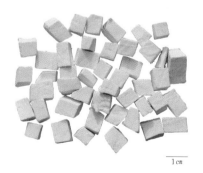

1 cm

참고

분갈은 전분을 많이 함유하고 있어서 약용 이외에도 식품으로 사용될 수 있다.

감송향 甘松

Nardostachyos Radix et Rhizoma[2]

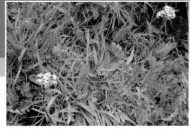

Nardostachys chinensis Batal.

기원 ▶ 마타리과(Valerianaceae) 식물 감송(甘松) *Nardostachys chinensis* Batal.의 뿌리 및 뿌리줄기를 말린 것이다.

산지 ▶ 중국 사천성, 청해성, 감숙성 등지에서 주로 생산된다.

채취·가공 ▶ 봄과 가을에 채취하여 토사와 이물질을 제거하고 햇볕에 말리거나 그늘에서 말린다.

성미·효능 ▶ 맛은 맵고[辛], 달며[甘], 성질은 따뜻하다[溫]. 이기지통(理氣止痛), 개울성비(開鬱醒脾)의 효능이 있다.

약재 특징 ▶ 원추형이며, 대부분 구불구불하고, 위쪽은 굵고 아래쪽은 가늘다. 질은 무르고 바삭거려, 자르기 쉽다. 특이한 냄새가 나고, 맛은 쓰면서 맵고 청량감이 있다.

품질 조건 ▶ 전통 경험에 따르면 주근은 비대하고, 단단하며, 원뿌리가 곧고 길며, 냄새와 맛이 진한 것이 좋다.

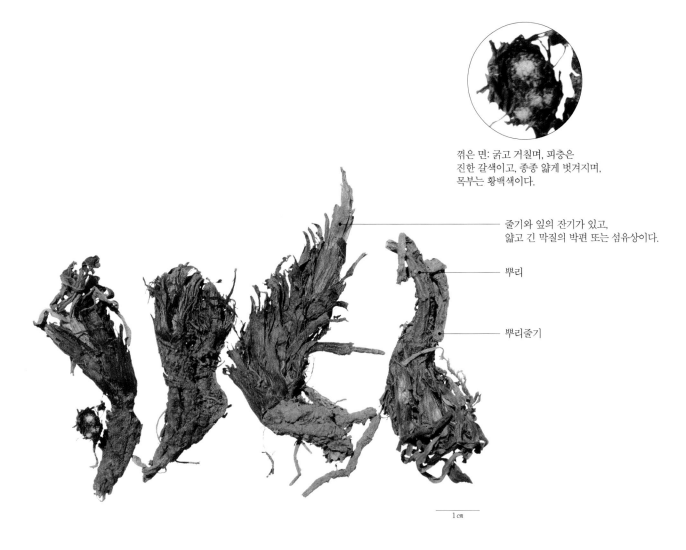

꺾은 면: 굵고 거칠며, 피층은 진한 갈색이고, 종종 얇게 벗겨지며, 목부는 황백색이다.

줄기와 잎의 잔기가 있고, 얇고 긴 막질의 박편 또는 섬유상이다.

뿌리

뿌리줄기

1 *cm*

참고

《중국약전》에 함께 등재된 동속식물 시엽감송(匙葉甘松) *N. jatamansi* DC.의 뿌리와 뿌리줄기를 "감송(甘松)"이라 하여 약용한다.

---

2 《대한약전외한약(생약)규격집》(제4개정판)에는 "감송(甘松) *Nardostachys chinensis* Batal. 또는 시엽감송(匙葉甘松) *Nardostachys jatamansi* DC. (마타리과 Valerianaceae)의 뿌리 및 뿌리줄기"를 "감송향"으로 등재하고 있다.

감수 甘遂

Kansui Radix[3]

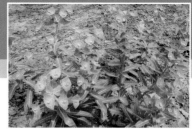

Euphorbia kansui T. N. Liou ex T. P. Wang

기원	▶	대극과(Euphorbiaceae) 식물 감수(甘遂) *Euphorbia kansui* T. N. Liou ex T. P. Wang의 덩이뿌리를 말린 것이다.
산지	▶	중국 섬서성, 하남성, 산동성, 요녕성 등지에서 주로 생산된다.
채취 · 가공	▶	봄에 꽃피기 전 또는 늦가을에 줄기와 잎이 마른 후 채취하여 두드려서 겉껍질을 제거하고 햇볕에 말린다.
성미 · 효능	▶	맛은 쓰고[苦], 성질은 차다[寒]. 독성이 있다. 사수축음(瀉水逐飮)의 효능이 있다.
약재 특징	▶	타원형, 긴 원기둥 모양 또는 이어진 구슬 모양이다. 질은 바삭바삭하고, 자르기 쉬우며, 긴 원기둥 모양의 것은 섬유성이 비교적 강하다. 냄새는 없고, 맛은 약간 달면서 얼얼하다.
품질 조건	▶	전통 경험에 따르면 비대하고, 흰색이며, 가루성이 풍부한 것이 좋다.

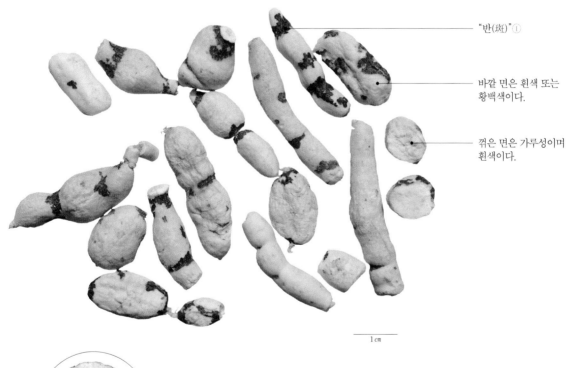

"반(斑)"①

바깥 면은 흰색 또는 황백색이다.

꺾은 면은 가루성이며 흰색이다.

1 cm

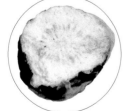

가로로 꺾은 면: 목부에 약간의 방사상 무늬가 있다.

① "반(斑)": 일반적으로 약재 표면 주위로 동일하지 않은 색의 반점이 있는 것을 "반" 또는 "파(疤)"라고 한다. 감수의 "반"은 갈색이 바깥 면에 남아 있다.

참고

감수는 독성 약재에 속하므로 특별히 관리해야 한다.

---

3 《대한약전외한약(생약)규격집》(제4개정판)에는 "감수 *Euphorbia kansui* Liou ex Wang (대극과 Euphorbiaceae)의 코르크층을 벗긴 덩이뿌리"를 "감수"로 등재하고 있다.

감초 甘草

Glycyrrhizae Radix et Rhizoma[4]

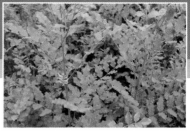

Glycyrrhiza uralensis Fisch.

기원 ▶ 콩과(Leguminosae) 식물 감초(甘草) *Glycyrrhiza uralensis* Fisch.의 뿌리 및 뿌리줄기를 말린 것이다.

산지 ▶ 중국 내몽고, 감숙성, 신강성 및 동북, 서부 지역에서 주로 생산된다.

채취 · 가공 ▶ 봄과 가을에 채취하여 수염뿌리를 제거하고 햇볕에 말린다.

성미 · 효능 ▶ 맛은 달고[甘], 성질은 평(平)하다. 보비익기(補脾益氣), 청열해독(淸熱解毒), 거담지해(祛痰止咳), 완급지통(緩急止痛), 조화약성(調和藥性)의 효능이 있다.

약재 특징 ▶ 원기둥 모양이고, 바깥 면은 무르고 단단한 것이 일정치 않으며 홍갈색 또는 회갈색이다. 질은 단단하고, 꺾은 면은 섬유성이 조금 뚜렷하며, 가루성이다. 뿌리줄기의 꺾은 면의 중심에는 수(髓)가 있다. 냄새는 없고, 맛은 감초 특유의 달콤함이 있다.

품질 조건 ▶ 전통 경험에 따르면 바깥 면은 얇고 단단하며, 홍갈색이고, 질은 단단하며, 무겁고, 꺾은 면은 황백색이며, 가루성이 풍부하고, 맛은 달콤한 것이 좋다.

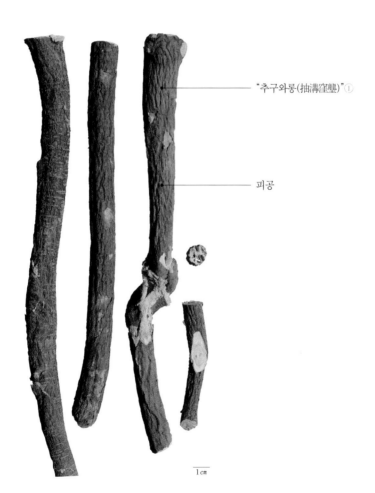

"추구와롱(抽溝窪稜)"①

피공

1 cm

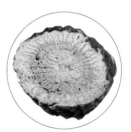

"국화심(菊花心)"②

① "추구와롱(抽溝窪稜)": 말린 감초의 바깥 면에 세로 주름과 홈이 선명하게 나타나는 것으로, "사과롱(絲瓜稜)"이라고도 한다.

② "국화심(菊花心)": 약재를 가로로 꺾은 면의 방사상 무늬를 가리키는 것으로, 마치 활짝 펴있는 국화꽃과 닮아서 "국화문(菊花紋)"이라고도 한다.

---

4 《대한민국약전》(제11개정판)에는 "감초 *Glycyrrhiza uralensis* Fischer, 광과감초(光果甘草) *Glycyrrhiza glabra* Linne 또는 창과감초(脹果甘草) *Glycyrrhiza inflata* Batal. (콩과 Leguminosae)의 뿌리 및 뿌리줄기로서 그대로 또는 주피를 제거한 것"을 "감초"로 등재하고 있다.

음편 특징 ▶

가로로 썬 것: 원형 또는 타원형에 가까운 두꺼운 절편

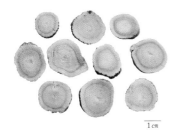

어슷썰기한 것: 꺾은 면은 황백색이고, 섬유가 뚜렷하며, 가루성이 있다.

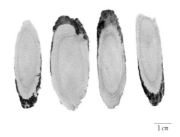

창과감초(*G. inflata*)

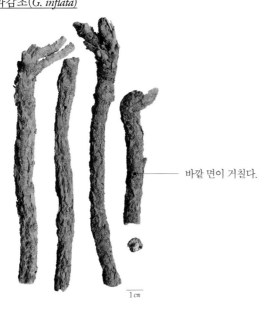

바깥 면이 거칠다.

광과감초(*G. glabra*)

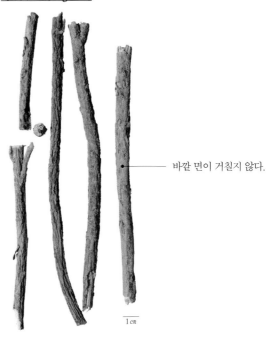

바깥 면이 거칠지 않다.

참고

1. 가루성: 약재 내부 또는 꺾은 면의 질을 묘사하는 것으로, 주로 약재의 세포 중에 함유된 비교적 전분이 많은 것을 가리킨다. 말린 후에는 가는 입자 모양 또는 가는 모래 모양이고, 자른 후에는 분진이 날린다.
2. 《중국약전》에 함께 등재되어 있는 동속식물 창과감초(脹果甘草) *G. inflata* Bat. 또는 광과감초(光果甘草) *G. glabra* L.의 뿌리와 뿌리줄기를 말린 것을 "감초(甘草)"라 하여 약용한다.
3. 《중국약전》에 함께 등재되어 있는 감초의 포제품을 "자감초(炙甘草)"라 하여 별도로 분류하고 있다. 56쪽 "자감초" 항을 참고할 것

3종 감초의 주요 감별점

구분	감초	창과감초	광과감초
바깥 면, 피공	무르고 단단한 것이 일정치 않으며, 피공이 뚜렷하다.	거칠다.	거칠지 않으며, 피공은 얇고 뚜렷하지 않다.
바깥 면의 색	적갈색 또는 회갈색	회갈색 또는 황백색	회갈색
질감, 꺾은 면	단단하고, 섬유성이 약간 뚜렷하며, 가루성이다.	단단하고, 목부는 매우 섬유성이며, 가루성이 적다.	비교적 단단하다.

자감초 炙甘草

Glycyrrhizae Radix et Rhizoma Praeparata cum Melle

기원 ▶ 감초의 포제가공품이다.

포제가공 ▶ 찬물에 적량의 꿀을 희석한 물이 감초편에 스며들 때까지 담가둔다. 절편을 납작한 냄비에 올려놓고 약한 불에서 노란색이 진한 노란색이 될 때까지 볶은 다음, 손으로 만졌을 때 점성이 없을 때 꺼내어 서늘한 곳에 둔다.

성미·효능 ▶ 맛은 달고[甘], 성질은 평(平)하다. 보비화위(補脾和胃), 익기복맥(益氣復脈)의 효능이 있다.

약재 특징 ▶ 원형 또는 타원형 절편이다. 바깥 면은 적갈색 또는 회갈색이고, 꺾은 면은 노란색에서 진한 황갈색이다. 약간 끈적거린다. 약간 탄 냄새가 있고, 맛은 달콤하다.

<u>가로로 썬 것</u>

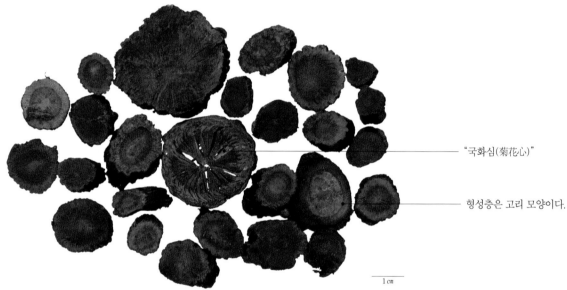

"국화심(菊花心)"

형성층은 고리 모양이다.

1 cm

<u>어슷썰기한 것</u>

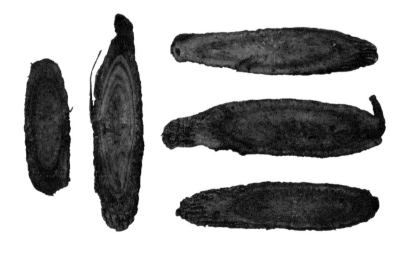

1 cm

강활 羌活

Notopterygii Rhizoma et Radix[5]

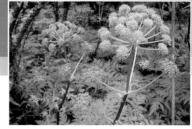

Notopterygium incisum Ting ex H. T. Chang

기원 ▶ 산형과(Umbelliferae) 식물 중국강활[羌活] *Notopterygium incisum* Ting ex H. T. Chang의 뿌리줄기 및 뿌리이다.

산지 ▶ 중국 사천성, 운남성, 청해성, 감숙성 등지에서 주로 생산된다.

채취 · 가공 ▶ 봄과 가을에 채취하여 수염뿌리와 토사를 제거하고 햇볕에 말린다.

성미 · 효능 ▶ 맛은 맵고[辛], 쓰며[苦], 성질은 따뜻하다[溫]. 산한(散寒), 거풍(祛風), 제습(除濕), 지통(止痛)의 효능이 있다.

약재 특징 ▶ 뿌리줄기는 원기둥 모양으로 약간 구부러져 있으며, 정단에는 줄기의 잔기가 있다. 바깥 면은 갈색에서 어두운 갈색이고, 쉽게 떨어지며 떨어진 곳은 노란색이다. 가볍고, 질은 무르고 바삭하여 자르기 쉽다. 향기가 있고, 맛은 약간 쓰고 맵다.

품질 조건 ▶ 전통 경험에 따르면 두껍고, 바깥 면은 갈색이고, 꺾은 면은 유점(油點)이 많으며, 향기가 진하고 강렬한 것이 좋다.

"잠강(蠶羌)"①

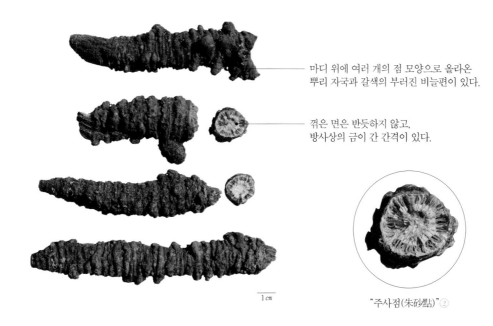

마디 위에 여러 개의 점 모양으로 올라온 뿌리 자국과 갈색의 부러진 비늘편이 있다.

꺾은 면은 반듯하지 않고, 방사상의 금이 간 간격이 있다.

1 cm

"주사점(朱砂點)"②

"죽절강(竹節羌)"③

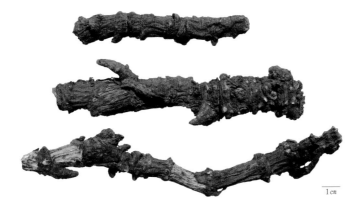

1 cm

---

5 《대한민국약전》(제11개정판)에는 "강활 *Ostericum koreanum* Maximowicz의 뿌리 또는 중국강활(中國羌活) *Notopterygium incisum* Ting 또는 관엽강활(寬葉羌活) *Notopterygium forbesii* Boissier (산형과 Umbelliferae)의 뿌리줄기 및 뿌리"를 "강활"로 등재하고 있다.

세로로 썬 조각

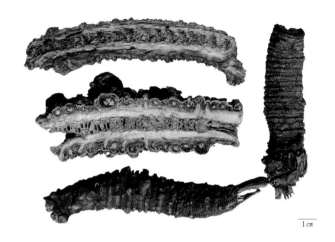

1cm

관엽강활: 뿌리줄기는 원기둥 모양에 가깝고, 뿌리는 원뿔 모양에 가깝다.
"대두강(大頭羌)"①

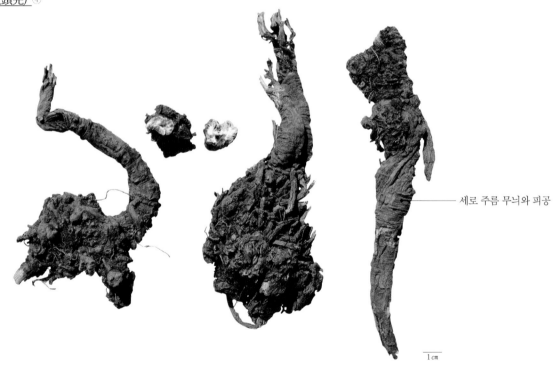

세로 주름 무늬와 피공

1cm

① "잠강(蠶羌)": 강활 중 뿌리줄기의 마디 사이가 짧고 응축된 것으로, 단단하고 조밀하여 불룩한 고리 모양을 나타내고 누에와 닮았다.

② "주사점(朱砂點)": 약재를 가로로 꺾은 면에 산재되어 있는 갈색에서 황갈색의 기름관, 즉 기름세포를 말한다.

③ "죽절강(竹節羌)": 강활 중 뿌리줄기의 고리마디의 사이가 길어서 모양이 대나무 마디를 닮았다.

④ "대두강(大頭羌)": 관엽강활 중 뿌리줄기가 두껍고 크며 불규칙한 결절상으로, 정단에 여러 개의 줄기 잔기가 있고 뿌리는 비교적 가늘다.

참고

《중국약전》에 함께 등재되어 있는 동속식물 관엽강활(寬葉羌活) *N. forbesii* Boiss.의 뿌리줄기와 뿌리를 말린 것을 "강활(羌活)"이라 하여 약용한다.

강황 薑黃

Curcumae Longae Rhizoma[6]

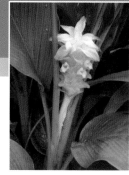

Curcuma longa L.

기원 ▶ 생강과(Zingiberaceae) 식물 강황(薑黃) *Curcuma longa* L.의 뿌리줄기를 말린 것이다.

산지 ▶ 중국 사천성, 광동성, 복건성, 광서성 등지에서 주로 생산된다.

채취 · 가공 ▶ 겨울철 줄기와 잎이 말랐을 때 채취하여 깨끗이 씻고 속이 완전히 익을 때까지 삶거나 쪄서 햇볕에 말리고 수염뿌리를 제거한다.

성미 · 효능 ▶ 맛은 맵고[辛], 쓰며[苦], 성질은 따뜻하다[溫]. 활혈행기(活血行氣), 통경지통(痛經止痛)의 효능이 있다.

약재 특징 ▶ 불규칙한 난원형, 원기둥 모양 또는 방추형이고, 항상 구부러져 있으며, 어떤 것은 짧은 갈퀴 모양으로 분지되어 있다. 바깥 면은 진한 노란색이다. 질은 단단하여 자르기 쉽지 않다. 특이한 향기가 있고, 맛은 쓰고 맵다.

품질 조건 ▶ 전통 경험에 따르면 질은 단단하고, 꺾은 면은 금황색이고, 향이 진한 것이 좋다.

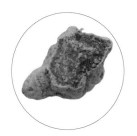

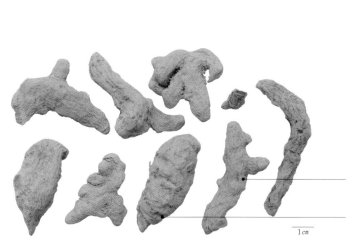

꺾은 면은 갈황색에서 금황색이고, 각질상이며, 밀납과 같은 광택이 있다.

바깥 면은 거칠고, 주름맥 무늬가 있다.

"선두강황(蟬肚薑黃)"①

음편 특징 ▶ 불규칙한 얇은 조각 또는 두꺼운 조각

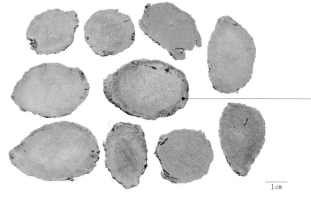

내피층의 고리 무늬가 뚜렷하고, 유관속은 점상으로 산재해 있다.

① "선두강황(蟬肚薑黃)": 강황 약재의 바깥 면이 선황색을 띠는 것으로, 종종 주름진 고리 마디가 선명한 모습이 마치 매미의 배 모양과 닮아서 붙여졌다.

참고

《중국약전》에 함께 등재되어 있는 강황의 덩이뿌리를 말린 것을 "울금(鬱金)"이라 하여 별도로 분류하고 있다. 143쪽의 "울금" 항을 참고할 것

6 《대한민국약전》(제11개정판)에는 "강황 *Curcuma longa* Linne (생강과 Zingiberaceae)의 뿌리줄기로서 속이 익을 때까지 삶거나 쪄서 말린 것"을 "강황"으로 등재하고 있다.

건강 乾薑

Zingiberis Rhizoma[7]

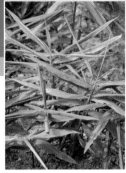

Zingiber officinale Rosc.

기원 ▶ 생강과(Zingiberaceae) 식물 생강[薑] *Zingiber officinale* Rosc.의 뿌리줄기를 말린 것이다.

산지 ▶ 중국 사천성, 귀주성 등지에서 주로 생산된다.

채취·가공 ▶ 겨울에 채취하여 수염뿌리와 토사를 제거하고 햇볕에 말리거나 저온에서 말린다. 신선한 것을 썰어서 햇볕에 말리거나 저온에서 말린 것을 "건강편(干薑片)"이라 한다.

성미·효능 ▶ 맛은 맵고[辛], 성질은 덥다[熱]. 온중산한(溫中散寒), 회양통맥(回陽通脈), 조습소담(燥濕消痰)의 효능이 있다.

약재 특징 ▶ 납작하고 평평한 덩어리 모양이고, 손가락 모양의 분지가 있다. 바깥 면은 회황색 또는 연한 회갈색이고, 거칠다. 질은 단단하고, 꺾은 면은 가루성 또는 과립성이다. 특이한 향기가 있고, 맛은 매우 맵다.

품질 조건 ▶ 전통 경험에 따르면 단단하고, 꺾은 면은 황백색이고, 가루성이 많으며, 냄새와 맛이 진한 것이 좋다.

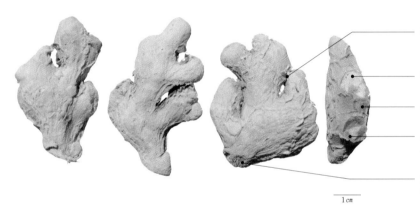

분지가 된 곳에는 항상 비늘잎이 남아 있다.

꺾은 면은 황백색 또는 회백색이다.

세로 주름 무늬와 고리마디가 뚜렷하다.

내피층은 고리 무늬가 뚜렷하고,
유관속과 노란색의 기름점이 산재해 있다.

비교적 세로 방향의 섬유가 많이 보이고,
때때로 목질을 이룬다.

1 cm

음편 특징 ▶

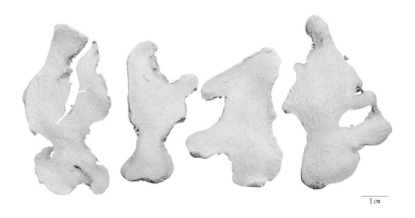

1 cm

참고

1. "건건강(犍乾薑)": 사천성의 건위(犍爲)에서 생산되는 건강으로, 흰색이고 가루성이 많으며 매운맛이 강한 것이 좋다.

2. 《중국약전》에는 건강의 신선한 뿌리줄기와 건강의 포제가공품을 각각 "생강(生薑)"과 "포강(炮薑)" 등으로 별도로 분류하고 있다. 61쪽 "생강"과 "포강" 항을 참고할 것

---

7 《대한민국약전》(제11개정판)에는 "생강 *Zingiber officinale* Roscoe (생강과 Zingiberaceae)의 뿌리줄기를 말린 것"을 "건강"으로 등재하고 있다.

㉖ 생강 生薑

Zingiberis Rhizoma Recens[8]

기원 ▶ 건강과 동일하다.

산지 ▶ 중국 각지에서 고르게 생산된다.

채취 · 가공 ▶ 가을과 겨울에 채취하여 토사와 세근을 제거한다.

성미 · 효능 ▶ 맛은 맵고[辛], 성질은 약간 따뜻하다[微溫]. 발한해표(發汗解表), 온중지구(溫中止嘔), 화담지해(化痰止咳)의 효능이 있다.

약재 특징 ▶ 불규칙한 덩어리 모양이고, 약간 편평하다. 바깥 면은 황갈색 또는 회갈색이다. 질은 바삭하고, 자르기 쉽다. 특이한 향기가 있고, 맛은 매우 맵다.

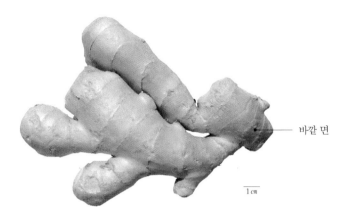

바깥 면

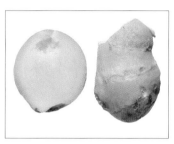

꺾은 면은 연한 노란색이고,
내피층은 고리 무늬가 뚜렷하다.

㉖ 포강 炮薑

Zingiberis Rhizoma Praeparatum

기원 ▶ 건강의 포제가공품이다.

포제 가공 ▶ 건강을 모래를 넣은 솥 안에서 바깥 면이 부풀어 오르고 갈색이 될 때까지 볶는다.

성미 · 효능 ▶ 맛은 맵고[辛], 성질은 덥다[熱]. 온중산한(溫中散寒), 온경지혈(溫經止血)의 효능이 있다.

약재 특징 ▶ 불규칙하게 팽창한 덩어리 모양이다. 바깥 면은 갈흑색 또는 갈색이다. 질은 아주 가볍고, 꺾은 면은 미세한 과립상이다. 특이한 향기가 있고, 맛은 약간 맵고 아리다.

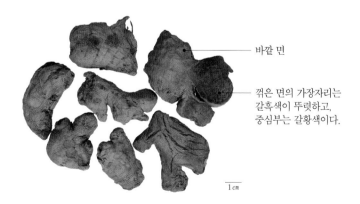

바깥 면

꺾은 면의 가장자리는
갈흑색이 뚜렷하고,
중심부는 갈황색이다.

---

8 《대한약전외한약(생약)규격집》(제4개정판)에는 "생강 *Zingiber officinale* Roscoe (생강과 Zingiberaceae)의 신선한 뿌리줄기"를 "생강"으로 등재하고 있다.

고량강 高良薑

Alpiniae Officinarum Rhizoma[9]

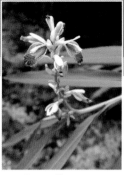

Alpinia officinarum Hance

기원 ▶ 생강과(Zingiberaceae) 식물 고량강(高良薑) *Alpinia officinarum* Hance의 뿌리줄기를 말린 것이다.

산지 ▶ 중국 광동성, 광서성 등지에서 주로 생산된다.

채취 · 가공 ▶ 늦여름에서 초가을까지 채취하여 수염뿌리와 남아 있는 비늘조각을 제거하고 깨끗이 씻고 썰어서 햇볕에 말린다.

성미 · 효능 ▶ 맛은 맵고[辛], 성질은 덥다[熱]. 온위산한(溫胃散寒), 소식지통(消食止痛)의 효능이 있다.

약재 특징 ▶ 원기둥 모양이고 구불구불한 것이 많으며, 분지가 있다. 질은 단단하고 질겨서 자르기 쉽지 않고, 꺾은 면은 섬유성을 띤다. 향이 있고, 맛은 아주 맵다.

품질 조건 ▶ 전통 경험에 따르면 적갈색이고, 향이 매우 강하며, 맛은 매우 맵고, 분지가 적은 것이 좋다.

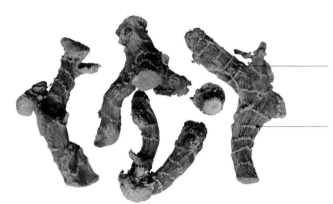

바깥 면은 적갈색에서 암갈색이다.

치밀한 세로 주름과
회갈색을 띤 파도 모양의 둥근 마디가 있다.

1 cm

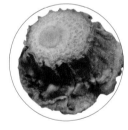

음편 특징 ▶

꺾은 면: 회갈색 또는 적갈색이고,
중심주는 약 1/3 정도로 치우쳐 있다.

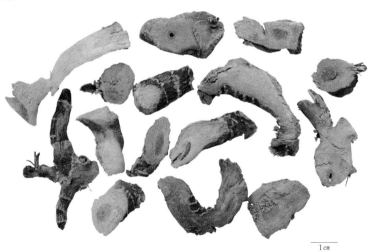

1 cm

---

9 《대한민국약전》(제11개정판)에는 "고량강 *Alpinia officinarum* Hance (생강과 Zingiberaceae)의 뿌리줄기"를 "고량강"으로 등재하고 있다.

고본 藁本

Ligustici Rhizoma et Radix[10]

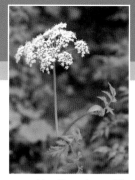

Ligusticum sinense Oliv.

기원 ▶ 산형과(Umbelliferae) 식물 중국고본[藁本] *Ligusticum sinense* Oliv.의 뿌리줄기 및 뿌리를 말린 것이다.

산지 ▶ 중국 사천성, 호북성, 호남성, 강서성 등지에서 주로 생산된다.

채취 · 가공 ▶ 가을에 줄기와 잎이 말랐을 때 또는 이듬해 봄 싹이 나올 때 채취하여 토사를 제거하고 햇볕에 말리거나 약한 불에 말린다.

성미 · 효능 ▶ 맛은 맵고[辛], 성질은 따뜻하다[溫]. 거풍(祛風), 산한(散寒), 제습(除濕), 지통(止痛)의 효능이 있다.

약재 특징 ▶ 불규칙한 결절상 원기둥 모양이고, 약간 구불구불하고, 분지가 있다. 바깥 면은 갈색 또는 어두운 갈색이며, 굵고 거칠다. 가볍고, 질은 비교적 단단하나, 자르기 쉽다. 진한 향기가 있고, 맛은 맵고 쓰며, 약간 마비를 일으킨다.

품질 조건 ▶ 전통 경험에 따르면 크기가 일정하고, 향기가 진한 것이 좋다.

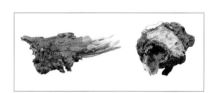

꺾은 면은 노란색 또는 황백색이고, 섬유상이다.

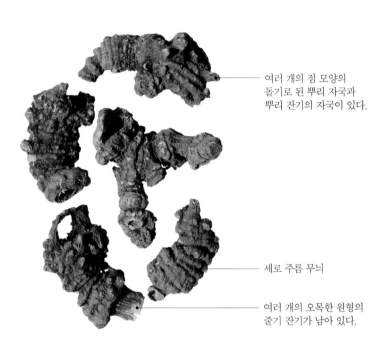

여러 개의 점 모양의
돌기로 된 뿌리 자국과
뿌리 잔기의 자국이 있다.

세로 주름 무늬

여러 개의 오목한 원형의
줄기 잔기가 남아 있다.

음편 특징 ▶

세로로 썬 조각

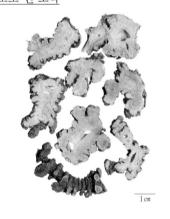

1 cm

고본과 요고본(遼藁本)의 주요 감별점

구분	고본	요고본
형태	불규칙한 결절상 원기둥 모양이다.	비교적 작고, 불규칙한 덩어리 또는 원기둥 모양이다.
바깥 면	아래쪽에는 여러 개의 점 모양의 돌기로 된 뿌리 자국과 뿌리 잔기의 자국이 있다.	아래쪽에는 여러 개의 가늘고 긴 구부러진 뿌리가 있다.

참고

《중국약전》에 함께 등재되어 있는 동속식물 요고본 *L. jeholense* Nakai et Kitag.의 뿌리줄기와 뿌리를 말린 것을 "고본"이라 하여 약용한다.

---

10 《대한약전외한약(생약)규격집》(제4개정판)에는 "고본 *Angelica tenuissima* Nakai (=*Ligusticum tenuissimum* Kitagawa, 중국고본(中國藁本) *Ligusticum sinense* Oliv. 또는 요고본(遼藁本) *Ligusticum jeholense* Nakai et Kitagawa (산형과 Umbelliferae)의 뿌리줄기 및 뿌리"를 "고본"으로 등재하고 있다.

고삼 苦參

Sophorae Flavescentis Radix[11]

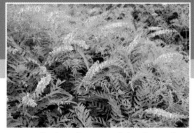

Sophora flavescens Solander ex Aiton

기원 ▶ 콩과(Leguminosae) 식물 고삼(苦參) *Sophora flavescens* Solander ex Aiton의 뿌리를 말린 것이다.

산지 ▶ 중국 산서성, 하북성, 하남성 등지에서 주로 생산된다.

채취·가공 ▶ 봄과 가을에 채취하여 근두부와 지근을 제거하고 깨끗이 씻은 후 그대로 말리거나 신선한 것을 썰어서 말린다.

성미·효능 ▶ 맛은 쓰고[苦], 성질은 차다[寒]. 청열조습(淸熱燥濕), 살충(殺蟲), 이뇨(利尿)의 효능이 있다.

약재 특징 ▶ 긴 원기둥 모양이고, 아랫부분에는 항상 분지(分枝)가 있으며, 지름은 1~6.5cm이다. 바깥 면은 회갈색 또는 갈황색이다. 질은 단단해서 자르기 쉽지 않고, 단면은 섬유성이다. 냄새는 없고, 맛은 매우 쓰다.

품질 조건 ▶ 전통 경험에 따르면 굵기가 고르고, 꺾은 면은 흰색이고, 맛은 쓴 것이 좋다.

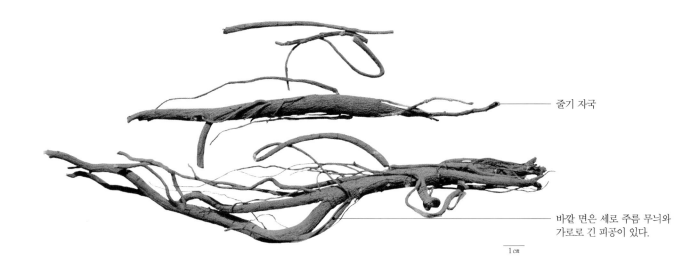

줄기 자국

바깥 면은 세로 주름 무늬와
가로로 긴 피공이 있다.

1 cm

음편 특징 ▶

<u>가로로 썬 조각</u>

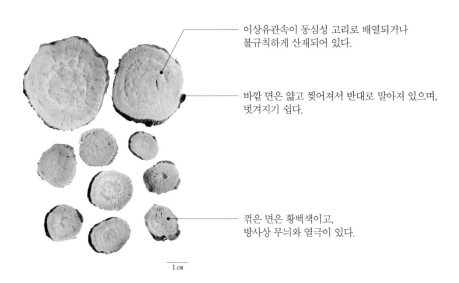

이상유관속이 동심성 고리로 배열되거나
불규칙하게 산재되어 있다.

바깥 면은 얇고 찢어져서 반대로 말아져 있으며,
벗겨지기 쉽다.

꺾은 면은 황백색이고,
방사상 무늬와 열극이 있다.

1 cm

---

11 《대한민국약전》(제11개정판)에는 "고삼 *Sophora flavescens* Solander ex Aiton (콩과 Leguminosae)의 뿌리로서 그대로 또는 주피를 제거한 것"을 "고삼"으로 등재하고 있다.

골쇄보 骨碎補

Drynariae Rhizoma[12]

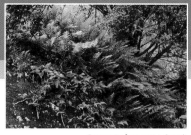

Drynaria fortunei J. Smith

기원 ▶ 고란초과(Polypodiaceae) 식물 곡궐(槲蕨) *Drynaria fortunei* J. Smith의 뿌리줄기를 말린 것이다.

산지 ▶ 중국 호북성, 절강성 서남 지역에서 주로 생산된다.

채취·가공 ▶ 연중 채취가 가능하며 토사를 제거하고 말리거나 경우에 따라서는 솜털[鱗片]을 불에 그을려 제거한다.

성미·효능 ▶ 맛은 쓰고[苦], 성질은 따뜻하다[溫]. 보신강골(補腎强骨), 속상지통(續傷止痛)에 효능이 있다.

약재 특징 ▶ 납작하고 긴 줄 모양이고, 구불구불한 것이 많으며, 분지가 있다. 질은 가볍고 바삭바삭하고, 자르기 쉽다. 냄새는 없고, 맛은 담담하며 약간 떫다.

품질 조건 ▶ 전통 경험에 따르면 두껍고, 크며, 갈색인 것이 좋다.

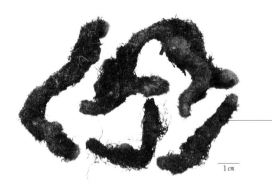

바깥 면은 진한 갈색에서
어두운 갈색의 작은 비늘조각으로
치밀하게 덮여 있으며,
털처럼 부드럽다.

1 cm

불에 이미 그을린 것

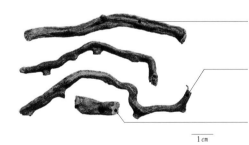

갈색 또는 어두운 갈색

양쪽 끝부분의 윗부분은 올라와 있거나
안쪽으로 오목하게 굽은
둥그런 모양의 잎자국

꺾은 면은 적황색이고,
노란색의 유관속이 배열되어
고리 모양을 이룬다.

1 cm

음편 특징 ▶

세로로 썬 것

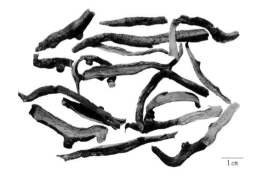

1 cm

참고

시장에는 골쇄보라는 이름으로 판매되는 동명이물(同名異物)의 약재가 많으므로 사용 시 감별에 주의해야 한다.

---

12 《대한민국약전》(제11개정판)에는 "곡궐 *Drynaria fortunei* J. Smith (고란초과 Polypodiaceae)의 뿌리줄기로서 그대로 또는 비늘조각을 태워 제거한 것"을 "골쇄보"로 등재하고 있다.

관중 綿馬貫眾

Dryopteridis Crassirhizomatis Rhizoma[13]

기원	▶	면마과(Aspidiaceae) 식물 관중[粗莖鱗毛蕨] *Dryopteris crassirhizoma* Nakai의 뿌리줄기 및 잎자루의 잔기를 말린 것이다.
산지	▶	중국 동북 지역, 내몽고, 하북성, 감숙성 등지에서 주로 생산된다.
채취·가공	▶	가을에 채취하여 엽자루와 수염뿌리를 잘라내고 토사를 제거하여 햇볕에 말린다.
성미·효능	▶	맛은 쓰고[苦], 성질은 약간 차다[微寒]. 독성이 약간 있다. 청열해독(淸熱解毒), 구충(驅蟲)에 효능이 있다.
약재 특징	▶	긴 거꿀달걀 모양이고, 조금 굽었고, 위쪽 끝은 둔한 원형으로 뭉툭하며, 아래쪽 끝은 약간 뾰족하다. 바깥 면은 황갈색에서 흑갈색이다. 일정하게 배열된 배꼽 모양의 잎자루 잔기와 비늘조각으로 빽빽이 덮여 있다. 잎자루 잔기의 질은 단단하면서 무르다. 뿌리줄기의 질은 단단하고, 꺾은 면은 약간 매끄럽다. 특이한 냄새가 있고, 맛은 처음에는 담담하다가 조금 떫고 점차 쓰고 맵다.
품질 조건	▶	전통 경험에 따르면 크고, 질은 단단하고, 잎자루 잔기의 꺾은 면이 갈록색인 것이 좋다.

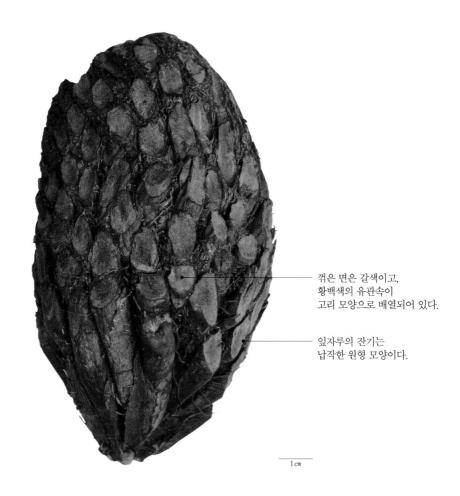

꺾은 면은 갈색이고, 황백색의 유관속이 고리 모양으로 배열되어 있다.

잎자루의 잔기는 납작한 원형 모양이다.

1 *cm*

---

13 《대한약전외한약(생약)규격집》(제4개정판)에는 "관중 *Dryopteris crassirhizoma* Nakai (면마과 Aspidiaceae)의 뿌리줄기 및 잎자루의 잔기"를 "관중"으로 등재하고 있다.

음편 특징 ▶ 불규칙한 두꺼운 조각 또는 부서진 덩어리 모양이고, 바깥 면은 갈황색에서 흑갈색이다.

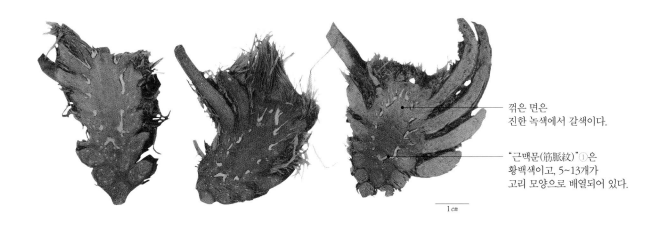

꺾은 면은
진한 녹색에서 갈색이다.

"근맥문(筋脈紋)"①은
황백색이고, 5~13개가
고리 모양으로 배열되어 있다.

1 *cm*

소철궐관중

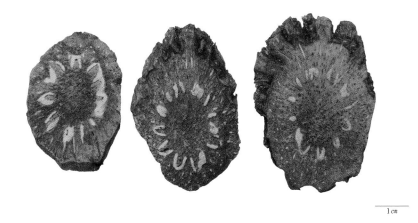

1 *cm*

① "근맥(筋脈)": 약재 조직 내의 섬유속 또는 유관속을 가리킨다. 자른 약재의 섬유속 또는 유관속은 약간 불규칙한 선 모양으로 나타나는데, 마치 인체의 힘줄 및 혈관(筋脈)과 같이 어지럽게 흩어져 있어 "근(筋)"이라고 한다. 그 정돈된 약재 단면의 어떤 지점에서 보이는 점 모양을 가리켜서 "근맥점(筋脈點)"이라고 하고, 비교적 큰 유관속 부위를 가리켜서 "근맥문(筋脈紋)"이라고 한다.

참고

1. 시중에 관중의 동명이물(同名異物)의 약재가 많으므로 감별에 주의해야 한다.

2. 일부 지역에서는 소철궐(蘇鐵蕨) *Brainea insignis* (Hook.) J. Sm.의 뿌리줄기를 관중으로 약용하고 있는데, 이것을 일반적으로 "소철궐관중(蘇鐵蕨貫衆)"이라 한다.

면마관중과 소철궐관중의 주요 감별점

구분	면마관중	소철궐관중
잎자루의 잔기	있다.	없다.
유관속	모여 있는 점 또는 줄 모양	U자형

괄루근 天花紛

Trichosanthis Radix[14]

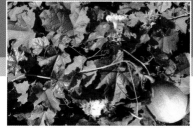

Trichosanthes kirilowii Maxim.

기원 ▶	박과(Cucurbitaceae) 식물 하늘타리[括蔞] *Trichosanthes kirilowii* Maxim.의 뿌리를 말린 것이다.
산지 ▶	중국 산동성, 하북성, 산서성, 섬서성 등지에서 주로 생산된다.
채취 · 가공 ▶	가을과 겨울에 채취하여 깨끗이 씻고 겉껍질을 제거한 후 자르거나 세로로 길게 판 모양으로 잘라서 말린다.
성미 · 효능 ▶	맛은 달고[甘], 약간 쓰며[微苦], 성질은 약간 차다[微寒]. 청열생진(淸熱生津), 소종(消腫), 배농(排膿)의 효능이 있다.
약재 특징 ▶	불규칙한 원기둥 모양, 방추형 또는 조각 모양이다. 바깥 면은 황백색 또는 연한 갈황색이고, 세로 주름 무늬가 있다. 질은 견실하고, 꺾은 면은 가루성이 풍부하다. 냄새는 없고, 맛은 약간 쓰다.
품질 조건 ▶	전통 경험에 따르면 비대하고, 흰색이며, 질은 견실하고, 가루성이 많으며, 꺾은 면에서 근맥점이 적은 것이 좋다.

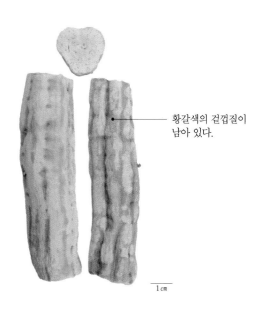

황갈색의 겉껍질이
남아 있다.

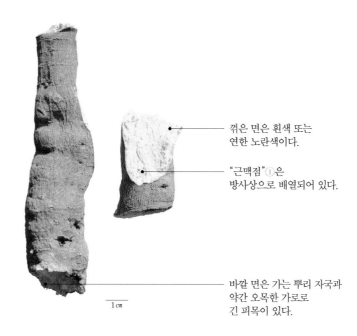

꺾은 면은 흰색 또는
연한 노란색이다.

"근맥점"①은
방사상으로 배열되어 있다.

바깥 면은 가는 뿌리 자국과
약간 오목한 가로로
긴 피목이 있다.

음편 특징 ▶

<u>가로로 썬 것</u>

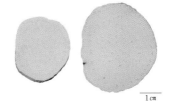

<u>세로로 썬 것</u>

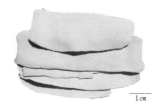

① "근맥(筋脈)": 약재 조직 내의 섬유속 또는 유관속을 가리킨다. 자른 약재의 섬유속 또는 유관속은 약간 불규칙한 선 모양으로 나타나는데, 마치 인체의 힘줄 및 혈관(筋脈)과 같이 어지럽게 흩어져 있어 "근(筋)"이라고 한다. 그 정돈된 약재 단면의 어떤 지점에서 보이는 점 모양을 가리켜서 "근맥점(筋脈點)"이라고 하고, 비교적 큰 유관속 부위를 가리켜서 "근맥문(筋脈紋)"이라고 한다.

참고

1. 《중국약전》에 함께 등재되어 있는 동과식물 쌍변괄루(雙邊括樓) *T. rosthornii* Harms.의 뿌리를 말린 것을 "천화분(天花粉)"으로 약용한다.

2. 《중국약전》에 함께 등재되어 있는 괄루와 쌍변괄루의 잘 익은 열매, 열매껍질 그리고 씨를, 각각 "과루(瓜蔞)", "과루피(瓜蔞皮)" 그리고 "과루자(瓜蔞子)"로 별도로 분류하였다. 299쪽의 "과루", 300쪽의 "과루피" 그리고 301쪽의 "괄루인[瓜蔞子]" 항을 참고할 것

---

14 《대한민국약전》(제11개정판)에는 "하늘타리 *Trichosanthes kirilowii* Maximowicz 또는 쌍변괄루 *Trichosanthes rosthornii* Harms (박과 Cucurbitaceae)의 뿌리로서 피층을 제거한 것"을 "괄루근"으로 등재하고 있다.

구척 狗脊

Cibotii Rhizoma[15]

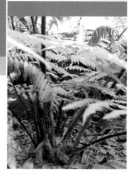

Cibotium barometz (L.) J. Sm.

기원 ▶ 구척과(Dicksoniaceae) 식물 금모구척(金毛狗脊) *Cibotium barometz* (L.) J. Sm.의 뿌리줄기를 말린 것이다.

산지 ▶ 중국 복건성, 사천성 등지에서 주로 생산된다.

채취 · 가공 ▶ 가을과 겨울에 채취하여 토사를 제거하고 말리거나 단단한 뿌리, 잎자루 및 금황색의 섬모를 제거한 후 두껍게 썰어서 말린 것을 "생구척편(生狗脊片)"이라 한다. 찐 다음 6~7일간 말리고 두껍게 썰어서 다시 말린 것을 "숙구척편(熟狗脊片)"이라 한다.

성미 · 효능 ▶ 맛은 쓰고[苦], 달고[甘], 성질은 따뜻하다[溫]. 보간신(補肝腎), 강근골(强筋骨), 거풍습(祛風濕)의 효능이 있다.

약재 특징 ▶ 불규칙하고 긴 덩어리 모양이다. 바깥 면은 진한 갈색이다. 질은 단단해서 자르기 쉽지 않다. 냄새는 없고, 맛은 담담하며 조금 떫다.

품질 조건 ▶ 전통 경험에 따르면 크고, 통통하고, 질은 단단하고, 가운데는 비어 있으며, 바깥 면에 금황색의 솜털이 약간 있는 것이 좋다.

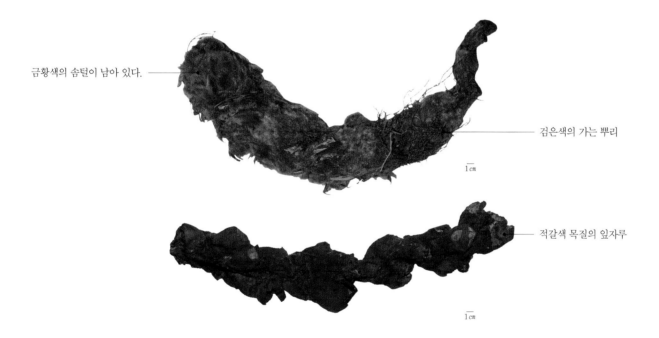

금황색의 솜털이 남아 있다.

검은색의 가는 뿌리

1 cm

적갈색 목질의 잎자루

1 cm

음편 특징 ▶ 불규칙하고 긴 줄 모양 또는 원형이다.

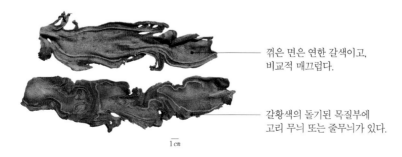

꺾은 면은 연한 갈색이고, 비교적 매끄럽다.

갈황색의 돌기된 목질부에 고리 무늬 또는 줄무늬가 있다.

1 cm

15 《대한민국약전》(제11개정판)에는 "금모구척(金毛狗脊) *Cibotium barometz* J. Smith (구척과 Dicksoniaceae)의 뿌리줄기"를 "구척"으로 등재하고 있다.

권삼 拳參

Bistortae Rhizoma[7]

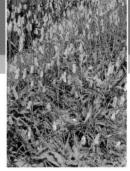

Polygonum bistorta L.

기원 ▶	여뀌과(Polygonaceae) 식물 범꼬리풀[拳參] *Polygonum bistorta* L.의 뿌리줄기를 말린 것이다.
산지 ▶	중국의 북부, 서북 지역 및 산동성, 강소성, 호북성 등지에서 주로 생산된다.
채취·가공 ▶	이른 봄에 싹이 나올 때 또는 가을에 줄기와 잎이 막 마르기 시작할 때 채취하여 토사를 제거하고 햇볕에 말린 다음 수염뿌리를 제거한다.
성미·효능 ▶	맛은 쓰고[苦], 떫으며[澀], 성질은 약간 차다[微寒]. 청열해독(清熱解毒), 소종(消腫), 지혈(止血)에 효능이 있다.
약재 특징 ▶	납작하고 긴 줄 모양 또는 납작한 원기둥 모양으로 굽어 있고, 말아져 굽어 있으며, 양쪽 끝이 대략 가늘거나 한쪽 끝이 점차 가늘어진다. 바깥 면은 자갈색 또는 자흑색이며, 거칠다. 질은 단단하고, 냄새는 없고, 맛은 쓰고 떫다.
품질 조건 ▶	전통 경험에 따르면 크고, 단단하며, 꺾은 면이 연한 갈적색인 것이 좋다.

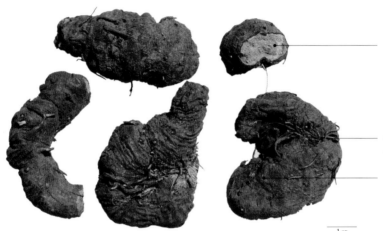

꺾은 면은 신장형이고, 연한 갈적색 또는 갈적색이다.

몸체에는 고리 모양의 무늬가 치밀하게 있으며, 수염뿌리 또는 뿌리의 자국이 있다.

한쪽 면은 융기되어 있고, 다른 한쪽 면은 매끄럽거나 오목하다.

1 cm

음편 특징 ▶

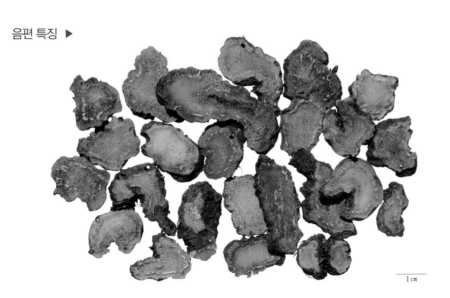

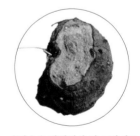

유관속은 황백색의 점 모양이고, 고리를 이루어 배열되어 있다.

1 cm

---

16 《대한약전외한약(생약)규격집》(제4개정판)에는 "범꼬리 *Bistorta manshuriensis* Komarov (여뀌과 Polygonaceae)의 뿌리줄기"를 "권삼"으로 등재하고 있다.

금교맥 金蕎麥

Fagopyri Dibotryis Rhizoma

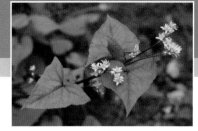

Fagopyrum dibotrys (D. Don) Hara

기원 ▶ 여뀌과(Polygonaceae) 식물 금교맥(金蕎麥) *Fagopyrum dibotrys* (D. Don) Hara의 뿌리줄기를 말린 것이다.

산지 ▶ 중국 강소성, 절강성 등지에서 주로 생산된다.

채취 · 가공 ▶ 겨울에 채취하여 줄기와 수염뿌리를 제거하고 깨끗이 씻어서 햇볕에 말린다.

성미 · 효능 ▶ 맛은 약간 맵고[微辛], 떫으며[澁], 성질은 서늘하다[凉]. 청열해독(淸熱解毒), 배농거어(排膿祛瘀)의 효능이 있다.

약재 특징 ▶ 불규칙한 둥근 덩어리 또는 원기둥 모양이고, 항상 혹 모양의 분지가 있다. 바깥 면은 어두운 갈색이다. 질은 매우 단단해서 자르기 쉽지 않다. 냄새는 없고, 맛은 약간 떫다.

품질 조건 ▶ 전통 경험에 따르면 크고, 질은 단단한 것이 좋다.

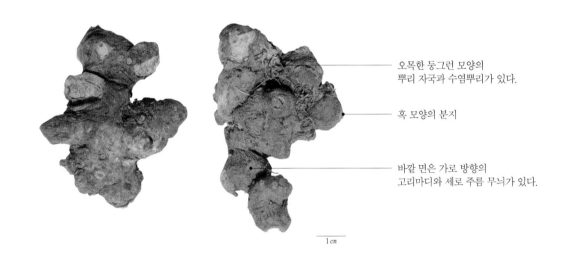

오목한 둥그런 모양의
뿌리 자국과 수염뿌리가 있다.

혹 모양의 분지

바깥 면은 가로 방향의
고리마디와 세로 주름 무늬가 있다.

1 cm

음편 특징 ▶

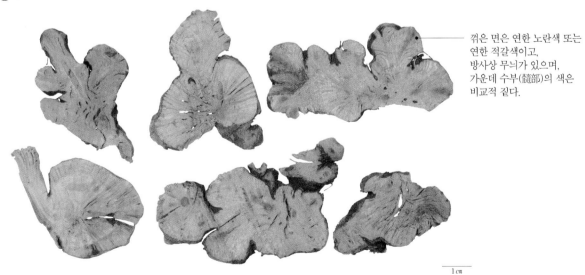

꺾은 면은 연한 노란색 또는
연한 적갈색이고,
방사상 무늬가 있으며,
가운데 수부(髓部)의 색은
비교적 짙다.

1 cm

길경 桔梗

Platycodonis Radix[17]

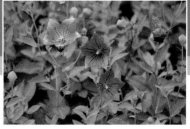

Platycodon grandiflorum (Jacq.) A. DC.

기원 ▶ 초롱꽃과(Campanulaceae) 식물 도라지[桔梗] *Platycodon grandiflorum* (Jacq.) A. DC.의 뿌리를 말린 것이다.

산지 ▶ 중국 동북, 북부 지역에서 주로 생산된다.

채취·가공 ▶ 봄과 가을에 채취하여 깨끗이 씻고 수염뿌리를 제거한 다음, 신선한 것의 겉껍질을 벗기거나 겉껍질을 제거하지 않고 말린다.

성미·효능 ▶ 맛은 쓰고[苦], 매우며[辛], 성질은 평(平)하다. 선폐(宣肺), 이인(利咽), 거담(祛痰), 배농(排膿)의 효능이 있다.

약재 특징 ▶ 원기둥 또는 약간 원뿔 모양이고, 아래쪽으로 점차 가늘어진다. 어떤 것은 분지가 있고, 약간 비틀어져 굽어 있다. 바깥 면은 흰색 또는 연한 황백색이다. 질은 잘 부러지며, 자르기 쉽다. 냄새는 없고, 맛은 약간 달콤하다가 후에 쓰다.

품질 조건 ▶ 전통 경험에 따르면 비대하고, 흰색이고, 몸체는 단단하며, 맛은 쓴 것이 좋다.

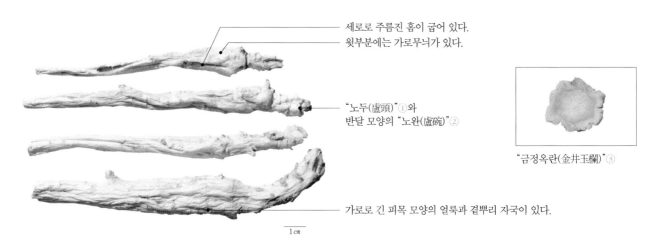

세로로 주름진 홈이 굽어 있다.
윗부분에는 가로무늬가 있다.

"노두(蘆頭)"①와
반달 모양의 "노완(蘆碗)"②

"금정옥란(金井玉欄)"③

가로로 긴 피목 모양의 얼룩과 곁뿌리 자국이 있다.

1 cm

음편 특징 ▶

세로로 썬 것

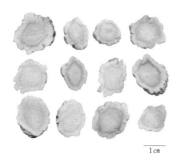

1 cm

세로로 썰어서 누른 것

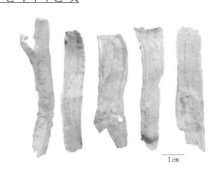

1 cm

① "노두(蘆頭)": 뿌리류 약재의 정단에 남아 있는 마디 모양의 짧은 뿌리줄기를 가리킨다.

② "노완(蘆碗)": 노두 위에 여러 개의 원형 또는 반원형의 오목한 구멍의 말라버린 줄기 자국으로, 작은 사발 모양이다.

③ "금정옥란(金井玉欄)": 뿌리 및 뿌리줄기류 약재의 꺾은 면을 가리킨다. 가운데 목부는 연한 황색(금정), 피층은 황백색(옥란)이다. 금정과 옥란이 서로 맞닿아 있는 것을 "금심옥란(金心玉欄)"이라고도 한다.

참고

현재 산동성의 기원(沂源)에 도라지의 GAP 재배단지가 조성되어 있다.

---

17 《대한민국약전》(제11개정판)에는 "도라지 *Platycodon grandiflorum* A. De Candolle (초롱꽃과 Campanulaceae)의 뿌리로서 그대로 또는 주피를 제거한 것"을 "길경"으로 등재하고 있다.

낭독 狼毒

Stellerae Radix[18]

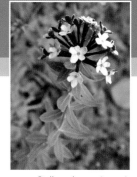

Stellera chamaejasme L.

기원 ▶ 팥꽃나무과(Thymeleaceae) 식물 서향낭독(瑞香狼毒) *Stellera chamaejasme* L.의 뿌리를 말린 것이다.

산지 ▶ 중국 서북, 동북 지역, 하북성, 내몽고 등지에서 주로 생산된다.

채취 · 가공 ▶ 가을에 채취하여 깨끗하게 씻어서 신선한 것을 사용하거나 얇게 썰어 햇볕에 말린다.

성미 · 효능 ▶ 맛은 쓰고[苦], 맵다[辛]. 성질은 평(平)하고, 독성이 있다. 사수축음(瀉水逐飮), 파적살충(破積殺蟲)의 효능이 있다.

약재 특징 ▶ 팽대한 방추형, 원추형 또는 긴 원기둥 모양이고, 약간 굽어 있다. 바깥 면은 갈색에서 어두운 갈색이다. 질은 가볍고, 질기며, 자르기 쉽지 않다. 꺾은 면은 섬유상이고, 피층은 흰색에 가까우며, 목부는 연한 노란색이다. 냄새는 없고, 맛은 약간 맵다.

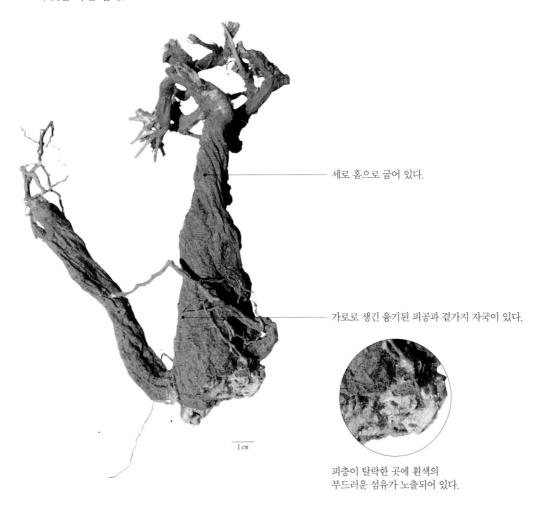

— 세로 홈으로 굽어 있다.

— 가로로 생긴 융기된 피공과 곁가지 자국이 있다.

1 cm

피층이 탈락한 곳에 흰색의 부드러운 섬유가 노출되어 있다.

참고

1. 중약에서 서향낭독 *Stellera chamaejasme* L. 외에 월선대극(月腺大戟) *Euphorbia ebracteolata* Hayata 또는 낭독대극(狼毒大戟) *E. fischeriana* Steud. 등 여러 종의 식물이 약으로 사용된다.

2. 낭독은 독성 약재에 속하므로 특별히 관리해야 한다.

18 《대한약전외한약(생약)규격집》(제4개정판)에는 "낭독 *Euphorbia fischeriana* Steudel 또는 풍도대극 *Euphorbia ebracteolata* Hayata (대극과 Euphorbiaceae)의 뿌리로서 주피를 제거한 것"을 "낭독"으로 등재하고 있다.

노근 蘆根

Phragmitis Rhizoma[19]

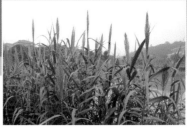

Phragmites communis Trin.

기원 ▶ 벼과(Gramineae) 식물 갈대[蘆葦] *Phragmites communis* Trin.의 뿌리줄기의 신선한 것 또는 말린 것이다.

산지 ▶ 중국 안휘성, 강소성, 절강성, 호북성 등지에서 주로 생산된다.

채취·가공 ▶ 연중 고르게 채취 가능하며 싹과 수염뿌리 및 막질의 잎을 제거하고 신선한 것을 그대로 사용하거나 햇볕에 말린다.

성미·효능 ▶ 맛은 달고[甘], 성질은 차다[寒]. 청열생진(淸熱生津), 지구(止嘔), 제번(除煩), 이뇨(利尿)의 효능이 있다.

약재 특징 ▶ 건조한 노근은 납작한 원기둥 모양이고, 길이가 일정하지 않다. 바깥 면은 황백색이고, 광택이 있다. 가볍고, 질은 질기며, 자르기 쉽지 않다. 냄새는 없고, 맛은 약간 달다.

품질 조건 ▶ 전통 경험에 따르면 두껍고, 강하고, 황백색이고, 매끄러우며, 수염뿌리가 없는 것이 좋다.

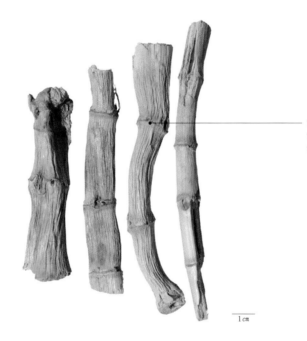

마디는 고리 모양을 띠고,
마디 부위는 비교적 단단하며,
마디 사이에는 세로 주름 무늬가 있다.

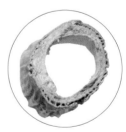

1 cm

꺾은 면은 황백색이고,
가운데는 비어 있으며,
작은 구멍이 고리를 이루어
배열되어 있다.

음편 특징 ▶

가로로 자른 것

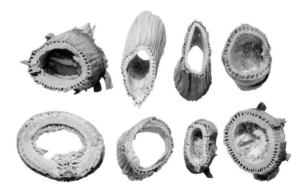

1 cm

참고

노근(蘆根)은 갈대의 지하뿌리 모양의 뿌리줄기인 것에 반해, 위경(葦莖)은 갈대 지상부의 부드러운 줄기이다. 현재 두 가지를 종종 섞어서 사용한다.

---

19 《대한약전외한약(생약)규격집》(제4개정판)에는 "갈대 *Phragmites communis* Trinius (벼과 Gramineae)의 뿌리줄기"를 "노근"으로 등재하고 있다.

누로 漏蘆

Rhapontici Radix[20]

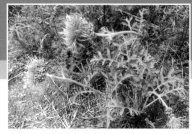

Rhaponticum uniflorum (L.) DC.

기원 ▶	국화과(Compositae) 식물 뻐꾹채[祁州漏蘆] *Rhaponticum uniflorum* (L.) DC.의 뿌리를 말린 것이다.
산지 ▶	중국 하북성, 요녕성, 산서성 등지에서 주로 생산된다.
채취 · 가공 ▶	봄과 가을에 채취하여 수염뿌리와 토사를 제거하고 햇볕에 말린다.
성미 · 효능 ▶	맛은 쓰고[苦], 성질은 차다[寒]. 청열해독(淸熱解毒), 소옹(消癰), 하유(下乳), 서근통맥(舒筋通脈)의 효능이 있다.
약재 특징 ▶	원뿔 모양 또는 납작한 조각 덩어리 모양이고, 거의 다 비틀어져 굽어 있고, 길이가 일정치 않으며, 지름은 1~2.5cm이다. 바깥 면은 어두운 갈색, 회갈색 또는 흑갈색이고 거칠다. 가볍고, 질은 푸석거려서 자르기 쉽다. 특이한 냄새가 있으며, 맛은 약간 쓰다.
품질 조건 ▶	전통 경험에 따르면 두껍고, 갈흑색이고, 질은 단단하며, 찢어지지 않았거나 잘리지 않은 것이 좋다.

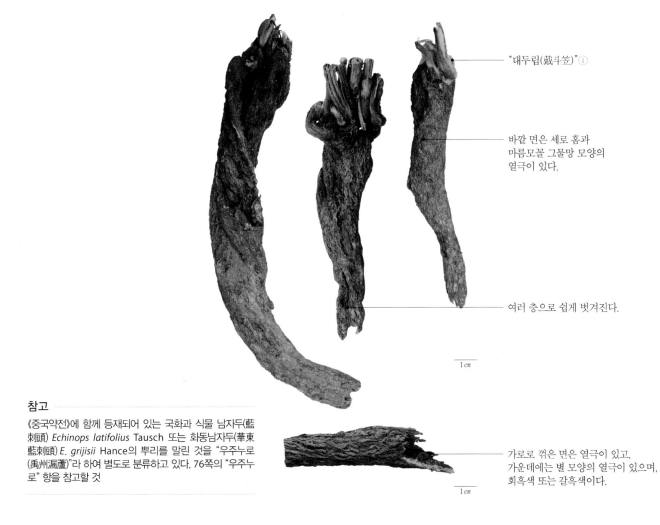

"대두립(戴斗笠)" ①

바깥 면은 세로 홈과 마름모꼴 그물망 모양의 열극이 있다.

여러 층으로 쉽게 벗겨진다.

1cm

가로로 꺾은 면은 열극이 있고, 가운데에는 별 모양의 열극이 있으며, 회흑색 또는 갈흑색이다.

1cm

참고

《중국약전》에 함께 등재되어 있는 국화과 식물 남자두(藍刺頭) *Echinops latifolius* Tausch 또는 화동남자두(華東藍刺頭) *E. grijisii* Hance의 뿌리를 말린 것을 "우주누로(禹州漏蘆)"라 하여 별도로 분류하고 있다. 76쪽의 "우주누로" 항을 참고할 것

① "대두립(戴斗笠)": 누로의 근두부가 팽대한 것으로, 갈색 비늘조각 모양의 잎 잔기가 뿌리의 정단에 흰색 섬모로 덮여 있어서 마치 머리에 삿갓을 쓴 것과 비슷하다.

20 《대한약전외한약(생약)규격집》(제4개정판)에는 "뻐꾹채 *Rhaponticum uniflorum* (L.) DC., 절굿대 *Echinops setifer* Linne 또는 큰절굿대 *Echinopsis lactifolius* Tausch (국화과 Compositae)의 뿌리"를 "누로"로 등재하고 있다.

우주누로 禹州漏蘆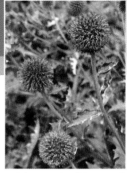

Echinopsis Radix

Echinopsis lactifolius Tausch

기원 ▶ 국화과(Compositae) 식물 큰절굿대[禹州漏蘆] *Echinopsis lactifolius* Tausch의 뿌리를 말린 것이다.

산지 ▶ 중국 내몽고, 상동성, 하남성 등지에서 주로 생산된다.

채취 · 가공 ▶ 봄과 가을에 채취하여 수염뿌리와 토사를 제거하고 햇볕에 말린다.

성미 · 효능 ▶ 맛은 쓰고[苦], 성질은 차다[寒]. 청열해독(淸熱解毒), 배농지혈(排膿止血), 소옹(消癰), 하유(下乳)의 효능이 있다.

약재 특징 ▶ 원기둥 모양에 가깝고, 조금 구부러져 있으며, 지름은 0.5~1.5cm이다. 바깥 면은 회황색 또는 회갈색이다. 질은 단단하여 자르기 쉽지 않다. 냄새는 없고, 맛은 약간 떫다.

품질 조건 ▶ 전통 경험에 따르면 두껍고, 길고, 바깥 면은 갈색이고, 질은 단단하며, 길이가 일정한 것이 좋다.

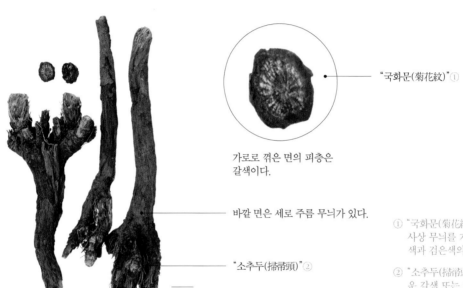

"국화문(菊花紋)" ①

가로로 꺾은 면의 피층은 갈색이다.

바깥 면은 세로 주름 무늬가 있다.

"소추두(掃帚頭)" ②

1 cm

① "국화문(菊花紋)": 약재를 가로로 꺾은 면의 방사상 무늬를 가리킨다. 우주누로의 목부의 노란색과 검은색의 방사상 선이 교차로 나타난다.

② "소추두(掃帚頭)": 방풍의 근두부의 끝에 어두운 갈색 또는 갈색의 털 모양의 잎의 잔기가 남아 있는 것으로, 모양이 빗자루와 같다.

참고

1. 《중국약전》에 함께 등재되어 있는 동속식물 화동남자두(華東藍刺頭) *E. grijisii* Hance의 뿌리를 말린 것을 "우주누로"라 하여 약용한다.

2. 《중국약전》에 함께 등재되어 있는 국화과 식물 뻐꾹채[祁州漏蘆] *Rhaponticum uniflorum* (L.) DC.의 뿌리를 말린 것을 "누로(漏蘆)"라 하여 별도로 분류하고 있다. 75쪽의 "누로" 항을 참고할 것

기주누로(祁州漏芦)와 우주누로의 주요 감별점

구분	뻐꾹채(기주누로)	큰절굿대(우주누로)
형태	원뿔 모양 또는 납작한 조각 덩어리 모양으로 대두립(戴斗笠)이다.	원기둥 모양에 가깝고 소추두이다.
바깥 면	세로 홈과 마름모꼴 그물망 모양의 열극이 있다.	세로 주름 무늬가 있다.
꺾은 면	열극이 있으며, 가운데에 별 모양의 열극이 있다.	목부의 노란색과 검은색의 방사상 무늬가 국화문으로 나타난다.

단삼 丹參

Salviae Miltiorrhizae Radix et Rhizoma[21]

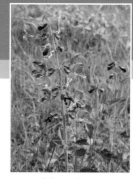

Salvia miltiorrhiza Bge.

기원 ▶ 꿀풀과(Labiatae) 식물 단삼(丹參) *Salvia miltiorrhiza* Bge.의 뿌리 및 뿌리줄기를 말린 것이다.

산지 ▶ 중국 안휘성, 강소성, 산동성, 사천성 등지에서 주로 생산된다.

채취·가공 ▶ 봄과 가을에 캐서 토사를 제거하고 말린다.

성미·효능 ▶ 맛은 쓰고[苦], 성질은 약간 차다[微寒]. 활혈통경(活血通经), 거어지통(祛瘀止痛), 청심제번(淸心除烦)의 효능이 있다.

약재 특징 ▶ 뿌리줄기는 굵고 짧으며, 정단에는 때때로 줄기의 잔기가 남아 있다. 뿌리는 긴 원기둥 모양이고 약간 구부러졌다. 바깥 면은 적갈색에서 어두운 적갈색이다. 질은 단단하면서 취약하고, 자르기 쉬우며, 꺾은 면은 무르다. 재배품은 단단하고, 꺾은 면은 비교적 편평하며, 약간 각질상이다. 냄새는 약간 특유한 향기가 있고, 맛은 약간 쓰고 떫다.

품질 조건 ▶ 전통 경험에 따르면 길고, 굵으며, 자적색인 것이 좋다.

<u>야생품</u>

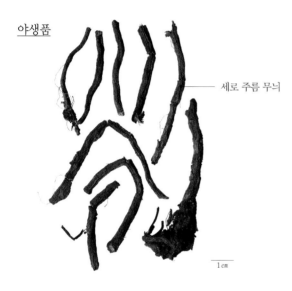

— 세로 주름 무늬

<u>재배품</u>

— 가로로 꺾은 면의 목부는 회황색 또는 자갈색이다.

— 가로로 꺾은 면의 피층은 홍갈색이다.

가로로 꺾은 면의 도관속은 황백색이며, 방사상으로 배열되어 있다.

음편 특징 ▶

<u>세로로 썰어서 누른 것</u>

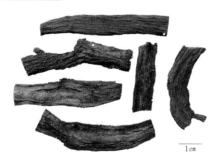

<u>가로로 썬 것</u>

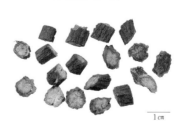

참고

현재 섬서성의 상남(商南), 산양(山陽), 락남(洛南), 단봉(丹鳳), 진안(鎭安), 작수(柞水), 상주(商州)에 단삼의 GAP 재배단지가 조성되어 있다.

---

21 《대한민국약전》(제11개정판)에는 "단삼 *Salvia miltiorrhiza* Bunge (꿀풀과 Labiatae)의 뿌리"를 "단삼"으로 등재하고 있다.

당귀 當歸

Angelicae Sinensis Radix[22]

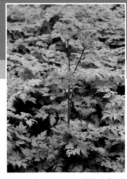

Angelica sinensis (Oliv.) Diels

기원 ▶ 산형과(Umbelliferae) 식물 중국당귀[當歸] *Angelica sinensis* (Oliv.) Diels의 뿌리를 말린 것이다.

산지 ▶ 중국 감숙성 민현(岷縣), 무도(武都), 장현(漳縣), 성현(成縣), 문현(文縣) 등지에서 주로 생산된다. 재배가 대부분이다.

채취 · 가공 ▶ 가을에 채취하여 수염뿌리와 토사를 제거하고 수분이 조금 날아갈 때까지 기다린 후, 작은 다발로 묶어서 건조대 위에 올리고 훈연하여 천천히 말린다.

성미 · 효능 ▶ 맛은 달고[甘], 매우며[辛], 성질은 따뜻하다[溫]. 보혈활혈(補血活血), 조경지통(調經止痛), 윤장통변(潤腸通便)의 효능이 있다.

약재 특징 ▶ 약간 원기둥 모양이고, 아랫부분에는 지근이 3~5개 있거나 그 이상이며, 대부분 비틀어져 굽어 있다. 바깥 면은 황 갈색에서 갈색이다. 질은 유연하다. 그윽한 향기가 있고, 맛은 달고 맵고 약간 쓰다.

품질 조건 ▶ 전통 경험에 따르면 주근이 굵고 길며 윤기가 있고, 바깥 면은 황갈색이며, 육질은 통통하고, 꺾은 면은 황백색이며, 향기가 진한 것이 좋다

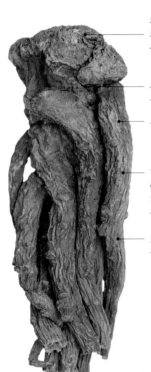

귀두에는 고리 무늬가 있고, 위쪽 끝부분은 둥글고 뭉툭하며, 줄기와 엽초의 잔기가 있다.

몸체는 굵고 짧으며, 바깥 면은 울퉁불퉁하여 고르지 않다.

세로 주름 무늬

당귀미의 윗부분은 굵고 아랫부분은 가늘어지며, 대부분 비틀어져 굽어 있고, 수염뿌리의 자국이 조금 있다.

가로로 긴 피공 모양의 돌기가 있다.

1 cm

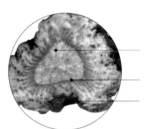

목부의 색은 비교적 연하다.

형성층환은 황갈색이다.

피층은 두껍고, 열극과 여러 개의 갈색 점 모양의 분비 구멍이 있다.

꺾은 면은 황백색 또는 연한 황갈색이다.

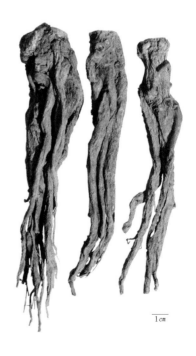

1 cm

---

22 《대한민국약전》(제11개정판)에는 "참당귀 *Angelica gigas* Nakai (산형과 Umbelliferae)의 뿌리"를 당귀로,《대한약전외한약(생약)규격집》(제4개정판)에는 "*Angelica acutiloba* Kitagawa 또는 *Angelica acutiloba* Kitagawa var. *sugiyamae* Hikino (산형과 Umbelliferae)의 뿌리"를 "일당귀"로 등재하고 있다.

음편 특징 ▶

<u>썬 조각</u>: 원형 또는 얇은 원형 조각에 가깝다.

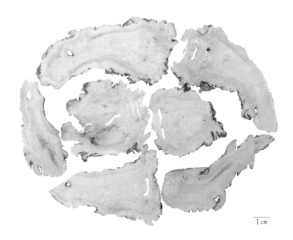

세로로 썬 것: 부채 모양이고, 겉껍질을 제거하고 당귀편을 눌러서 만들며, 바깥 면은 황백색이다.

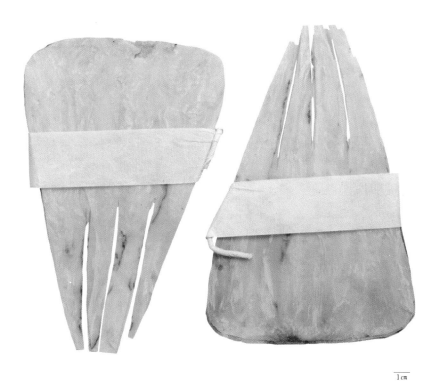

참고
1. "당귀두(當歸頭)", "당귀신(當歸身)", "당귀미(當歸尾)", "전당귀(全當歸)"는 당귀 약재의 부위별 명칭이다. "당귀두"는 뿌리의 머리 부분(뿌리줄기와 뿌리의 머리 부분의 짧게 오므라든 부분), "당귀신"은 주근, "당귀미"는 곁뿌리(지근)와 수염뿌리, "전당귀"는 당귀의 전체를 의미한다.
2. 현재 감숙성의 민현(岷縣), 탕창(宕昌)에 당귀의 GAP 재배단지가 조성되어 있다.

당삼 黨參

Codonopsis Radix[23]

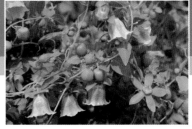

Codonopsis pilosula (Franch.) Nannf.

기원 ▶ 초롱꽃과(Campanulaceae) 식물 만삼[黨參] *Codonopsis pilosula* (Franch.) Nannf.의 뿌리를 말린 것이다.

산지 ▶ 중국 산서성, 섬서성, 감숙성, 사천성 등지에서 주로 생산된다.

채취·가공 ▶ 가을에 채취하여 물로 씻어서 햇볕에 말린다.

성미·효능 ▶ 맛은 달고[甘], 성질은 평(平)하다. 보중익기(補中益氣), 건폐익비(健肺益脾)의 효능이 있다.

약재 특징 ▶ 긴 원기둥 모양이고, 조금 구불구불하다. 바깥 면은 황갈색에서 회갈색이다. 질은 조금 단단하거나 약간 질기고, 열극이 있으며, 꺾은 면은 약간 부드럽다. 특수한 향기가 있고, 맛은 약간 달콤하다.

품질 조건 ▶ 전통 경험에 따르면 굵고 길며, 질은 부드럽고 윤기가 있으며, 냄새와 맛은 진하고 "화사(化渣)"①한 것이 좋다.

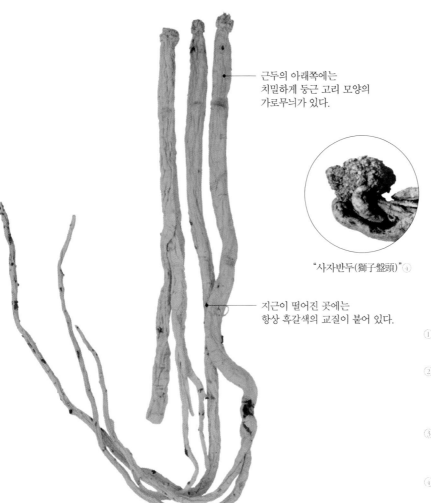

근두의 아래쪽에는 치밀하게 둥근 고리 모양의 가로무늬가 있다.

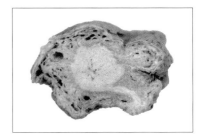

꺾은 면: "국화심(菊花心)"②과 "피송육긴(皮鬆肉緊)"③

"사자반두(獅子盤頭)"④

지근이 떨어진 곳에는 항상 흑갈색의 교질이 붙어 있다.

1 cm

① "화사(化渣)": 약재를 씹은 후에 입안에 잔류물이 거의 남지 않는 것을 가리킨다.

② "국화심(菊花心)": 약재를 가로로 꺾은 면의 방사상 무늬를 가리키는 것으로, 마치 활짝 펴 있는 국화꽃과 닮아서 "국화문(菊花紋)"이라고도 한다.

③ "피송육긴(皮鬆肉緊)": 일부 뿌리류 약재의 가로로 꺾은 면에서 보이는 성긴 피층을 가르키는 것으로, 목부가 비교적 가득 채워져 있다.

④ "사자반두(獅子盤頭)": 거친 당삼에 있는 여러 개의 돌기된 꽃양배추 모양의 줄기 자국과 싹이 있는 당삼의 거친 근두부를 가리키는 것으로, 줄기 자국의 끝에 오목하고 둥근 점이 있는데 마치 사자의 머리 모양과 닮아서 이름 붙여졌다.

23 《대한민국약전》(제11개정판)에는 "만삼 *Codonopsis pilosula* Nannfeldt, 소화당삼(素花黨參) *Codonopsis pilosula* Nannfeldt var. *modesta* L. T. Shen 또는 천당삼(川黨參) *Codonopsis tangshen* Oliver (초롱꽃과 Campanulaceae)의 뿌리"를 "당삼"으로 등재하고 있다.

<u>신선한 것</u>

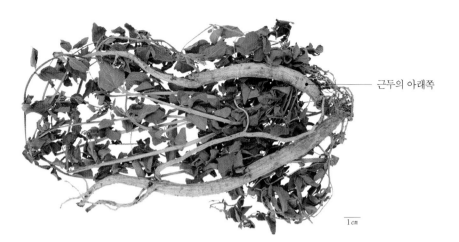

근두의 아래쪽

1 cm

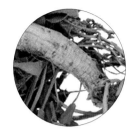

근두의 아래쪽에는 치밀한
고리 모양의 가로무늬가 있다.

<u>소화당삼(素花黨參, *C. pilosula*)</u>: 근두의 아래쪽에는 치밀하게
둥근 고리 모양의 가로무늬가 뿌리 전체 길이의 절반 이상 발달
되어 있다. 바깥면은 황백색이다.

<u>천당삼(川黨參, *C. tangshen*)</u>

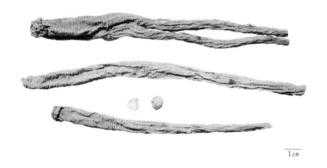

1 cm

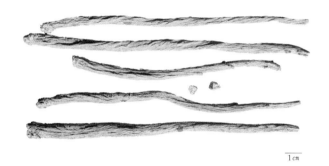

1 cm

참고

1. 《중국약전》에 함께 등재되어 있는 동속식물 소화당삼 *C. pilosula* Nannf. var. *modesta* (Nannf.) L.T. Shen 또는 천당삼 *C. tangshen* Oliv.의 뿌리를 말린 것을
  "당삼(黨參)"이라 하여 약용한다.
2. 현재 산서성의 능천(陵川)에 당삼의 GAP 재배단지가 조성되어 있다.

3종 당삼의 주요 감별점

구분	당삼	소화당삼	천당삼
고리 모양의 가로무늬	근두부에 치밀하고, 재배품에는 적거나 없다.	전체 길이의 절반 이상이 발달되어 있다.	당삼과 같다.
바깥 면	세로 주름 무늬와 가로로 긴 피공 모양의 돌기가 있다.	당삼과 같다.	세로 홈이 있다.
질감, 꺾은 면	조금 단단하거나 약간 질기고 열극이 있다.	열극이 비교적 많다.	비교적 부드럽고 단단하며 열극이 비교적 적다.

대극 京大戟

Euphorbiae Pekinensis Radix[24]

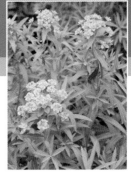

Euphorbia pekinensis Rupr.

기원 ▶ 대극과(Euphorbiaceae) 식물 대극(大戟) *Euphorbia pekinensis* Rupr.의 뿌리를 말린 것이다.

산지 ▶ 중국 강소성, 호북성, 산서성 등지에서 주로 생산된다.

채취 · 가공 ▶ 가을과 겨울에 채취하여, 깨끗이 씻어 햇볕에 말린다.

성미 · 효능 ▶ 맛은 쓰고[苦], 성질은 차다[寒]. 독성이 있다. 사수축음(瀉水逐飮)의 효능이 있다.

약재 특징 ▶ 불규칙한 긴 원뿔 모양이고, 약간 구부러져 있으며 항상 분지가 있다. 바깥 면은 회갈색 또는 어두운 갈색이다. 질은 단단하여 자르기 쉽지 않다. 냄새는 없고, 맛은 약간 쓰고 떫다.

품질 조건 ▶ 전통 경험에 따르면 두껍고, 꺾은 면이 흰색인 것이 좋다.

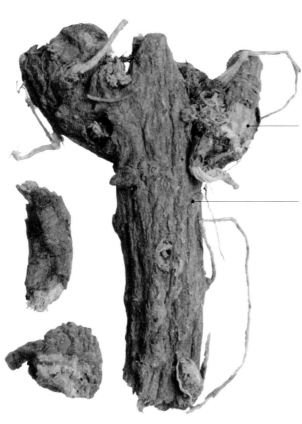

정단은 약간 팽대되어 있고,
여러 개의 줄기의 잔기와 싹의 자국이 있다.

바깥 면은 거칠고 세로 주름 무늬가 있으며,
가로 방향의 피공 모양의 돌기와
지근 자국이 있다.

1 cm

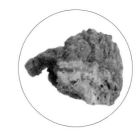

꺾은 면은 흰색 또는
연한 노란색에 가깝고 섬유성이다.

참고

1. 대극은 독성 약재에 속하므로 특별히 관리해야 한다.

2. 《중국약전》에 함께 등재되어 있는 꼭두서니과 식물 홍대극(紅大戟) *Knoxia valerianoides* Thorel et Pitard의 덩이뿌리를 말린 것을 "홍대극"이라 하여 별도로 분류하고 있다. 202쪽의 "홍대극" 항을 참고할 것

---

24 《대한약전외한약(생약)규격집》(제4개정판)에는 "대극 *Euphorbia pekinensis* Ruprecht (대극과 Euphorbiaceae)의 뿌리"를 "대극"으로 등재하고 있다.

대황 大黃

Rhei Radix et Rhizoma[25]

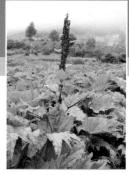

Rheum palmatum L.

기원	▶	여뀌과(Polygonaceae) 식물 장엽대황(掌葉大黃) *Rheum palmatum* L.의 뿌리 및 뿌리줄기를 말린 것이다.
산지	▶	중국 감숙성, 청해성, 서장, 사천성 등지에서 주로 생산된다. 야생 또는 재배품이 있다.
채취 · 가공	▶	늦가을 또는 줄기와 잎이 말랐을 때, 봄철 또는 싹이 나기 전에 캐어 진흙 및 가는 뿌리를 제거한 후, 겉껍질을 제거한 것(철제 도구 사용을 금함)을 넓적하게 또는 조그마한 덩어리로 자르거나 난원형 또는 원기둥 모양으로 가공한 것을 구멍을 뚫어서 줄에 꿰어 말리거나 직접 말린다.
성미 · 효능	▶	맛은 쓰고[苦], 성질은 차다[寒]. 사열통장(瀉熱通腸), 양혈해독(涼血解毒), 축어통경(逐瘀通經)의 효능이 있다.
약재 특징	▶	긴 달걀 모양, 원뿔 모양, 장구 모양 또는 불규칙하게 짧은 원기둥 모양이다. 될 수 있는 대로 겉껍질을 제거한 것의 바깥 면은 갈색에서 붉은 갈색이다. 질은 단단하다. 맑은 향기가 나고, 맛은 쓰면서 조금 떫고, 씹으면 이에 달라붙는데 모래알갱이 같은 느낌이 있고, 침을 황색으로 물들인다.
품질 조건	▶	전통 경험에 따르면 질은 단단하고, 맑은 향기가 나고, 맛은 쓰면서 조금 떫은 것이 좋다.

뿌리줄기

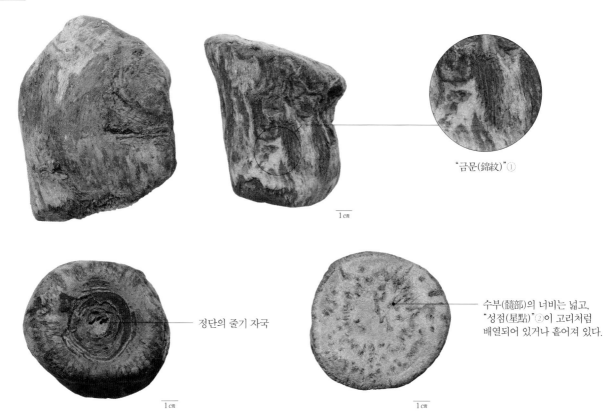

"금문(錦紋)" ①

정단의 줄기 자국

수부(髓部)의 너비는 넓고,
"성점(星點)" ②이 고리처럼
배열되어 있거나 흩어져 있다.

---

25 《대한민국약전》(제11개정판)에는 "장엽대황(掌葉大黃) *Rheum palmatum* Linne, 탕구트대황(唐古特大黃) *Rheum tanguticum* Maximowicz ex Balf. 또는 약용대황(藥用大黃) *Rheum officinale* Baillon (여뀌과 Polygonaceae)의 뿌리 및 뿌리줄기로서 주피를 제거한 것"을 "대황"으로 등재하고 있다.

뿌리

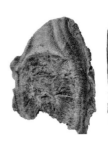

단면은 연한 붉은 갈색 또는 노란 갈색이고, 과립성이다.

근목부(根木部)가 발달되어 있고, 방사상 무늬를 가지고 있으며, 형성층이 뚜렷하고 성점이 없다.

1 cm

음편 특징 ▶
원형 또는 불규칙한 모양의 두꺼운 조각

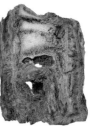

1 cm

약용대황: 질은 비교적 말랑거리고, 섬유성이 풍부하다.

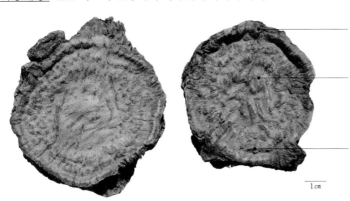

대부분 가로로 썰린 작은 덩어리이며, 한쪽 끝은 조금 크고, 모양이 말발굽과 같으며, 일부는 원뿔 모양 또는 장구 모양을 나타낸다.

횡단면은 황갈색이며, 공극(孔隙)이 많다.

성점이 비교적 크고, 불규칙하게 배열되어 있다.

1 cm

탕구트대황(唐古特大黃)

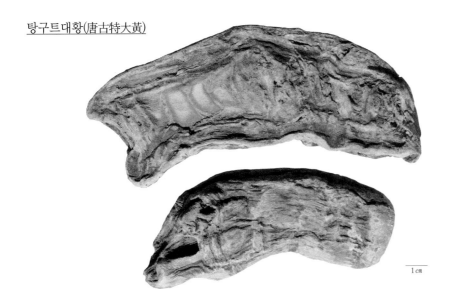

① "금문(錦紋)": 대황 약재의 바깥 면 또는 횡절면에 있는 흰색에 가까운 박벽조직과 적갈색 사선 및 성점이 교대로 배열되어 형성된 비단 모양의 무늬를 가리킨다.

② "성점(星點)": 대황의 뿌리줄기의 횡단면에서 볼 수 있고 방사상으로 배열되어 있는 어두운 갈색의 작은 점으로, 고리로 배열되어 있거나 흩어져 있으며 별 모양으로 흩어져 있는 것처럼 보인다. 대황의 뿌리줄기의 수부의 이상유관속으로, 방사상 무늬는 이상유관속의 사부수선이다.

1 cm

참고

1. 《중국약전》에 함께 등재되어 있는 동속식물 탕구트대황 *R. tanguticum* Maxim. ex Balf. 및 약용대황 *R. officinale* Baill.의 뿌리 및 뿌리줄기의 말린 것도 "대황"으로 약용한다.

2. 장엽대황, 탕구트대황을 "서북대황(西北大黃)"이라고 하는데, 청해성, 감숙성 등지에서 주로 생산된다. 약용대황을 "남대황(南大黃)"이라고 하며, 사천성에서 주로 생산된다. 사천성 아안(雅安)에서 생산된 것을 "아황(雅黃)"이라 하며, 약재의 중간이 오목하고 모양이 말발굽 같은 것을 "마제대황(馬蹄大黃)"이라 한다.

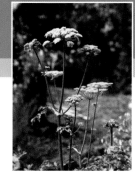

Angelica pubescens Maxim.
f. *biserrata* Shan et Yuan

독활 獨活

Angelicae Pubescentis Radix[26]

기원 ▶ 산형과(Umbelliferae) 식물 중치모당귀(重齒毛當歸) *Angelica pubescens* Maxim. f. *biserrata* Shan et Yuan의 뿌리를 말린 것이다.

산지 ▶ 중국 호북성, 사천성 등지에서 주로 생산된다.

채취·가공 ▶ 초봄에 싹이 틀 때나 늦가을에 줄기와 잎이 말랐을 때 채취하여 수염뿌리와 토사를 제거하고 불에 반쯤 말린 다음, 2~3일 동안 쌓아두어 부드럽게 만든 후 꺼내서 다시 불로 완전하게 말린다.

성미·효능 ▶ 맛은 맵고[辛], 쓰며[苦], 성질은 약간 따뜻하다[微溫]. 거풍제습(祛風除濕), 통비지통(通痺止痛)의 효능이 있다.

약재 특징 ▶ 뿌리는 대략 원기둥 모양이고, 아래쪽에는 2~3개의 또는 그보다 많은 분지가 있다. 바깥 면은 회갈색에서 갈색이다. 질은 비교적 단단하고, 습기를 먹으면 즉시 연하게 변한다. 특이한 향기가 있고, 맛은 쓰고 매우며, 혀를 약간 마비시킨다.

품질 조건 ▶ 전통 경험에 따르면 굵고 단단하며, 향기가 진한 것이 좋다.

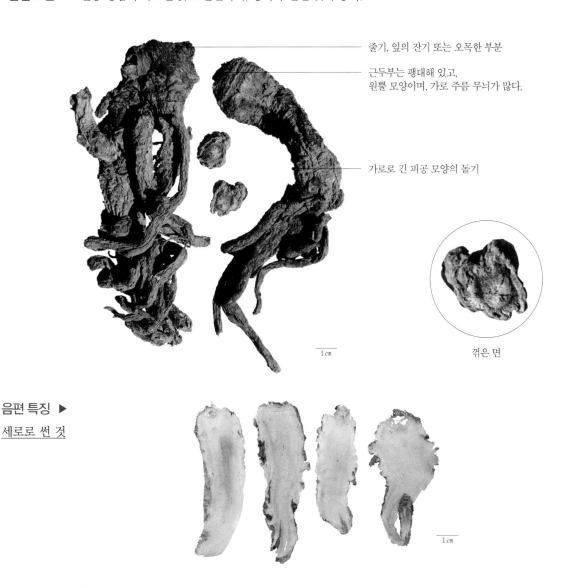

줄기, 잎의 잔기 또는 오목한 부분

근두부는 팽대해 있고, 원뿔 모양이며, 가로 주름 무늬가 많다.

가로로 긴 피공 모양의 돌기

1 cm

꺾은 면

음편 특징 ▶
세로로 썬 것

1 cm

---

26 《대한민국약전》(제11개정판)에는 "독활 *Aralia continentalis* Kitagawa (두릅나무과 Araliaceae)의 뿌리"를 "독활"로 등재하고 있다.

맥문동 麥冬

Ophiopogonis Radix[27]

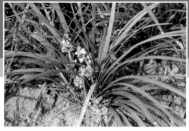

Ophiopogon japonicus (Thunb.) Ker-Gawler

기원 ▶ 백합과(Liliaceae) 식물 소엽맥문동[麥冬] *Ophiopogon japonicus* (Thunb.) Ker-Gawler의 덩이뿌리를 말린 것이다.

산지 ▶ 중국 절강성 및 산서성 등지에서 주로 생산된다. 절강성에서 생산되는 것을 "절맥동(浙麥冬)", 사천성에서 생산되는 것을 "천맥동(川麥冬)"이라 한다.

채취 · 가공 ▶ 여름에 채취하여 물로 깨끗이 씻고 뜨거운 햇볕에 말린 다음 7~8일 동안 쌓아둔 후 수염뿌리를 제거하고 말린다.

성미 · 효능 ▶ 맛은 달고[甘], 약간 쓰며[微苦], 성질은 차다[寒]. 양음생진(養陰生津), 윤폐청심(潤肺淸心)의 효능이 있다.

약재 특징 ▶ 방추형이고 양 끝은 약간 뾰족하다. 바깥 면은 황백색 또는 연한 노란색이다. 꺾은 면은 황백색이고, 반투명하다. 질은 부드러우면서 질기다. 향기가 조금 있고, 맛은 달며 조금 쓰고, 씹으면 끈적끈적해진다.

품질 조건 ▶ 전통 경험에 따르면 크고, 통통하며, 피층은 얇고, 당분이 풍부하며, 중심 목부가 가늘고, 안과 바깥이 연한 황백색을 띠며, 기름기가 없는 것이 좋다.

절맥동

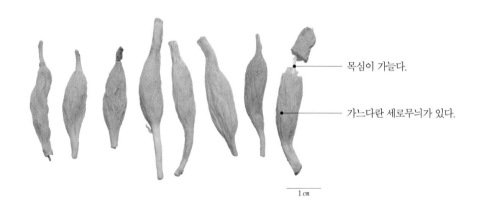

— 목심이 가늘다.

— 가느다란 세로무늬가 있다.

1 cm

천맥동

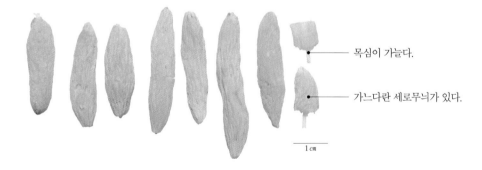

— 목심이 가늘다.

— 가느다란 세로무늬가 있다.

1 cm

참고

1. "심(心)": 일반적으로 약재 중앙 부위와 가장자리 부위의 모양과 질감이 같지 않은 부분을 가리킨다. 약재의 경우 그 심의 형태가 각기 다르다. 맥동의 경우에도 약재의 심의 형태가 각기 다른데 맥동에서의 심은 중심주(中心柱)를 가리킨다.

2. 현재 사천성의 삼태(三台)에 맥동의 GAP 재배단지가 조성되어 있다.

3. 《중국약전》에 함께 등재되어 있는 동과식물 호북맥동(湖北麥冬) *Liriope spicata* (Thunb.) Lour. var. *prolifera* Y.T.Ma 또는 단정산맥동(短葶山麥冬) *Liriope muscari* (Decne.) Baily의 덩이뿌리를 말린 것을 "산맥동(山麥冬)"이라 하여 별도로 분류하고 있다. 87쪽의 "산맥동" 항을 참고할 것

---

27 《대한민국약전》(제11개정판)에는 "맥문동 *Liriope platyphylla* Wang et Tang 또는 소엽맥문동 *Ophiopogon japonicus* Ker-Gawler (백합과 Liliaceae)의 뿌리의 팽대부(膨大部)"를 "맥문동"으로 등재하고 있다.

㉰ 산맥동 山麥冬

Liriopes Radix

기원	▶	백합과(Liliaceae) 식물 단정산맥동(短葶山麥冬) *Liriope muscari* (Decne.) Baily의 덩이뿌리를 말린 것이다.
산지	▶	중국 복건성 천주(泉州), 혜안(惠安), 선유(仙游) 등지에서 주로 생산된다.
채취·가공	▶	여름에 채취하여 깨끗이 씻어서 강한 햇볕에 반복해서 말리고 거의 마를 때까지 쌓아 놓은 후 수염뿌리를 제거하고 말린다.
성미·효능	▶	맛은 달고[甘], 약간 쓰며[微苦], 성질은 약간 차다[微寒]. 양음생진(養陰生津), 윤폐청심(潤肺淸心)의 효능이 있다.
약재 특징	▶	방추형이고 조금 납작하며, 길이는 2~5cm이다. 바깥 면은 연한 노란색에서 갈황색이다. 질은 부드러우면서 질기고, 마른 후의 질은 단단하고 바삭해서 자르기 쉽고, 꺾은 면은 연한 노란색에서 갈황색이며, 각질상이다. 냄새는 없고, 맛은 달콤하며 씹으면 점성이 있다.
품질 조건	▶	크고 황백색인 것이 좋다.

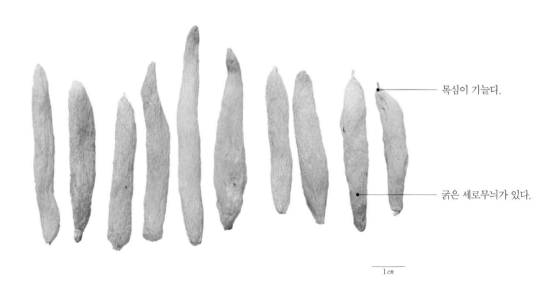

목심이 가늘다.

굵은 세로무늬가 있다.

1 cm

참고

1. 《중국약전》에 함께 등재되어 있는 동속식물 호북맥동(湖北麥冬) *L. spicata* (Thunb.) Lour. var. *prolifera* Y. T. Ma의 뿌리를 말린 것을 "산맥동(山麥冬)"이라 하여 약용한다. 호북성 양양(襄陽), 노하구(老河口), 곡성(穀城) 등지에서 주로 생산된다.

2. 《중국약전》에 함께 등재되어 있는 동과식물 소엽맥문동[麥冬] *Ophiopogon japonicus* (Thunb.) Ker-Gawler의 덩이뿌리를 말린 것을 "맥동(麥冬)"이라 하여 별도로 분류하고 있다. 86쪽의 "맥문동[麥冬]" 항을 참고할 것

맥문동과 산맥동의 주요 감별점

구분	맥문동	산맥동
바깥 면의 색	황백색 또는 연한 노란색이다.	연한 노란색에서 갈황색이다.
바깥 면의 특징	가는 세로무늬가 있다.	굵은 세로무늬가 있다.
꺾은 면	황백색이고 반투명하다.	흰색이고 각질상이다.

명당삼 明黨參

Changii Radix

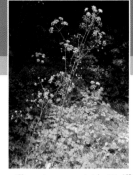

Changium smyrnioides Wolff

기원 ▶ 산형과(Umbelliferae) 식물 명당삼(明黨參) *Changium smyrnioides* Wolff의 뿌리를 말린 것이다.

산지 ▶ 중국 강소성, 절강성, 안휘성 등지에서 주로 생산된다.

채취·가공 ▶ 4~5월에 채취하여 수염뿌리를 제거하고 깨끗이 씻어 끓는 물에 백심(白心)이 없어질 때까지 삶은 후 겉껍질을 벗겨내어 깨끗하게 헹군 다음 말린다.

성미·효능 ▶ 맛은 달고[甘], 약간 쓰며[微苦], 성질은 약간 차다[微寒]. 윤폐화담(潤肺化痰), 양음화위(養陰和胃), 평간(平肝), 해독(解毒)의 효능이 있다.

약재 특징 ▶ 가늘고 긴 원기둥 모양이고, 긴 방추형 또는 불규칙한 줄 모양의 덩어리이다. 바깥 면은 황백색 또는 연한 갈색이다. 질은 단단하면서 바삭하고, 꺾은 면은 각질상이다. 냄새는 없고, 맛은 담담하다.

품질 조건 ▶ 전통 경험에 따르면 고르고, 무겁고, 질은 단단하면서 바삭하고, 황백색인 것이 좋다.

명당삼

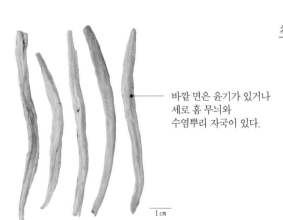

바깥 면은 윤기가 있거나 세로 홈 무늬와 수염뿌리 자국이 있다.

1 cm

천명삼(川明參)

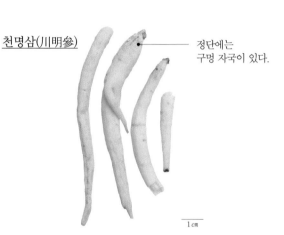

정단에는 구멍 자국이 있다.

1 cm

참고

산형과 식물 천명삼 *Chuanminshen violaceum* Sheh et Shan의 뿌리를 말린 것은 주로 사천성 및 호북성에서 생산되며 중국의 남서부 지역에서 종종 사용된다.

명당삼의 꺾은 면

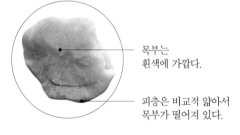

목부는 흰색에 가깝다.

피층은 비교적 얇아서 목부가 떨어져 있다.

천명삼의 꺾은 면

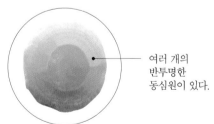

여러 개의 반투명한 동심원이 있다.

명당삼과 천명삼의 주요 감별점

구분	명당삼	천명삼
바깥 면	윤기가 있고, 항상 세로 홈 무늬가 있다.	매끄럽고 고리 무늬가 있으며, 종종 거친 줄기의 잔기가 있다.
꺾은 면	각질상이고, 피층은 비교적 얇아서 목부가 떨어져 있다.	반투명 또는 약간 투명하고, 피층에는 여러 개의 무색투명한 동심원이 있다.
냄새와 맛	냄새는 없고, 맛은 담담하다.	냄새는 없고, 맛은 달콤하다.

모근 白茅根

Imperatae Rhizoma[28]

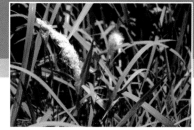

Imperata cylindrica Beauv. var. *major*
(Nees) C. E. Hubb.

기원 ▶ 벼과(Gramineae) 식물 백모(白茅) *Imperata cylindrica* Beauv. var. *major* (Nees) C. E. Hubb.의 뿌리줄기를 말린 것이다.

산지 ▶ 중국 대부분의 지역에서 고르게 생산된다.

채취 · 가공 ▶ 봄과 가을에 채취하여 깨끗이 씻고 햇볕에 말려 수염뿌리와 막질의 엽초를 제거하고 두드려서 작은 다발로 만든다.

성미 · 효능 ▶ 맛은 달고[甘], 성질은 차다[寒]. 양혈지혈(涼血止血), 청열이뇨(淸熱利尿)의 효능이 있다.

약재 특징 ▶ 긴 원기둥 모양이다. 바깥 면은 황백색 또는 연한 노란색이고, 약간의 광택이 있다. 가볍고, 질은 약간 바삭거린다. 냄새는 없고, 맛은 약간 달콤하다.

품질 조건 ▶ 전통 경험에 따르면 통통하고, 흰색이며, 맛은 달콤한 것이 좋다.

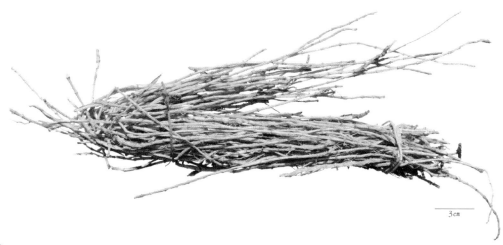

3cm

음편 특징 ▶

대부분 잘게 썰어 잘려져 있는 모양

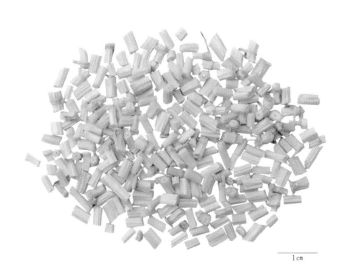

1cm

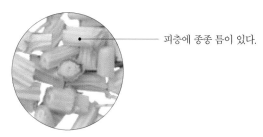

─ 피층에 종종 틈이 있다.

꺾은 면의 중앙에는 작은 구멍이 있다. 중심주는 연한 노란색이며, 피층은 쉽게 벗겨진다.

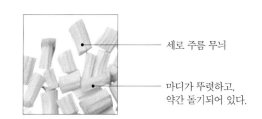

─ 세로 주름 무늬

─ 마디가 뚜렷하고, 약간 돌기되어 있다.

---

28 《대한민국약전》(제11개정판)에는 "띠 *Imperata cylindrica* Beauvois var. *koenigii* Durand et Schinz ex A. Camus (벼과 Gramineae)의 뿌리줄기로서 가는 뿌리와 비늘 모양의 잎을 제거한 것"을 "모근(茅根)"으로 등재하고 있다.

목향 木香

Aucklandiae Radix[29]

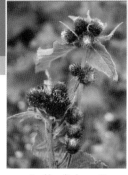

Aucklandia lappa Decne.

기원 ▶ 국화과(Compositae) 식물 목향(木香) *Aucklandia lappa* Decne.의 뿌리를 말린 것이다.

산지 ▶ 원산지는 인도, 미얀마이며 중국에서는 운남, 광서 등지에서 주로 생산된다.

채취·가공 ▶ 가을과 겨울에 채취하여 토사와 수염뿌리를 제거하고 자르며 큰 것은 다시 세로로 쪼개서 판(瓣) 모양으로 만들고 말린 후에 두드려서 겉껍질을 제거한다.

성미·효능 ▶ 맛은 맵고[辛], 쓰며[苦], 성질은 따뜻하다[溫]. 행기지통(行氣止痛), 건위소식(健胃消食)의 효능이 있다.

약재 특징 ▶ 원기둥 모양 또는 반원기둥 모양이다. 바깥 면은 황갈색에서 회갈색이다. 세로 주름이 선명하며, 골이 패어 있고, 측근이 붙어 있던 자국이 있다. 질은 단단하여 자르기 쉽지 않다. 특이한 향기가 나며, 맛은 약간 쓰다.

품질 조건 ▶ 전통 경험에 따르면 단단하고, 향이 진하고, 기름기가 많은 것이 좋다.

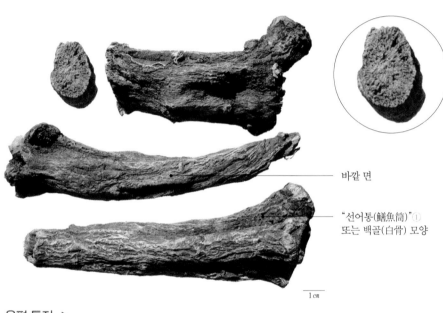

꺾은 면은 회갈색에서 진한 갈색이고, 가장자리는 회황색에서 연한 황갈색이다. 형성층 고리가 뚜렷하다.

바깥 면

"선어통-(鱔魚筒)"① 또는 백골(白骨) 모양

1 cm

참고

1. 목향의 원산지는 인도, 미얀마이며 중국 광주(廣州)를 통해서 수입되므로 "광목향(廣木香)"이라고 한다. 중국 운남(雲南)에서 도입해 재배에 성공한 목향은 상급의 품질로 "운목향(雲木香)"이라고 부른다.

2. 《중국약전》에 등재되어 있는 동과식물 천목향(川木香) *Vladimiria souliei* (Franch.) Ling과 토목향(土木香) *Inula helenium* L.의 뿌리를 "천목향", "토목향"으로 분류하고 있으며, 174쪽의 "천목향" 항, 91쪽의 "토목향" 항을 참고할 것

음편 특징 ▶

가로로 썬 것

세로로 썬 것

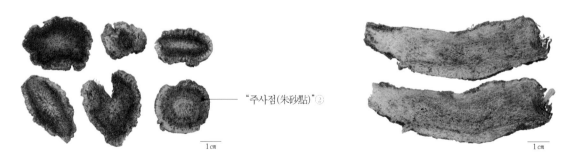

"주사점(朱砂點)"②

1 cm

1 cm

① "선어통(鱔魚筒)": 운목향 뿌리의 원기둥 모양, 반원기둥 모양 또는 "뼈를 발라낸 장어 모양"을 가리키는 것으로, 그 모양이 뼈를 발라내고 요리한 장어와 닮아서 붙여졌다.

② "주사점(朱砂點)": 약재를 가로로 꺾은 면에 산재되어 있는 갈색에서 황갈색의 기름관, 즉 기름세포를 말한다.

29 《대한약전외한약(생약)규격집》(제4개정판)에는 "목향 *Aucklandia lappa* Decne. (국화과 Compositae)의 뿌리로 거친 껍질을 제거한 것"을 "목향"으로 등재하고 있다.

^(附)토목향 土木香

Inulae Radix[30]

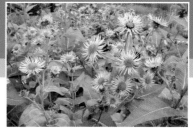

Inula helenium L.

기원 ▶	국화과(Compositae) 식물 토목향(土木香) *Inula helenium* L.의 뿌리를 말린 것이다.
산지 ▶	중국 하북성, 신강성, 감숙성 등지에서 주로 생산된다.
채취·가공 ▶	가을에 채취하여 토사를 제거하고 햇볕에 말린다.
성미·효능 ▶	맛은 맵고[辛], 쓰며[苦], 성질은 따뜻하다[溫]. 건비화위(健脾和胃), 조기해울(調氣解郁), 지통안태(止痛安胎)의 효능이 있다.
약재 특징 ▶	원뿔 모양이며, 약간 구부러졌다. 바깥 면은 황갈색에서 진한 갈색이다. 질은 단단하여 자르기 쉽지 않다. 꺾은 면은 매끄럽다. 미약한 향기가 나며, 맛은 쓰고 맵다.
품질 조건 ▶	전통 경험에 따르면 두껍고, 단단하며, 질은 단단하고, 향기가 진한 것이 좋다.

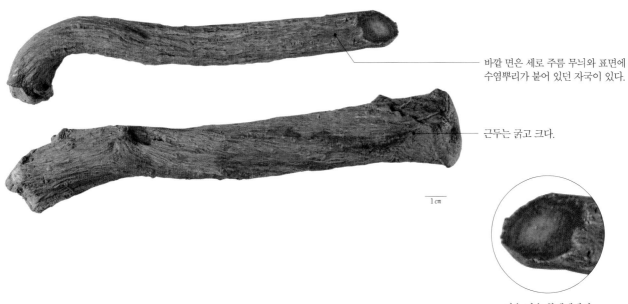

바깥 면은 세로 주름 무늬와 표면에
수염뿌리가 붙어 있던 자국이 있다.

근두는 굵고 크다.

1 *cm*

꺾은 면은 황백색에서
연한 회황색이다.

천목향(川木香), 목향(木香)과 토목향의 주요 감별점

구분	천목향	목향	토목향
모양	쇠막대 모양, 말구유 모양이고, 가끔 유두(油頭)가 있다.	백골(白骨) 모양이고, 뼈를 발라낸 장어 모양이다.	원뿔 모양이고, 근두는 굵고 크다.
바깥 면	겉껍질이 떨어져 나간 자리에 수세미 섬유 모양의 치밀한 근맥을 볼 수 있다.	뚜렷한 주름 무늬, 세로 홈 및 측근 자국이 있다.	세로 주름 무늬 및 수염뿌리 자국이 있다.
지름	1~3cm	0.5~5cm	고르지 않다.
질감	딱딱하고, 부스러지기 쉬우며, 자르기 쉽다.	단단하여 자르기 쉽지 않다.	매우 단단해 자르기 쉽지 않다.

---

30 《대한약전외한약(생약)규격집》(제4개정판)에는 "목향 *Inula helenium* Linne (국화과 Compositae)의 뿌리"를 "토목향"으로 등재하고 있다.

반하 半夏

Pinelliae Rhizoma[31]

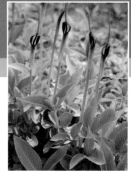

Pinellia ternata (Thunb.) Breit.

기원 ▶ 천남성과(Araceae) 식물 반하(半夏) *Pinellia ternata* (Thunb.) Breit.의 덩이줄기를 말린 것이다.

산지 ▶ 중국 사천성, 호북성, 하남성, 안휘성, 산동성 등지에서 주로 생산된다.

채취 · 가공 ▶ 여름과 가을에 채취하여 깨끗이 씻고 겉껍질과 수염뿌리를 제거하여 햇볕에 말린다.

성미 · 효능 ▶ 맛은 맵고[辛], 성질은 따뜻하며[溫], 독성이 있다. 조습화담(燥濕化痰), 강역지구(降逆止嘔), 소비산결(消痞散結)의 효능이 있다.

약재 특징 ▶ 구형에 가까운 모양이고, 어떤 것은 약간 비뚤어져 있다. 바깥 면은 흰색 또는 연한 노란색이다. 질은 단단하고, 꺾은 면은 새하얗고, 가루성이 풍부하다. 냄새는 없고, 맛은 아주 매우며, 혀를 마비시키면서 목구멍을 자극한다.

품질 조건 ▶ 전통 경험에 따르면 크고, 흰색이며, 질은 단단하고, 가루성이 풍부한 것이 좋다.

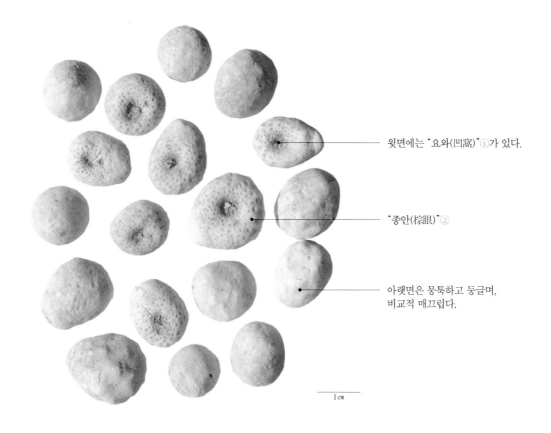

윗면에는 "요와(凹窩)"①가 있다.

"종안(棕眼)"②

아랫면은 뭉툭하고 둥글며, 비교적 매끄럽다.

1 cm

참고

1. 반하는 독성 약재에 속해 있으므로 특별히 관리해야 한다.

2. 《중국약전》에 함께 등재된 반하의 포제품을 "법반하(法半夏)"로 분류하고 있으며, 93쪽 "법반하" 항을 참고할 것

① "요와(凹窩)": 뿌리와 뿌리줄기류 약재의 끝에 오목하게 들어간 줄기 자국으로, 지상부의 줄기가 떨어지면서 생긴 자국이다.

② "종안(棕眼)": 일반적으로 뿌리줄기류 약재에 오목하게 생긴 줄기 자국 주변으로, 많은 마점(麻點, Brown eyes) 모양의 수염뿌리 자국이 있다. "마점"이라 부르기도 한다.

31 《대한민국약전》(제11개정판)에는 "반하 *Pinellia ternata* Breitenbach (천남성과 Araceae)의 덩이줄기로서 주피를 완전히 제거한 것"을 "반하"로 등재하고 있다.

㊝ 법반하 法半夏

Pinelliae Rhizoma Praeparatum

기원 ▶ 반하의 포제가공품이다.

채취 · 가공 ▶ 반하를 크기별로 구분하고, 안쪽의 마른 부분이 젖을 때까지 물에 담갔다가 꺼내놓는다. 따로 감초 적당량에 물을 부어 두 차례 끓인 액을 합해 놓은 것을 석회액에 적당량을 붓고 고르게 젓는다. 그다음 꺼내놓은 반하를 집어넣어 푹 담가두고, 꺾은 면이 골고루 노란색이 될 때까지 매일 1~2회 저어서 pH12 이상을 유지한다. 맛을 보아서 혀를 마비시키는 느낌이 미미할 때 꺼내서 깨끗이 씻은 후 그늘에서 말리거나 불에 말린다.

성미 · 효능 ▶ 맛은 맵고[辛], 성질은 따뜻하다[溫]. 조습화담(燥濕化痰)의 효능이 있다.

약재 특징 ▶ 구형에 가깝거나 부서져서 불규칙한 과립상을 이룬다. 바깥 면은 연한 황백색, 노란색 또는 갈황색이다. 질은 조금 단단하면서 바삭거려 부서지기 쉽고, 꺾은 면은 노란색 또는 연한 노란색이며, 과립상의 것은 약간 단단하면서 바삭거린다. 냄새는 없고, 맛은 담담하면서 약간 달며, 혀를 마비시키는 느낌이 약간 있다.

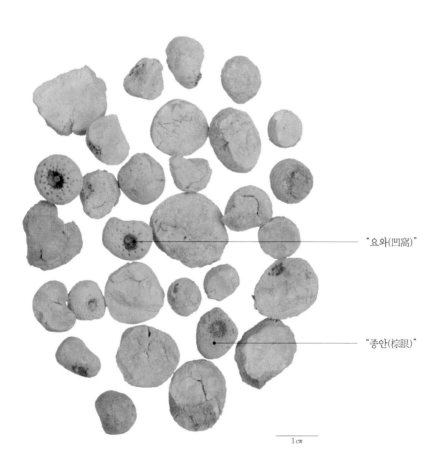

"요와(凹窩)"

"종안(棕眼)"

1cm

방기 防己

Stephaniae Tetrandrae Radix[32]

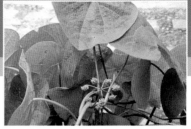

Stephania tetrandra S. Moore

기원 ▶	새모래덩굴과(Menispermaceae) 식물 분방기(粉防己) *Stephania tetrandra* S. Moore의 뿌리를 말린 것이다.
산지 ▶	중국 절강성, 안휘성, 호북성, 호남성, 강서성 등지에서 주로 생산된다.
채취 · 가공 ▶	가을에 채취하여 깨끗이 씻고 굵은 껍질을 제거하여 햇볕에 반쯤 말린 후 자르고 큰 것은 다시 세로로 잘라서 말린다.
성미 · 효능 ▶	맛은 쓰고[苦], 성질은 차다[寒]. 이수소종(利水消腫), 거풍지통(祛風止痛)의 효능이 있다.
약재 특징 ▶	불규칙한 원기둥 모양, 반원기둥 모양 또는 덩어리 모양이고, 구불구불한 것이 많다. 바깥 면은 연한 회황색이다. 질은 단단하고 무거우며, 꺾은 면은 가루성이 풍부하다. 냄새는 없고, 맛은 쓰다.
품질 조건 ▶	전통 경험에 따르면 질은 단단하고, 꺾은 면은 흰색이고, 가루성이 풍부한 것이 좋다.

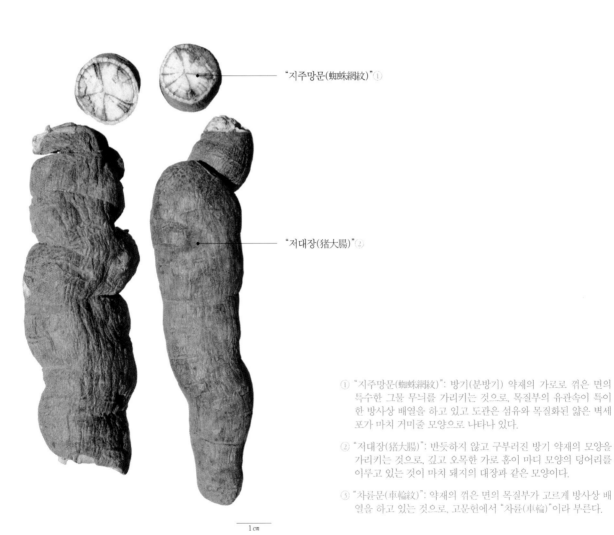

"지주망문(蜘蛛網紋)"①

"저대장(猪大腸)"②

1 cm

① "지주망문(蜘蛛網紋)": 방기(분방기) 약재의 가로로 꺾은 면의 특수한 그물 무늬를 가리키는 것으로, 목질부의 유관속이 특이한 방사상 배열을 하고 있고 도관은 섬유와 목질화된 얇은 벽세포가 마치 거미줄 모양으로 나타나 있다.

② "저대장(猪大腸)": 반듯하지 않고 구부러진 방기 약재의 모양을 가리키는 것으로, 깊고 오목한 가로 홈이 마디 모양의 덩어리를 이루고 있는 것이 마치 돼지의 대장과 같은 모양이다.

③ "차륜문(車輪紋)": 약재의 꺾은 면의 목질부가 고르게 방사상 배열을 하고 있는 것으로, 고문헌에서 "차륜(車輪)"이라 부른다.

---

32 《대한민국약전》(제11개정판)에는 "방기 *Sinomenium acutum* Rehder et Wilson (새모래덩굴과 Menispermaceae)의 덩굴성줄기 및 뿌리줄기"를 "방기"로 등재하고 있어서 기원식물이 전혀 다르다.

음편 특징 ▶

가로로 썬 것

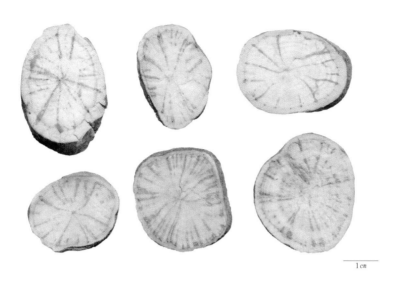

1 cm

광방기(*Aristolochia fangchi*)

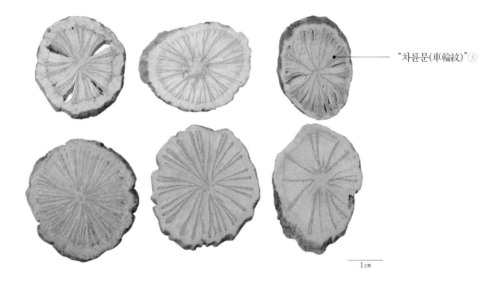

————— "차륜문(車輪紋)"③

1 cm

참고

쥐방울덩굴과 식물 광방기(廣防己) *Aristolochia fangchi* Y.C.Wu의 뿌리에 함유된 아리스톨로크산(aristolochic acid)은 신장 부작용을 유발하므로, "방기"와 구분해야 한다.

방기와 광방기의 주요 감별점

구분	방기	광방기
모양	저대장(猪大腸)	원기둥 모양 또는 반원기둥 모양이고, 약간 구부러졌다.
꺾은 면	지주망문(蜘蛛網紋)	차륜문(車輪紋)

방풍 防風

Saposhnikoviae Radix[33]

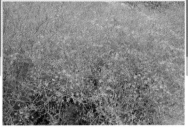

Saposhnikovia divaricata (Turcz.) Schischk.

기원 ▶	산형과(Umbelliferae) 식물 방풍(防風) *Saposhnikovia divaricata* (Turcz.) Schischk.의 뿌리를 말린 것이다.
산지 ▶	중국 동북 지역 및 내몽고 동부에서 주로 생산되며, 일반적으로 "관방풍(關防風)"이라 한다.
채취 · 가공 ▶	봄과 가을에 꽃대가 올라오지 않은 방풍의 뿌리를 채취하여 수염뿌리와 토사를 제거하고 햇볕에 말린다.
성미 · 효능 ▶	맛은 맵고[辛], 달며[甘], 성질은 따뜻하다[溫]. 해표거풍(解表祛風), 승습지통(勝濕止痛), 지경(止痙)에 효능이 있다.
약재 특징 ▶	긴 원추형 또는 긴 원기둥 모양이고, 아래로 갈수록 점차 가늘어지며, 약간 구부러진 것도 있다. 바깥 면은 회갈색이고, 거칠다. 몸체는 가볍고, 질은 물러서 자르기 쉽고, 꺾은 면은 고르지 않다. 특이한 냄새가 있고, 맛은 약간 달다.
품질 조건 ▶	전통 경험에 따르면 굵고, 질은 무르고 연하며, 꺾은 면의 피층은 연한 갈색이고, 목부는 연한 노란색이며, "국화심"이 뚜렷한 것이 좋다.

야생 방풍

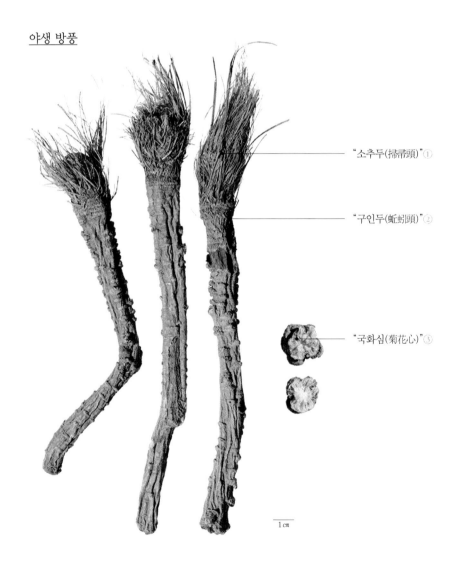

— "소추두(掃帚頭)"①

— "구인두(蚯蚓頭)"②

— "국화심(菊花心)"③

1 cm

① "소추두(掃帚頭)": 방풍의 근두부 끝에 어두운 갈색 또는 갈색의 털 모양의 잎의 잔기가 남아 있는 것으로, 모양이 빗자루와 같다.

② "구인두(蚯蚓頭)": 약재의 근두부에 밀집된 고리 무늬가 뚜렷한 것으로, 지렁이의 머리와 닮았으며 "기간정(旗杆頂)"이라 한다.

③ "국화심(菊花心)": 약재를 가로로 꺾은 면의 방사상 무늬를 가리키는 것으로, 마치 활짝 펴 있는 국화꽃과 닮아서 "국화문(菊花紋)"이라고도 한다.

④ "봉안권(鳳眼圈)": 방풍 약재의 가로로 꺾은 면에 있는 하나의 노란색 원심으로, 바깥층은 연한 황백색이고 중국 전설에 나오는 봉황의 눈동자와 닮았다.

---

33 《대한민국약전》(제11개정판)에는 "방풍(防風) *Saposhnikovia divaricata* Schischkin (산형과 Umbelliferae)의 뿌리"를 "방풍"으로 등재하고 있다.

재배 방풍

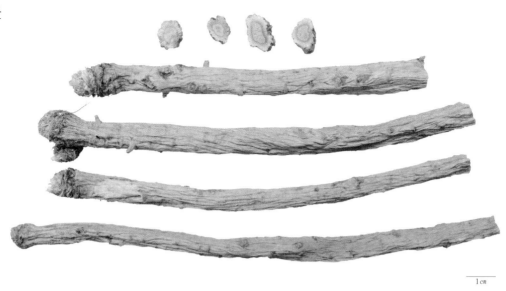

1 cm

음편 특징 ▶

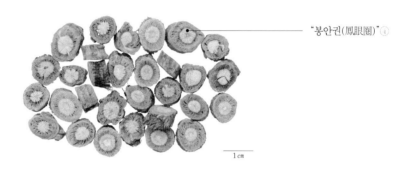

"봉안권(鳳眼圈)" ①

1 cm

모방풍(母防風)

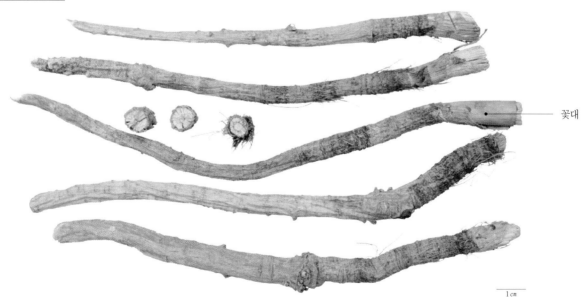

꽃대

1 cm

참고
이미 꽃이 핀 방풍은 뿌리가 오래되고 단단하기 때문에 "모방풍"이라 하여 약용으로 사용하지 않는다.

백급 白及

Bletillae Rhizoma[34]

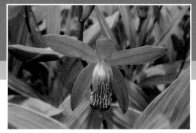

Bletilla striata (Thunb.) Reichb. f.

기원 ▶	난초과(Orchidaceae) 식물 자란[白及] *Bletilla striata* (Thunb.) Reichb. f.의 덩이줄기를 말린 것이다.
산지 ▶	중국 귀주성, 사천성, 운남성, 호북성, 강서성 등지에서 주로 생산된다.
채취 · 가공 ▶	여름과 가을에 채취하여 수염뿌리를 제거하고 깨끗이 씻은 다음, 끓는 물에 넣어 끓이거나 백심(白心)이 없어질 때까지 쪄서 햇볕에 반쯤 말린 후 겉껍질을 제거하고 햇볕에 말린다.
성미 · 효능 ▶	맛은 쓰고[苦], 달며[甘], 떫고[澁], 성질은 약간 차다[微寒]. 수렴지혈(收斂止血), 소종생기(消腫生肌)의 효능이 있다.
약재 특징 ▶	불규칙하고, 납작한 원형이며, 2~3개씩 활모양으로 분지한 것이 많다. 바깥 면은 회백색 또는 황백색이다. 질은 매우 단단하여 자르기 쉽지 않고, 꺾은 면은 흰색에 가깝고, 각질상이다. 냄새는 없고, 맛은 쓰며, 씹으면 점성이 있다.
품질 조건 ▶	전통 경험에 따르면 크고, 통통하며, 흰색이고, 반투명하며, 질은 단단한 것이 좋다.

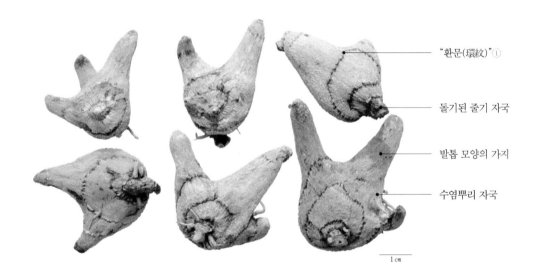

— "환문(環紋)" ①

— 돌기된 줄기 자국

— 발톱 모양의 가지

— 수염뿌리 자국

1 cm

음편 특징 ▶

세로로 썬 것

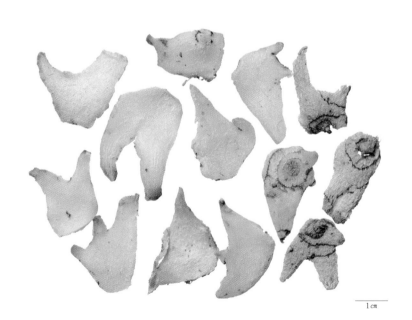

① "환문(環紋)": 백급 약재의 겉면에 있는 동심환 마디로, "동심환문(同心環紋)"이라고도 한다.

1 cm

---

34 《대한약전외한약(생약)규격집》(제4개정판)에는 "자란 *Bletilla striata* (Thunberg) Reichenbach fil. (난초과 Orchidaceae)의 덩이줄기"를 "백급"으로 등재하고 있다.

백두옹 白頭翁

Pulsatillae Radix[35]

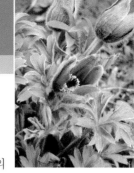

Pulsatilla chinensis
(Bge.) Regel

기원 ▶ 미나리아재비과(Ranunculaceae) 식물 백두옹(白頭翁) *Pulsatilla chinensis* (Bge.) Regel의 뿌리를 말린 것이다.

산지 ▶ 중국 북부, 동북 지역 및 안휘성, 하남성 등지에서 주로 생산된다.

채취 · 가공 ▶ 봄과 가을에 채취하여 토사를 제거하고 말린다.

성미 · 효능 ▶ 맛은 쓰고[苦], 성질은 차다[寒]. 청열해독(淸熱解毒), 양혈지리(涼血止痢)의 효능이 있다.

약재 특징 ▶ 원기둥 또는 원뿔 모양이고, 조금 비틀어져 굽어 있다. 바깥 면은 갈황색 또는 갈색이다. 질은 단단하며, 쉽게 부서진다. 냄새는 없고, 맛은 약간 쓰고 떫다.

품질 조건 ▶ 전통 경험에 따르면 두껍고, 길며, 굵고, 바깥 면은 회황색이며, 근두부에는 흰털이 있는 것이 좋다.

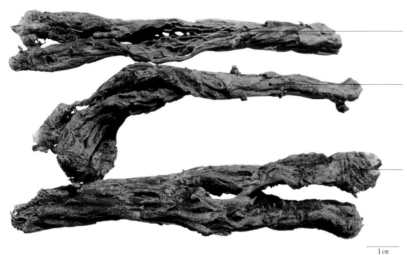

피층은 탈락하기 쉽고, 노출된 목부는 노란색이며, 그물 모양으로 나열된 무늬 또는 열극이 보인다.

바깥 면은 불규칙한 세로 주름 무늬 또는 세로 홈이 있다.

근두에는 흰색의 섬모가 있고, 가끔 칼집 모양의 잎자루 잔기를 볼 수 있다.

1 cm

음편 특징 ▶

<u>가로로 썰어 잘려져 있다.</u>

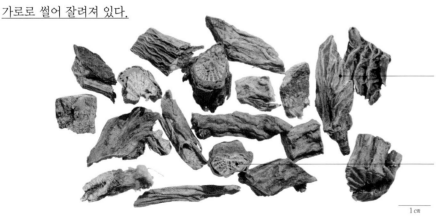

그물 모양의 찢어진 무늬

꺾은 면의 피층은 황백색 또는 연한 황갈색이고, 목부는 연한 노란색이다.

1 cm

참고

시판되고 있는 백두옹의 동명이물(同名異物)의 약재가 비교적 많으므로 감별에 주의해야 한다.

---

35 《대한약전외한약(생약)규격집》(제4개정판)에는 "할미꽃 *Pulsatilla koreana* Nakai 또는 백두옹 *Pulsatilla chinensis* Regel (미나리아재비과 Ranunculaceae)의 뿌리"를 "백두옹" 으로 등재하고 있다.

백렴 白蘞

Ampelopsis Radix[36]

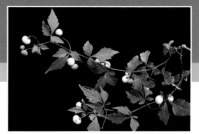

Ampelopsis japonica (Thunb.) Makino

기원 ▶	포도과(Vitaceae) 식물 가회톱[白蘞] *Ampelopsis japonica* (Thunb.) Makino의 덩이뿌리를 말린 것이다.
산지 ▶	중국 하남성, 호북성, 강서성, 안휘성 등지에서 주로 생산된다.
채취 · 가공 ▶	봄과 가을에 채취하여 토사와 가는 뿌리를 제거하고 길게 잘라 판으로 만들거나 어슷썰어 조각으로 만들어 햇볕에 말린다.
성미 · 효능 ▶	맛은 쓰고[苦], 성질은 약간 차다[微寒]. 청열해독(淸熱解毒), 소옹산결(消癰散結)의 효능이 있다.
약재 특징 ▶	세로로 잘라서 만든 판 모양 또는 긴 원형 또는 방추형에 가까운 모양이고, 가볍고, 단단하나 바삭바삭하여 자르기 쉬우며, 자를 때 "분진"①이 날린다. 냄새는 없고, 맛은 달다.
품질 조건 ▶	전통 경험에 따르면 크고, 자른 것이 고르며, 흰색이고, 가루성이 많은 것이 좋다.

세로로 썬 판

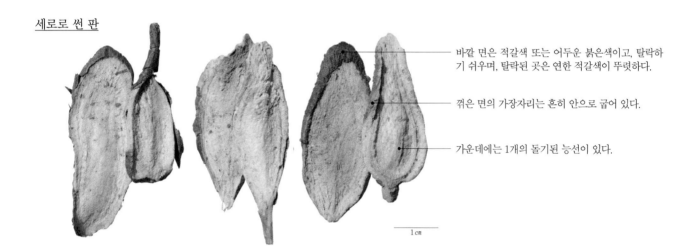

바깥 면은 적갈색 또는 어두운 붉은색이고, 탈락하기 쉬우며, 탈락된 곳은 연한 적갈색이 뚜렷하다.

꺾은 면의 가장자리는 흔히 안으로 굽어 있다.

가운데에는 1개의 돌기된 능선이 있다.

1 cm

어슷썰기한 것: 달걀 모양의 원형이다.

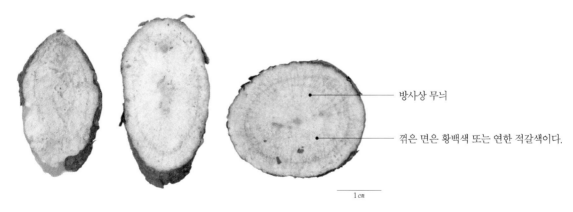

방사상 무늬

꺾은 면은 황백색 또는 연한 적갈색이다.

1 cm

① "분진(粉塵)": 넓은 의미로 약재를 자르거나 파쇄할 때 날리는 가루 물질을 말한다.

---

36 《대한약전외한약(생약)규격집》(제4개정판)에는 "가회톱 *Ampelopsis japonica* Makino (포도과 Vitaceae)의 덩이뿌리"를 "백렴"으로 등재하고 있다.

백미 白薇

Cynanchi Atrati Radix et Rhizoma[37]

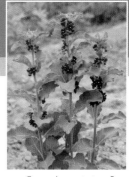

Cynanchum atratum Bge.

기원 ▶ 박주가리과(Asclepiadaceae) 백미꽃[白薇] *Cynanchum atratum* Bge.의 뿌리 및 뿌리 줄기를 말린 것이다.

산지 ▶ 중국 산동성, 안휘성, 요녕성, 호북성 등지에서 주로 생산된다.

채취 · 가공 ▶ 봄과 가을에 채취하여 깨끗이 씻어서 말린다.

성미 · 효능 ▶ 맛은 쓰고[苦], 짜며[鹹], 성질은 차다[寒]. 청열양혈(淸熱涼血), 이뇨통림(利尿通淋), 해독요창(解毒療瘡)의 효능이 있다.

약재 특징 ▶ 뿌리줄기는 굵고 짧으며, 결절상이고, 구불구불하다. 바깥 면은 갈황색이다. 질은 바삭거려서 자르기 쉽다. 냄새는 없고, 맛은 약간 쓰다.

품질 조건 ▶ 전통 경험에 따르면 굵고, 길며, 갈황색인 것이 좋다.

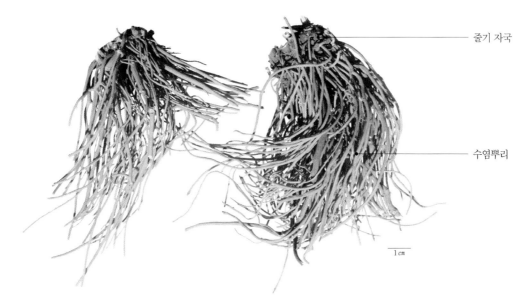

줄기 자국

수염뿌리

1 cm

음편 특징 ▶

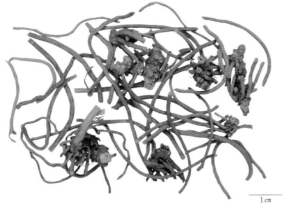

1 cm

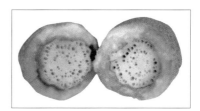

꺾은 면: 피층은 황백색이다.

참고

《중국약전》에 함께 등재되어 있는 동속식물 만생백미(蔓生白薇) *C. versicolor* Bge.의 뿌리와 뿌리줄기를 말린 것을 "백미"라 하여 약용한다.

---

37 《대한약전외한약(생약)규격집》(제4개정판)에는 "백미꽃 *Cynanchum atratum* Bunge 또는 만생백미(蔓生白薇) *Cynanchum versicolor* Bge. (박주가리과 Asclepiadaceae)의 뿌리 및 뿌리줄기"를 "백미"로 등재하고 있다.

백부 百部

Stemonae Radix[38]

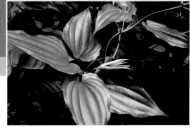

Stemona tuberosa Lour.

기원 ▶ 백부과(Stemonaceae) 식물 대엽백부(對葉百部) *Stemona tuberosa* Lour.의 덩이뿌리를 말린 것이다.

산지 ▶ 중국 호남성, 호북성, 광동성, 복건성 등지에서 주로 생산된다.

채취 · 가공 ▶ 봄과 가을에 채취해서 수염뿌리를 제거하고 깨끗이 씻어서 끓는 물에 살짝 데치거나 백심(白心)이 없어질 때까지 찐 다음 꺼내서 햇볕에 말린다.

성미 · 효능 ▶ 맛은 달고[甘], 쓰며[苦], 성질은 약간 따뜻하다[微溫]. 윤폐하기지해(潤肺下氣止咳), 살충(殺蟲)의 효능이 있다.

약재 특징 ▶ 긴 방추형 또는 긴 줄 모양이다. 바깥 면은 연한 노란색에서 연한 갈색이다. 질은 단단하고, 냄새가 없고, 맛은 달며 쓰다.

품질 조건 ▶ 전통 경험에 따르면 뿌리는 굵고 크며, 질은 단단하고, 황백색인 것이 좋다.

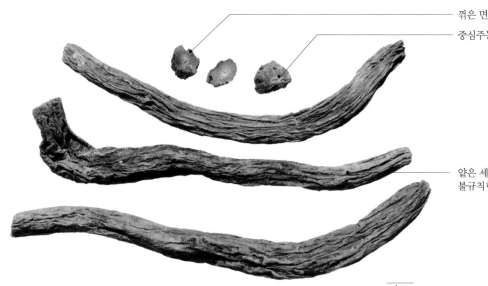

꺾은 면은 황백색에서 어두운 갈색이다.
중심주는 비교적 크다.

얇은 세로 홈 또는 불규칙한 세로 골이 있다.

1 cm

음편 특징 ▶

가로로 썬 것

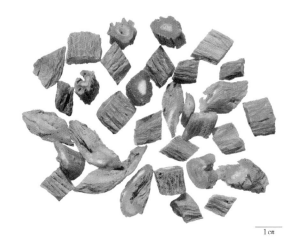

1 cm

---

38 《대한약전외한약(생약)규격집》(제4개정판)에는 "만생백부(蔓生百部) *Stemona japonica* Miquel, 직립백부(直立百部) *Stemona sessilifolia* (Miq.) Miq. 또는 대엽백부(對葉百部) *Stemona tuberosa* Lour. (백부과 Stemonaceae)의 덩이뿌리"를 "백부"로 등재하고 있다.

어슷하게 썰어서 누른 것

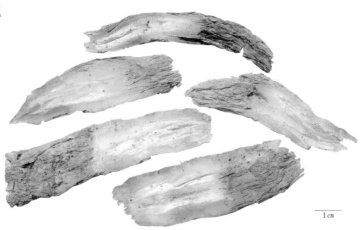

만생백부(*S. japonica*)

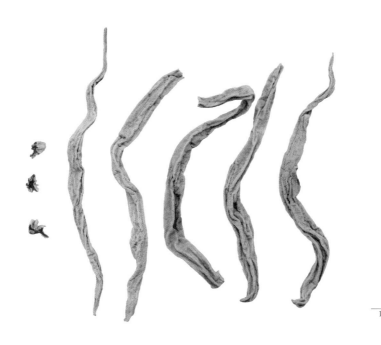

참고

《중국약전》에 함께 등재되어 있는 동속식물 직립백부(直立百部) *S. sessilifolia* (Miq.) Miq., 만생백부(蔓生百部) *S. japonica* (Bl.) Miq.의 덩이뿌리를 말린 것을 "백부"라 하여 약용한다.

3종 백부의 주요 감별점

구분	대엽백부	직립백부	만생백부
형태	긴 방추형 또는 긴 줄 모양이다.	방추형이고, 위쪽 끝은 비교적 가늘다.	긴 방추형이고, 양쪽 끝은 점차 가늘어진다.
바깥 면의 특징	연한 황갈색에서 회갈색이고, 얇은 세로 주름 또는 불규칙한 세로 골이 있다.	황백색 또는 연한 황갈색이고, 불규칙한 깊은 가로 홈이 있으며, 때때로 가로 주름이 있다.	직립백부와 같고, 대부분 불규칙하게 주름져 있으며, 가로 주름이 있다.
크기(길이)	8~24cm	5~12cm	5~12cm
질감	단단하다.	바삭하여 자르기 쉽다.	바삭하여 자르기 쉽다.

백부자 白附子

Typhonii Rhizoma[39]

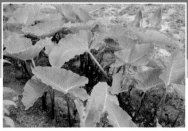

Typhonium giganteum Engl.

기원 ▶ 천남성과(Araceae) 식물 독각련(獨角蓮) *Typhonium giganteum* **Engl.**의 덩이뿌리를 말린 것이다. 일반적으로 "우백부(禹白附)"라 부른다.

산지 ▶ 중국 하남성 우현(禹縣), 감숙성 천수(天水), 호북성 등지에서 주로 생산된다.

채취 · 가공 ▶ 가을에 채취하여 수염뿌리와 겉껍질을 제거하고 햇볕에 말린다.

성미 · 효능 ▶ 맛은 맵고[辛], 성질은 따뜻하며[溫], 독성이 있다. 거풍담(祛風痰), 정경축(定驚搐), 해독산결지통(解毒散結止痛)의 효능이 있다.

약재 특징 ▶ 타원형 또는 난원형이다. 바깥 면은 흰색에서 황백색이고, 약간 거칠다. 질은 아주 단단하고, 꺾은 면은 가루성이다. 냄새는 없고, 맛은 담담하며, 혀를 톡 쏘고 얼얼하게 하며 마비시킨다.

품질 조건 ▶ 전통 경험에 따르면 크고, 단단하며, 흰색이고, 가루성이 많은 것이 좋다.

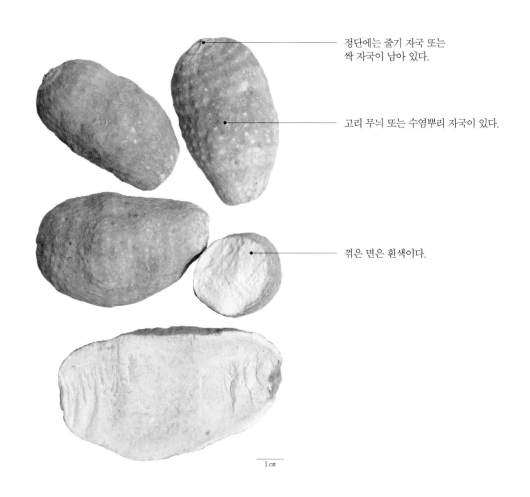

정단에는 줄기 자국 또는
싹 자국이 남아 있다.

고리 무늬 또는 수염뿌리 자국이 있다.

꺾은 면은 흰색이다.

1 cm

참고

백부자는 독성 약재에 속하므로 특별히 관리해야 한다.

---

39 《대한민국약전외한약(생약)규격집》(제4개정판)에는 "백부자 *aconitum koreanum* Raymond (미나리아재비과 Ranunculaceae)의 덩이뿌리"를 "백부자"로 등재하고 있다.

백전 白前

Cynanchi Stauntonii Rhizoma et Radix[40]

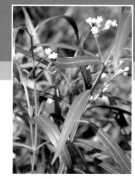

Cynanchum stauntoni
(Decne.) Schltr. ex Lévl.

기원 ▶	박주가리과(Asclepiadaceae) 식물 유엽백전(柳葉白前) *Cynanchum stauntoni* (Decne.) Schltr. ex Lévl.의 뿌리 및 뿌리줄기를 말린 것이다.
산지 ▶	중국 절강성, 강소성, 안휘성, 호북성, 강서성, 복건성 등지에서 주로 생산된다.
채취 · 가공 ▶	가을철에 채취하여 깨끗이 씻고 햇볕에 말린다.
성미 · 효능 ▶	맛은 맵고[辛], 쓰며[苦], 성질은 약간 따뜻하다[微溫]. 강기(降氣), 소담(消痰), 지해(止咳)의 효능이 있다.
약재 특징 ▶	뿌리줄기는 가늘고, 긴 원기둥 모양이고, 분지가 있고, 조금 구불구불하다. 바깥 면은 황백색 또는 황갈색이다. 질은 바삭하고, 자르기 쉽다. 냄새는 없고, 맛은 약간 달콤하다.
품질 조건 ▶	전통 경험에 따르면 뿌리줄기가 두껍고, 수염뿌리가 길며, 꺾은 면은 흰색이고, 가루성이 많은 것이 좋다.

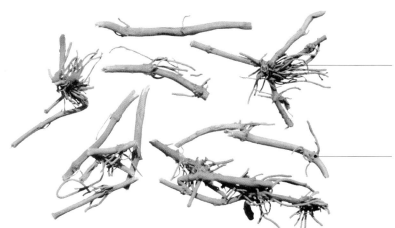

뿌리는 가늘고 구부러져 있으며,
여러 개가 있을 때는 머리털 모양이고
일반적으로 꼬여 있어 덩어리를 이룬다.

마디는 뚜렷하고,
마디 부위에 가느다란 뿌리가 자란다.

참고

1. "아관백전(鵝管白前)": 가늘고 세로로 긴 원기둥 모양이 백전 약재를 가리키는 것으로, 가운데가 거위 깃털의 관처럼 비어 있다.
2. 《중국약전》에 함께 등재되어 있는 동속식물 원화엽백전(芫花葉白前) *C. glaucescens* (Decne.) Hand.–Mazz.의 뿌리줄기와 뿌리를 말린 것을 "백전"이라 하여 약용한다.
3. 현재 주로 유통되고 있는 백전은 유엽백전이다.

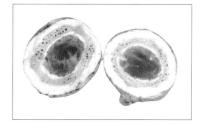

꺾은 면: 원형에 가깝고, 가운데는 비어
있으며, 막질의 수(髓)가 있다.

유엽백전과 원화엽백전의 주요 감별점

구분	유엽백전	원화엽백전
뿌리줄기의 모양	가늘고 긴 원기둥 모양이다.	비교적 짧고 작으며, 약간 덩어리 모양이다.
바깥 면의 색	황백색 또는 황갈색	회록색 또는 회황색
마디 사이의 길이	1.5~4.5cm	1~2cm
뿌리의 지름	1mm에 미치지 못한다.	약 1mm
질감	바삭하다.	비교적 단단하다.

---

40 《대한약전외한약(생약)규격집》(제4개정판)에는 "유엽백전(柳葉白前) *Cynanchum stauntoni* (Decne) Schltr. ex Lévl. 또는 원화엽백전(芫花葉白前) *Cynanchun glaucescens* Hand.– Mazz. (박주가리과 Asclepiadaceae)의 뿌리줄기 및 뿌리"를 "백전"으로 등재하고 있다.

백지 白芷

Angelicae Dahuricae Radix[41]

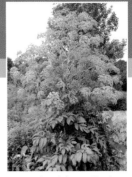

Angelica dahurica (Fisch. ex Hoffm.) Benth. et Hook. f. var. *formosana* (Boiss.) Shan et Yuan

기원 ▶ 산형과(Umbelliferae) 식물 항백지(杭白芷) *Angelica dahurica* (Fisch. ex Hoffm.) Benth. et Hook. f. var. *formosana* (Boiss.) Shan et Yuan의 뿌리를 말린 것이다.

산지 ▶ 중국 절강성의 항주(杭州), 여요(餘姚), 임해(臨海)의 것을 "항백지(杭白芷)"라고 부르고, 사천성의 수녕(遂寧), 달현(達縣), 내강(內江) 및 중경(重慶)의 것을 "천백지(川白芷)"라고 부른다.

채취·가공 ▶ 여름과 가을 사이에 잎이 노란색으로 변했을 때 채취하여 수염뿌리와 토사를 제거하고 햇볕에 말리거나 저온에서 말린다.

성미·효능 ▶ 맛은 맵고[辛], 성질은 따뜻하다[溫]. 산풍제습(散風除濕), 통규지통(通竅止痛), 소종배농(消腫排膿)의 효능이 있다.

약재 특징 ▶ 항백지는 네모 또는 원뿔 모양에 가까우며, 4개의 능선이 뚜렷하게 있다. 바깥 면은 회갈색 또는 황갈색이다. 질은 단단하고, 향기가 있고, 맛은 맵고 약간 쓰다.

품질 조건 ▶ 전통 경험에 따르면 굵고 크며, 단단하고, 무거우며, 흰색이고, 가루성이 풍부하며 향기가 진한 것이 좋다.

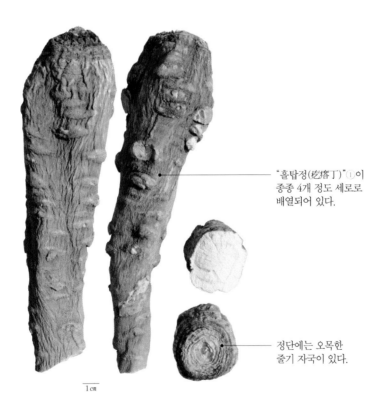

"흘탑정(疙瘩丁)"[①]이 종종 4개 정도 세로로 배열되어 있다.

정단에는 오목한 줄기 자국이 있다.

1 cm

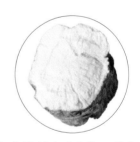

꺾은 면: 형성층은 약간 네모 모양이고, 목부는 가로로 꺾은 면의 1/2을 차지한다.

① "흘탑정(疙瘩丁)": 약재 백지의 바깥 면에 있는 피공 모양의 가로 방향으로 난 돌기를 가리킨다.

41 《대한민국약전》(제11개정판)에는 "구릿대 *Angelica dahurica* Bentham et Hooker f. 또는 항백지(杭白芷) *Angelica dahurica* Bentham et Hooker f. var. *formosana* Shan et Yuan (산형과 Umbelliferae)의 뿌리"를 "백지"로 등재하고 있다.

음편 특징 ▶

가로로 썬 것

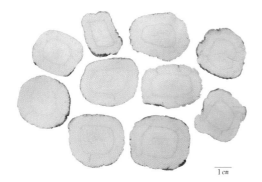

$1\,cm$

세로로 썬 것

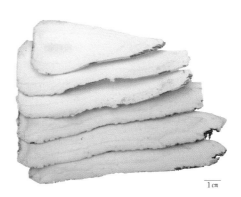

$1\,cm$

기백지(祁白芷): 원뿔 모양에 가까우며, 가장자리에 능선이 뚜렷하지 않다. 바깥 면은 회갈색 또는 황갈색이다.

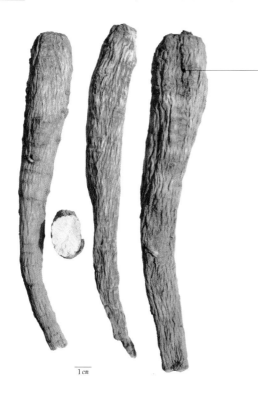

$1\,cm$

"흠탑정"이
산재되어 있다.

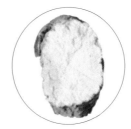

꺾은 면: 회백색이고, 가루성이 뚜렷하며,
피층에는 갈색의 유점이 여러 곳에 산재되어 있고,
형성층은 둥근 고리 모양이며, 목부는 1/3을 차지한다.

참고

1. 《중국약전》에 함께 등재되어 있는 백지 A. dahurica (Fisch. ex Hoffm.) Benth. et Hook. f.의 뿌리를 말린 것을 "백지"라 하여 약용한다. 하북성 안국(安國)에서
   주로 생산되는 것을 일반적으로 "기백지(祁白芷)"라 하고, 하남성 우현(禹縣), 장갈(長葛)에서 주로 생산되는 것을 일반적으로 "우백지(禹白芷)"라 한다.
2. 현재 사천성의 수녕, 사홍(射洪), 봉계(蓬溪) 지역에 백지의 GAP 재배단지가 조성되어 있다.

항백지와 기백지의 주요 감별점

구분	항백지	기백지(백지)
흠탑정의 배열	종종 4개 정도 세로로 배열되어 있다.	산재되어 있다.
형성층 고리	약간 네모 모양이다.	원형이다.

백출 白朮

Atractylodis Macrocephalae Rhizoma[42]

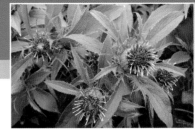

Atractylodes macrocephala Koidz.

기원 ▶ 국화과(Compositae) 식물 백출(白朮) *Atractylodes macrocephala* Koidz.의 뿌리줄기를 말린 것이다.

산지 ▶ 중국 절강성, 안휘성, 호남성, 호북성 등지에서 주로 생산된다.

채취 · 가공 ▶ 겨울에 아랫부분의 잎이 노란색으로 마르고 윗부분의 잎은 바삭하게 변했을 때 채취하여 토사를 제거하고 불을 쬐어 말리거나 햇볕에 말린 후 다시 수염뿌리를 제거한다.

성미 · 효능 ▶ 맛은 쓰고[苦], 달며[甘], 성질은 따뜻하다[溫]. 조습이수(燥濕利水), 지한(止汗), 안태(安胎)의 효능이 있다.

약재 특징 ▶ 비후된 주먹 형태의 덩어리 모양 또는 불규칙한 덩어리 모양이다. 바깥 면은 회황색 또는 회갈색이고, 질은 단단하여 자르기 쉽지 않다. 꺾은 면은 매끄럽지 않으며 불에 쬐어 말린 것의 꺾은 면은 각질상이고, 벌어진 틈이 있으며 색은 비교적 진하다. 상쾌한 향기가 있고, 맛은 달며 조금 맵고, 씹으면 점성을 띤다.

품질 조건 ▶ 전통 경험에 따르면 크고, 단단하며, 꺾은 면은 황백색이고, 향기가 진한 것이 좋다.

재배 백출

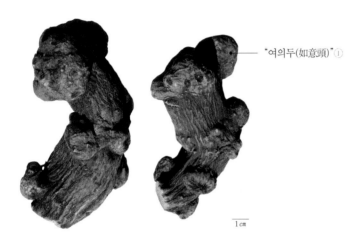

— "여의두(如意頭)"①

야생 백출

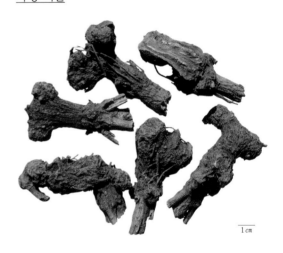

음편 특징 ▶

세로로 썬 것: 꺾은 면에 황갈색의 작은 기름세포가 산재해 있다.

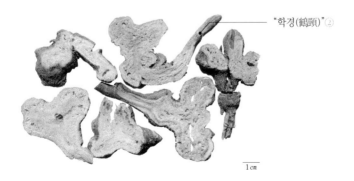

— "학경(鶴頸)"②

① "여의두(如意頭)": 백출 전체에 혹처럼 돌기된 것으로, 뿌리줄기 아랫부분의 양 측면에 부풀어 커진 부분이다. 그 모양이 황소의 납작한 뿔 모양과 비슷하여 이름 붙여졌으며 "운두(雲頭)"라고도 한다.

② "학경(鶴頸)": 백출을 채취할 때 가끔 지상부의 줄기가 남는데, 그 모양이 선학(仙鶴)의 목덜미와 비슷하다. 또한 목질 모양의 줄기가 다리처럼 생겨서 "백출퇴(白朮腿)"라 부르기도 한다.

---

42 《대한민국약전》(제11개정판)에는 "삽주 *Atractylodes japonica* Koidzumi 또는 백출 *Atractylodes macrocephala* Koidzumi (국화과 Compositae)의 뿌리줄기로서 그대로 또는 주피를 제거한 것"을 "백출"로 등재하고 있다.

백합 百合

Lilii Bulbus[43]

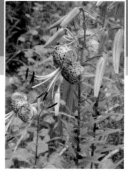

Lilium lancifolium Thunb.

기원 ▶ 백합과(Liliaceae) 식물 참나리[卷丹] *Lilium lancifolium* Thunb.의 비늘줄기를 말린 것이다.

산지 ▶ 중국 호남성, 호북성, 강서성, 절강성, 안휘성, 하남성, 하북성, 섬서성 등지에서 주로 생산된다.

채취·가공 ▶ 가을에 채취하여 깨끗이 씻어서 비늘줄기를 벗겨내어 끓는 물에 살짝 데쳐서 말린다.

성미·효능 ▶ 맛은 달고[甘], 성질은 차다[寒]. 양음윤폐(養陰潤肺), 청심안신(淸心安神)의 효능이 있다.

약재 특징 ▶ 긴 타원형이고, 약간 물결 모양이며, 안쪽을 향하여 약간 굽어 있다. 바깥 면은 흰색, 연한 갈황색에 가깝다. 질은 단단하면서 바삭하고, 꺾은 면은 비교적 반듯하며, 각질상이다. 냄새는 없고, 맛은 약간 쓰다.

품질 조건 ▶ 전통 경험에 따르면 육질이 두껍고, 질은 단단하고, 맥이 많지 않으며, 흰색이고, 맛은 약간 쓴 것이 좋다.

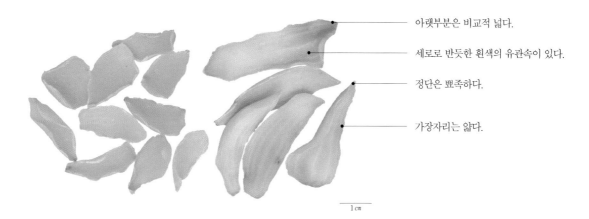

아랫부분은 비교적 넓다.

세로로 반듯한 흰색의 유관속이 있다.

정단은 뾰족하다.

가장자리는 얇다.

1 cm

신선한 백합

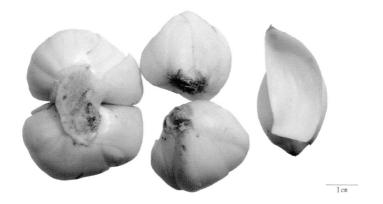

1 cm

참고

1. 《중국약전》에 함께 등재되어 있는 동속식물 백합 *L. brownii* F. E. Brown var. *viridulum* Baker 또는 세엽백합(細葉百合) *L. pumilum* DC.의 비늘줄기를 말린 것을 "백합"이라 하여 약용한다.

2. 백합은 약용 이외에도 식용한다.

---

43 《대한약전외한약(생약)규격집》(제4개정판)에는 "참나리 *Lilium lancifolium* Thunberg, 백합 *Lilium brownii* var. *viridulun* Baker 또는 큰솔나리 *Lilium pumilum* DC. (백합과 Liliaceae)의 비늘줄기"를 "백합"으로 등재하고 있다.

부자 附子

Aconiti Lateralis Radix Praeparata[44]

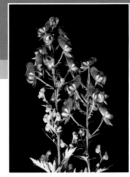

Aconitum carmichaeli Debx.

기원 ▶ 미나리아재비과(Ranunculaceae) 식물 오두(烏頭) *Aconitum carmichaeli* Debx.의
자근(子根)을 가공한 것이다.

산지 ▶ 중국 사천성, 섬서성 등지에서 주로 생산된다.

채취 · 가공 ▶ 6월 하순에서 8월 상순까지 채취하여 모근과 수염뿌리와 토사를 제거하는데 "니부자(泥附子)"라 하여 다음의 규격
대로 가공한다.

1. "염부자(鹽附子)": 크기가 크고 고른 니부자를 깨끗이 씻고 식용 담즙 수용액에 하룻밤 담가둔 다음, 다시 소금을
더해서 계속 담가두고 매일 꺼내서 햇볕에 노출시킨다. 부자의 표면에 대량의 소금 결정[鹽霜]이 보일 때까지 햇
볕에 놔두는 시간을 점점 늘리는데, 부자가 단단해지면 햇볕 노출시키는 것을 멈춘다.

2. "흑순편(黑順片)": 니부자의 크기를 구별하여 깨끗이 씻고 식용 담즙 수용액이 니부자의 가운데 부분에 침투될
때까지 며칠 동안 담가둔다. 그다음 물거품이 나오면 세로로 잘라 두께 약 0.5cm의 조각으로 만들고, 다시 물에
담가 거품이 나오고 액이 점점 옅어지면서 담가둔 부자 조각이 염색되어 진한 차(茶)색을 이루면 꺼낸다. 표면에
기름이 나올 때까지 쪄서 윤기가 흐르면 불로 반쯤 말리고, 다시 햇볕 또는 계속해서 불에 말린다.

3. "백부편(白附片)": 크기가 고른 니부자를 깨끗이 씻고 식용 담즙 수용액이 니부자의 가운데 부분에 침투될 때까
지 며칠 동안 담가둔 다음, 꺼내서 외피를 깎아내고 세로로 잘라 두께 약 0.3cm의 조각으로 만든다. 다시 물에 담
가 거품이 나오면 꺼내서 충분히 찐 후 햇볕에 말린다.

성미 · 효능 ▶ 맛은 맵고[辛], 달며[甘], 성질은 매우 덥다[大熱]. 독성이 있다. 회양구역(回陽救逆), 조양보화(助陽補火), 산한지통
(散寒止痛)의 효능이 있다.

염부자

약재 특징 ▶ 원뿔 모양이다. 바깥 면은 회흑색이고, 소금 결정으로 덮여 있다. 무겁고, 질은 단단하다. 냄새는 없고, 맛은 짜면서
혀를 자극하며 마비시킨다.

품질 조건 ▶ 전통 경험에 따르면 크고, 단단하고, 회흑색이며, 바깥 면에 소금 결정이 있는 것이 좋다.

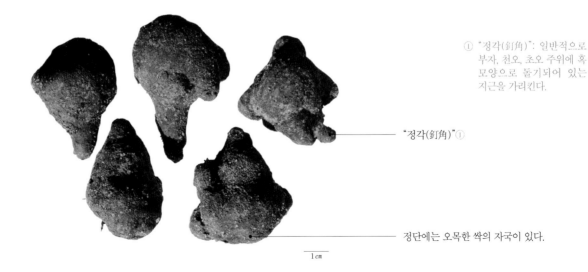

① "정각(釘角)": 일반적으로
부자, 천오, 초오 주위에 혹
모양으로 돌기되어 있는
지근을 가리킨다.

"정각(釘角)"①

정단에는 오목한 싹의 자국이 있다.

1 cm

---

44 《대한민국약전》(제11개정판)에는 "오두(烏頭) *Aconitum carmichaeli* Debeaux (미나리아재비과 Ranunculaceae)의 자근(子根)을 가공하여 만든 염부자(鹽附子), 부자편(附子
片) 및 포부자(炮附子)"를 "부자"로 등재하고 있다.

흑순편

약재 특징 ▶ 세로로 썰어진 조각이고, 윗부분은 넓고 아랫부분은 좁다. 바깥 면은 흑갈색이다. 단단하고, 잘 부서지며, 꺾은 면은 뿔 모양이다. 냄새는 없고, 맛은 담담하다.

품질 조건 ▶ 전통 경험에 따르면 조각이 크고, 두께가 고르며, 바깥 면은 기름기가 있어 광택이 나는 것이 좋다.

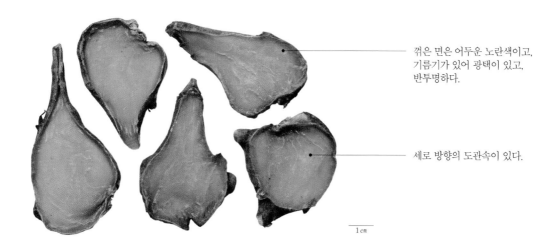

꺾은 면은 어두운 노란색이고, 기름기가 있어 광택이 있고, 반투명하다.

세로 방향의 도관속이 있다.

1 cm

백부편

약재 특징 ▶ 바깥 면은 없고, 황백색이며, 반투명하다. 잘은 단단하면서 바삭하고, 꺾은 면은 각질상이다. 냄새는 없고, 맛은 담담하다.

품질 조건 ▶ 전통 경험에 따르면 조각이 크고, 흰색이고, 반투명한 것이 좋다.

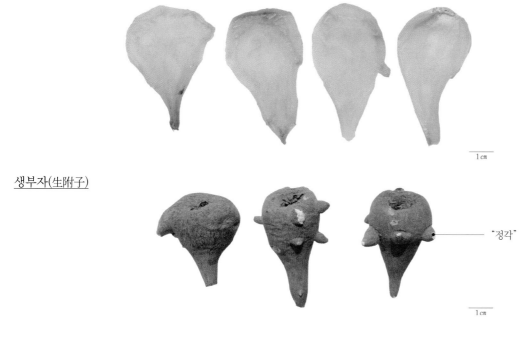

1 cm

생부자(生附子)

"정각"

1 cm

참고

1. 생부자는 독성 약재에 속하므로 특별히 관리해야 한다. 산지에서 채취한 후 즉시 크기별로 분류하여 독성을 저감하는 가공과정을 거치도록 한다.

2. 현재 사천성의 유기(油己)에 부자의 GAP 재배단지가 조성되어 있다.

㈜ 천오 川烏

Aconiti Radix[45]

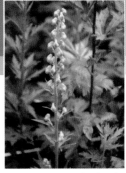

Aconitum carmichaeli Debx.

기원 ▶ 미나리아재비과(Ranunculaceae) 식물 오두(烏頭) *Aconitum carmichaeli* Debx.의 "모근(母根)"①이다.

산지 ▶ 중국 사천성, 섬서성 등지에서 주로 생산된다.

채취·가공 ▶ 6월 하순부터 8월 상순까지 채취하여 지근과 수염뿌리 및 토사를 제거하고 햇볕에 말린다.

성미·효능 ▶ 맛은 맵고[辛], 쓰며[苦], 성질은 덥다[熱]. 독성이 크다. 거풍제습(祛風除濕), 온경지통(溫經止痛)의 효능이 있다.

약재 특징 ▶ 불규칙한 원뿔 모양이고, 조금 구불구불하며, 가운데 부분은 한쪽으로 팽대된 것이 많다. 바깥 면은 갈색 또는 회갈색이다. 질은 단단하다. 냄새는 없고, 맛은 맵고 아리며, 혀를 마비시킨다.

품질 조건 ▶ 전통 경험에 따르면 통통하고, 질은 단단하고, 꺾은 면은 흰색인 것이 좋다.

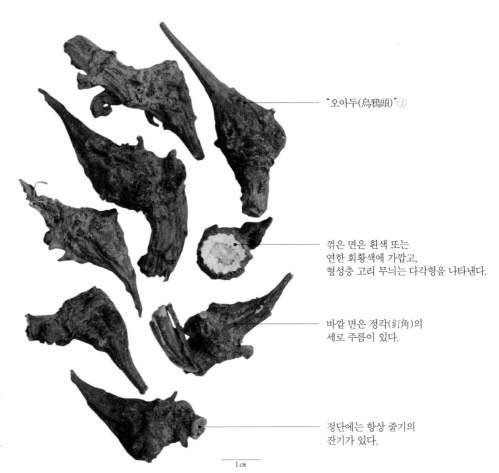

"오아두(烏鴉頭)"②

꺾은 면은 흰색 또는
연한 회황색에 가깝고,
형성층 고리 무늬는 다각형을 나타낸다.

바깥 면은 정각(釘角)의
세로 주름이 있다.

정단에는 항상 줄기의
잔기가 있다.

① "모근(母根)": 일반적으로 뿌리
및 뿌리줄기류 약재의 주근을
가리킨다.

② "오아두(烏鴉頭)": 천오, 초오의
뿌리 모양이 까마귀의 머리와
비슷하여 이름 붙여졌다.

1 cm

참고

1. 천오는 독성 약재에 속하므로 특별히 관리해야 한다.

2. 《중국약전》에 함께 등재되어 있는 동속식물 북오두(北烏頭) *A. kusnezoffii* Reichb.의 덩이뿌리를 말린 것을 "초오(草烏)"라 하여 별도로 분류하고 있다. 180쪽의 "초오" 항을 참고할 것

---

45 《대한약전외한약(생약)규격집》(제4개정판)에는 "오두(烏頭) *Aconitum carmichaeli* Debeaux (미나리아재비과 Ranunculaceae)의 모근의 덩이뿌리"를 "천오"로 등재하고 있다.

북두근 北豆根

Menispermi Rhizoma

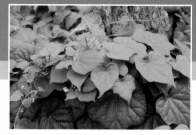

Menispermum dauricum DC.

기원 ▶ 새모래덩굴과(Menispermaceae) 식물 새모래덩굴[蝙蝠葛] *Menispermum dauricum* DC.의 뿌리줄기를 말린 것이다.

산지 ▶ 중국 동북 지역 및 하북성, 산동성, 산서성 등지에서 주로 생산된다.

채취 · 가공 ▶ 봄과 가을에 채취하여 수염뿌리와 토사를 제거하고 말린다.

성미 · 효능 ▶ 맛은 쓰고[苦], 성질은 차다[寒]. 독성이 약간 있다. 청열해독(淸熱解毒), 거풍지통(祛風止痛)의 효능이 있다.

약재 특징 ▶ 가늘고 긴 원기둥 모양이고, 구불구불하며, 분지가 있다. 바깥 면은 황갈색에서 어두운 갈색이다. 질은 질겨서 자르기 쉽지 않고, 꺾은 면은 섬유성이다. 냄새는 없고, 맛은 쓰다.

품질 조건 ▶ 전통 경험에 따르면 두껍고, 맛이 쓴 것이 좋다.

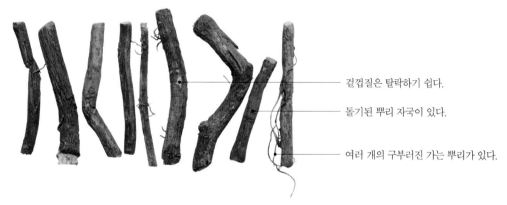

— 겉껍질은 탈락하기 쉽다.

— 돌기된 뿌리 자국이 있다.

— 여러 개의 구부러진 가는 뿌리가 있다.

음편 특징 ▶
가로로 썬 것

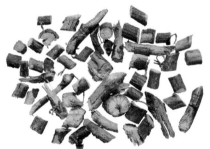

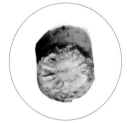

꺾은 면의 목부는 연한 노란색이고 방사상
배열을 하며 중심부에는 수(髓)가 있다.

참고

《중국약전》에 함께 등재된 동과식물 월남괴(越南槐) *Sophora tonkinensis* Gagnep.의 뿌리 및 뿌리줄기를 말린 것을 "산두근(山豆根)"이라 하여 별도로 분류하고 있다. 118쪽의 "산두근" 항을 참고할 것

북두근과 산두근의 주요 감별점

구분	북두근[蝙蝠葛]	산두근[越南槐]
뿌리줄기의 모양	가늘고 긴 원기둥 모양이다.	불규칙한 마디 모양이다.
바깥 면의 특징	황갈색에서 어두운 갈색이고, 구부러진 가는 뿌리가 많으며, 겉껍질은 탈락하기 쉽다.	갈색에서 황갈색이고, 가로로 긴 피공 모양의 돌기가 있다.
꺾은 면	목부는 연한 노란색이고, 방사상 배열이며, 중심부에는 수(髓)가 있다.	피층은 연한 갈색이고, 목부는 연한 노란색이다.
질감, 냄새, 맛	부드러우며, 냄새는 없고, 맛은 쓰다.	단단하고, 콩 비린내가 있으며, 맛은 매우 쓰다.

비해 綿萆薢

Dioscoreae Spongiosae Rhizoma[46]

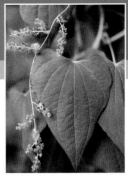

Dioscorea spongiosa J. Q. Xi, M. Mizuno et W. L. Zhao

기원 ▶ 마과(Dioscoreaceae) 식물 면비해(綿萆薢) *Dioscorea spongiosa* J. Q. Xi, M. Mizuno et W. L. Zhao의 뿌리줄기를 말린 것이다.

산지 ▶ 중국 절강성, 강서성, 복건성 등지에서 주로 생산된다.

채취 · 가공 ▶ 봄과 가을에 채취하여 수염뿌리를 제거하고 물로 씻어서 자른 후 햇볕에 말린다.

성미 · 효능 ▶ 맛은 맵고[辛], 성질은 평(平)하다. 이습거탁(利濕去濁), 거풍통비(祛風通痺)의 효능이 있다.

약재 특징 ▶ 불규칙한 모양으로 비스듬하게 자른 조각이다. 겉껍질은 노란색을 띤 진한 갈색에서 황갈색이다. 질은 무르고, 약간 스펀지 모양이다. 냄새는 없고, 맛은 약간 쓰다.

품질 조건 ▶ 전통 경험에 따르면 조각이 크고, 얇으며, 꺾은 면이 회백색인 것이 좋다.

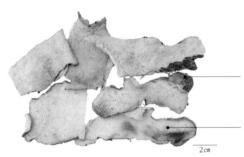

겉껍질에는 원뿔 모양으로 돌기된 수염뿌리의 잔기가 산재해 있다.

꺾은 면은 회백색에서 연한 회갈색이다.

2 cm

황갈색의 유관속 점 모양이 산재해 있다.

<u>분비해(粉萆薢):</u> 불규칙한 얇은 조각이고, 가장자리는 일정하지 않으며, 크기도 일정하지 않다. 질은 무르고, 약간 탄성이 있으며, 잘 부러진다. 냄새는 없고, 맛은 맵고 약간 쓰다.

품질 조건 ▶ 전통 경험에 따르면 조각이 크고 얇으며, 꺾은 면이 황백색인 것이 좋다.

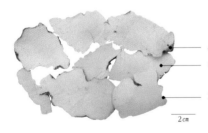

신선한 것의 꺾은 면은 겉껍질 근처에 연한 노란색이 뚜렷하다.

꺾은 면은 황백색에서 연한 회갈색이다.

겉껍질은 갈흑색 또는 회갈색이다.

2 cm

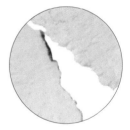

유관속 점 모양이 산재해 있다.

참고

1. 《중국약전》에 함께 등재되어 있는 동속식물 복주서여(福州薯蕷) *D. futschauensis* Uline ex R.Kunth의 뿌리줄기를 말린 것을 "면비해"라 하여 약용한다.
2. 《중국약전》에 함께 등재되어 있는 동속식물 분배서여(粉背薯蕷) *D. hypoglauca* Palibin의 뿌리줄기를 말린 것을 "분비해"라 하여 별도로 분류한다.

분비해와 면비해의 주요 감별점

구분	분비해	면비해
바깥 면의 색	갈흑색 또는 회갈색	노란색을 띤 진한 갈색에서 황갈색
꺾은 면의 색	황백색	회백색
꺾은 면의 질감	약간 가루성을 띤다.	스펀지 모양을 띤다.

46 《대한약전외한약(생약)규격집》(제4개정판)에는 "도코로마 *Dioscorea tokora* Makino (마과 Dioscoreaceae)의 뿌리줄기"를 "비해"로 등재하고 있다.

사간 射干

Belamcandae Rhizoma[47]

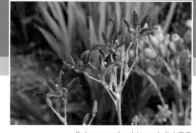

Belamcanda chinensis (L.) DC.

기원 ▶	붓꽃과(Iridaceae) 식물 범부채[射干] *Belamcanda chinensis* (L.) DC.의 뿌리줄기를 말린 것이다.
산지 ▶	중국 하남성, 호북성, 강소성 등지에서 주로 생산된다.
채취 · 가공 ▶	이른 봄에 싹이 땅을 뚫고 나올 때 또는 늦가을 줄기와 잎이 말랐을 때 채취하여 수염뿌리와 토사를 제거하고 햇볕에 말린다.
성미 · 효능 ▶	맛은 쓰고[苦], 성질은 차다[寒]. 청열해독(淸熱解毒), 소담(消痰), 이인(利咽)의 효능이 있다.
약재 특징 ▶	불규칙한 결절상이고, 바깥 면은 연한 갈색, 진한 갈색 또는 어두운 갈색이다. 질은 단단하고, 냄새는 없고, 맛은 쓰고 약간 맵다.
품질 조건 ▶	전통 경험에 따르면 두껍고, 굳고 단단하며, 꺾은 면이 노란색인 것이 좋다.

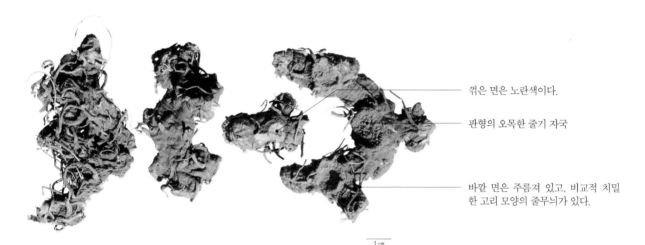

꺾은 면은 노란색이다.

판형의 오목한 줄기 자국

바깥 면은 주름져 있고, 비교적 치밀한 고리 모양의 줄무늬가 있다.

1 cm

음편 특징 ▶ 불규칙한 모양의 얇은 판형 또는 두꺼운 판형이다.

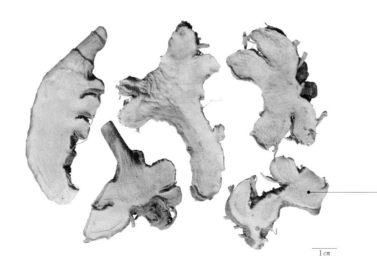

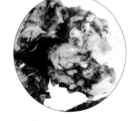

꺾은 면은 노란색이고, 과립성이다.

노란색이고, 과립성이다.

1 cm

---

47 《대한약전외한약(생약)규격집》(제4개정판)에는 "범부채 *Belamcanda chinensis* Leman. (붓꽃과 Iridaceae)의 뿌리줄기"를 "사간"으로 등재하고 있다.

사삼 南沙参

Adenophorae Radix[48]

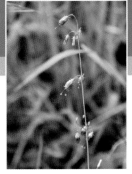

Adenophora tetraphylla
(Thunb.) Fisch.

기원 ▶ 초롱꽃과(Campanulaceae) 식물 윤엽사삼(輪葉沙參) *Adenophora tetraphylla* (Thunb.) Fisch.의 뿌리를 말린 것이다. 원명은 "사삼(沙參)"이다.

산지 ▶ 중국 안휘성, 강소성, 절강성, 귀주성 등지에서 주로 생산된다.

채취 · 가공 ▶ 봄과 가을에 채취하여 수염뿌리를 제거하고 깨끗이 씻은 후 신선한 것의 굵은 껍질은 깎아내 버리고 깨끗이 씻은 후 말린다. 홍콩에서는 세로로 썬 것을 음편으로 사용한다.

성미 · 효능 ▶ 맛은 달고[甘], 성질은 약간 차다[微寒]. 양음청폐(養陰淸肺), 화담(化痰), 익기(益氣)의 효능이 있다.

약재 특징 ▶ 원추형 또는 원기둥 모양이고, 약간 구불구불하다. 바깥 면은 황백색 또는 연한 갈황색이다. 가볍고, 질은 푸석푸석하고[鬆泡]①, 자르기 쉽다. 냄새는 없고, 맛은 약간 달다.

품질 조건 ▶ 전통 경험에 따르면 굵고 길며, 황백색인 것이 좋다.

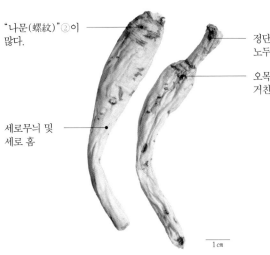

"나문(螺紋)"②이
많다.

정단에는 1~2개의
노두(蘆頭, 뿌리줄기)가 있다.

오목한 곳에는
거친 껍질의 잔기가 있다.

세로무늬 및
세로 홈

꺾은 면은 매끄럽지 않으며,
황백색이고 "열극(裂隙)"이 많다.

1 cm

① "송포(鬆泡)": 약재의 질감이 가볍고 더부룩한 것을 가리킨다.

② "나문(螺紋)": 뿌리 및 뿌리줄기류 약재의 바깥 면 위에 나사 모양의 고리 무늬이다.

③ "열극(裂隙)": 약재를 말린 다음 꺾은 면에서 형성되는 갈라지는 부분으로, 방사조직세포와 말라서 쪼그라든 유조직세포로부터 형성된다.

음편 특징 ▶

가로로 자른 것

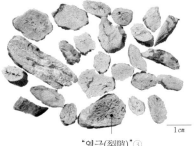

"열극(裂隙)"③

1 cm

세로로 자른 것

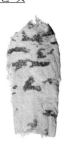
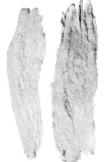
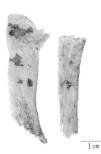

1 cm

참고

1. 《중국약전》에 함께 등재되어 있는 동속식물 사삼 *A. stricta* Miq.의 뿌리를 말린 것을 "남사삼(南沙參)"이라 하여 약용한다.

2. 《중국약전》에 함께 등재되어 있는 갯방풍[珊瑚菜] *Glehnia littoralis* Fr. Schmidt ex Miq.의 뿌리를 말린 것을 "북사삼(北沙參)"이라 하여 별도로 분류하고 있다. 193쪽의 "해방풍[北沙參]" 항을 참고할 것

---

48 《대한약전외한약(생약)규격집》(제4개정판)에는 "잔대 *Adenophora triphylla* var. *japonica* Hara 또는 사삼(沙參) *Adenophora stricta* Miq. (초롱꽃과 Campanulaceae)의 뿌리"를 "사삼"으로 등재하고 있다.

산내 山柰

Kaempferiae Rhizoma[49]

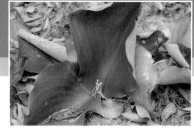

Kaempferia galanga L.

기원 ▶ 생강과(Zingiberaceae) 식물 산내(山柰) *Kaempferia galanga* L.의 뿌리줄기를 말린 것이다.

산지 ▶ 중국 광서성, 광동성, 운남성, 복건성, 대만 등지에서 주로 생산된다.

채취 · 가공 ▶ 겨울에 캐서 깨끗이 씻은 후 수염뿌리를 제거하고 얇게 썰어서 햇볕에 말린다.

성미 · 효능 ▶ 맛은 맵고[辛], 성질은 따뜻하다[溫]. 행기온중(行氣溫中), 소식(消食), 지통(止痛)의 효능이 있다.

약재 특징 ▶ 대부분 원형 또는 원형에 가까운 형태로 가로로 자른 조각이다. 질은 물러서 자르기 쉬우며, 가루성이다. 특이한 향기가 있고, 맛은 얼얼하게 맵다.

품질 조건 ▶ 전통 경험에 따르면 흰색이고, 가루성이 풍부하고, 진한 향기가 있으며, 얼얼할 정도의 맛을 가진 것이 좋다.

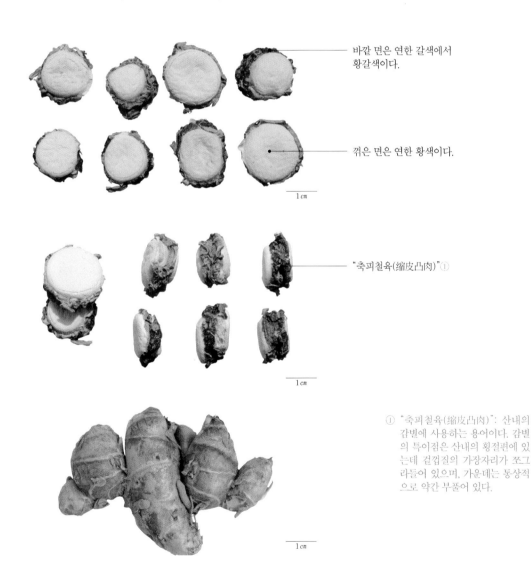

바깥 면은 연한 갈색에서 황갈색이다.

꺾은 면은 연한 황색이다.

1 *cm*

"축피철육(縮皮凸肉)"①

신선한 것

1 *cm*

① "축피철육(縮皮凸肉)": 산내의 감별에 사용하는 용어이다. 감별의 특이점은 산내의 횡절편에 있는데 겉껍질의 가장자리가 쪼그라들어 있으며, 가운데는 통상적으로 약간 부풀어 있다.

1 *cm*

참고

약용하는 산내를 제외하고 신선한 것은 조미료로 사용하는데, 이를 "사강(沙姜)"이라고 한다.

---

49 《대한약전외한약(생약)규격집》(제4개정판)에는 "산내 *Kaempferia galanga* Linne (생강과 Zingiberaceae)의 뿌리줄기"를 "산내"로 등재하고 있다.

산두근 山豆根

Sophorae Tonkinensis Radix et Rhizoma[50]

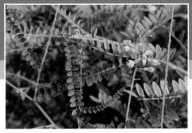

Sophora tonkinensis Gagnep.

기원 ▶ 콩과(Leguminosae) 식물 월남괴(越南槐) *Sophora tonkinensis* Gagnep.의 뿌리 및 뿌리줄기를 말린 것이다. 일반적으로 "광두근"이라고 한다.

산지 ▶ 중국 광서성, 광동성, 귀주성, 운남성 등지에서 주로 생산된다.

채취·가공 ▶ 가을에 캐서 이물질을 제거하고 깨끗이 씻어서 말린다.

성미·효능 ▶ 맛은 쓰고[苦], 성질은 차며[寒], 독성이 있다. 청열해독(淸熱解毒), 소종이인(消腫利咽)의 효능이 있다.

약재 특징 ▶ 뿌리줄기는 불규칙한 결절상이고, 정단에는 보통 줄기의 잔기가 남아 있으며, 그 아래에는 여러 개의 뿌리가 붙어 있다. 뿌리는 긴 원기둥 모양이고, 보통 분지가 있다. 바깥 면은 갈색에서 진한 갈색이다. 질은 단단하여 자르기 어렵다. 콩 비린내가 나고, 맛은 매우 쓰다.

품질 조건 ▶ 전통 경험에 따르면 뿌리는 길고 굵으며, 바깥 면은 진한 갈색이고, 질은 단단하며, 맛은 쓴 것이 좋다.

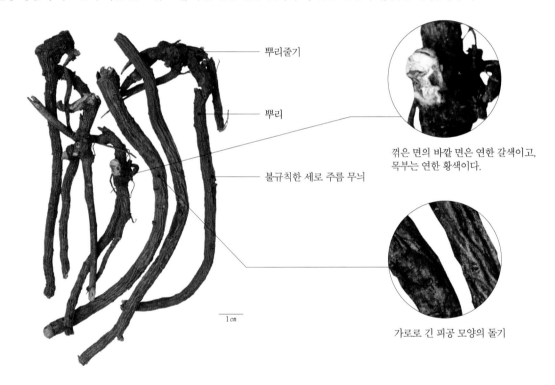

뿌리줄기

뿌리

불규칙한 세로 주름 무늬

꺾은 면의 바깥 면은 연한 갈색이고, 목부는 연한 황색이다.

가로로 긴 피공 모양의 돌기

1 cm

음편 특징 ▶ 타원형으로, 비스듬하게 자른 두꺼운 절편

꺾은 면

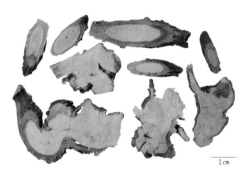

1 cm

참고

1. 《중국약전》에 함께 등재되어 있는 새모래덩굴과(Menispermaceae) 식물 편복갈(蝙蝠葛) *Menispermum dauricum* DC.의 뿌리줄기를 말린 것을 "북두근(北豆根)"이라 하여 별도로 분류하고 있으며 113쪽의 "북두근" 항을 참조할 것

2. 도둑놈의지팡이속 식물은 독성 약재에 속하므로 특별히 관리해야 한다

---

50 《대한약전외한약(생약)규격집》(제4개정판)에는 "월남괴(越南槐) *Sophora tonkinensis* Gagnep. (콩과 Leguminosae)의 뿌리 및 뿌리줄기"를 "산두근"으로 등재하고 있다.

산약 山藥

Dioscoreae Rhizoma[51]

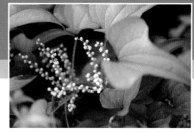

Dioscorea opposita Thunb.

기원 ▶ 마과(Dioscoreaceae) 식물 서여(薯蕷) *Dioscorea opposita* Thunb.의 뿌리줄기를 말린 것이다

산지 ▶ 중국 하남성, 산서성, 하북성, 섬서성 등지에서 주로 생산된다.

채취 · 가공 ▶ 겨울철에 줄기와 잎이 마른 것을 캐서 근두부를 잘라내고 깨끗이 씻어서 겉껍질 및 수염뿌리를 제거한 후 말린 것이 "모산약(毛山藥)"이다. 살찌고 곧게 뻗은 모산약을 선택해서 맑은 물에 넣고 중심부까지 수분을 완전히 침투시킨 후 양 끝을 잘라낸 것을 나무판으로 비벼서 원기둥 모양으로 만들고 햇볕에 말려서 광(光)을 낸 것이 "광산약(光山藥)"이다.

성미 · 효능 ▶ 맛은 달고[甘], 성질은 평(平)하다. 보비양위(補脾養胃), 생진익폐(生津益肺), 보신삽정(補腎澁精)의 효능이 있다.

약재 특징 ▶ 광산약은 원기둥 모양이고, 양 끝이 깔끔하게 정리되어 있다. 바깥 면은 흰색에서 황백색이다.

품질 조건 ▶ 전통 경험에 따르면 길고 굵고, 질은 단단하며, 가루성이 풍부하고, 새하얀 것이 좋다. 광산약이 모산약보다 우수하다.

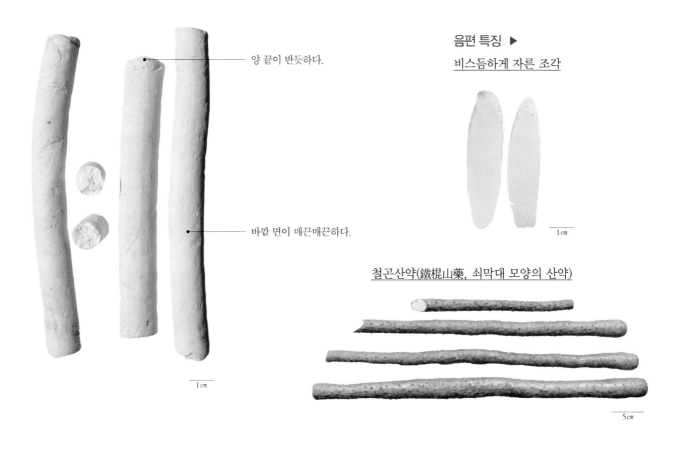

양 끝이 반듯하다.

바깥 면이 매끈매끈하다.

1 cm

음편 특징 ▶
비스듬하게 자른 조각

1 cm

철곤산약(鐵棍山藥, 쇠막대 모양의 산약)

5 cm

참고

1. "회산약(懷山藥)": 하남성의 산약 도지약재를 가리키는데, 대부분 하남성 심양(沁陽)에 집중되어 있다[옛날에는 심양을 회경부(懷慶府)라고 불렀다]. 그래서 "회산약"이라는 이름으로 불리게 되었다.

2. 현재 하남성의 무척(武陟), 온현(溫縣)에 산약의 GAP 재배단지가 조성되어 있다.

3. 산약은 약용 이외에도 신선한 것은 식용할 수 있다.

---

51 《대한민국약전》(제11개정판)에는 "마 *Dioscorea batatas* Decaisne 또는 참마 *Dioscorea japonica* Thunberg (마과 Dioscoreaceae)의 주피를 제거한 뿌리줄기(담근체)로서 그대로 또는 쪄서 말린 것"을 "산약"으로 등재하고 있다.

산자고 山慈菇

Cremastrae Pseudobulbus / Pleiones Pseudobulbus[52]

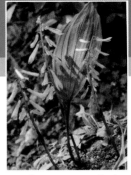

Cremastra appendiculata
(D. Don) Makino

기원 ▶ 난초과(Orchidaceae) 식물 약난초[杜鵑蘭] *Cremastra appendiculata* (D. Don) Makino의 헛비늘줄기를 말린 것이다. 일반적으로 "모자고(毛慈菇)"라고 한다.

산지 ▶ 중국 귀주성, 사천성 등지에서 주로 생산된다.

채취 · 가공 ▶ 여름과 가을에 채취해서 지상부 및 토사를 제거하고 크기별로 나누어서 솥에 물이 끓을 때 넣고 약재의 가운데 부분에 수분이 침투할 때까지 쪄서 말린다.

성미 · 효능 ▶ 맛은 달고[甘], 조금 매우며[微辛], 성질은 서늘하다[涼]. 청열해독(淸熱解毒), 화담산결(化痰散結)의 효과가 있다.

약재 특징 ▶ 불규칙하고 납작한 구형 또는 원뿔 모양이다. 바깥 면은 황갈색에서 진한 갈색이고, 세로 주름 무늬 또는 세로 홈이 있다. 질은 단단하여 자르기 어려우며, 약간 각질상이다. 냄새는 약하고, 맛은 담담하며, 점성을 띤다.

품질 조건 ▶ 전통 경험에 따르면 크기가 고르고, 통통한 것이 좋다.

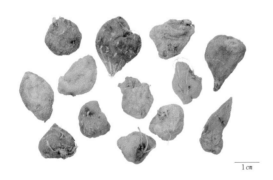

1 cm

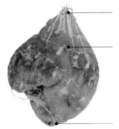

정단은 점차 돌기한다.

"옥대속요(玉帶束腰)"①

아랫부분에는 수염뿌리 자국이 있다.

참고

1. 모자고: 산자고 약재 마디 위의 인편엽이 썩어 문드러져서 마른 후에 남겨진 실 모양의 섬유로 인해 이름 붙여졌다.

2. 《중국약전》에 함께 등재되어 있는 동과식물 독산란(獨蒜蘭) *Pleione bulbocodioides* (Franch.) Rolfe 및 운남독산란(云南獨蒜蘭) *P. yunnanensis* Rolfe의 헛비늘줄기를 말린 것도 "산자고"로 약용하며 "빙구자(氷球子)"라고 한다.

① "옥대속요(玉帶束腰)": 산자고 약재의 가운데 부분에 2~3줄의 튀어나온 환절을 가리키는 것으로, 허리띠 모양과 같아서 "옥대전요(玉帶纏腰)", "요대(腰帶)" 또는 "요고(腰箍)"라고 한다.

산자고와 빙구자의 주요 감별점

구분	모자고(약난초)	빙구자(독산란, 운남독산란)
모양	불규칙하게 납작한 구형 또는 원뿔 모양이고, 정단이 점차 돌기한다.	원뿔 모양, 병목 모양 또는 불규칙한 덩어리이며, 정단은 점차 뾰족해지고, 정단의 끝자리는 쟁반 모양과 비슷하다.
바깥 면	황갈색에서 진한 갈색이고, 세로 주름 무늬 또는 세로 홈이 있다.	껍질이 남아 있는 것은 연한 갈색이고, 겉껍질이 부딪혀서 제거된 바깥 면은 흰색이며 매끈하다.
환절	가운데 부분에 2~3개의 줄이 있으며, 약간 튀어나와 있다.	1~2개의 줄이 있고, 대부분 한쪽으로 치우쳐 있다.
꺾은 면	회백색에서 황백색이고, 약간 각질상이다.	연한 황색이고, 각질상으로 반투명하다.

52 《대한약전외한약(생약)규격집》(제4개정판)에는 "약난초 *Cremastra appendiculata* (D. Don) Makino, 독산란(獨蒜蘭) *Pleione bulbocodioides* Rolfe 또는 운남독산란(云南獨蒜蘭) *Pleione yunnanensis* Rolfe (난초과 Orchidaceae)의 헛비늘줄기"를 "산자고"로 등재하고 있다.

삼릉 三棱

Sparganii Rhizoma[53]

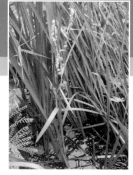

Sparganium stoloniferum
Buch.-Ham.

기원 ▶ 흑삼릉과(Sparganiaceae) 식물 흑삼릉(黑三棱) *Sparganium stoloniferum* Buch.-Ham.의 덩이줄기를 말린 것이다.

산지 ▶ 중국 강소성, 하남성, 산동성, 강서성 등지에서 주로 생산된다.

채취 · 가공 ▶ 겨울부터 이듬해 봄까지 채취하여 깨끗이 씻고 겉껍질을 제거한 후 햇볕에 말린다.

성미 · 효능 ▶ 맛은 맵고[辛], 쓰며[苦], 성질은 평(平)하다. 파혈행기(破血行氣), 소적지통(消積止痛)의 효능이 있다.

약재 특징 ▶ 원뿔 모양으로 약간 납작하다. 바깥 면은 황백색 또는 회황색이다. 무겁고, 질은 단단하며, 물에 넣으면 가라앉는다. 냄새는 거의 없고, 맛은 담담하며, 씹으면 혀를 마비시키는 아린 맛이 있다.

품질 조건 ▶ 전통 경험에 따르면 무겁고, 질은 단단하며, 겉껍질이 깨끗이 제거되고, 황백색인 것이 좋다.

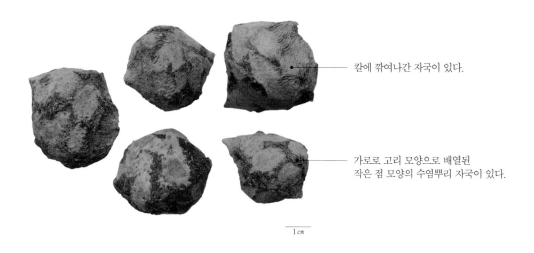

칼에 깎여나간 자국이 있다.

가로로 고리 모양으로 배열된
작은 점 모양의 수염뿌리 자국이 있다.

1 *cm*

음편 특징 ▶

삼릉편

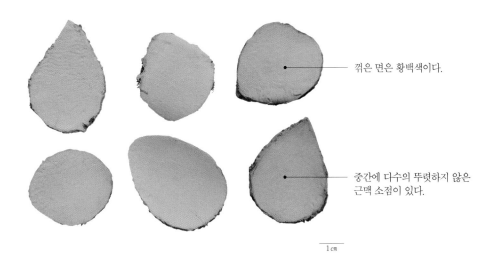

꺾은 면은 황백색이다.

중간에 다수의 뚜렷하지 않은
근맥 소점이 있다.

1 *cm*

---

53 《대한민국약전》(제11개정판)에는 "흑삼릉(黑三棱) *Sparganium stoloniferum* Buchanan-Hamilton (흑삼릉과 Sparganiaceae)의 덩이줄기"를 "삼릉"으로 등재하고 있다.

<u>초삼릉(醋三棱)</u>

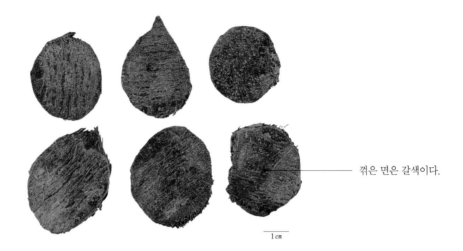

꺾은 면은 갈색이다.

1 cm

<u>흑삼릉:</u> 구형에 가까우며 바깥 면은 갈흑색이다. 질은 가볍고 단단하며 물에 넣으면 뜬다. 《중약재정명사전》에 "포삼릉"으로 명칭 변경을 요청하고 있다.

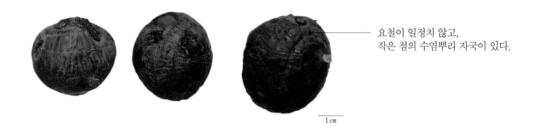

요철이 일정치 않고,
작은 점의 수염뿌리 자국이 있다.

1 cm

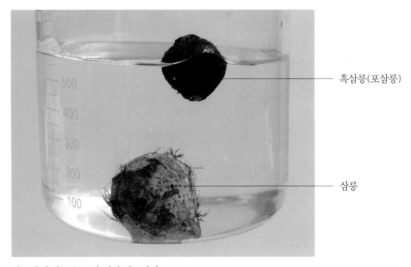

흑삼릉(포삼릉)

삼릉

삼릉과 흑삼릉을 물에 넣어 비교한다.

참고

1. 초(醋)로 법제한 삼릉은 강한 진통 효과가 있다.

2. 삼릉은 동명이물(同名異物)의 약재가 많으므로 감별에 주의해야 한다. 여러 지역에서 사용하는 사초과 식물 형삼릉 *Scipus yagara* Ohwi의 덩이줄기를 "흑삼릉"이라 부른다. 삼릉과 흑삼릉의 식물명과 약재명이 바뀜으로 인해 쉽게 혼란을 일으킬 수 있다.

삼칠 三七

Notoginseng Radix et Rhizoma[54]

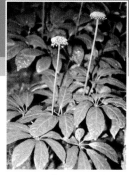

Panax notoginseng
(Burk.) F. H. Chen

기원 ▶ 두릅나무과(Araliaceae) 식물 삼칠(三七) *Panax notoginseng* (Burk.) F. H. Chen의 뿌리 및 뿌리줄기를 말린 것이다.

산지 ▶ 중국 광서성 전양(田陽), 정서(靖西), 백색(百色) 및 운남성 문산(文山), 연산(硯山), 광남(廣南) 등지에서 주로 생산되며, 재배품이 대부분이다.

채취 · 가공 ▶ 가을철 개화 전에 캐어 깨끗이 씻은 후 주근, 지근 및 뿌리줄기로 분류하여 말린다. 지근을 "근조(筋條)"라 하고, 뿌리줄기를 "전구(剪口)"라 한다.

성미 · 효능 ▶ 맛은 달고[甘], 조금 쓰며[微苦], 성질은 따뜻하다[溫]. 산어지혈(散瘀止血), 소종정통(消腫定痛)의 효능이 있다.

약재 특징 ▶ 주근은 원뿔 모양 또는 원기둥 모양이다. 바깥 면은 회갈색 또는 회황색이고, 꺾은 면은 회록색, 황록색 또는 회백색 이다. 무겁고, 단단하며, 부수면 피층과 목부가 분리된다. 특유의 냄새가 약간 있고, 맛은 쓰다가 뒷맛이 약간 달다.

품질 조건 ▶ 전통 경험에 따르면 크고, 무겁고, 질은 단단하며, 바깥 면이 매끈한 것이 좋다. "동피철골"이 있는 것이 좋다.

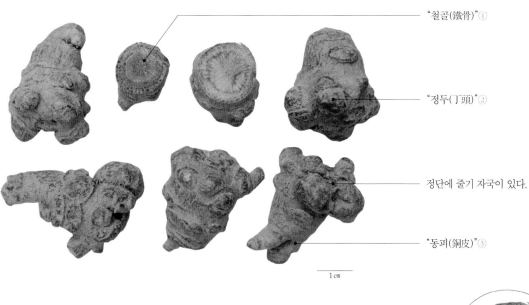

"철골(鐵骨)"①

"정두(丁頭)"②

정단에 줄기 자국이 있다.

"동피(銅皮)"③

1 cm

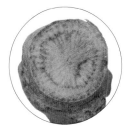

꺾은 면: 피층에는 아주 작은 갈색의 수지도(樹脂道) 반점이 있고 목부는 방사상 배열이다.

---

54 《대한약전외한약(생약)규격집》(제4개정판)에는 "삼칠 *Panax notoginsengs* (Burk) F. H. Chen (두릅나무과 Araliaceae)의 뿌리 및 뿌리줄기"를 "삼칠"로 등재하고 있다.

검은 연기로 착색시킨 것

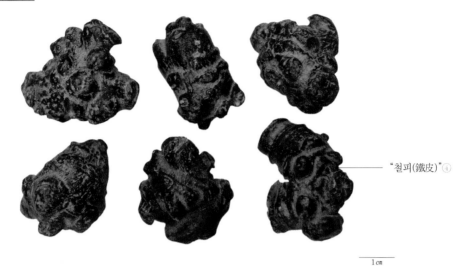

"철피(鐵皮)"①

1 cm

음편 특징 ▶

세로로 자른 것

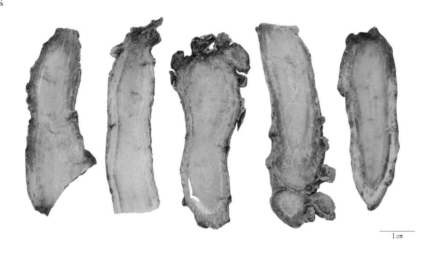

1 cm

① "철골(鐵骨)": 약재 내부(중심부)를 가리키는데, 검푸른색을 띤다. 질은 뼈같이 단단하고 무거우며 자르기 쉽지 않다.

② "정두(丁頭)": 삼칠 약재 상부에 있는 혹 모양의 가는 뿌리가 붙었던 자국으로, "유포(乳包)"라고도 한다.

③ "동피(銅皮)": 삼칠 약재 바깥 면이 회황색을 띠는 것으로, 금속 구리의 색깔과 유사하다.

④ "철피(鐵皮)": 삼칠 약재 바깥 면이 회흑색 또는 흑갈색으로 밝게 빛나는 것으로, 검푸른색을 띤다. "동피"는 삼칠의 원래 색이고, "철피"는 삼칠을 목탄이 있는 실린더에 넣고 타격을 주어 양광(반짝이는 빛)이 나올 때까지 검은색을 먹인 것이다.

참고

1. 중국 남부의 일부 지방에서 사용하는 삼칠을 "오연(烏煙)"이라 하고, 착색 후 충백납처럼 빛나는 것을 사용한다.

2. "동칠(冬七)": 매년 11월 전후 씨가 익은 다음 채취한 삼칠이다. 바싹 말라 있고 전통적으로 품질은 비교적 두 번째로 친다.
   "춘칠(春七)": 매년 7월 전후 개화 전 채취하는 삼칠이다. 뿌리가 튼실하다. 전통적으로 품질이 뛰어난 것으로 인정된다.
   "전칠(田七)": 삼칠은 원래 광서성의 전양(田陽)에서 생산된 것을 최고로 여긴다.

3. 현재 운남성의 문산(文山), 마관(馬關), 연산(硯山)에 삼칠의 GAP 재배단지가 조성되어 있다.

4. 삼칠 상품은 500g당 개수 기준으로 그 등급을 말하며, 개수를 "두(頭)"라 하고, 흔히 8두, 20두, 100두, 200두 등으로 부른다.

상륙 商陸

Phytolaccae Radix[55]

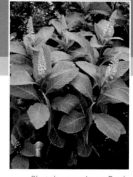

Phytolacca acinosa Roxb.

기원 ▶ 상륙과(Phytolaccaceae) 식물 상륙(商陸) *Phytolacca acinosa* Roxb.의 뿌리를 말린 것이다.

산지 ▶ 중국 하남성, 호북성, 안휘성 등지에서 주로 생산된다.

채취·가공 ▶ 가을부터 이듬해 봄에 채취하여 수염뿌리와 토사를 제거하고 덩어리 또는 판상으로 잘라서 햇볕에 말리거나 그늘에서 말린다.

성미·효능 ▶ 맛은 쓰고[苦], 성질은 차며[寒], 독성이 있다. 축수소종(逐水消腫), 통리이편(通利二便), 해독산결(解毒散結)의 효능이 있다.

약재 특징 ▶ 가로로 자르거나 세로로 자른 불규칙한 덩어리 조각이고, 두껍고 얇은 것이 고르지 않다. 외피는 회황색 또는 회갈색이고, 꺾은 면은 연한 황갈색 또는 황백색이다. 질은 단단하다. 냄새는 없고, 맛은 약간 달콤하며, 오래 씹으면 혀를 마비시킨다.

품질 조건 ▶ 전통 경험에 따르면 덩어리 또는 판상에 황백색이고, "나반문(羅盤紋)"이 뚜렷하면서도 적고, 가루성인 것이 좋다.

가로로 썬 것

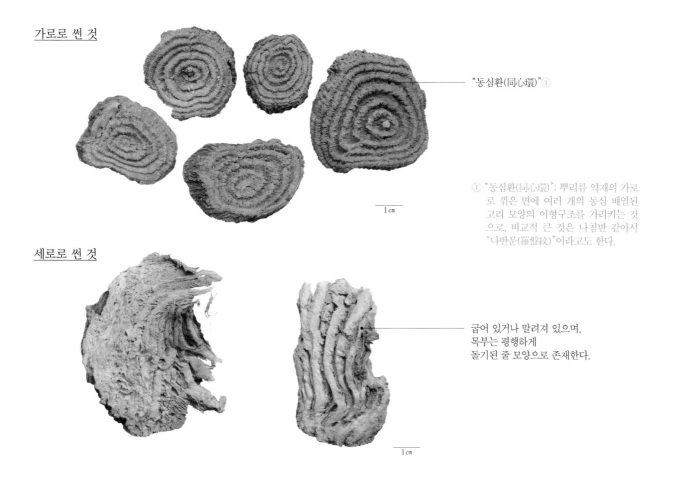

"동심환(同心環)" ①

① "동심환(同心環)": 뿌리류 약재의 가로로 꺾은 면에 여러 개의 동심 배열된 고리 모양의 이형구조를 가리키는 것으로, 비교적 큰 것은 나침반 같아서 "나반문(羅盤紋)"이라고도 한다.

세로로 썬 것

굽어 있거나 말려져 있으며, 목부는 평행하게 돌기된 줄 모양으로 존재한다.

1 cm

참고

《중국약전》에 함께 등재되어 있는 동속식물 수서상륙(垂序商陸) *P. americana* L.의 뿌리를 말린 것을 "상륙"이라 하여 약용한다.

---

[55] 《대한약전외한약(생약)규격집》(제4개정판)에는 "자리공 *Phytolacca esculenta* Houttuyn 또는 미국자리공 *Phytolacca americana* Linne (상륙과 Phytolaccaceae)의 뿌리"를 "상륙"으로 등재하고 있다.

상산 常山

Dichroae Radix[56]

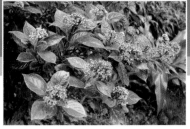

Dichroa febrifuga Lour.

기원 ▶ 범의귀과(Saxifragaceae) 식물 상산(常山) *Dichroa febrifuga* Lour.의 뿌리를 말린 것이다.

산지 ▶ 중국 사천성, 귀주성, 호남성, 호북성 등지에서 주로 생산된다.

채취 · 가공 ▶ 가을에 채취하여 수염뿌리를 제거하고 물로 씻어서 햇볕에 말린다.

성미 · 효능 ▶ 맛은 쓰고[苦], 매우며[辛], 성질은 차고[寒], 독성이 있다. 용토담정(涌吐痰涎), 절학(截瘧)의 효능이 있다.

약재 특징 ▶ 원기둥 모양이고, 항상 구불구불하고, 비틀어져 꼬여 있거나 분지가 있으며, 닭 뼈 모양이다. 바깥 면은 갈황색이다. 질은 단단하고, 자르기 쉽지 않고, 잘랐을 때 분진이 날린다. 냄새는 없고, 맛은 약간 쓰다.

품질 조건 ▶ 전통 경험에 따르면 질이 단단하고 굳어 있으며, 꺾은 면이 연한 노란색인 것이 좋다.

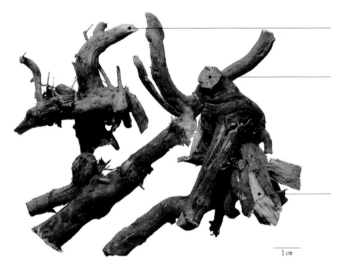

"계골상산(雞骨常山)"①

가로로 꺾은 면은 황백색이고,
연한 노란색의 방사상 무늬가 배열되어 있다.

겉껍질은 잘 떨어지고, 탈락한 곳에는
연한 노란색의 목부가 뚜렷하며,
"시성(柴性)"②이 풍부하다.

1 *cm*

음편 특징 ▶

<u>세로로 썬 것 또는 어슷썰기한 것:</u> 원형 또는 불규칙한 타원형 모양이다.

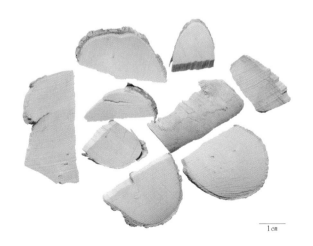

① "계골상산(雞骨常山)": 상산의 질이 단단하고 굳고, 깡마르고 매끄러워서, 닭 뼈와 비슷한 모양을 하고 있다.

② "시성(柴性)": 일반적으로 단단하고 쉽게 부러지는 뿌리 또는 뿌리줄기류 약재를 가리키는 것으로, 목질화 정도가 높아서 부러질 때 불쏘시개와 같다.

1 *cm*

---

56 《대한약전외한약(생약)규격집》(제4개정판)에는 "상산 *Dichroa febrifuga* Lour. (범의귀과 Saxifragaceae)의 뿌리"를 "상산"으로 등재하고 있다.

서양삼 西洋參

Panacis Quinquefolii Radix

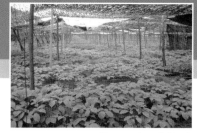

Panax quinquefolium L.

기원 ▶	두릅나무과(Araliaceae) 식물 서양삼(西洋參) *Panax quinquefolium* L.의 뿌리를 말린 것이다.
산지 ▶	미국, 캐나다 등지에서 주로 생산된다.
채취·가공 ▶	가을에 채취하여 깨끗이 씻어 햇볕에 말리거나 저온에서 말린다.
성미·효능 ▶	맛은 달고[甘], 약간 쓰며[微苦], 성질은 서늘하다[涼]. 보기양음(補氣養陰), 청열생진(淸熱生津)의 효능이 있다.
약재 특징 ▶	방추형, 원기둥 모양 또는 원뿔 모양이다. 바깥 면은 연한 황갈색 또는 황백색이다. 무겁고, 질은 단단하여 자르기 쉽지 않고, 꺾은 면은 매끄럽고, 가루성이 약간 뚜렷하다. 특이한 냄새가 약간 있고, 맛은 약간 쓰고 달다.
품질 조건 ▶	전통 경험에 따르면 굵기가 고르고, 단단하고, 바깥 면은 가로무늬가 조밀하며, 청량감이 있고, 맛은 진한 것이 좋다.

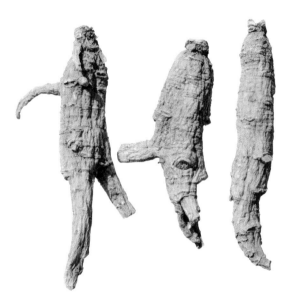
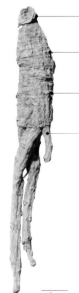

"노두(蘆頭)"

가로 방향의 고리 무늬와
선 모양으로 돌기된 피공이 있다.

가늘고, 치밀한 얇은 세로 주름과
수염뿌리 자국이 있다.

주근의 아랫부분에 1개 또는
2개 이상의 곁뿌리가 있으며,
종종 부러진 것도 있다.

1 cm

음편 특징 ▶

일반적으로 가로로 썰어져 있는 조각이다.

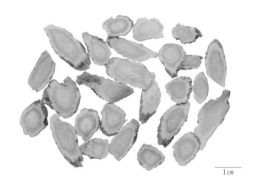

1 cm

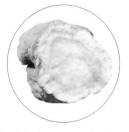

꺾은 면: 연한 황백색이고, 피층에는 황갈색
점 모양의 수지도(樹脂道)를 볼 수 있으며,
형성층 고리 무늬는 황갈색이고, 목부는 약간
방사상 무늬를 띤다.

참고

1. 《중국약전》에 함께 등재되어 있는 동속식물 인삼(人參) *P. ginseng* C. A. Mey.의 뿌리 및 뿌리줄기를 말린 것을 "인삼"이라 하여 별도로 분류하고 있다. 147쪽의 "인삼" 항을 참고할 것

2. 현재 길림성의 정우(靖宇)에 서양삼의 GAP 재배단지가 조성되어 있다.

서장경 徐長卿

Cynanchi Paniculati Radix et Rhizoma[57]

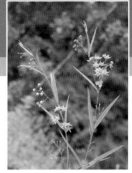

Cynanchum paniculatum
(Bge.) Kitag.

기원 ▶	박주가리과(Asclepiadaceae) 식물 산해박[徐長卿] *Cynanchum paniculatum* (Bge.) Kitag.의 뿌리 및 뿌리줄기를 말린 것이다.
산지 ▶	중국 강소성, 절강성, 안휘성, 산동성, 호북성 및 하남성 등지에서 주로 생산된다.
채취 · 가공 ▶	가을에 채취하여 이물질을 제거하고 그늘에서 말린다.
성미 · 효능 ▶	맛은 맵고[辛], 성질은 따뜻하다[溫]. 거풍화습(祛風化濕), 지통지양(止痛止痒)의 효능이 있다.
약재 특징 ▶	질은 바삭거려 자르기 쉽다. 향기가 있고, 맛은 약간 맵고 서늘하다.
품질 조건 ▶	전통 경험에 따르면 향기가 진한 것이 좋다.

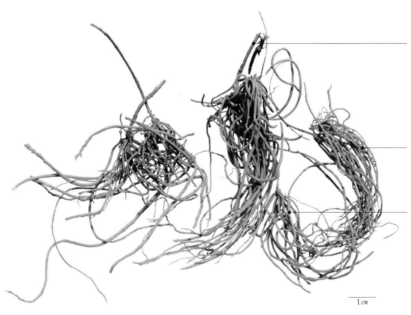

꺾은 면은 가루성이고, 피층은 유백색 또는 황백색이며, 형성층환은 연한 갈색이고, 목부는 조그맣다.

뿌리줄기는 불규칙한 기둥 모양으로 서로 연결되어 있으며, 정단은 줄기 자국이 있고, 뿌리줄기 마디에는 여러 개의 뿌리가 붙어 있다.

희미하고 가느다란 세로 주름 무늬

1 cm

음편 특징 ▶

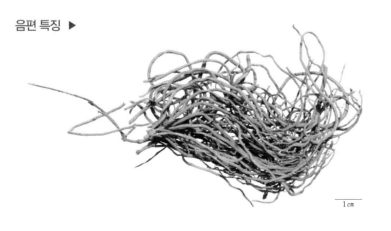

1 cm

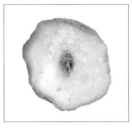

뿌리는 가늘고 길며, 원기둥 모양이고, 구부러져 있으며, 바깥 면은 연한 황백색, 연한 갈황색 또는 갈색이다.

---

57 《대한약전외한약(생약)규격집》제4개정판)에는 "산해박 *Cynanchum paniculatum* Kitagawa (박주가리과 Asclepiadaceae)의 뿌리 및 뿌리줄기"를 "서장경"으로 등재하고 있다.

석창포 石菖蒲

Acori Tatarinowii Rhizoma[58]

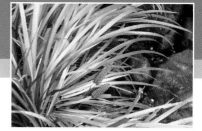

Acorus tatarinowii Schott

기원 ▶ 천남성과(Araceae) 식물 석창포(石菖蒲) *Acorus tatarinowii* Schott의 뿌리줄기를 말린 것이다.

산지 ▶ 중국 사천성, 절강성, 강소성, 강서성 등지에서 주로 생산된다.

채취 · 가공 ▶ 가을과 겨울에 채취하여 토사를 제거하고 햇볕에 말린다.

성미 · 효능 ▶ 맛은 맵고[辛], 쓰며[苦], 성질은 따뜻하다[溫]. 화습개위(化濕開胃), 개규곡담(開竅豁痰), 성신익지(醒神益智)의 효능이 있다.

약재 특징 ▶ 납작한 원기둥 모양으로 구불구불한 것이 많고, 항상 분지가 있다. 바깥 면은 갈색 또는 회갈색이고, 질은 단단하다. 향기가 있고, 맛은 쓰며 조금 맵다.

품질 조건 ▶ 전통 경험에 따르면 두껍고, 꺾은 면은 흰색에 가까우며, 향기가 진한 것이 좋다.

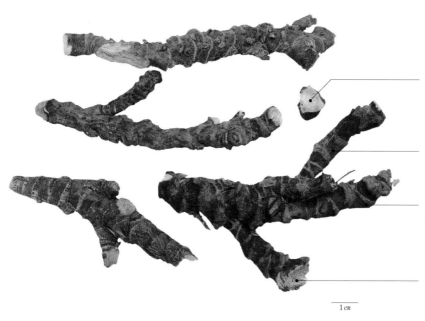

내피층의 고리는 뚜렷하고,
여러 개의 "근맥점"①과
갈색의 유세포가 보인다.

바깥 면은 거칠고, 불규칙한 간격으로
둥근 마디와 가는 세로무늬가 있다.

잎자국이 삼각형 모양으로 있고,
좌우로 배열되어 있으며,
위쪽에는 털비늘 모양의 잎 잔기가 붙어 있다.

꺾은 면은 섬유성이고,
흰색 또는 약간 붉은색에 가깝다.

1 cm

음편 특징 ▶

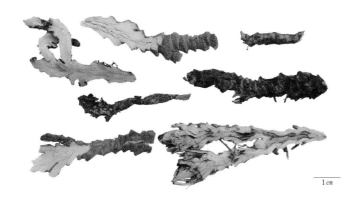

1 cm

① "근맥(筋脈)": 약재 조직 내의 섬유속 또는 유관속을 가리킨다. 자른 약재의 섬유속 또는 유관속은 약간 불규칙한 선 모양으로 나타나는데, 마치 인체의 힘줄 및 혈관(筋脈)과 같이 어지럽게 흩어져 있어 "근(筋)"이라고 한다. 그 정돈된 약재 단면의 어떤 지점에서 보이는 점 모양을 가리켜서 "근맥점(筋脈點)"이라고 하고, 비교적 큰 유관속 부위를 가리켜서 "근맥문(筋脈紋)"이라고 한다.

---

58 《대한약전외한약(생약)규격집》(제4개정판)에는 "석창포 *Acorus gramineus* Solander (천남성과 Araceae)의 뿌리줄기"를 "석창포"로 등재하고 있다.

선모 仙茅

Curculiginis Rhizoma[59]

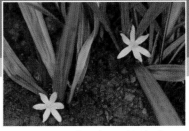

Curculigo orchioides Gaertn.

기원 ▶ 수선화과(Amarylidaceae) 식물 선모(仙茅) *Curculigo orchioides* Gaertn.의 말린 뿌리줄기이다.

산지 ▶ 중국 사천성, 광동성, 광서성, 운남성, 귀주성 등지에서 주로 생산된다.

채취 · 가공 ▶ 가을과 겨울에 채취하여 근두부와 수염뿌리를 제거하고 세척하여 말린다.

성미 · 효능 ▶ 맛은 맵고[辛], 성질은 더우며[熱], 독성이 있다. 보신장(補腎腸), 강근골(强筋骨), 거한습(祛寒濕)의 효능이 있다.

약재 특징 ▶ 원기둥 모양이며, 조금 구불구불하다. 바깥 면은 갈색에서 흑갈색이며, 거칠다. 질은 단단하면서 바삭하고, 자르기 쉽다. 향기가 약간 있고, 맛은 약간 쓰고 맵다.

품질 조건 ▶ 전통 경험에 따르면 굵고 길며, 질은 단단하나 쉽게 부스러지고, 바깥 면이 흑갈색인 것이 좋다.

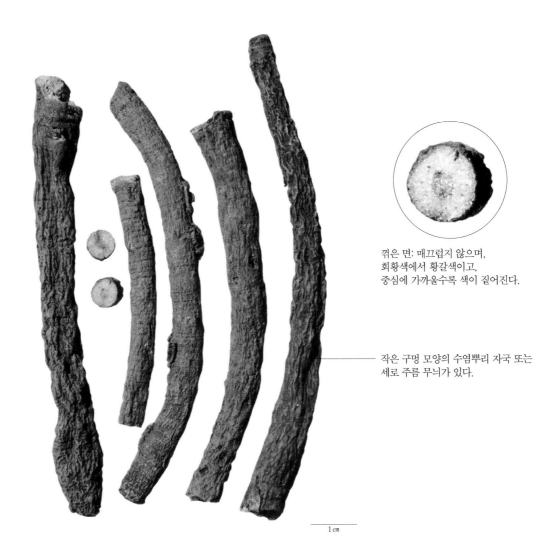

꺾은 면: 매끄럽지 않으며,
회황색에서 황갈색이고,
중심에 가까울수록 색이 짙어진다.

작은 구멍 모양의 수염뿌리 자국 또는
세로 주름 무늬가 있다.

1 *cm*

---

59 《대한약전외한약(생약)규격집》(제4개정판)에는 "선모 *Curculigo orchioides* Gaertner (수선화과 Amarylidaceae)의 뿌리줄기"를 "선모"로 등재하고 있다.

세신 細辛

Asari Radix et Rhizoma[60]

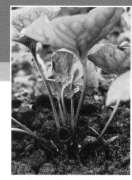

Asarum heterotropoides Fr.
Schmidt var. *mandshuricum*
(Maxim.) Kitag.

기원 ▶ 쥐방울과(Aristolochiaceae) 식물 민족도리풀[北細辛] *Asarum heterotropoides* Fr. Schmidt var. *mandshuricum* (Maxim.) Kitag.의 뿌리 및 뿌리줄기를 말린 것이다. 일반적으로 "요세신(遼細辛)"이라 부른다.

산지 ▶ 중국 동북 지역에서 주로 생산된다.

채취·가공 ▶ 여름에 열매가 익을 때 또는 초가을에 채취하여 지상부와 토사를 제거하고 그늘에서 말린다.

성미·효능 ▶ 맛은 맵고[辛], 성질은 따뜻하다[溫]. 거풍산한(祛風散寒), 통규지통(通竅止痛), 온폐화음(溫肺化飮)의 효능이 있다.

약재 특징 ▶ 둥그렇게 말려 있어서 덩어리를 이룬다. 뿌리줄기의 바깥 면은 회갈색이고, 뿌리의 바깥 면은 회황색이다. 질은 약하여 자르기 쉽다. 매운 향이 있고, 맛은 맵고 얼얼하며, 혀를 마비시킨다.

품질 조건 ▶ 전통 경험에 따르면 뿌리가 많은 것이 좋다.

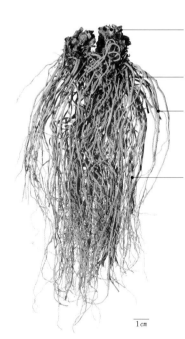

— 꺾은 면은 매끄럽고, 황백색 또는 흰색이다.

— 뿌리는 가늘고, 길며 마디 위에 밀생한다.

— 뿌리줄기는 가로로 나고, 불규칙한 원기둥 모양이며, 짧은 분지가 있고, 고리 모양의 마디가 있다.

— 바깥 면은 평활하거나 세로 주름 무늬가 있다.

1 cm

음편 특징 ▶

대부분 짧게 잘려져 있다.

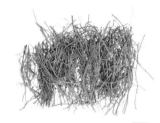

1 cm

참고

1. 《중국약전》에 함께 등재되어 있는 동속식물 서울족도리풀[漢城細辛] *A. sieboldii* Miq. var. *seoulense* Nakai 또는 족도리풀[華細辛] *A. sieboldii* Miq.의 뿌리와 뿌리줄기를 말린 것을 "세신(細辛)"이라 하여 약용한다. 서울족도리풀을 일반적으로 "요세신(遼細辛)"이라 한다.

2. "세신"이라는 이름은 뿌리가 가늘고 맛이 매워서 붙여진 것이다. 지상부(특히 잎)에는 아리스톨로크산(aristolochic acid)이 함유되어 있어서 사용을 금하고 있다.

3종 세신의 주요 감별점

구분	요세신		족도리풀
	민족도리풀	서울족도리풀	
뿌리의 길이	1~10cm		5~20cm
지름	0.2~0.4cm	0.1~0.5cm	0.1~0.2cm
마디 사이의 길이	0.2~0.3cm	0.1~1cm	0.2~1cm
맛과 냄새의 강도	강하다.		비교적 약하다.

---

60 《대한민국약전》(제11개정판)에는 "민족도리풀*Asiasarum heterotropoides* F. Maekawa var. *mandshuricum* F. Maekawa 또는 서울족도리풀*Asiasarum sieboldii* Miquel var. *seoulense* Nakai (쥐방울과 Aristolochiaceae)의 뿌리 및 뿌리줄기"를 "세신"으로 등재하고 있다.

속단 續斷

Dipsaci Radix[61]

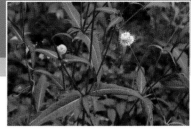

Dipsacus asperoides C. Y. Cheng et T. M. Ai

기원 ▶ 산토끼꽃과(Dipsacaceae) 식물 천속단(川續斷) *Dipsacus asperoides* C. Y. Cheng et T. M. Ai의 뿌리를 말린 것이다.

산지 ▶ 중국 호북성, 사천성, 운남성, 귀주성 등지에서 주로 생산된다.

채취 · 가공 ▶ 가을에 채취하여 근두부와 수염뿌리를 제거하고 아주 약한 불로 반쯤 말리고 쌓아 놓아 내부가 녹색으로 변할 때까지 "발한(發汗)"시키고, 다시 약한 불로 말린다.

성미 · 효능 ▶ 맛은 쓰고[苦], 매우며[辛], 성질은 약간 따뜻하다[微溫]. 보간신(補肝腎), 강근골(强筋骨), 속절상(續折傷), 지붕루(止崩漏)의 효능이 있다.

약재 특징 ▶ 원기둥 모양이고, 약간 납작하며, 어떤 것은 조금 구불구불하다. 바깥 면은 회갈색 또는 황갈색이다. 질은 부드럽지만 오래 방치하면 딱딱하게 변하고, 자르기 쉽다. 향이 조금 있고, 맛은 쓰고 약간 달콤하면서 나중에 떫다.

품질 조건 ▶ 전통 경험에 따르면 굵고 부드러우며, 꺾은 면은 흑록색인 것이 좋다.

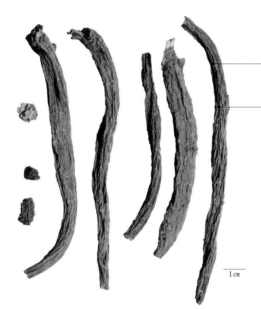

가로로 틈과 점 모양의 피공 자국이 있다.

구불구불하게 굽은 세로 주름과 연한 홈 무늬가 있다.

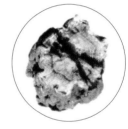

꺾은 면은 평탄하지 않고, 피층은 흑록색 또는 갈색이며, 가장자리는 갈색 또는 연한 갈색이고, 형성층 부위에는 여러 개의 진한 색의 고리가 있으며, 목부는 황갈색이고, 도관속은 방사상 배열을 하고 있다.

1 cm

음편 특징 ▶

<u>가로로 썬 것</u>: 원형 또는 타원형에 가깝다.

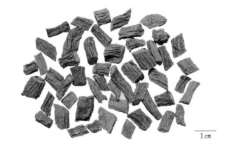

1 cm

<u>세로로 썬 것</u>

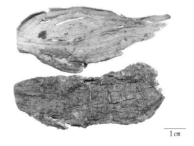

1 cm

참고

호북성 오봉(五峰), 학봉(鶴峰) 지역의 속단을 "오학속단(五鶴續斷)"이라고도 한다.

───────

61 《대한약전외한약(생약)규격집》(제4개정판)에는 "천속단 *Dipsacus asperoides* C. Y. Cheng et T. M. Ai (산토끼꽃과 Dipsacaceae)의 뿌리"를 "천속단"으로 등재하고 있으며, "한속단(韓續斷) *Phlomis umbrosa* Turczaninow (꿀풀과 Labiatae)의 뿌리"를 "한속단"으로 구분하여 별도로 등재하고 있다.

승마 升麻

Cimicifugae Rhizoma[62]

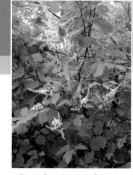

Cimicifuga heracleifolia Kom.

기원 ▶ 미나리아재비과(Ranunculaceae) 식물 승마[大三葉升麻] *Cimicifuga heracleifolia* Kom.의 뿌리줄기를 말린 것이다. 일반적으로 "관승마(關升麻)"라고 부른다.

산지 ▶ 중국 동북 지역에서 주로 생산된다.

채취·가공 ▶ 가을에 채취하여 토사를 제거하고 햇볕에 말린 후 수염뿌리를 불에 그슬려 제거하거나 수염뿌리를 제거한 후 햇볕에 말린다.

성미·효능 ▶ 맛은 맵고[辛], 약간 달며[微甘], 성질은 약간 차다[微寒]. 발표투진(發表透疹), 청열해독(淸熱解毒), 승거양기(升擧陽氣)의 효능이 있다.

약재 특징 ▶ 불규칙하고 긴 덩어리 모양이며, 분지가 많고, 결절상이다. 바깥 면은 흑갈색 또는 적갈색이다. 가볍고, 질은 단단하여 자르기 쉽지 않고, 꺾은 면은 매끄럽지 않으며, 섬유성이다. 냄새는 없고, 맛은 약간 쓰면서 떫다.

품질 조건 ▶ 전통 경험에 따르면 크고, 가벼우며, 굵고, 바깥 면은 흑갈색인 것이 좋다.

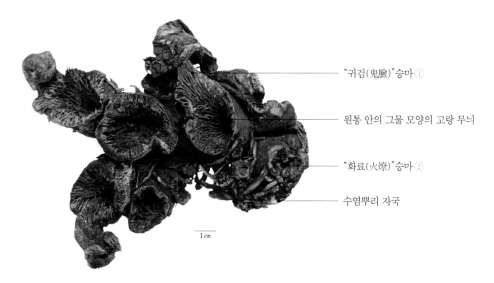

— "귀검(鬼臉)"승마 ①

— 원통 안의 그물 모양의 고랑 무늬

— "화료(火燎)"승마 ②

— 수염뿌리 자국

1 cm

음편 특징 ▶

불규칙한 얇은 조각 또는 두꺼운 조각이다.

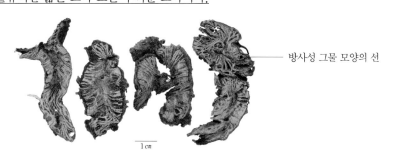

— 방사성 그물 모양의 선

1 cm

참고

《중국약전》에 함께 등재되어 있는 동속식물 흥안승마(興安升麻) *C. dahurica* (Turcz.) Maxim. 또는 승마 *C. foetida* L.의 뿌리줄기를 말린 것을 "승마"라 하여 약용한다. 흥안승마는 요녕성, 하북성에서 주로 생산되며, 일반적으로 "북승마(北升麻)"라 하고, 승마는 사천성에서 주로 생산되며 일반적으로 "서승마(西升麻)"라 한다.

① "귀검(鬼臉)"승마: 승마의 불규칙한 결절 덩어리 모양으로, 바깥 면은 흑갈색이고 원통의 줄기 자국이 여러 개 있다. 바깥 면이 탈락되어 노출된 곳은 그물 모양의 근맥인데 볼품없는 특이한 모양으로, 귀신의 얼굴[鬼臉]에 비교된다. "굴용아근(窟隆牙根, 잇몸구멍)"이라고도 부른다.

② "화료(火燎)"승마: 승마 약재의 가공과정 중에 화료를 이용하여 수염뿌리를 제거한 것으로, 승마 표면이 검은색이 되면서 화료하던 중에 생긴 수염뿌리의 자국을 볼 수 있다.

62 《대한민국약전》(제11개정판)에는 "승마 *Cimicifuga heracleifolia* Komarov, 촛대승마 *Cimicifuga simplex* Wormskjord, 눈빛승마 *Cimicifuga dahurica* Maximowicz 또는 황새승마 *Cimicifuga foetida* Linne (미나리아재비과 Ranunculaceae)의 뿌리줄기"를 "승마"로 등재하고 있다.

시호 柴胡

Bupleuri Radix[63]

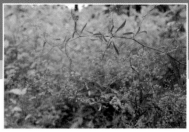

Bupleurum chinense DC.

기원 ▶ 산형과(Umbelliferae) 식물 시호(柴胡) *Bupleurum chinense* DC.의 뿌리를 말린 것이다. 일반적으로 "북시호(北柴胡)" 또는 "경시호(硬柴胡)"라고 부른다.

산지 ▶ 중국 하북성, 동북성, 하남성, 섬서성 등지에서 주로 생산된다.

채취·가공 ▶ 봄과 가을에 채취하여 줄기와 잎과 이물질을 제거하고 말린다.

성미·효능 ▶ 맛은 쓰고[苦], 약간 차다[微寒]. 화해표리(和解表裏), 소간해울(疏肝解鬱), 승양거함(升陽擧陷)의 효능이 있다.

약재 특징 ▶ 원기둥 또는 긴 원추형이다. 바깥 면은 흑갈색 또는 연한 갈색이다. 질은 단단하고 질겨서 자르기 쉽지 않다. 향기가 조금 있고, 맛은 약간 쓰다.

품질 조건 ▶ 전통 경험에 따르면 두껍고 길며, 수염뿌리가 없는 것이 좋다.

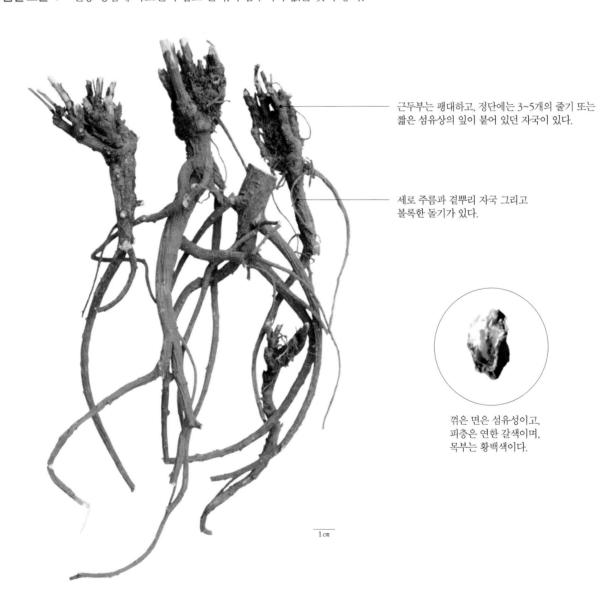

근두부는 팽대하고, 정단에는 3~5개의 줄기 또는 짧은 섬유상의 잎이 붙어 있던 자국이 있다.

세로 주름과 곁뿌리 자국 그리고 볼록한 돌기가 있다.

꺾은 면은 섬유성이고, 피층은 연한 갈색이며, 목부는 황백색이다.

1 cm

---

63 《대한민국약전》(제11개정판)에는 "시호 *Bupleurum falcatum* Linne 또는 그 변종(산형과 Umbelliferae)의 뿌리"를 "시호"로 등재하고 있다.

음편 특징 ▶

세로로 자른 것

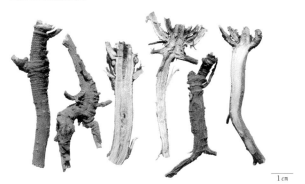

가로로 자른 것

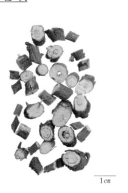

1 cm

1 cm

협엽시호(*B. scorzonerifolium* Willd.)

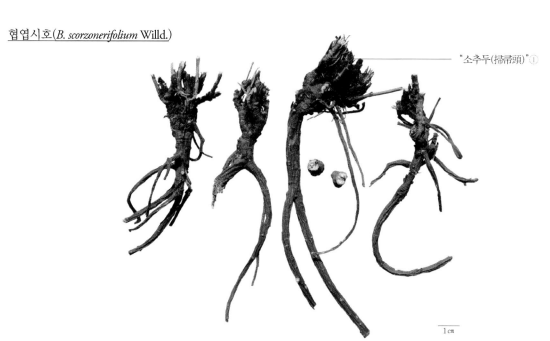

——————— "소추두(掃帚頭)" ①

1 cm

① "소추두(掃帚頭)": 뿌리 및 뿌리줄기류 약재의
   정단에 섬유성 털 모양으로 잔존하는 엽기(葉
   基)를 가리키며, 그 모양이 빗자루의 머리 모양
   과 비슷하여 이름 붙여졌다.

참고
《중국약전》에 함께 등재되어 있는 동속식물 협엽시호(狹葉柴胡) *B. scorzonerifolium* Willd.의
뿌리를 말린 것을 "시호"라 하여 약용한다. 일반적으로 "남시호(南柴胡)", "연시호(軟柴胡)"라
한다.

시호와 협엽시호의 주요 감별점

구분	시호	협엽시호
모양	원기둥 또는 긴 원추형이고, 근두부는 팽대하여 줄기나 뿌리가 남아 있는 자국이 있다.	비교적 가늘고, 원뿔 모양이고, 정단에는 가는 털 모양의 마른 잎 섬유(소추두)가 많이 있다.
바깥 면	흑갈색 또는 연한 갈색이다.	적갈색 또는 흑갈색이고, 근두부 근처에 세밀한 고리 무늬가 보인다.
질감, 꺾은 면	단단하면서 질기고, 자르기 쉽지 않으며, 꺾은 면은 섬유성이다.	약간 부드러우며, 부서지기 쉽고, 꺾은 면은 섬유성이 뚜렷하지 않다.
냄새와 맛	향기가 조금 있다.	산패한 냄새가 난다.

아출 莪朮

Curcumae Rhizoma[64]

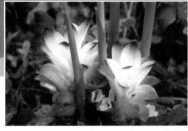

Curcuma phaeocaulis Val.

기원 ▶ 생강과(Zingiberaceae) 식물 봉아출(蓬莪朮) *Curcuma phaeocaulis* Val.의 뿌리줄기를 말린 것이다.

산지 ▶ 중국 복건성, 사천성, 광동성, 광서성 등지에서 주로 생산된다.

채취 · 가공 ▶ 겨울에 줄기와 잎이 마른 후 채취하여 깨끗이 씻고 속이 익을 때까지 찌거나 삶아서 햇볕에 말리거나 저온에서 말린 후 수염뿌리와 이물질을 제거한다.

성미 · 효능 ▶ 맛은 맵고[辛], 쓰며[苦], 성질은 따뜻하다[溫]. 파혈행기(破血行氣), 소적지통(消積止痛)의 효능이 있다.

약재 특징 ▶ 난원형, 긴 달걀 모양, 원뿔형 또는 긴 방추형 모양이다. 바깥 면은 회황색에서 회갈색이다. 무겁고, 질은 단단하다. 향기가 조금 있고, 맛은 약간 쓰면서 맵다.

품질 조건 ▶ 전통 경험에 따르면 질은 단단하고, 향기가 진한 것이 좋다.

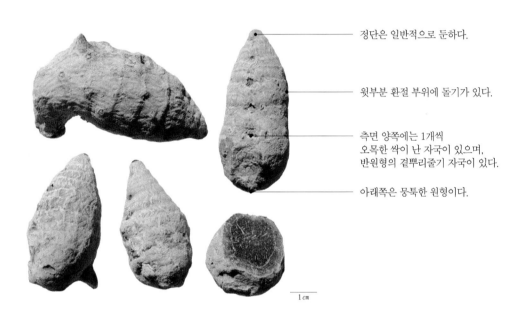

정단은 일반적으로 둔하다.

윗부분 환절 부위에 돌기가 있다.

측면 양쪽에는 1개씩
오목한 싹이 난 자국이 있으며,
반원형의 곁뿌리줄기 자국이 있다.

아래쪽은 뭉툭한 원형이다.

1 cm

음편 특징 ▶

<u>가로로 썬 것</u>

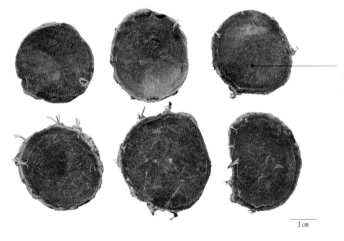

꺾은 면은 회갈색 또는 남갈색이고,
밀납 모양이며, 종종 회갈색의 가루가 붙어 있고,
내피층은 갈색의 고리 모양이다.

1 cm

---

64 《대한민국약전》(제11개정판)에는 "봉아출 *Curcuma phaeocaulis* Val., 광서아출(廣西莪朮) *Curcuma kwangsiensis* S. G. Lee et C. F. Liang 또는 온울금(溫鬱金) *Curcuma wenyu-jin* Y. H. Chen et C. Ling (생강과 Zingiberaceae)의 뿌리줄기를 그대로 또는 수증기로 쪄서 말린 것"을 "아출"로 등재하고 있다.

계아출(桂莪朮, *C. kwangsiensis*): 환절은 점차 돌기되어 있으며, 꺾은 면은 황갈색에서 갈색이고, 종종 연한 노란색의 가루가 붙어 있으며, 내피층은 황백색의 고리 모양이다.

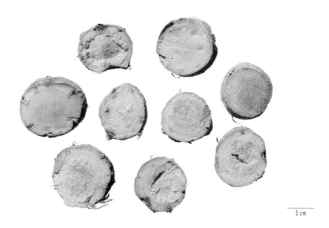

1 *cm*

온아출(溫莪朮, *C. wenyujin*): 꺾은 면은 황갈색에서 갈황색이고, 종종 연한 노란색에서 황갈색인 가루가 붙어 있으며, 향기가 있지만 아주 약간만 나는 경우도 있다.

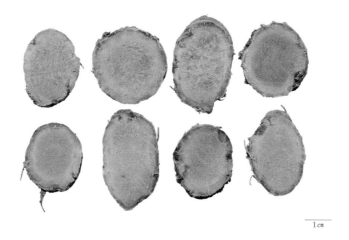

1 *cm*

참고

《중국약전》에 함께 등재되어 있는 동속식물 광서아출(廣西莪朮) *C. kwangsiensis* S. G. Lee et C. F. Liang 또는 온울금(溫郁金) *C. wenyujin* Y. H. Chen et C. Ling의 뿌리줄기를 말린 것을 "아출(莪朮)"이라 하여 약용하며, 각각 "계아출"과 "온아출"로 나눈다.

봉아출, 계아출, 온아출의 주요 감별점

구분	봉아출	계아출	온아출
꺾은 면의 색깔	회갈색에서 남갈색이며, 밀납 모양이다.	연한 갈색에서 갈색이다.	연한 갈색에서 진한 갈색이다.
꺾은 면의 가루의 특징	회갈색	연한 노란색	연한 노란색에서 황갈색이다.
내피층의 고리 무늬	어두운 갈색	황백색	어두운 갈색

양면침 兩面針

Zanthoxyli Radix

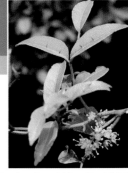

Zanthoxylum nitidum (Roxb.) DC.

기원 ▶ 운향과(Rutaceae) 식물 양면침(兩面針) *Zanthoxylum nitidum* (Roxb.) DC.의 뿌리를 말린 것이다.

산지 ▶ 중국 광동성, 광서성, 복건성, 대만 등지에서 주로 생산된다.

채취·가공 ▶ 연중 고르게 채취 가능하며 깨끗이 씻어서 토막을 내거나 얇은 조각으로 만들어 햇볕에 말린다.

성미·효능 ▶ 맛은 쓰고[苦], 매우며[辛], 성질은 평(平)하다. 독성이 약간 있다. 행기지통(行氣止痛), 활혈화어(活血化瘀), 거풍통락(祛風通絡)의 효능이 있다.

약재 특징 ▶ 두꺼운 조각 또는 원기둥 모양의 짧은 토막이다. 바깥 면은 연한 갈색 또는 연한 노란색이다. 질은 단단하다. 향기가 약간 있고, 맛은 매우 맵고 쓰며, 혀를 마비시킨다.

품질 조건 ▶ 전통 경험에 따르면 뿌리껍질이 두껍고, 맛이 진한 것이 좋다.

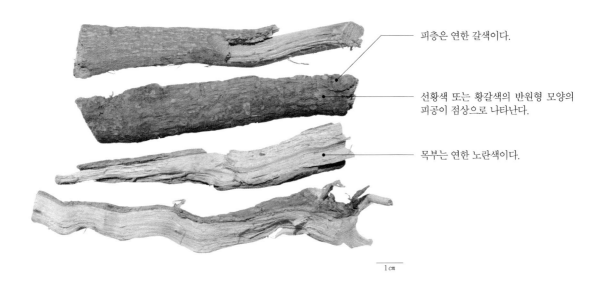

피층은 연한 갈색이다.

선황색 또는 황갈색의 반원형 모양의 피공이 점상으로 나타난다.

목부는 연한 노란색이다.

1 cm

음편 특징 ▶

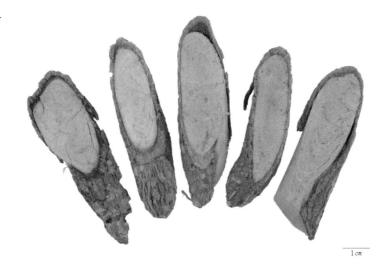

1 cm

오약 烏藥

Linderae Radix[65]

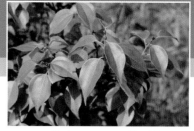

Lindera aggregata (Sims) Kosterm.

기원 ▶	녹나무과(Lauraceae) 식물 오약(烏藥) *Lindera aggregata* (Sims) Kosterm.의 덩이뿌리를 말린 것이다.
산지 ▶	중국 절강성, 호남성 등지에서 주로 생산된다.
채취 · 가공 ▶	연중 채취가 가능하며 가는 뿌리는 제거하고 깨끗이 씻어 신선한 것을 골라 썰어서 햇볕에 말리거나 썰지 않고 그대로 햇볕에 말린다.
성미 · 효능 ▶	맛은 맵고[辛], 성질은 따뜻하다[溫]. 행기지통(行氣止痛), 온신산한(溫腎散寒)의 효능이 있다.
약재 특징 ▶	원뿔 모양이고, 약간 굽어 있다. 바깥 면은 노란색의 어두운 갈색 또는 노란색의 밝은 갈색이다. 질은 단단하다. 향기가 조금 있고, 맛은 약간 쓰고 맵고, 청량감이 있다.
품질 조건 ▶	전통 경험에 따르면 이어진 구슬 모양으로, 질은 질기며, 가루성이 크고, 꺾은 면은 연한 갈색이며, 향기가 진한 것이 좋다. 방추형 모양의 직근은 약재로 사용할 수 없다.

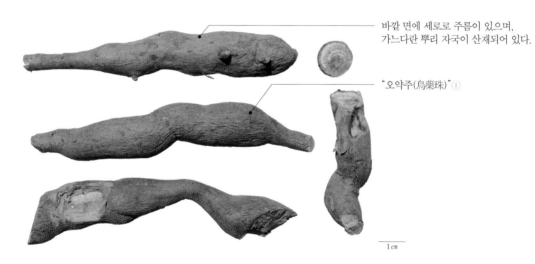

바깥 면에 세로로 주름이 있으며,
가느다란 뿌리 자국이 산재되어 있다.

"오약주(烏藥珠)"①

1 cm

음편 특징 ▶

가로로 썬 것

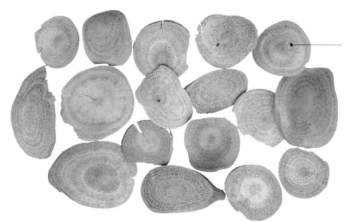

꺾은 면은 황백색 또는 연한 황갈색이고,
방사상으로 배열되어 있으며,
나이테를 볼 수 있고,
중심부는 비교적 색이 진하다.

1 cm

① "오약주(烏藥珠)": 오약의 원뿔 모양의 덩이뿌리를 가리키는 것으로, 가운데가 오그라져 이어진 구슬 모양이다.

---

65 《대한민국약전》(제11개정판)에는 "오약 *Lindera aggregata* Fernandez-Villar (녹나무과 Lauraceae)의 뿌리"를 "오약"으로 등재하고 있다.

옥죽 玉竹

Polygonati Odorati Rhizoma[66]

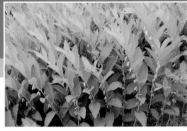

Polygonatum odoratum (Mill.) Druce

기원 ▶ 백합과(Liliaceae) 식물 둥굴레[玉竹] *Polygonatum odoratum* (Mill.) Druce의 뿌리줄기를 말린 것이다.

산지 ▶ 중국 호남성, 하남성, 강소성, 절강성 등지에서 주로 생산된다.

채취·가공 ▶ 가을에 채취하여 수염뿌리를 제거하고 깨끗이 씻어서 부드러워질 때까지 햇볕에 말린 후, 반복하여 비벼서 부드럽게 만들고 단단한 심(心)이 없어질 때까지 햇볕에 말린 다음, 다시 햇볕에 완전하게 건조시키거나 증기로 쪄서 반투명할 정도로 유연해지면 햇볕에 말린다.

성미·효능 ▶ 맛은 달고[甘], 성질은 약간 차다[微寒]. 양음윤조(養陰潤燥), 생진지갈(生津止渴)의 효능이 있다.

약재 특징 ▶ 긴 원기둥 모양이고, 약간 납작하며, 분지하는 것이 적다. 바깥 면은 황백색 또는 연한 황갈색이고, 반투명하다. 꺾은 면은 각질상 또는 과립성이 뚜렷하다. 질은 단단하면서 바삭하고, 쉽게 흡습하여 부드러워진다. 냄새는 없고, 맛은 달며, 씹으면 점성이 생긴다.

품질 조건 ▶ 전통 경험에 따르면 길이가 길고, 비대하고 크며, 황백색으로 반질반질하고, 반투명하며, 맛은 달콤한 것이 좋다.

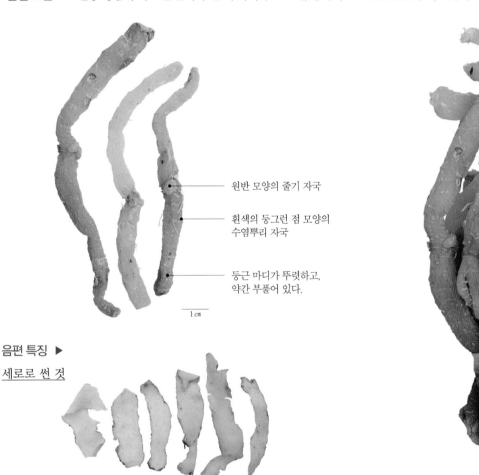

원반 모양의 줄기 자국

흰색의 둥그런 점 모양의 수염뿌리 자국

둥근 마디가 뚜렷하고, 약간 부풀어 있다.

1 cm

음편 특징 ▶

세로로 썬 것

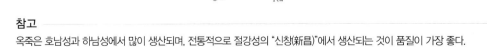

1 cm

1 cm

참고

옥죽은 호남성과 하남성에서 많이 생산되며, 전통적으로 절강성의 "신창(新昌)"에서 생산되는 것이 품질이 가장 좋다.

---

66 《대한민국약전외한약(생약)규격집》(제4개정판)에는 "둥굴레 *Polygonatum odoratum* Druce var. pluriflorum Ohwi 또는 기타 동속근연식물 (백합과 Liliaceae)의 뿌리줄기"를 "옥죽"으로 등재하고 있다.

용담 龍膽

Gentianae Radix et Rhizoma[67]

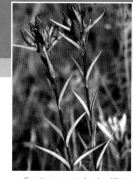

Gentiana manshurica Kitag.

기원 ▶ 용담과(Gentianaceae) 식물 조엽용담(條葉龍膽) *Gentiana manshurica* Kitag.의 뿌리 및 뿌리줄기를 말린 것이다.

산지 ▶ 중국 동북 지역에서 주로 생산된다.

채취·가공 ▶ 여름과 가을에 채취하여 물로 씻어서 말린다.

성미·효능 ▶ 맛은 쓰고[苦], 성질은 차다[寒]. 청열조습(淸熱燥濕), 사간담화(瀉肝膽火)의 효능이 있다.

약재 특징 ▶ 뿌리줄기는 불규칙한 덩어리 모양이다. 바깥 면은 어두운 회갈색 또는 진한 갈색이다. 뿌리는 원기둥 모양이고, 약간 비틀어져 굽어 있고, 바깥 면은 연한 노란색 또는 황갈색이다. 질은 바삭하여 자르기 쉽고, 꺾은 면은 약간 매끄럽다. 냄새는 없고, 맛은 매우 쓰다.

품질 조건 ▶ 전통 경험에 따르면 굵고 길며, 노란색 또는 황갈색인 것이 좋다.

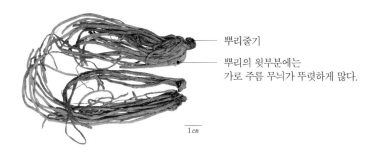

— 뿌리줄기

뿌리의 윗부분에는
가로 주름 무늬가 뚜렷하게 많다.

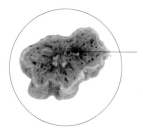

꺾은 면의 목부는
색이 비교적 연하고,
"근맥점(筋脈點)"①이
있다.

꺾은 면의 피층은 황백색 또는
연한 황갈색이다.

견용담(堅龍膽, *G. rigescens*)

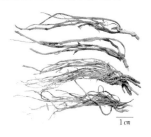

삼화용담(三花龍膽, *G. triflora*)

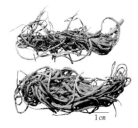

① "근맥(筋脈)": 약재 조직 내의 섬유속 또는 유관속을 가리킨다. 자른 약재의 섬유속 또는 유관속은 약간 불규칙한 선 모양으로 나타나는데, 마치 인체의 힘줄 및 혈관[筋脈]과 같이 어지럽게 흩어져 있어 "근(筋)"이라고 한다. 그 정돈된 약재 단면의 어떤 지점에서 보이는 점 모양을 가리켜서 "근맥점(筋脈點)"이라고 하고, 비교적 큰 유관속 부위를 가리켜서 "근맥문(筋脈紋)"이라고 한다.

참고

1. 《중국약전》에 함께 등재되어 있는 동속식물 용담 *G. scabra* Bge., 삼화용담 *G. triflora* Pall. 또는 견용담 *G. rigescens* Franch.의 뿌리와 뿌리줄기를 말린 것을 "용담"이라 하여 약용한다. 조엽용담과 앞의 두 종을 일반적으로 "용담" 또는 "관용담(關龍膽)"이라 하고, 후자의 한 종을 "견용담"이라 한다.

2. 현재 요녕성의 청원(淸原)에 용담의 GAP 재배단지가 조성되어 있다.

관용담과 견용담의 주요 감별점

구분	관용담	견용담
바깥 면	가로 주름 무늬가 뚜렷하다.	가로 무늬가 없고, 외피는 막질이고, 탈락하기 쉽다.
목부	발달하지 않았다.	발달되어 있고, 피층으로부터 분리하기 쉽다.
질감	습기를 흡수하면 곧 부드러워진다.	단단하다.

67 《대한민국약전》(제11개정판)에는 "용담 *Gentiana scabra* Bunge, 과남풀 *Gentiana triflora* Pallas 또는 조엽용담(條葉龍膽) *Gentiana manshurica* Kitagawa (용담과 *Gentianaceae*)의 뿌리 및 뿌리줄기"를 "용담"으로 등재하고 있다.

우슬 牛膝

Achyranthis Bidentatae Radix[68]

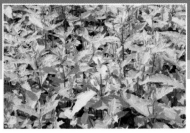

Achyranthes bidentata Bl.

기원 ▶ 비름과(Amaranthaceae) 식물 우슬(牛膝) *Achyranthes bidentata* Bl.의 뿌리를 말린 것이다. 일반적으로 "회우슬(懷牛膝)"이라 한다.

산지 ▶ 중국 하남성, 하북성, 산서성, 산동성 등지에서 주로 생산된다.

채취 · 가공 ▶ 겨울에 줄기와 잎이 말랐을 때 채취하여 수염뿌리와 토사를 제거하고, 두드려서 작은 다발을 만들고 햇볕에 쭈글쭈글해질 때까지 말린 다음, 정단을 가지런하게 자르고 햇볕에서 완전히 말린다.

성미 · 효능 ▶ 맛은 쓰고[苦], 시며[酸], 성질은 평(平)하다. 보간신(補肝腎), 강근골(强筋骨), 축어통경(逐瘀通經), 인혈하행(引血下行)의 효능이 있다.

약재 특징 ▶ 가늘고 긴 원기둥 모양이고, 반듯하거나 조금 구불구불하다. 바깥 면은 회황색 또는 연한 갈색이다. 질은 단단하면서 바삭거려 자르기 쉽고, 흡습하면 유연해진다. 냄새는 약하고, 맛은 약간 달콤하면서 조금 쓰고 떫다.

품질 조건 ▶ 전통 경험에 따르면 뿌리가 길고, 육질이 많으며, 표피가 얇고, 황백색인 것이 좋다.

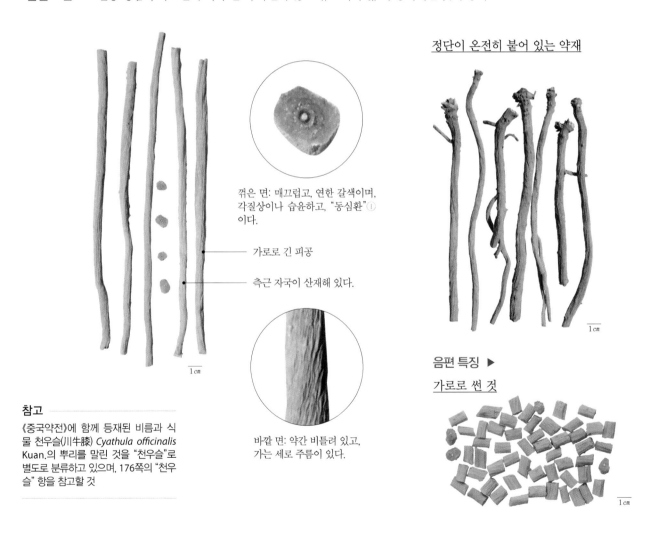

정단이 온전히 붙어 있는 약재

꺾은 면: 매끄럽고, 연한 갈색이며, 각질상이나 습윤하고, "동심환"① 이다.

가로로 긴 피공

측근 자국이 산재해 있다.

바깥 면: 약간 비틀려 있고, 가는 세로 주름이 있다.

음편 특징 ▶

가로로 썬 것

참고

《중국약전》에 함께 등재된 비름과 식물 천우슬(川牛膝) *Cyathula officinalis* Kuan.의 뿌리를 말린 것을 "천우슬"로 별도로 분류하고 있으며, 176쪽의 "천우슬" 항을 참고할 것

---

① "동심환(同心環)": 뿌리류 약재의 가로로 꺾은 면에 여러 개의 동심 배열된 고리 모양의 이형구조를 가리키는 것으로, 비교적 큰 것은 나침반 같아서 "라반문(羅盤紋)"이라고도 한다.

---

68 《대한민국약전》(제11개정판)에는 "쇠무릎 *Achyranthes japonica* Nakai 또는 우슬 *Achyranthes bidentata* Blume (비름과 Amaranthaceae)의 뿌리"를 "우슬"로 등재하고 있다.

울금 鬱金

Curcumae Wenyujin Radix[69]

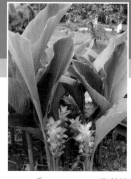

Curcuma wenyujin Y. H. Chen et C. Ling.

기원 ▶ 생강과(Zingiberaceae) 식물 온울금(溫鬱金) Curcuma wenyujin Y. H. Chen et C. Ling.의 덩이뿌리를 말린 것이다. 일반적으로 "온울금"이라 한다.

산지 ▶ 중국 절강성 서안(瑞安)에서 주로 생산된다.

채취·가공 ▶ 겨울에 줄기와 잎이 마른 후 채취하여 토사와 가는 뿌리를 제거하고 속이 익을 때까지 찌거나 삶아서 말린다.

성미·효능 ▶ 맛은 맵고[辛], 쓰며[苦], 성질은 차다[寒]. 행기화어(行氣化瘀), 청심해울(淸心解鬱) 이담퇴황(利膽退黃)의 효능이 있다.

약재 특징 ▶ 긴 원형 또는 난원형이고, 약간 납작하다. 바깥 면은 어두운 회갈색 또는 회갈색이다. 질은 단단하다. 향이 조금 있고, 맛은 약간 쓰다.

품질 조건 ▶ 전통 경험에 따르면 단단하고, 꺾은 면은 노란색인 것이 좋다.

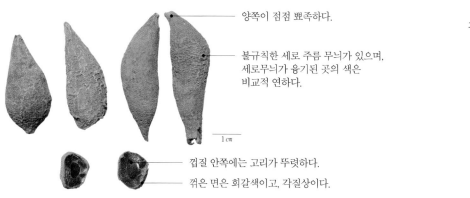

양쪽이 점점 뾰족하다.

불규칙한 세로 주름 무늬가 있으며, 세로무늬가 융기된 곳의 색은 비교적 연하다.

1 cm

껍질 안쪽에는 고리가 뚜렷하다.

꺾은 면은 회갈색이고, 각질상이다.

음편 특징 ▶

세로로 자른 조각

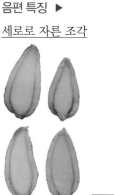

1 cm

참고

1. 《중국약전》에 함께 등재되어 있는 동속식물 강황(姜黃) C. longa L., 광서아출(廣西莪朮) C. kwangsiensis S. G. Lee et C. F. Liang 또는 봉아출(蓬莪朮) C. phaeocaulis Val.의 덩이뿌리를 말린 것을 "울금"이라 하여 약용한다. 전자를 "황사울금(黃絲鬱金)"이라 하고, 성상에 따라 광서아출을 "계울금(桂郁金)" 또는 봉아출을 "녹사울금(綠絲鬱金)"이라 한다. 전통 경험에 따르면 "황사울금"의 품질을 가장 좋게 여긴다.

2. 《중국약전》에 함께 등재되어 있는 온울금, 광서아출의 뿌리줄기를 "아출"이라 하여 별도로 분류하고 있으며, 강황의 뿌리줄기를 "강황"이라 하여 별도로 분류하고 있다. 136쪽의 "아출" 항, 59쪽의 "강황" 항을 참고할 것

4종 울금의 주요 감별점

구분	온울금	황사울금(강황)	계울금(광서아출)	녹사울금(봉아출)
형태	긴 원형 또는 난원형이다.	방추형이고, 1개의 얇고 긴 끝이 있다.	긴 원뿔 모양 또는 긴 원형이다.	긴 타원형이고, 비교적 두껍고 단단하다.
바깥 면, 꺾은 면의 특징	어두운 회갈색 또는 회갈색이고, 불규칙한 세로 주름 무늬가 있으며, 꺾은 면은 회갈색이다.	갈회색 또는 회황색이고, 꺾은 면은 등황색이며, 바깥 주위는 갈황색에서 갈적색이다.	연한 세로 주름이 있고, 비교적 거친 그물망 모양의 주름 무늬가 있다.	
냄새, 맛	향이 약간 있고, 약간 쓰다.	향이 있고, 맵고 아리다.	냄새는 없고, 맵고 쓰다.	냄새는 없고, 담담하다.
길이	3.5~7cm	2.5~4.5cm	2~6.5cm	1.5~3.5cm
지름	1.2~2.5 cm	1~1.5cm	1~1.8cm	1~1.2cm

---

69 《대한민국약전》(제11개정판)에는 "온울금(溫鬱金) Curcuma wenyujin Y. H. Chen et C. Ling., 강황(姜黃) Curcuma longa Linne, 광서아출(廣西莪朮) Curcuma kwangsiensis S. G. Lee et C. F. Liang 또는 봉아출(蓬莪朮) Curcuma phaeocaulis Val. (생강과 Zingiberaceae)의 덩이뿌리로서 그대로 또는 주피를 제거하고 쪄서 말린 것"을 "울금"으로 등재하고 있다.

원지 遠志

Polygalae Radix[70]

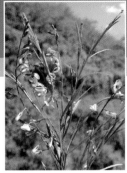

Polygala tenuifolia Willd.

기원 ▶ 원지과(Polygalaceae) 식물 원지(遠志) *Polygala tenuifolia* Willd.의 뿌리를 말린 것이다.

산지 ▶ 중국 산서성, 섬서성, 길림성, 하남성 등지에서 주로 생산된다.

채취 · 가공 ▶ 봄과 가을에 채취하여 수염뿌리와 토사를 제거하고 햇볕에 말린다.

성미 · 효능 ▶ 맛은 쓰고[苦], 매우며[辛], 성질은 따뜻하다[溫]. 안신익지(安神益智), 거담(祛痰), 소종(消腫)의 효능이 있다.

약재 특징 ▶ 원기둥 모양이고, 약간 구불구불하다. 바깥 면은 회황색에서 회갈색이다. 질은 단단하면서 바삭하여 자르기 쉽다. 냄새는 없고, 맛은 쓰며 약간 맵고, 씹어보면 목구멍을 자극하는 느낌이 있다.

품질 조건 ▶ 전통 경험에 따르면 굵고, 껍질이 두꺼운 것이 좋다.

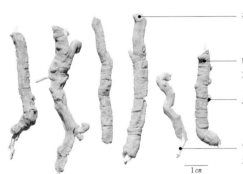

꺾은 면의 피층은 갈황색이다.

비교적 치밀하고, 깊게 들어간 가로 주름 무늬가 있다.

오래된 뿌리는 마디 모양이다.

"골(骨)"①과 "심(心)"②은 황백색이다.

1 cm

음편 특징 ▶

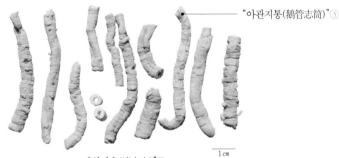

"아관지통(鵝管志筒)"③

"원지육(遠志肉)"①

1 cm

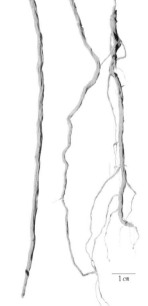

"원지곤(遠志棍)"⑤

1 cm

① "골(骨)": 일반적으로 약재의 목질화된 정도가 높은 부분을 가리킨다.

② "심(心)": 약재의 중심 부분과 가장자리 부분의 모양과 질감이 다른 중심 부분을 아울러 가리킨다.

③ "아관지통(鵝管志筒)": 원지 약재의 목심을 제거한 후의 비교적 두꺼운 껍질 부분을 가리키는 것으로, 피층은 원통 모양 또는 가운데가 비어 있는 기다란 관 모양으로 마치 거위 깃털의 관 같다.

④ "원지육(遠志肉)": 원지 약재의 목심을 제거한 피층을 가리키는 것으로, 찢어진 관 모양이 많이 보인다.

⑤ "원지곤(遠志棍)": 원지 약재가 가늘고 작아서 목심을 제거할 수 없는 것을 가리킨다.

참고

1. "껍질(皮)": (1) 뿌리와 뿌리줄기류 약재의 바깥 부분을 말한다. (2) 열매 및 종자류 약재의 겉껍질을 말한다. 색, 광택, 크기와 두께, 성긴지 아니면 단단한지 등이 "껍질"의 성상을 기술하는 데 사용된다.

   "육(肉)": (1) 뿌리와 뿌리줄기류 약재의 안쪽 부분, 즉 "껍질"과 대응되는 부분 또는 외부와 "심(心)"(목질부)의 대응되는 부분을 말한다. (2) 열매와 종자류 약재의 중과피 또는 종인을 말한다.

2. 《중국약전》에 함께 등재되어 있는 동속식물 난엽원지(卵葉遠志) *P. sibirica* L.의 뿌리를 말린 것을 "원지"라 하여 약용한다. 중국의 동북 지역에서 주로 생산되며, 육질은 비교적 얇고, 질은 비교적 떨어진다.

3. 원지의 지상부를 "소초(小草)"라 하여 역시 약용하며, 익정보기(益精補氣)의 효능이 있다.

70 《대한민국약전》(제11개정판)에는 "원지 *Polygala tenuifolia* Willdenow (원지과 Polygalaceae)의 뿌리"를 "원지"로 등재하고 있다.

위령선 威靈仙

Clematidis Radix et Rhizoma[71]

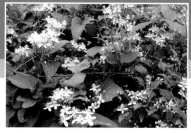

Clematis chinensis Osbeck

기원 ▶	미나리아재비과(Ranunculaceae) 식물 위령선(威靈仙) *Clematis chinensis* Osbeck의 뿌리 및 뿌리줄기를 말린 것이다.
산지 ▶	중국 강소성, 절강성, 강서성, 안휘성 등지에서 주로 생산된다.
채취·가공 ▶	가을에 채취하여 토사를 제거하고 햇볕에 말린다.
성미·효능 ▶	맛은 맵고[辛], 짜며[鹹], 성질은 따뜻하다[溫]. 거풍제습(祛風除濕), 통락지통(通絡止痛)의 효능이 있다.
약재 특징 ▶	뿌리줄기는 기둥 모양이고, 바깥 면은 연한 갈황색이다. 뿌리줄기의 질은 비교적 단단하고 질기며, 꺾은 면은 섬유성이고, 뿌리의 질은 딱딱하고 바삭거려 자르기 쉽고, 피층과 목부 사이에는 갈라진 틈이 있다. 냄새는 없고, 맛은 담담하다.
품질 조건 ▶	전통 경험에 따르면 굵고, 고르며, 꺾은 면은 회백색이고, 질은 단단하고, 지상부의 잔기가 짧은 것이 좋다.

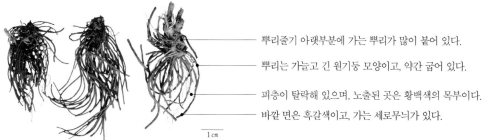

── 뿌리줄기 아랫부분에 가는 뿌리가 많이 붙어 있다.

── 뿌리는 가늘고 긴 원기둥 모양이고, 약간 굽어 있다.

── 피층이 탈락해 있으며, 노출된 곳은 황백색의 목부이다.

── 바깥 면은 흑갈색이고, 가는 세로무늬가 있다.

1 cm

음편 특징 ▶

대부분 조각으로 잘려져 있다.

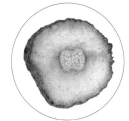

꺾은 면: 피층은 비교적 넓고 목부는 약간 네모지다.

1 cm

참고

《중국약전》에 함께 등재되어 있는 동속식물 면단철선련(棉團鐵線蓮) *C. hexapetala* Pall. 또는 동북철선련(東北鐵線蓮) *C. manshurica* Rupr.의 뿌리 및 뿌리줄기를 말린 것을 "위령선"이라 하여 약용한다. 면단철선련은 중국 동북 및 산동성 지역에서 주로 생산되고, 동북철선련은 중국 동북 지역에서 주로 생산된다.

3종 위령선의 주요 감별점

구분	위령선	면단철선련	동북철선련
뿌리줄기의 길이	1.5~10cm	1~4cm로 짧다.	1~11cm
뿌리 및 바깥 면의 색	흑갈색	어두운 갈색에서 갈흑색이다.	뿌리는 비교적 밀생되어 있으며, 흑갈색이다.
뿌리를 꺾은 면의 목부의 모양	약간 네모지다.	둥그런 모양이다.	둥그런 모양에 가깝다.
맛	연하다.	짜다.	맵고 얼얼하다.

---

71 《대한약전외한약(생약)규격집》(제4개정판)에는 "으아리 *Clematis manshurica* Ruprecht, 가는잎사위질빵 *Clematis hexapetala* Pallas 또는 위령선 *Clematis chinensis* Osbeck (미나리아재비과 Ranunculaceae)의 뿌리 및 뿌리줄기"를 "위령선"으로 등재하고 있다.

은시호 銀柴胡

Stellariae Radix[72]

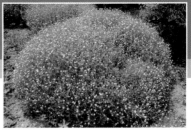

Stellaria dichotoma L. var. *lanceolata* Bge.

기원 ▶ 석죽과(Caryophyllaceae) 식물 은시호(銀柴胡) *Stellaria dichotoma* L. var. *lanceolata* Bge.의 뿌리를 말린 것이다.

산지 ▶ 중국 영하(寧夏), 감숙성, 섬서성, 내몽고 등지에서 주로 생산된다.

채취 · 가공 ▶ 봄과 여름 사이 싹이 돋을 때 또는 가을이 지나 잎이 말랐을 때 채취하며, 재배품인 경우 심은 지 3년째인 9월 중순 또는 4년째인 4월 중순에 채취하여 남은 줄기와 수염뿌리 및 토사를 제거하고 햇볕에 말린다.

성미 · 효능 ▶ 맛은 달고[甘], 성질은 약간 차다[微寒]. 청허열(清虛熱), 제감열(除疳熱)의 효능이 있다.

약재 특징 ▶ 재배품은 원기둥 모양에 가깝고, 분지가 많다. 바깥 면은 연한 갈황색에서 연한 갈색이다. 질은 단단하면서 바삭거려 자르기 쉽고, 꺾은 면은 비교적 치밀하고, 벌어진 틈이 거의 없으며, 약간 가루성이다. 냄새가 없고, 맛은 달다.

품질 조건 ▶ 전통 경험에 따르면 뿌리의 길이가 고르고, 뿌리의 끝에는 "진주반(珍珠盤)"이 있으며, 겉껍질은 연한 노란색이고, 꺾은 면은 황백색인 것이 좋다.

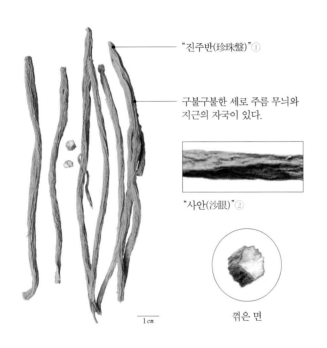

"진주반(珍珠盤)"①

구불구불한 세로 주름 무늬와 지근의 자국이 있다.

"사안(沙眼)"②

꺾은 면

음편 특징 ▶

세로로 자른 조각

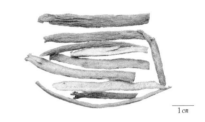

가로로 자른 조각

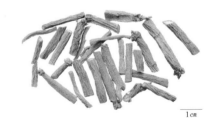

① "진주반(珍珠盤)": 뿌리류 약재의 근두부에 여러 개의 줄기 잔기와 싹이 혹 모양으로 돌기되어 밀집된 것으로, 마치 진주 판에 새겨 넣은 것과 같은 모양이다.

② "사안(沙眼)": 뿌리 및 뿌리줄기류 약재의 바깥 면에 오목한 공 모양으로 생긴 수염뿌리 자국의 점들을 가리킨다. "사안(砂眼)"이라고도 한다.

참고

1. 시중에는 은시호라고 하는 동명이물(同名異物)의 약재가 비교적 많으므로 감별에 주의해야 한다.
2. 은시호의 야생품과 재배품 사이에는 성상에 차이가 있다.

은시호 야생품과 재배품의 주요 감별점

구분	야생품	재배품
사안	종종 있다.	거의 없다.
질감, 꺾은 면	무르고, 열극이 있다.	비교적 치밀하고, 열극이 없다.
목부의 방사상 무늬	있다.	불분명하다.

---

72 《대한약전외한약(생약)규격집》(제4개정판)에는 "은시호 *Stellaria dichotoma* Linne var. *lanceolata* Bge. 또는 대나물 *Gypsophila oldhamiana* Miquel (석죽과 Caryophyllaceae)의 뿌리"를 "은시호"로 등재하고 있다.

인삼 人参

Ginseng Radix et Rhizoma[73]

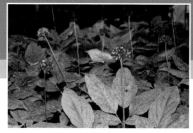

Panax ginseng C. A. Meyer

기원 ▶ 두릅나무과(Araliaceae) 식물 인삼(人參) *Panax ginseng* C. A. Meyer의 뿌리 및 뿌리줄기를 말린 것이다.

산지 ▶ 중국 길림성, 요녕성, 흑룡강성, 한반도 등지에서 주로 생산되며, 재배품이 주를 이룬다.

채취·가공 ▶ 대부분 가을에 캐서 깨끗이 씻고 햇볕이나 불에 말린다.

성미·효능 ▶ 맛은 달고[甘], 조금 쓰며[微苦], 성질은 평(平)하다. 대보원기(大補元氣), 복맥고탈(復脈固脫), 보비익폐(補脾益肺), 생진(生津), 안신(安神)의 효능이 있다.

약재 특징 ▶ 주근은 방추형 또는 원기둥 모양이고, 바깥 면은 회황색이며, 질은 비교적 단단하다. 꺾은 면은 연한 황백색이고, 가루성이다. 특유한 냄새가 있고, 맛은 약간 쓰고 달다.

품질 조건 ▶ 전통 경험에 따르면 길고, 굵으며, 단단하고, 모양이 완전한 것이 좋다.

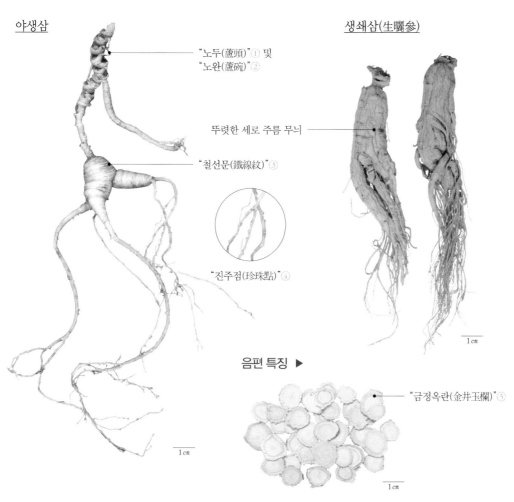

야생삼 / 생쇄삼(生曬參)

"노두(蘆頭)"① 및 "노완(蘆碗)"②
뚜렷한 세로 주름 무늬
"철선문(鐵線紋)"③
"진주점(珍珠點)"④

음편 특징 ▶

"금정옥란(金井玉欄)"⑤

① 노두(蘆頭): 뿌리 약재의 정단에 남아 있는 마디 모양의 짧은 뿌리줄기로 약재감별의 특징이 된다.

② "노완(蘆碗)": 노두 위에 여러 개의 원형 또는 반원형의 오목한 구멍의 말라버린 줄기 자국으로, 작은 사발 모양이다.

③ "철선문(鐵線紋)": 야산삼 주근 상단의 겉껍질을 가리키며 진한 색의 나선횡문으로, 야산삼의 감별 요점이 된다.

④ "진주점(珍珠點)": 야산삼의 수염뿌리가 붙어 있던 작은 혹 모양의 돌기로, "진주홀탑(珍珠疙瘩)"이라고 한다.

⑤ "금정옥란(金井玉欄)": 뿌리 및 뿌리줄기류 약재의 꺾은 면을 가리킨다. 가운데 목부는 연한 황색(금정), 피층은 황백색(옥란)이며, 금정과 옥란이 서로 맞닿아 있는 것을 "금심옥란(今心玉欄)"이라고 한다.

참고

1. 재배 인삼을 "원삼(圓參)"이라 하고, 산림에 파종해서 자연 생장시킨 것을 "임하삼(林下參)" 또는 "자해(籽海)"라고 한다.
2. 현재 길림성의 정우(靖宇), 임강(臨江), 장백(長白), 집안(集安), 무송(撫松)에 인삼의 GAP 재배단지가 조성되어 있다.

73 《대한민국약전》(제11개정판)에서 "인삼 *Panax ginseng* C. A. Meyer (두릅나무과 Araliaceae)의 뿌리로서 그대로 또는 가는 뿌리와 코르크층을 제거한 것"을 "인삼"으로 등재하고 있다.

기원 ▶	두릅나무과(Araliaceae) 식물 인삼(人參) *Panax ginseng* C. A. Meyer의 뿌리와 뿌리줄기를 수증기로 가공한 후에 말린 것이다.
산지 ▶	중국 길림성, 요녕성, 흑룡강성 및 한반도에서 주로 생산되며, 재배품이 주를 이룬다.
채취·가공 ▶	재배 인삼을 가을에 채취하여 깨끗이 씻어서 찐 후 말린다.
성미·효능 ▶	맛은 달고[甘], 조금 쓰며[微苦], 성질은 따뜻하다[溫]. 대보원기(大補元氣), 복맥고탈(復脈固脫), 익기섭혈(益氣攝血)에 효과가 있다.
약재 특징 ▶	질은 단단하고, 부드러우며, 꺾인 면은 매끄럽고, 각질상이다. 특유의 냄새가 있고, 맛은 달고 쓰다.
품질 조건 ▶	전통 경험에 따르면 길고, 굵으며, 질은 단단하고, 완전한 모양의 "황마괘(黃馬掛)"가 있는 것이 좋다.

홍삼

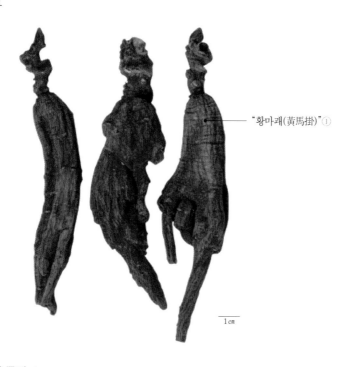

"황마괘(黃馬掛)"①

1 cm

한국홍삼(고려삼)

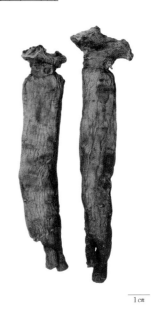

1 cm

음편 특징 ▶

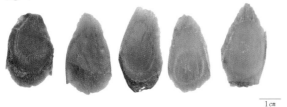

1 cm

① "황마괘(黃馬掛)": 홍삼 중 생장 연한이 비교적 길며 인삼 몸체 윗부분의 바깥 면이 황토색을 띠는 것을 가리킨다. 몸체 위에 마치 노란 조끼를 입은 것과 같아서 이름 붙여졌다. 홍삼의 2차 가공과정 중에 가끔 형성된다.

참고
《중국약전》에 함께 등재되어 있는 동속식물 서양삼 *P. quinquefolium* L.의 뿌리를 말린 것을 "서양삼"으로 분류하고 있다. 127쪽의 "서양삼" 항을 참고할 것

---

74 《대한민국약전》(제11개정판)에서 "인삼 *Panax ginseng* C. A. Meyer (두릅나무과 Araliaceae)의 뿌리를 찐 것"을 "홍삼"으로 등재하고 있다.

자근 紫草

Lithospermi Radix[75]

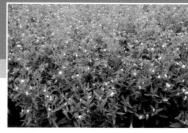

Lithospermum erythrorhizon Sieb. et Zucc.

기원 ▶ 지치과(Boraginaceae) 식물 지치 *Lithospermum erythrorhizon* Sieb. et Zucc.의 뿌리를 말린 것이다. 일반적으로 "경자초(硬紫草)"라 부른다.

산지 ▶ 중국 흑룡강성, 요녕성, 길림성, 내몽고 등지에서 주로 생산된다.

채취 · 가공 ▶ 봄과 가을에 채취하여 토사를 제거하고 말린다.

성미 · 효능 ▶ 맛은 달고[甘], 짜며[鹹], 성질은 차다[寒]. 양혈(涼血), 활혈(活血), 해독투진(解毒透疹)의 효능이 있다.

약재 특징 ▶ 원뿔 모양이고, 구불구불하며 분지가 있다. 바깥 면은 자적색 또는 자흑색이다. 질은 단단하나 바삭하여 자르기 쉽다. 특이한 냄새가 있고, 맛은 달며 약간 시다.

품질 조건 ▶ 전통 경험에 따르면 굵고 크며, 자주색이고, 껍질이 두꺼운 것이 좋다.

야생품

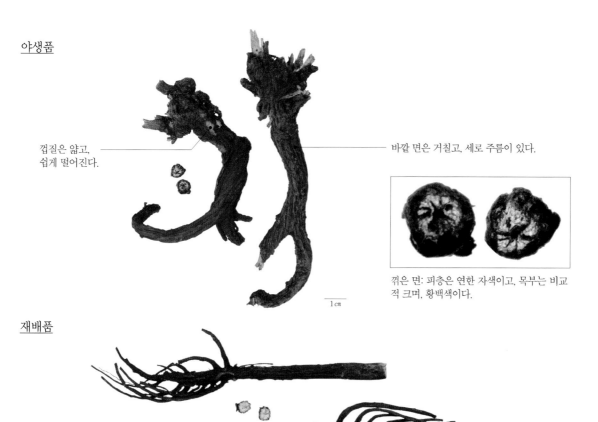

껍질은 얇고, 쉽게 떨어진다.

바깥 면은 거칠고, 세로 주름이 있다.

꺾은 면: 피층은 연한 자색이고, 목부는 비교적 크며, 황백색이다.

재배품

1 cm

1 cm

75 《대한민국약전》(제11개정판)에는 "지치 *Lithospermum erythrorhizon* Siebold et Zuccarini, 신강자초(新疆紫草) *Arnebia euchroma* Johnst. 또는 내몽자초(內蒙紫草) *Arnebia guttata* Bunge (지치과 Boraginaceae)의 뿌리"를 "자근"으로 등재하고 있다. 《중국약전》(2010년 판)에서는 "지치 *Lithospermum erythrorhizon* Siebold et Zuccarini"를 "경자초"라 하여 약으로 사용한다고 하였으나 《중국약전》(2015년판)에서는 "지치 *Lithospermum erythrorhizon* Siebold et Zuccarini"가 완전히 삭제되었다.

연자초(*Arnebia euchroma*)

불규칙하고 긴 원뿔 모양이고, 종종 구부러졌다. 바깥 면은 자적색 또는 자갈색이다. 질은 가볍고 자르기 쉬우며, 꺾은 면은 가지런하지 않다. 특이한 냄새가 있고, 맛은 약간 쓰고 떫다.

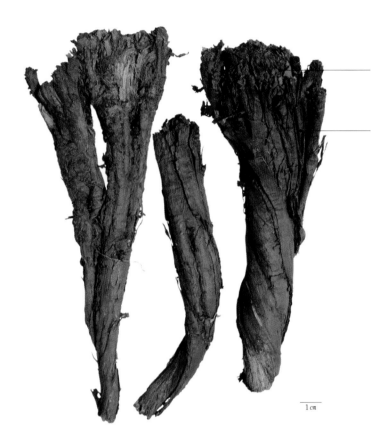

정단에는 분지의 줄기 잔기가 남아 있다.

피층은 더부룩하며, 얇은 판 모양이고, 흔히 10여 층을 이루고 있으며, 쉽게 벗겨진다.

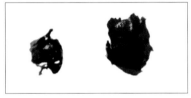

꺾은 면: 목부는 비교적 작으며, 황백색 또는 노란색이다.

참고

《중국약전》에 등재되어 있는 동과식물 신강자초(新疆紫草) *Arnebia euchroma* (Royle) Johnst. 및 내몽자초(内蒙紫草) *A. guttata* Bunge의 뿌리를 말린 것을 "자초(紫草)"라 하여 약용한다. 신강자초를 일반적으로 "연자초(軟紫草)"라고 부른다.

3종 자초의 주요 감별점

구분	경자초(자초)	연자초(신강자초)	내몽자초
피층	얇고 쉽게 떨어진다.	더부룩하고 얇은 판 모양이며, 흔히 10여 층을 이루고 있고, 쉽게 벗겨진다.	약간 얇고, 항상 여러 층이 서로 겹겹이 쌓여 있으며, 벗겨서 분리하기 쉽다.
질감	단단하나 바삭하다.	가볍고 말랑말랑하며 부드럽다.	단단하나 바삭하다.
꺾은 면	피층은 얇고, 목부는 비교적 크다.	일정하지 않고, 목부는 비교적 작다.	비교적 일정하며, 목부는 비교적 작다.

자오가 刺五加

Acanthopanacis Senticosi Radix et Rhizoma seu Caulis[76]

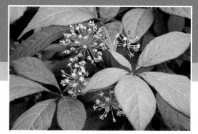

Acanthopanax senticosus
(Rupr. et Maxim.) Harms

기원 ▶ 두릅나무과(Araliaceae) 가시오갈피나무[刺五加] *Acanthopanax senticosus*
(Rupr. et Maxim.) Harms의 뿌리 및 뿌리줄기 또는 가지를 말린 것이다.

산지 ▶ 중국 흑룡강성, 길림성, 요녕성, 하북성 등지에서 주로 생산된다.

채취 · 가공 ▶ 봄과 가을에 채취하여 깨끗이 씻어서 말린다.

성미 · 효능 ▶ 맛은 맵고[辛], 약간 쓰며[微苦], 성질은 따뜻하다[溫]. 익기건비(益氣健脾), 보신안신(補腎安神)의 효능이 있다.

약재 특징 ▶ 줄기는 긴 원기둥 모양이고, 분지가 많다. 바깥 면은 연한 회색이다. 질은 매우 단단하여 자르기 쉽지 않다. 냄새는 없고, 맛은 약간 맵다.

품질 조건 ▶ 전통 경험에 따르면 껍질은 온전하고, 꺾은 면은 황백색이고, 향기가 진한 것이 좋다.

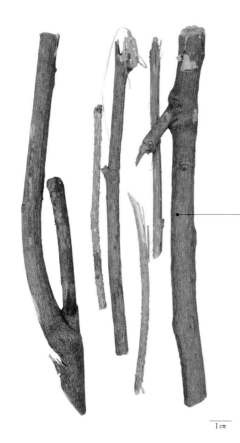

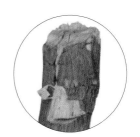

꺾은 면: 피층은 얇고 황백색이며,
목부는 넓고 연한 노란색이며,
가운데에는 수(髓)가 있다.

오래된 가지는 회갈색이고,
세로로 배열된 홈이 있으며, 가시는 없다.

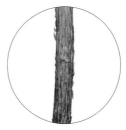

어린 가지는 황갈색이고,
가는 가시가 밀생되어 있다.

1 *cm*

줄기와 뿌리 및 뿌리줄기의 주요 감별점

구분	줄기	뿌리 및 뿌리줄기
형태	긴 원기둥 모양이고, 분지가 많다.	뿌리줄기는 결정상 불규칙한 원기둥 모양이고, 뿌리는 원기둥 모양이며 굽어 있는 것이 많다.
바깥 면	연한 회색이다. 어린 가지는 황갈색이며, 가는 가시가 밀생되어 있다.	회갈색 또는 흑갈색이다. 거칠며, 얕은 세로 홈과 주름이 있다.
냄새와 맛	냄새는 없고, 맛은 약간 맵다.	특이한 향기가 있고, 맛은 약간 매우며, 점점 쓰고 떫다.

76 《대한약전외한약(생약)규격집》(제4개정판)에는 "가시오갈피나무 *Acanthopanax senticosus* Harms (두릅나무과 Araliaceae)의 뿌리 및 뿌리줄기"를 "자오가"로 등재하고 있다.

자완 紫菀

Asteris Radix et Rhizoma[77]

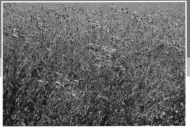

Aster tataricus L. f.

기원 ▶	국화과(Compositae) 식물 개미취[紫菀] *Aster tataricus* L. f.의 뿌리 및 뿌리줄기를 말린 것이다.
산지 ▶	중국 하북성 안국(安國), 안휘성 박주(毫州), 하남성, 흑룡강성 등지에서 주로 생산된다.
채취·가공 ▶	봄과 가을에 채취하여 마디가 있는 뿌리줄기와 토사를 제거하고 타래 모양으로 만들거나 그대로 햇볕에 말린다.
성미·효능 ▶	맛은 맵고[辛], 쓰며[苦], 성질은 따뜻하다[溫]. 윤폐하기(潤肺下氣), 소담지해(消痰止咳)의 효능이 있다.
약재 특징 ▶	뿌리줄기는 불규칙한 덩어리 모양이고, 크기는 일정치 않다. 여러 개의 가는 뿌리가 뭉쳐서 난다. 바깥 면은 자적색 또는 회적색이다. 뿌리줄기의 질은 단단하고, 뿌리의 질은 비교적 부드러우면서 질기다. 연한 향기가 있고, 맛은 달콤하며 조금 쓰다.
품질 조건 ▶	전통 경험에 따르면 이물질이 없고, 뿌리가 길고, 자적색이며, 질은 부드러우면서 질긴 것이 좋다.

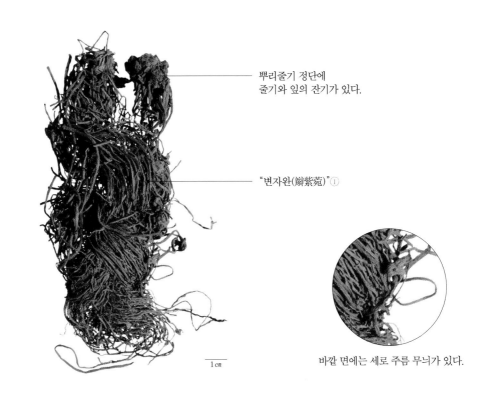

뿌리줄기 정단에
줄기와 잎의 잔기가 있다.

"변자완(辮紫菀)"①

바깥 면에는 세로 주름 무늬가 있다.

1 cm

음편 특징 ▶

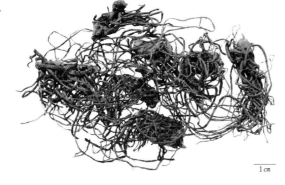

1 cm

① "변자완(辮紫菀)": 자완의 뿌리줄기 아래에 뭉쳐나는 여러 개의 가는 뿌리로, 말의 꼬리처럼 생겼으며, 약재의 질이 부드러워 판매 시에는 장식용 술처럼 꼰다.

---

77 《대한민국약전》(제11개정판)에는 "개미취 *Aster tataricus* Linne fil. (국화과 Compositae)의 뿌리 및 뿌리줄기"를 "자완"으로 등재하고 있다.

작약 白芍

Paeoniae Radix Alba[78]

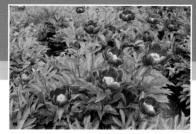

Paeonia lactiflora Pall.

기원 ▶ 작약과(Paeoniaceae) 식물 작약[赤芍] *Paeonia lactiflora* Pall.의 뿌리를 말린 것이다.

산지 ▶ 중국 절강성의 동양(東陽), 안휘성의 호현(亳縣), 사천성의 중강(中江) 등지에서 주로 생산되며, 모두 재배에 의한 것이다.

채취·가공 ▶ 여름과 가을에 채취하여 깨끗하게 씻고 머리와 가는 뿌리를 제거하고 끓는 물에 삶은 후에 겉껍질을 제거하거나 겉 껍질 제거 후에 삶아서 햇볕에 말린다.

성미·효능 ▶ 맛은 쓰고[苦], 시며[酸], 성질은 약간 차다[微寒]. 평간지통(平肝止痛), 양혈조경(養血調經), 염음지한(斂陰止汗)의 효능이 있다.

약재 특징 ▶ 원기둥 모양이며 곧거나 조금 구불구불하고, 양 끝이 평평하게 잘려 있다. 바깥 면은 흰색에 가깝거나 연한 적갈색 이고, 매끈매끈하다. 질은 단단하여 자르기 쉽지 않으며, 가루성이 많고, 꺾은 면은 "괘수(掛手)"①이다. 냄새는 없 고, 맛은 약간 쓰고 시다.

품질 조건 ▶ 전통 경험에 따르면 뿌리가 굵고 길며 반듯하고, 곧고, 단단하며, 꺾은 면은 흰색이고, 가루성이 풍부하고, 하얀 심 이나 갈라짐이 없는 것이 좋다.

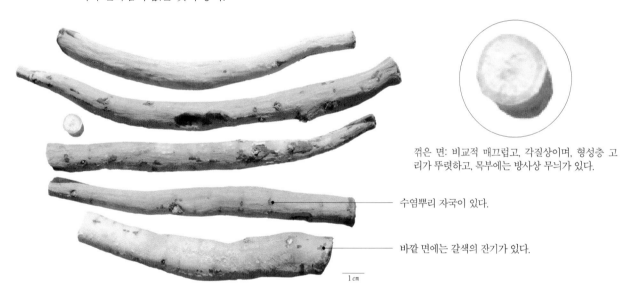

꺾은 면: 비교적 매끄럽고, 각질상이며, 형성층 고 리가 뚜렷하고, 목부에는 방사상 무늬가 있다.

수염뿌리 자국이 있다.

바깥 면에는 갈색의 잔기가 있다.

1 cm

음편 특징 ▶

어슷썰기한 것과 가로로 썬 것

① "괘수(掛手)": 정품 백작약의 가루성이 풍부한 것으로, 손가락으로 꺾은 면을 만졌을 때 마치 손에 점성이 있는 것 같은 감각이 있다.

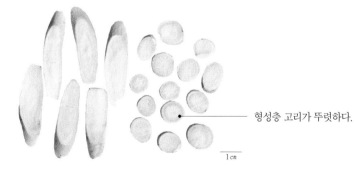

형성층 고리가 뚜렷하다.

1 cm

참고

《중국약전》에 함께 등재되어 있는 작약 및 동속식물 천적작(川赤芍) *P. veitchii* Lynch의 뿌리를 말린 것을 "적작(赤芍)"이라 하여 별도로 분류하고 있다. 154쪽의 "작약[赤芍]" 항을 참고할 것

---

78 《대한민국약전》(제11개정판)에는 "작약 *Paeonia lactiflora* Pallas 또는 기타 동속근연식물 (작약과 Paeoniaceae)의 뿌리"를 "작약"으로 등재하고 있다.

작약 赤芍

Paeoniae Radix Rubra[79]

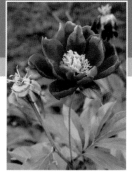

Paeonia lactiflora Pall.

기원 ▶ 작약과(Paeoniaceae) 식물 작약[赤芍] *Paeonia lactiflora* Pall.의 뿌리를 말린 것이다.

산지 ▶ 중국 내몽고, 동북 지역에서 주로 생산된다.

채취 · 가공 ▶ 봄과 가을에 채취하여 뿌리줄기와 수염뿌리 및 토사를 제거하고 햇볕에 말린다.

성미 · 효능 ▶ 맛은 쓰고[苦], 성질은 약간 차다[微寒]. 청열양혈(淸熱凉血), 산어지통(散瘀止痛)의 효능이 있다.

약재 특징 ▶ 원기둥 모양이며 조금 구불구불하다. 바깥 면은 갈색이고, 거칠다. 질은 단단하면서 바삭하여 자르기 쉽다. 향기가 조금 있고, 맛은 약간 쓰고 시면서 떫다.

품질 조건 ▶ 전통 경험에 따르면 두껍고 단단한 뿌리로, 꺾은 면은 흰색이고, 가루성이 풍부한 것이 좋다.

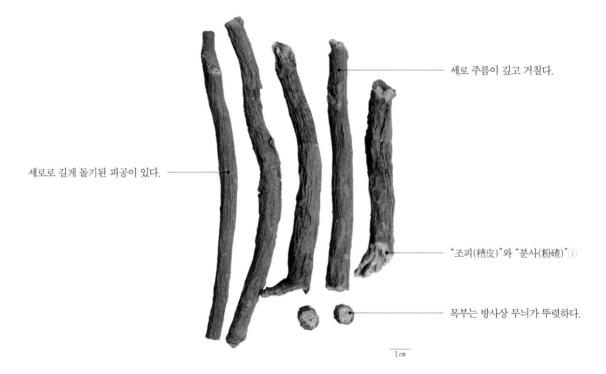

세로 주름이 깊고 거칠다.

세로로 길게 돌기된 피공이 있다.

"조피(糟皮)"와 "분사(粉碴)" ①

목부는 방사상 무늬가 뚜렷하다.

1 cm

음편 특징 ▶

<u>가로로 썬 것:</u> 둥그런 모양의 얇은 조각

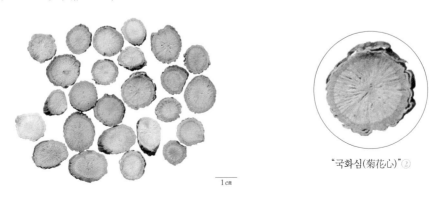

"국화심(菊花心)" ②

1 cm

---

79 《대한민국약전》(제11개정판)에는 "작약 *Paeonia lactiflora* Pallas 또는 기타 동속근연식물 (작약과 Paeoniaceae)의 뿌리"를 "작약"으로 등재하고 있다.

① "조피(粗皮)"와 "분사(粉碴)": 조피는 무르고 쉽게 떨어지는 얇은 외피를 말하며, 분사는 흰색에 가까운 분홍색으로 가루성을 띠는 것을 말한다.

② "국화심(菊花心)": 약재를 가로로 꺾은 면의 방사상 무늬를 가리키는 것으로, 마치 활짝 피어있는 국화꽃과 닮아서 "국화문(菊花紋)"이라고도 한다.

<u>세로로 썬 것</u>: 세로로 썬 조각을 누른 것

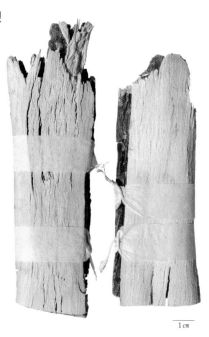

1 cm

<u>천적작(*P. veitehii*)</u>: 질은 비교적 무르다. 껍질을 벗긴 천적작의 바깥 면의 가루는 흰색 또는 갈적색이다.

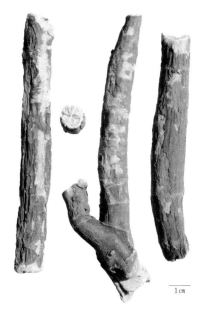

1 cm

참고

1. 《중국약전》에 함께 등재되어 있는 동속식물 천적작(川赤芍) *P. veitchii* Lynch의 뿌리를 말린 것을 "적작(赤芍)"이라 하여 약용한다. 사천성의 서부 지역에서 주로 생산된다.

2. 《중국약전》에 함께 등재되어 있는 작약의 뿌리를 말린 것을 "백작(白芍)"이라 하여 별도로 분류하고 있다. 153쪽의 "작약[白芍]" 항을 참고할 것

3. 적작으로 사용되는 작약 *Paeonia lactiflora* Pall.은 야생 작약을 말하며 주로 내몽고와 중국 북동부 지역에서 생산된다. 백작(白芍)으로 사용되는 품목은 재배품이며, 절강성, 안휘성 그리고 산동성 등지에서 주로 생산되며, 작약 *Paeonia lactiflora* Pall.을 가공하여 껍질을 벗긴 것을 말한다.

전호 前胡

Peucedani Radix[80]

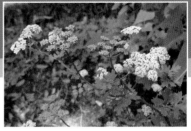

Peucedanum praeruptorum Dunn

기원 ▶ 산형과(Umbelliferae) 식물 백화전호(白花前胡) *Peucedanum praeruptorum* Dunn의 뿌리를 말린 것이다.

산지 ▶ 중국 절강성, 호남성, 사천성 등지에서 주로 생산된다.

채취 · 가공 ▶ 겨울부터 이듬해 봄까지 줄기와 잎이 말랐을 때나 꽃대가 아직 올라오지 않았을 때 채취하여 수염뿌리를 제거하고 깨끗이 씻어 햇볕에 말리거나 저온에서 말린다.

성미 · 효능 ▶ 맛은 쓰고[苦], 매우며[辛], 성질은 약간 차다[微寒]. 산풍청열(散風清熱), 강기화담(降氣化痰)의 효능이 있다.

약재 특징 ▶ 불규칙한 원기둥 모양, 원뿔 모양 또는 방추형이고, 조금 비틀어져 굽어 있다. 바깥 면은 회갈색이다. 질은 비교적 부드럽고, 마른 약재의 질은 단단하고 부러뜨리기 쉬우며, 꺾은 면은 고르지 않다. 향기가 있고, 맛은 달면서 후에 약간 쓰다.

품질 조건 ▶ 전통 경험에 따르면 굵고 단단하며, 피층의 육질이 두껍고, 질은 부드러우며, 꺾은 면은 유점(油點)이 많고, 향기가 진한 것이 좋다.

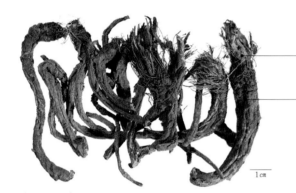

근두부에는 줄기 자국과 섬유성 엽초의 잔기가 있다.

"구인두(蚯蚓頭)"①

① "구인두(蚯蚓頭)": 약재의 근두부에 밀집된 고리 무늬가 뚜렷한 것으로, 지렁이의 머리와 닮았으며, "기간정(旗杆頂)"이라고도 한다.

자화전호(紫花前胡)

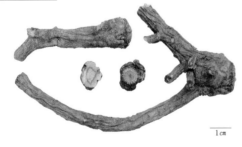

자화전호를 세로로 썬 조각

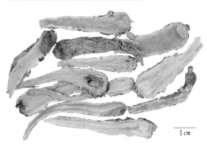

참고

《중국약전》에 함께 등재되어 있는 동속식물 자화전호 *P. decursivum* (Miq.) Maxim.의 뿌리를 말린 것을 "전호"라 하여 약용한다.

백화전호와 자화전호의 주요 감별점

구분	백화전호	자화전호
근두부의 지름	1cm 이상이다.	1cm에 미치지 못한다.
고리 무늬	뚜렷하다.	뚜렷하지 않다.
섬유상 엽초의 잔기	항상 있다.	조금 있다.

80 《대한약전외한약(생약)규격집》(제4개정판)에는 "백화전호 *Peucedanum praeruptorum* Dunn 또는 바디나물 *Angelica decursiva* Franchet et Savatier (=*Peucedanum decursivum* Maximowicz) (산형과 Umbelliferae)의 뿌리"를 "전호"로 등재하고 있다.

절패모 浙貝母

Fritillariae Thunbergii Bulbus[81]

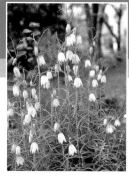

Fritillaria thunbergii Miq.

기원 ▶ 백합과(Liliaceae) 식물 중국패모[浙貝母] *Fritillaria thunbergii* Miq.의 비늘줄기를 말린 것이다.

산지 ▶ 중국 절강성 은현(鄞縣)에서 주로 생산되고, 강소성, 안휘성, 호남성 등지에서도 생산된다. 재배가 대부분이다.

채취·가공 ▶ 초여름에 식물체가 말랐을 때 채취하여 깨끗이 씻고 크기별로 구별하여 큰 것은 심아(心芽)를 제거하는데 "대패 (大貝)"라 하고, 작은 것은 심아를 제거하지 않는데 "주패(珠貝)"라 한다. 크기별로 구분하여 서로 비벼서 겉껍질을 제거하고, 불에 과도하게 구운 조개껍데기 가루를 섞어서 비빌 때 나온 끈적끈적한 액을 흡수하여 말리거나 신선한 비늘줄기를 취하여, 크기별로 구별하고 깨끗이 씻어서 심아를 제거하고 신선한 채로 두껍게 썰어서 말리는데 "절패 모"라 한다.

성미·효능 ▶ 맛은 쓰고[苦], 성질은 차다[寒]. 청열산결(清熱散結), 화담지해(化痰止咳)의 효능이 있다.

약재 특징 ▶ 대패는 비늘줄기의 바깥층이 1개로 덮여 있고, 약간 초승달 모양을 닮았다. 꺾은 면은 흰색에서 황백색이고, 가루성 이 풍부하다. 질은 단단하나 바삭거리며 자르기 쉽다. 냄새는 없고, 맛은 약간 쓰다. 주패는 온전한 비늘줄기로 납작 한 원형이다. 바깥 면은 흰색에 가깝다.

품질 조건 ▶ 전통 경험에 따르면 비늘잎이 두껍고, 질은 단단하고, 가루성이 풍부하며, 꺾은 면은 흰색인 것이 좋다.

대패

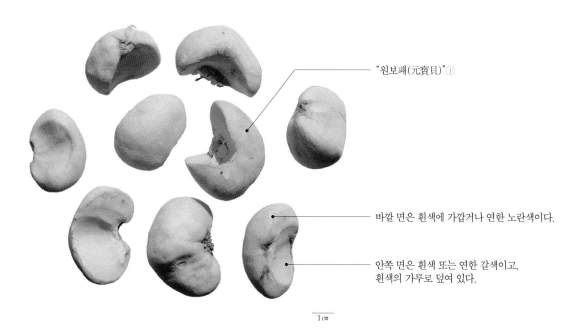

"원보패(元寶貝)"①

바깥 면은 흰색에 가깝거나 연한 노란색이다.

안쪽 면은 흰색 또는 연한 갈색이고, 흰색의 가루로 덮여 있다.

1 cm

---

81 《대한민국약전》(제11개정판)에는 "중국패모 *Fritillaria thunbergii* Miquel (백합과 Liliaceae)의 비늘줄기"를 "절패모"로 등재하고 있으며, "크고 심아(芯芽)를 제거한 것을 대 패(大貝)라 부르고, 작고 심아를 제거하지 않은 것을 주패(珠貝)라 부르며, 심아를 제거하고 두껍게 쪼갠 것을 절패편이라 부른다"고 하였다.

주패

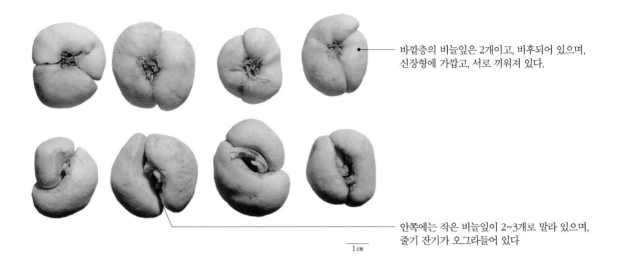

바깥층의 비늘잎은 2개이고, 비후되어 있으며, 신장형에 가깝고, 서로 끼워져 있다.

안쪽에는 작은 비늘잎이 2~3개로 말라 있으며, 줄기 잔기가 오그라들어 있다

___ 1cm

절패편: 비늘줄기를 싸고 있는 바깥층의 1개의 비늘잎을 자른 것이다. 타원형 또는 원형에 가까우며, 잘 부러져서 자르기 쉽다. 꺾은 면은 흰색이며, 가루성이 풍부하다.

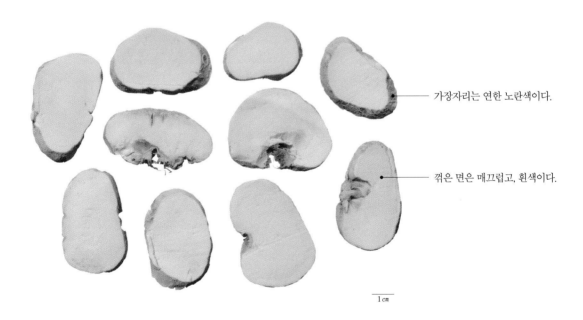

가장자리는 연한 노란색이다.

꺾은 면은 매끄럽고, 흰색이다.

___ 1cm

① "원보패(元寶貝)": 절패모 가운데에서 대패를 가리키는 것으로, 비늘줄기 바깥층이 1개의 비늘잎으로 되어 있으며, 반원형에 바깥쪽은 볼록하고 안쪽은 움푹 들어가 있다. 중국에서 쓰던 화폐인 "원보(元寶)"와 비슷한 모양을 하고 있다.

참고

상패(象貝): 이 이름은 원래 절패모가 절강성의 상산(象山) 지역에서 생산되어서 붙여진 이름이다.

주사근 朱砂根

Ardisiae Crenatae Radix

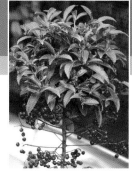

Ardisia crenata Sims

기원 ▶ 자금우과(Myrsinaceae) 식물 백량금[朱砂根] *Ardisia crenata* Sims의 뿌리를 말린 것이다.

산지 ▶ 중국 광서성, 광동성, 강서성, 절강성 등지에서 주로 생산된다.

채취 · 가공 ▶ 가을과 겨울에 채취하여 깨끗이 씻고 햇볕에 말린다.

성미 · 효능 ▶ 맛은 약간 쓰고[微苦], 매우며[辛], 성질은 평(平)하다. 활혈지통(活血止痛), 거풍제습(祛風除濕)의 효능이 있다.

약재 특징 ▶ 뿌리는 약간 팽대한 뿌리줄기 위에 뭉쳐나고, 원기둥 모양이며, 약간 구부러져 있다. 바깥 면은 회갈색 또는 갈색이다. 피층과 목부는 분리하기 쉽다. 질은 단단하면서 푸석거려 자르기 쉽고, 꺾은 면은 반듯하지 않다. 냄새는 없고, 맛은 약간 쓰며, 혀를 자극하는 느낌이 있다.

품질 조건 ▶ 전통 경험에 따르면 주근은 굵고 길며, 윤기가 있고, 바깥 면은 황갈색이며, 육질이 통통하고, 꺾은 면은 황백색이며, 향이 진한 것이 좋다.

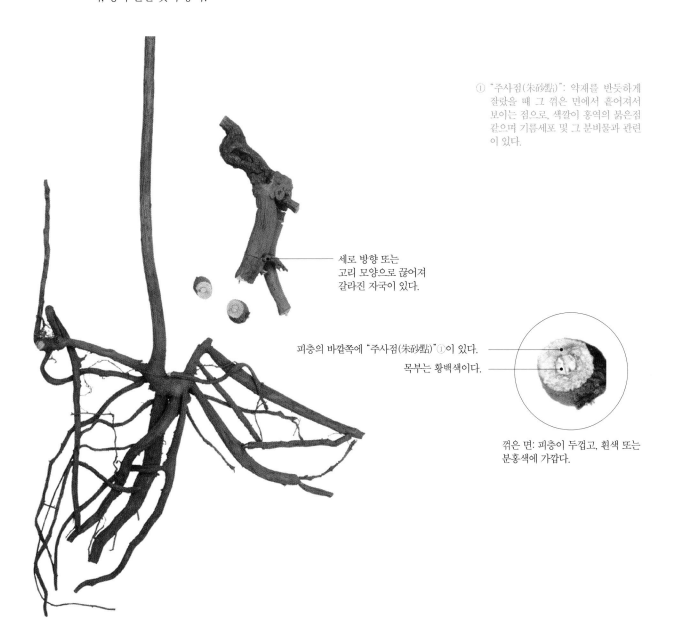

① "주사점(朱砂點)": 약재를 반듯하게 잘랐을 때 그 꺾은 면에서 흩어져서 보이는 점으로, 색깔이 홍역의 붉은점 같으며 기름세포 및 그 분비물과 관련이 있다.

세로 방향 또는 고리 모양으로 끊어져 갈라진 자국이 있다.

피층의 바깥쪽에 "주사점(朱砂點)"①이 있다.

목부는 황백색이다.

꺾은 면: 피층이 두껍고, 흰색 또는 분홍색에 가깝다.

중루 重樓

Paridis Rhizoma

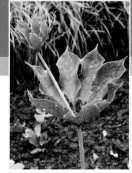

Paris polyphylla Smith var.
yunnanensis (Franch.) Hand.-Mazz.

기원 ▶	백합과(Liliaceae) 식물 운남중루(云南重樓) *Paris polyphylla* Smith var. *yunnanensis* (Franch.) Hand.-Mazz.의 뿌리줄기를 말린 것이다.
산지 ▶	중국 운남성, 사천성, 광서성, 섬서성 등지에서 주로 생산된다.
채취 · 가공 ▶	가을에 캐어 수염뿌리를 제거하고 깨끗이 씻어 햇볕에 말린다.
성미 · 효능 ▶	맛은 쓰고[苦], 성질은 약간 차다[微寒]. 독성이 약간 있다. 청열해독(淸熱解毒), 소종지통(消腫止痛), 양간정경(涼肝定驚)의 효능이 있다.
약재 특징 ▶	결절상의 납작한 원기둥 모양이고, 약간 굽어 있으며, 바깥 면은 황갈색 또는 회갈색이다. 질은 단단하고, 꺾은 면은 매끄러우며, 흰색에서 연한 갈색이고, 가루성 또는 각질상이다. 냄새는 없고, 맛은 약간 쓰며, 혀를 마비시킨다.
품질 조건 ▶	전통 경험에 따르면 굵고, 질은 단단하고, 꺾은 면은 흰색이며, 가루성이 풍부한 것이 좋다.

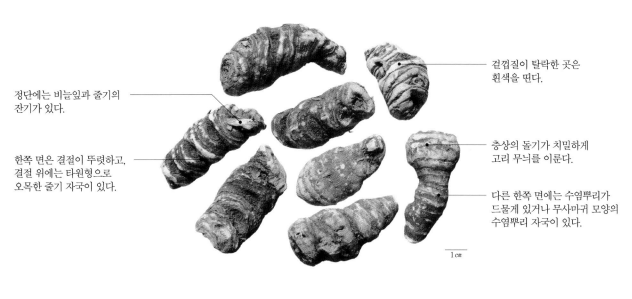

정단에는 비늘잎과 줄기의
잔기가 있다.

한쪽 면은 결절이 뚜렷하고,
결절 위에는 타원형으로
오목한 줄기 자국이 있다.

겉껍질이 탈락한 곳은
흰색을 띤다.

층상의 돌기가 치밀하게
고리 무늬를 이룬다.

다른 한쪽 면에는 수염뿌리가
드물게 있거나 무사마귀 모양의
수염뿌리 자국이 있다.

1 *cm*

음편 특징 ▶

세로로 썬 것

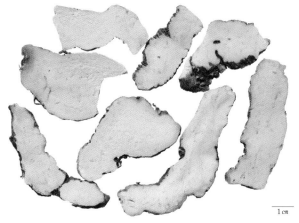

1 *cm*

참고

《중국약전》에 함께 등재되어 있는 동속식물 칠엽일지화(七葉一枝花) *P. polyphylla* Smith. var. *chinensis* (Franch.) Hara의 뿌리줄기를 말린 것을 "중루"라 하여 약용한다.

지모 知母

Anemarrhenae Rhizoma[82]

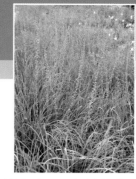

Anemarrhena asphodeloides Bge.

기원 ▶ 백합과(Liliaceae) 식물 지모(知母) *Anemarrhena asphodeloides* Bge.의 뿌리줄기를 말린 것이다.

산지 ▶ 중국 하북성, 산서성, 하남성, 감숙성, 섬서성, 내몽고 등지에서 주로 생산된다.

채취 · 가공 ▶ 봄과 가을에 채취하여 수염뿌리와 토사를 제거하고 햇볕에 말린 것을 "모지모(毛知母)"라 하고, 겉껍질을 제거하고 햇볕에 말린 것을 "지모육(知母肉)"이라 한다.

성미 · 효능 ▶ 맛은 쓰고[苦], 달며[甘], 성질은 차다[寒]. 청열사화(淸熱瀉火), 생진윤조(生津潤燥)의 효능이 있다.

약재 특징 ▶ 긴 줄 모양이고, 약간 구불구불하며, 조금 납작하고, 분지가 많이 있다. 바깥 면은 황갈색에서 갈색이다. 질은 단단하여 자르기 쉽다. 냄새는 없고, 맛은 약간 달콤하면서 쓰며, 씹으면 점성이 있다.

품질 조건 ▶ 전통 경험에 따르면 굵고 크며, 질은 단단하고, 꺾은 면은 황백색인 것이 좋다.

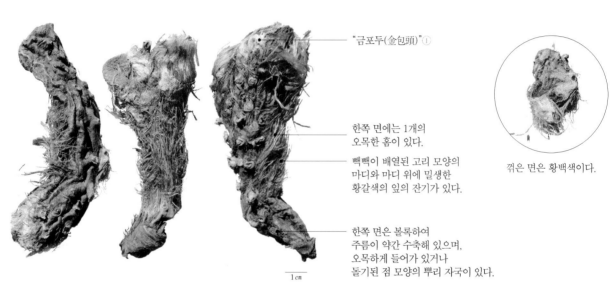

"금포두(金包頭)"①

한쪽 면에는 1개의 오목한 홈이 있다.

빽빽이 배열된 고리 모양의 마디와 마디 위에 밀생한 황갈색의 잎의 잔기가 있다.

한쪽 면은 볼록하여 주름이 약간 수축해 있으며, 오목하게 들어가 있거나 돌기된 점 모양의 뿌리 자국이 있다.

꺾은 면은 황백색이다.

1 cm

음편 특징 ▶

세로로 썬 조각

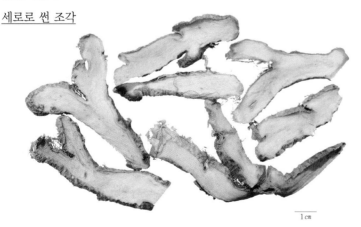

1 cm

① "금포두(金包頭)": 겉껍질을 벗기지 않은 지모를 가리키는 것으로, 모지모(毛知母)라고도 한다. 정단에는 연한 노란색의 잎과 줄기 자국이 남아 있다.

---

82 《대한민국약전》(제11개정판)에는 "지모 *Anemarrhena asphodeloides* Bunge (백합과 Liliaceae)의 뿌리줄기"를 "지모"로 등재하고 있다.

지유 地楡

Sanguisorbae Radix[83]

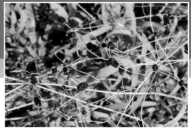

기원 ▶ 장미과(Rosaceae) 식물 오이풀[地楡] *Sanguisorba officinalis* L.의 뿌리를 말린 것이다.

산지 ▶ 중국 동북지역, 내몽고, 산서성, 섬서성 등지에서 주로 생산된다.

채취 · 가공 ▶ 봄에 싹이 나올 때 또는 가을에 잎이 마른 후에 채취하여 수염뿌리를 제거하고 깨끗이 씻어서 말리거나 신선한 것을 썰어서 말린다.

성미 · 효능 ▶ 맛은 쓰고[苦], 시며[酸], 떫고[澁], 성질은 약간 차다[微寒]. 양혈지혈(涼血止血), 해독렴창(解毒斂瘡)의 효능이 있다.

약재 특징 ▶ 불규칙한 방추형 또는 원기둥 모양이고, 조금 구불구불하거나 비틀려 굽어 있다. 바깥 면은 회갈색에서 어두운 갈색이다. 질은 단단하고, 꺾은 면은 비교적 매끄럽다. 냄새는 없고, 맛은 약간 쓰고 떫다.

품질 조건 ▶ 전통 경험에 따르면 두껍고 단단하며, 꺾은 면은 붉은색인 것이 좋다.

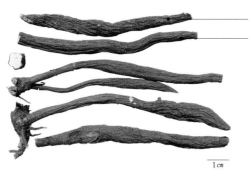

— 가는 세로 주름 무늬
— 바깥 면은 거칠다.

1 cm

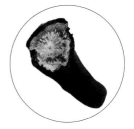

가로로 가른 면: 분홍색 또는 연한 노란색이고, 목부는 방사상 배열을 하고 있다.

음편 특징 ▶

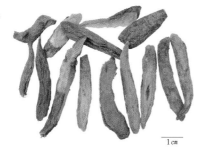

1 cm

장엽지유(長葉地楡)

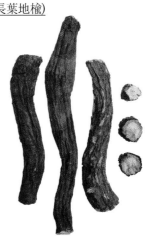

참고

《중국약전》에 함께 등재되어 있는 동속식물 장엽지유 *S. officinalis* L. var. *longifolia* (Bert.) Yu et Li의 뿌리를 말린 것을 "지유"라 하여 약용한다. 일반적으로 "면지유(綿地楡)"라고 한다. 안휘성, 절강성, 강소성, 강서성 등지에서 주로 생산된다.

지유와 장엽지유의 주요 감별점

구분	지유	장엽지유
모양	불규칙한 방추형 또는 원기둥 모양이고, 조금 구불구불하거나 비틀려 굽어 있다.	긴 원기둥 모양이다.
바깥 면의 색	회갈색에서 어두운 갈색이다.	적갈색 또는 갈자색이다.
질감, 꺾은 면	단단하고 매끄럽다.	단단하고 질기며, 피층에는 여러 개의 면상 섬유가 있다.

---

83 《대한약전외한약(생약)규격집》(제4개정판)에는 "오이풀 *Sanguisorba officinalis* Linne 또는 장엽지유(長葉地楡) *Sanguisorba officinalis* Linne var. *longifolia* (Bert.) Yu et Li (장미과 Rosaceae)의 뿌리"를 "지유"로 등재하고 있다.

지황 地黃

Rehmanniae Radix[84]

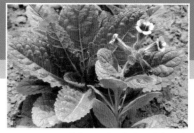

Rehmannia glutinosa Libosch.

기원 ▶	현삼과(Scrophulariaceae) 식물 지황(地黃) *Rehmannia glutinosa* Libosch.의 신선한 것 또는 말린 덩이뿌리이다.
산지 ▶	중국 사천성, 절강성, 강소성, 강서성 등지에서 주로 생산된다.
채취·가공 ▶	가을에 채취하여 노두(蘆頭)와 수염뿌리 및 토사를 제거하고 신선한 것을 그대로 사용한다. 또는 지황을 거의 마를 때까지 천천히 불을 쪼여 볶는다. 전자를 "선지황(鮮地黃)"이라 하고, 후자를 "생지황(生地黃)"이라 한다.
성미·효능 ▶	선지황: 맛은 달고[甘], 쓰며[苦], 성질은 차다[寒]. 청열생진(淸熱生津), 양혈(涼血), 지혈(止血)의 효능이 있다.
	생지황: 맛은 달고[甘], 성질은 차다[寒]. 청열양혈(淸熱涼血), 양음(養陰), 생진(生津)의 효능이 있다.
약재 특징 ▶	선지황: 방추형 또는 줄 모양이다. 바깥 면은 얇고, 연한 적황색이다. 육질이 통통하고, 자르기 쉽다. 냄새는 없고, 맛은 약간 달콤하고 약간 쓰다.
	생지황: 긴 원형 또는 불규칙한 덩어리 모양이다. 중간이 팽대되어 있고, 양 끝은 조금 가늘며, 어떤 것은 아주 작고 긴 줄 모양이고, 조금 납작하여 구불구불한 것도 있다. 무겁고, 질은 비교적 부드러우면서도 질겨서 자르기 쉽지 않고, 꺾은 면은 점성이 있다. 냄새는 없고, 맛은 약간 달콤하다.
품질 조건 ▶	선지황: 전통 경험에 따르면 두껍고, 단단하며, 적황색인 것이 좋다.
	생지황: 전통 경험에 따르면 덩어리가 크고, 무거우며, 꺾은 면은 검은색으로 기름기가 있으며, 맛은 달콤한 것이 좋다.

선지황

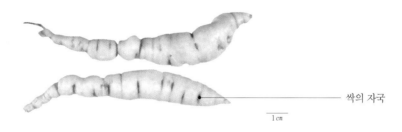

싹의 자국

1 cm

생지황

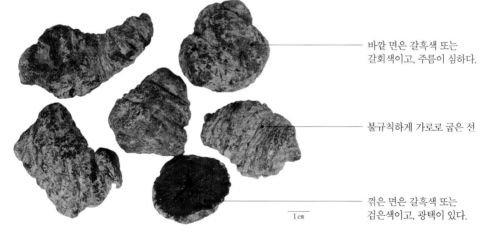

바깥 면은 갈흑색 또는 갈회색이고, 주름이 심하다.

불규칙하게 가로로 굽은 선

꺾은 면은 갈흑색 또는 검은색이고, 광택이 있다.

1 cm

참고

1. 현재 하남성의 무척(武陟), 온현(溫縣), 맹주(孟州)에 지황의 GAP 재배단지가 조성되어 있다.

2. 《중국약전》에 함께 등재되어 있는 생지황의 포제품을 "숙지황(熟地黃)"이라 하여 별도로 분류하고 있다. 164쪽의 "숙지황" 항을 참고할 것

---

84 《대한민국약전》(제11개정판)에는 "지황 *Rehmannia glutinosa* Liboschitz ex Steudel (현삼과 Scrophulariaceae)의 뿌리"를 "지황"으로, 《대한민국약전외한약(생약)규격집》 (제4개정판)에는 "지황 *Rehmannia glutinosa* (Gaertner) Liboschitz ex Steudel (현삼과 Scrophulariaceae)의 신선한 뿌리"를 "생지황"으로 등재하고 있다.

숙지황 熟地黃

Rehmanniae Radix Praeparata[85]

기원 ▶	생지황의 포제가공품
포제 가공 ▶	생지황을 취해서 주돈법(酒燉法)에 따라 술이 완전히 흡수될 때까지 삶은 다음, 외피의 점액질이 조금 마를 때까지 햇볕에 말리고 두껍게 썰거나 덩어리로 말린다. 또는 생지황을 증법(蒸法)에 따라 윤기 나는 흑색이 될 때까지 찌고 꺼낸 다음, 햇볕에 거의 말려서 두껍게 썰거나 덩어리로 말린다.
성미 · 효능 ▶	맛은 달고[甘], 성질은 약간 따뜻하다[微溫]. 자음보혈(滋陰補血), 익정진수(益精塡髓)의 효능이 있다.
약재 특징 ▶	불규칙한 덩어리 모양이고, 조각으로 부서지며 크기와 두께가 일정하지 않다. 질은 부드러우면서도 아주 질겨서 자르기 쉽지 않다. 냄새는 없고, 맛은 달콤하다.
품질 조건 ▶	전통 경험에 따르면 덩어리가 크고, 부드러우며 윤기가 있고, 겉과 속이 검고 광택이 있는 것이 좋다.

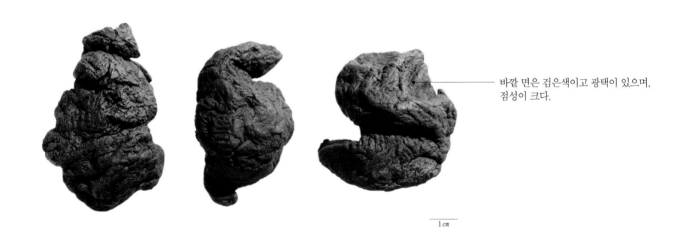

바깥 면은 검은색이고 광택이 있으며, 점성이 크다.

1 cm

음편 특징 ▶

<u>세로로 썬 것</u>

숙지황   생지황

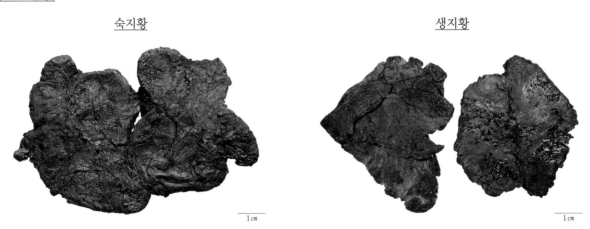

1 cm   1 cm

---

85 《대한민국약전》(제11개정판)에는 "지황 *Rehmannia glutinosa* Liboschitz ex Steudel (현삼과 Scrophulariaceae)의 뿌리를 포제가공한 것"을 "숙지황"으로 등재하고 있다.

진교 秦艽

Gentianae Macrophyllae Radix[86]

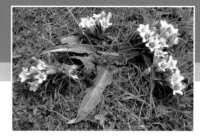

Gentiana straminea Maxim.

기원 ▶ 용담과(Gentianaceae) 식물 마화진교(麻花秦艽) *Gentiana straminea* Maxim.의 뿌리를 말린 것이다. 일반적으로 "마화교(麻花艽)"라고 부른다.

산지 ▶ 중국 요녕성, 감숙성, 청해성, 사천성 등지에서 주로 생산된다.

채취·가공 ▶ 봄과 가을에 채취하여 토사를 제거하고 말랑말랑할 때까지 햇볕에 말린다. 뿌리를 쌓아서 바깥 면이 붉은 노란색 또는 회황색을 띨 때까지 "발한(發汗)"시킨 후, 고르게 펴서 햇볕에 말리거나 "발한" 과정을 거치지 않고 직접 햇볕에 말린다.

성미·효능 ▶ 맛은 맵고[辛], 쓰며[苦], 성질은 평(平)하다. 거풍습(祛風濕), 청습열(淸濕熱), 지비통(止痺痛)의 효능이 있다.

약재 특징 ▶ 원뿔 모양에 가깝고, 바깥 면은 어두운 갈색이며, 거칠다. 촘촘하지 않으며, 질은 말랑말랑하여 자르기 쉽고, 꺾은 면은 기름기를 조금 띤다. 특이한 향기가 있으며, 맛은 약간 쓰고 떫다.

품질 조건 ▶ 전통 경험에 따르면 질은 단단하고, 갈황색이며, 냄새와 맛이 진한 것이 좋다.

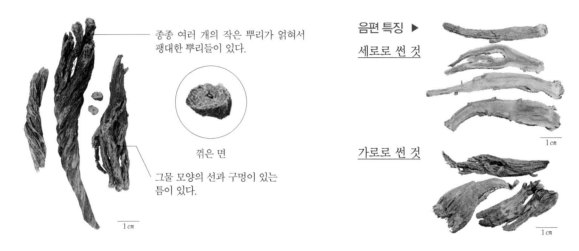

종종 여러 개의 작은 뿌리가 얽혀서 팽대한 뿌리들이 있다.

꺾은 면

그물 모양의 선과 구멍이 있는 틈이 있다.

음편 특징 ▶

세로로 썬 것

가로로 썬 것

참고

《중국약전》에 함께 등재되어 있는 동속식물 진교 *G. macrophylla* Pall., 조경진교(粗莖秦艽) *G. crassicaulis* Duthie ex Burk. 또는 소진교(小秦艽) *G. dahurica* Fisch.의 뿌리를 말린 것을 "진교"라 하여 약용한다. 전자의 2종을 "진교"라 하고, 후자의 1종을 "소진교"라 한다.

마화교, 진교 그리고 소진교의 주요 감별점

구분	마화교(*G. straminea*)	진교(*G. macrophylla*, *G. crassicaulis*)	소진교(*G. dahurica*)
모양	원뿔 모양에 가깝고, 종종 여러 개의 작은 뿌리가 얽혀서 팽대한 뿌리들이 있다.	원기둥 모양에 가깝고, 굽어 있다.	원뿔 모양 또는 원기둥 모양이다.
바깥 면의 특징	어두운 갈색이고, 거칠다.	황갈색 또는 회황색이며, 세로 주름이 있다	갈황색이다.
크기	지름이 7cm에 달한다.	길이 10~30cm, 지름 1~3cm	길이 8~15cm, 지름 0.2~1cm
질감, 꺾은 면	촘촘하지 않으며, 종종 시들었거나 썩은 것이 보인다.	단단하지만 잘 부서지고, 약간의 기름기를 띠며, 노란색 또는 갈황색을 띤다.	단단하지만 잘 부서지고, 약간의 기름기를 띠며, 노란색 또는 갈황색을 띤다.

---

86 《대한약전외한약(생약)규격집》(제4개정판)에는 "큰잎용담 *Gentiana macrophylla* Pallas, 마화진교(疏花秦艽) *Gentiana straminea* Maxim., 조경진교(粗莖秦艽) *Gentiana crassicaulis* Duthie ex Burk. 또는 소진교(小秦艽) *Gentiana dahurica* Fisch. (용담과 Gentianaceae)의 뿌리"를 "진교"로 등재하고 있다.

창출 蒼朮

Atractylodis Rhizoma[87]

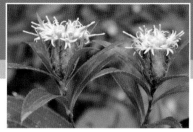

Atractylodes lancea (Thunb.) DC.

기원 ▶ 국화과(Compositae) 식물 모창출(茅蒼朮) *Atractylodes lancea* (Thunb.) DC.의 뿌리줄기를 말린 것이다.

산지 ▶ 중국 강소성, 호북성, 하남성, 절강성 등지에서 주로 생산된다.

채취·가공 ▶ 봄과 가을에 채취하여 토사와 수염뿌리를 제거하고 햇볕에 말린다.

성미·효능 ▶ 맛은 맵고[辛], 쓰며[苦], 성질은 따뜻하다[溫]. 조습건위(燥濕健胃), 거풍산한(祛風散寒), 명목(明目)의 효능이 있다.

약재 특징 ▶ 불규칙하게 꿰어 있는 구슬 또는 결절상 원기둥 모양이다. 바깥 면은 회갈색이다. 질은 단단하고, 자르기 쉬우며, 꺾은 면은 매끄럽다. 특이한 향기가 있으며, 조금 달고 맵고 쓰다.

품질 조건 ▶ 전통 경험에 따르면 크고, 질은 단단하고, 꺾은 면은 주사점이 많으며, 향기가 진한 것이 좋다.

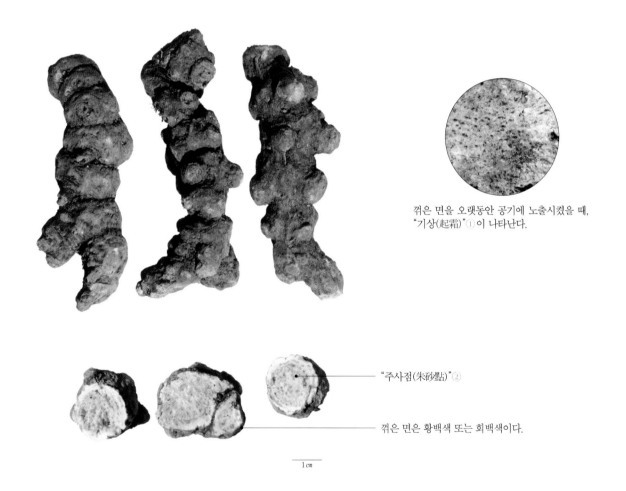

꺾은 면을 오랫동안 공기에 노출시켰을 때, "기상(起霜)"[①]이 나타난다.

"주사점(朱砂點)"[②]

꺾은 면은 황백색 또는 회백색이다.

1 *cm*

① "기상(起霜)": 창출이 오랫동안 노출되었을 때 꺾은 면에서 점차적으로 나오는 하얗고 얇은 바늘 모양의 결정으로, "백모(白毛)"라고도 한다. 일반적으로 품질이 좋은 창출에서 "백모"가 나타나는 것으로 알려져 있다.

② "주사점(朱砂點)": 약재를 가로로 꺾은 면에 산재되어 있는 갈색에서 황갈색의 기름관, 즉 기름세포를 말한다.

---

87 《대한민국약전》(제11개정판)에는 "모창출(茅蒼朮) *Atractylodes lancea* De Candlle 또는 북창출(北蒼朮) *Atractylodes chinensis* Koidzumi (국화과 Compositae)의 뿌리줄기"를 "창출"로 등재하고 있다.

음편 특징 ▶ 타원형 또는 두꺼운 줄 모양의 조각이다. 꺾은 면은 황백색 또는 회백색이고 주사점이 많으며, 가장자리는 회갈색이다.

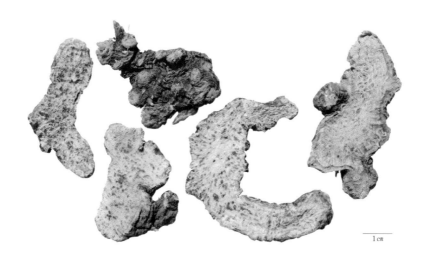

1 cm

<u>북창출(北蒼朮, *A. chinensis*)</u>: 흑덩어리 모양 또는 결절상 원기둥 모양이고, 질은 비교적 무르다. 향기는 비교적 연하고, 맛은 맵고 쓰다.

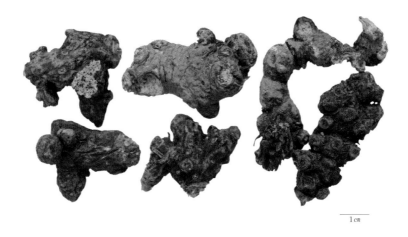

1 cm

참고

1. 《중국약전》에 함께 등재되어 있는 동속식물 북창출 *A. chinensis* (DC.) Koidz.의 뿌리줄기를 말린 것을 "창출"이라 하여 약용한다. 북창출은 하북성, 산서성, 섬서성 등지에서 주로 생산된다.

2. 모창출이란 이름은 역사상으로 중국 강소성의 모산(茅山) 지역에서 주로 생산되어서 얻어진 이름이다. 전통 경험에 따르면 모창출은 북창출보다 품질이 좋은 것으로 알려져 있다.

3. 동속식물 관창출(關蒼朮) *A. japonica* Koidz, ex Kitam.의 뿌리줄기를 말린 것은 중국 동북 지역에서 약용하고 있으며, 흑룡강성, 길림성, 요녕성, 내몽고 등지에서 주로 생산된다. 일본과 대한민국에서는 관창출을 "백출(白朮)"이라 하여 약용한다. 108쪽의 "백출" 항을 참고할 것

모창출과 북창출의 주요 감별점

구분	모창출	북창출
형태	불규칙하게 꿰어 있는 구슬 또는 결절상 원기둥 모양이다.	흑덩어리 모양 또는 결절상 원기둥 모양이다.
바깥 면의 색	회갈색이다.	흑갈색이고, 겉껍질을 제거한 것은 황갈색이다.
지름	1~2cm	1~4cm
질감, 냄새, 맛	단단하고, 특이한 향기가 있다.	무르고, 향기가 비교적 연하다.

천궁 川芎

Chuanxiong Rhizoma[88]

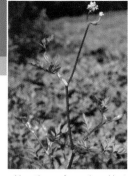

Ligusticum chuanxiong Hort.

기원 ▶ 산형과(Umbelliferae) 식물 천궁(川芎) *Ligusticum chuanxiong* Hort.의 뿌리줄기를 말린 것이다.

산지 ▶ 중국 사천성, 호북성, 호남성, 강서성 등지에서 주로 생산된다. 재배품이 대부분이다.

채취·가공 ▶ 여름에 줄기의 마디 부위가 둥근 원반 모양이 뚜렷하게 튀어나와 자색을 약간 보일 때 채취해서 줄기와 잎 그리고 토사를 제거하고 그늘에서 반쯤 말리고 다시 구들에서 완전히 말려서 수염뿌리를 제거한다.

성미·효능 ▶ 맛은 맵고[辛], 성질은 따뜻하다[溫]. 활혈행기(活血行氣), 거풍지통(祛風止痛)의 효능이 있다.

약재 특징 ▶ 고르지 않은 결절 덩어리 모양이다. 바깥 면은 황갈색이다. 질은 단단하여 자르기 어렵다. 진한 특유한 냄새가 있고, 맛은 쓰고 맵다. 혀를 마비시키는 느낌이 약간 있고 난 뒤에, 약간 달다.

품질 조건 ▶ 전통 경험에 따르면 크고 통통하며, 단단하고, 꺾은 면이 황백색이며, 기름기가 많고, 향기가 진한 것이 좋다.

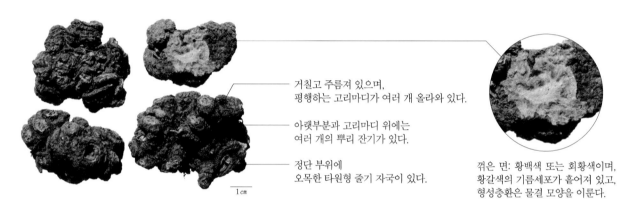

거칠고 주름져 있으며, 평행하는 고리마디가 여러 개 올라와 있다.

아랫부분과 고리마디 위에는 여러 개의 뿌리 잔기가 있다.

정단 부위에 오목한 타원형 줄기 자국이 있다.

꺾은 면: 황백색 또는 회황색이며, 황갈색의 기름세포가 흩어져 있고, 형성층환은 물결 모양을 이룬다.

음편 특징 ▶

<u>천궁편:</u> 대부분 줄기 부위부터 시작하여 세로로 잘라서 만들어진 일정치 않은 모양의 판상 덩어리이다. 가장자리는 불규칙하며, 나비 날개 모양에 가까운 불규칙한 얇은 절편이다. 꺾은 면은 매끈하며, 황백색에서 회황색이고, 물결 모양의 고리 무늬 또는 희미하게 불규칙한 근맥 무늬를 띠며, 황갈색의 기름세포가 흩어져 있다. 주변은 황갈색에서 진한 갈색이고, 거칠며, 불규칙하다. 질은 단단하다.

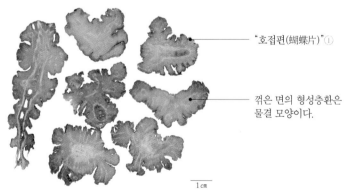

"호접편(蝴蝶片)"①

꺾은 면의 형성층환은 물결 모양이다.

① "호접편(蝴蝶片)": 천궁의 불규칙한 결정상 주먹 모양의 둥그런 덩어리를 세로로 잘라 음편으로 가공한 후에 생긴 것으로, 가장자리가 깔끔하지 않아 자른 부위의 모양이 호랑나비[蝴蝶]와 비슷해 이름 붙여졌다.

참고

현재 사천성의 도강언(都江堰), 팽주(彭州), 문천(汶川)에 천궁의 GAP 재배단지가 조성되어 있다.

---

88 《대한민국약전》(제11개정판)에는 "천궁 *Cnidium officinale* Makino 또는 중국천궁(中國川芎) *Ligusticum chuanxiong* Hort. (산형과 Umbelliferae)의 뿌리줄기로서 그대로 또는 끓는 물에 데친 것"을 "천궁"으로 등재하고 있다.

천규자 天葵子

Semiaquilegiae Radix

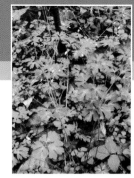

Semiaquilegia adoxoides
(DC.) Makino

기원 ▶ 미나리아재비과(Ranunculaceae) 식물 개구리발톱[天葵] *Semiaquilegia adoxoides* (DC.) Makino의 덩이뿌리를 말린 것이다.

산지 ▶ 중국 호남성, 호북성, 강소성, 귀주성, 안휘성 등지에서 주로 생산된다.

채취·가공 ▶ 초여름에 채취하여 물로 씻어서 말린 후 수염뿌리를 제거한다.

성미·효능 ▶ 맛은 달고[甘], 쓰며[苦], 성질은 차다[寒]. 청열해독(清熱解毒), 소종산결(消腫散結)의 효능이 있다.

약재 특징 ▶ 불규칙하고 짧은 기둥 모양, 방추 모양 또는 덩어리 모양으로 약간 구불구불하게 굽어 있다. 바깥 면은 어두운 갈색에서 회흑색이다. 질은 비교적 연하여 자르기 쉽다. 냄새는 없고, 맛은 달며 약간 쓰고 맵다.

품질 조건 ▶ 전통 경험에 따르면 크고, 꺾은 면의 피층이 흰색인 것이 좋다.

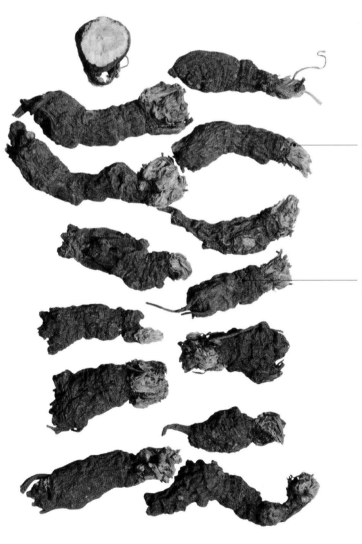

정단에는 종종 줄기의 잔기가 남아 있고, 바깥 면에는 여러 개의 황갈색 엽초가 비늘 모양으로 붙어 있다.

불규칙한 주름 무늬, 수염뿌리 또는 수염뿌리 자국이 있다.

1 cm

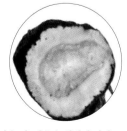

꺾은 면: 피층은 흰색에 가깝고, 목부는 황백색 또는 황갈색이며, 약간 방사상 모양이다.

천남성 天南星

Arisaematis Rhizoma[89]

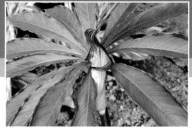

Arisaema erubescens (Wall.) Schott

기원 ▶ 천남성과(Araceae) 식물 천남성(天南星) *Arisaema erubescens* (Wall.) Schott의 덩이뿌리를 말린 것이다.

산지 ▶ 중국 하남성, 하북성, 산동성, 안휘성, 강소성 등지에서 주로 생산된다.

채취·가공 ▶ 가을과 겨울에 줄기와 잎이 말랐을 때 채취하여 수염뿌리 및 겉껍질을 제거하고 말린다.

성미·효능 ▶ 맛은 쓰고[苦], 매우며[辛], 성질은 따뜻하다[溫]. 조습화담(燥濕化痰), 거풍지경(祛風止痙), 산결소종(散結消腫)의 효능이 있다.

약재 특징 ▶ 납작한 구형이다. 바깥 면은 흰색에 가깝거나 연한 갈색이고, 비교적 매끈거린다. 덩이줄기 주위에는 작고 납작한 공 모양의 측아가 있다. 질은 아주 단단하고, 파쇄하기 쉽지 않으며, 꺾은 면은 매끄럽지 않고, 가루성이다. 냄새는 약간 맵고, 맛은 혀를 톡 쏘며 아리게 한다.

품질 조건 ▶ 전통 경험에 따르면 크고, 흰색이며, 가루성이 풍부한 것이 좋다.

겉껍질이 온전한 모습

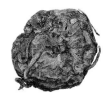
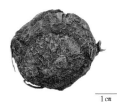

1 cm

겉껍질이 떨어진 모습

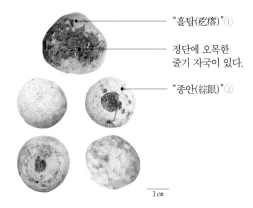

"흘탑(疙瘩)"①

정단에 오목한 줄기 자국이 있다.

"종안(綜眼)"②

1 cm

음편 특징 ▶

제천남성(製天南星)

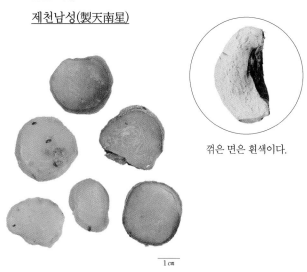

꺾은 면은 흰색이다.

1 cm

① "흘탑(疙瘩)": 약재 바깥 면 위에 돌기되어 있는 부분을 가리킨다. 약재에 따라 다르며 식물학에서 말하는 흘탑과는 같지 않다. 천남성의 경우에는 돌기된 둥근 싹을 가리킨다.

② "종안(綜眼)": 일반적으로 뿌리줄기류 약재에 있는 오목한 곳의 줄기 자국을 가리키는 것으로, 여러 개의 수염뿌리 자국이 둘러 있는데 "마점(麻點)"이라 부르기도 한다.

참고

1. 《중국약전》에 함께 등재되어 있는 동과식물 이엽천남성(異葉天南星) *A. heterophyllum* Bl.과 동북천남성(東北天南星) *A. amurense* Maxim.의 줄기를 말린 것을 "천남성"이라 하여 약용한다.

2. 천남성은 독성 약재에 속하므로 특별히 관리해야 한다.

---

89 《대한민국약전》(제11개정판)에는 "둥근잎천남성 *Arisaema amurense* Maximowicz, 천남성 *Arisaema erubescens* Schott 또는 두루미천남성 *Arisaema heterophyllum* Blume (천남성과 Araceae)의 덩이뿌리로서 주피를 완전히 제거한 것"을 "천남성"으로 등재하고 있다.

천년건 千年健

Homalomenae Rhizoma[90]

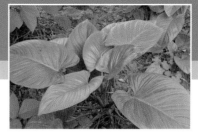

Homalomena occulta (Lour.) Schott

기원 ▶	천남성과(Araceae) 식물 천년건(千年健) *Homalomena occulta* (Lour.) Schott의 뿌리줄기를 말린 것이다.
산지 ▶	중국 광서성, 운남성 등지에서 주로 생산된다.
채취·가공 ▶	봄과 가을에 채취해서 깨끗이 씻고 겉껍질을 제거한 후 햇볕에 말린다.
성미·효능 ▶	맛은 쓰고[苦], 매우며[辛], 성질은 따뜻하다[溫]. 거풍습(祛風濕), 건근골(健筋骨), 지비통(止痺痛)의 효능이 있다.
약재 특징 ▶	원기둥 모양으로, 조금 구부러져 있고, 어떤 것은 약간 납작하다. 바깥 면은 황갈색 또는 붉은 갈색이다. 질은 단단하면서 무르다. 향기가 있고, 맛은 맵고 조금 쓰다.
품질 조건 ▶	전통 경험에 따르면 길고 굵으며, 붉은 갈색이고, 단단하며, 진한 향기가 있는 것이 좋다.

천년건편: 불규칙한 원형의 얇은 조각 또는 어슷하게 썬 조각

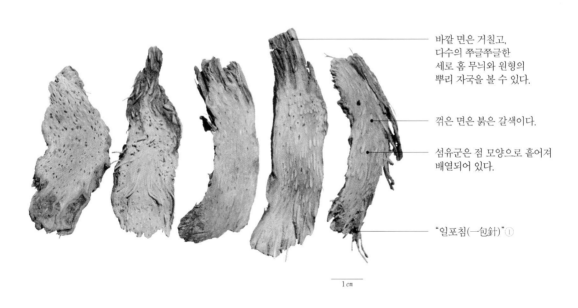

바깥 면은 거칠고, 다수의 쭈글쭈글한 세로 홈 무늬와 원형의 뿌리 자국을 볼 수 있다.

꺾은 면은 붉은 갈색이다.

섬유군은 점 모양으로 흩어져 배열되어 있다.

"일포침(一包針)"①

1 cm

① "일포침(一包針)": 천년건의 약재 내부에 많이 있는 노란색의 섬유속을 가리키는 것으로, 섬유속을 자르면 여러 개의 바늘 같은 것이 뚜렷하고 불규칙하게 밖으로 노출된 것을 볼 수 있다.

---

90 《대한약전외한약(생약)규격집》(제4개정판)에는 "천년건 *Homalomena occulta* Schott (천남성과 Araceae)의 뿌리줄기"를 "천년건"으로 등재하고 있다.

천마 天麻

Gastrodiae Rhizoma[91]

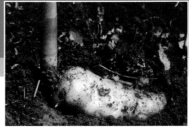

Gastrodia elata Bl.

기원 ▶ 난초과(Orchidaceae) 식물 천마(天麻) *Gastrodia elata* Bl.의 덩이줄기를 말린 것이다.

산지 ▶ 중국 사천성, 운남성, 귀주성, 섬서성, 호북성 등지에서 주로 생산된다.

채취 · 가공 ▶ 입동(立冬) 후 이듬해 청명(淸明) 전까지 채취하여 바로 깨끗이 씻어서 수증기로 찌고 저온에서 말린다.

성미 · 효능 ▶ 맛은 달고[甘], 성질은 평(平)하다. 식풍지경(息風止痙), 평억간양(平抑肝陽), 거풍통락(祛風通絡)의 효능이 있다.

약재 특징 ▶ 타원형 또는 긴 줄 모양이고, 약간 납작하고 쭈글쭈글하면서 조금 구부러져 있다. 바깥 면은 황백색에서 연한 황갈색이다. 질은 매우 단단하여 자르기 쉽지 않으며, 꺾은 면은 비교적 매끄럽고, 황백색에서 연한 갈색이며, 각질상이다. 냄새는 없고, 맛은 달다.

품질 조건 ▶ 전통 경험에 따르면 질은 단단하고 무거우며, 앵가취(鸚哥嘴, 앵무새 부리)의 특징이 있고, 꺾은 면이 밝으며, 구멍이 없는 것이 좋다.

겨울천마[冬天麻]

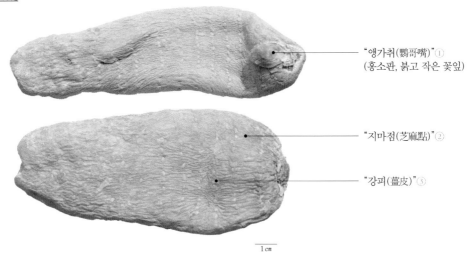

"앵가취(鸚哥嘴)"① (홍소판, 붉고 작은 꽃잎)

"지마점(芝麻點)"②

"강피(薑皮)"③

1 *cm*

봄천마[春天麻]

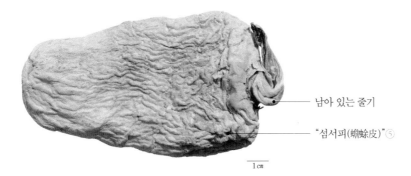

남아 있는 줄기

"섬서피(蟾蜍皮)"⑤

1 *cm*

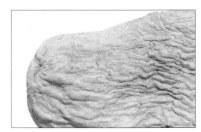

"두제안(肚臍眼)"④

---

91 《대한민국약전》(제11개정판)에는 "천마 *Gastrodia elata* Blume (난초과 Orchidaceae)의 덩이줄기를 쪄서 건조한 것"을 "천마"로 등재하고 있다.

야생천마

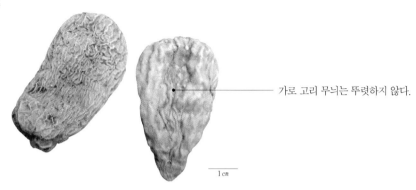

가로 고리 무늬는 뚜렷하지 않다.

1 cm

음편 특징 ▶

<u>얇게 세로로 썬 것</u>: 질은 바삭하고 자르기 쉬우며, 씹으면 점성이 있다.

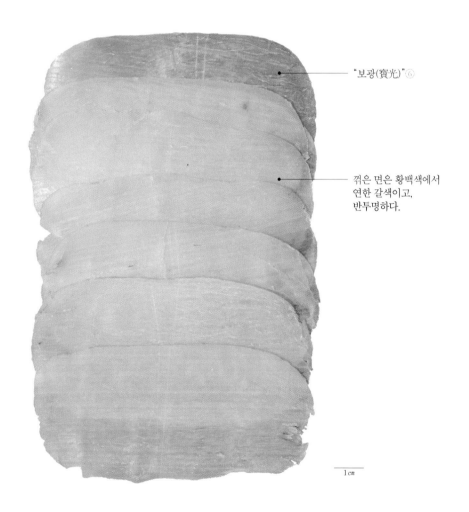

"보광(寶光)" ⑥

꺾은 면은 황백색에서
연한 갈색이고,
반투명하다.

1 cm

① "앵가취(鸚哥嘴)": 겨울천마[冬天麻]의 덩이줄기 끝에 남아 있는 홍갈색에서 진한 갈색의 앵무새 부리 모양의 마른 싹봉오리를 가리키는 것으로, "홍소판(紅小瓣, 붉고 작은 꽃잎)"이라고도 한다.

② "지마점(芝麻點)": 천마 약재의 바깥 면에 특이하게 약간 올라와 있는 싹을 가리키는 것으로, 불연속적으로 배열된 작은 점들이 가로로 고리 무늬를 이루어 배열되어 있다.

③ "강피(薑皮)": 천마의 덩이줄기의 바깥 면이 회황색 또는 연한 갈색을 가리키는 것으로, 세로의 주름무늬가 선명한 선을 이루어서 마치 생강 껍질과 비슷한 모양을 나타내고 있다.

④ "두제안(肚臍眼)": 천마 아랫부분에 오목한 둥그런 배꼽 모양의 자국을 가리키는 것으로, 다른 뿌리줄기가 떨어질 때 생긴 자국이다. "오두제(凹肚臍)", "원반저(圓盤底)"라고도 한다.

⑤ "섬서피(蟾蜍皮)": 천마 약재의 바깥 면에 남아 있는 잠복아(潛伏芽)와 세로 주름 무늬를 가리키는 것으로, 두꺼비의 외피[縮蛤蟆]와 닮아서 "합마피(蛤蟆皮)"라고도 한다.

⑥ "보광(寶光)": 일반적으로 질이 단단한 약재를 가리키는 것으로, 꺾은 면이 각질상이고 보석처럼 광택을 내는 약재를 말한다.

참고

1. 겨울에 줄기가 마른 후에 캔 천마를 "겨울천마[동매(冬麻)]"라 하고, 봄에 캔 천마를 "봄천마[춘마(春麻)]"라고 한다. 전통적으로 겨울천마가 봄천마보다 우수하며 야생품이 재배품보다 우수하다. 야생천마에는 가로 고리 무늬가 촘촘한 것이 주요 특징이다.

2. 귀주성에서 생산된 천마를 일반적으로 "귀천마(貴天麻)"라 하고, 사천성에서 생산된 천마를 "천천마(川天麻)"라 한다.

3. 현재 섬서성의 약양(略陽)에 천마의 GAP 재배단지가 조성되어 있다.

천목향 川木香

Vladimiriae Radix

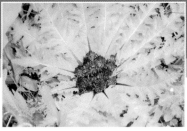

Vladimiria souliei (Franch.) Ling

기원 ▶ 국화과(Compositae) 식물 천목향(川木香) *Vladimiria souliei* (Franch.) Ling의 뿌리를 말린 것이다.

산지 ▶ 중국 사천성, 서장 등지에서 주로 생산된다.

채취 · 가공 ▶ 가을에 캐서 수염뿌리와 토사 및 근두부의 끈적끈적한 물질을 제거하고 말린다.

성미 · 효능 ▶ 맛은 맵고[辛], 쓰며[苦], 성질은 따뜻하다[溫]. 행기지통(行氣止痛)의 효능이 있다.

약재 특징 ▶ 원기둥 모양[铁杆木香] 또는 세로로 오목한 원기둥 모양[構子木香]으로, 조금 구부러져 있는 것이 있다. 바깥 면은 황갈색에서 진한 갈색이다. 비교적 가볍고, 질은 바삭거려서 자르기 쉽다. 미약한 향기가 나고, 맛은 쓰고, 씹으면 이에 달라붙는다.

품질 조건 ▶ 전통 경험에 따르면 굵고, 단단하며, 향기가 진한 것이 좋다.

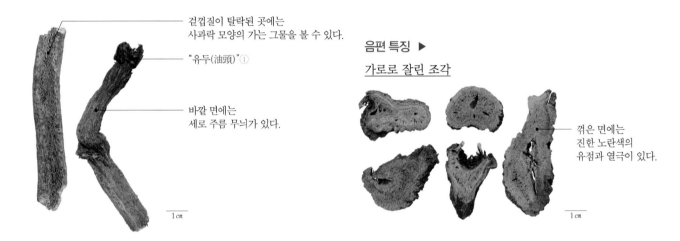

겉껍질이 탈락된 곳에는 사과락 모양의 가는 그물을 볼 수 있다.

"유두(油頭)"①

바깥 면에는 세로 주름 무늬가 있다.

음편 특징 ▶

가로로 잘린 조각

꺾은 면에는 진한 노란색의 유점과 열극이 있다.

1cm

1cm

참고

1. 철간목향(铁杆木香): 질은 단단하면서 원기둥 모양인 것을 가리키는 것으로, 쇠막대 모양의 천목향과 같다.
   구자목향(構子木香): 세로로 오목한 곳이 있는 반원기둥 모양인 것으로, 오목한 모양의 천목향과 같다.

2. 《중국약전》에 함께 등재되어 있는 동속식물 회모천목향(灰毛川木香) *V. souliei* (Franch.) Ling var. *cinerea* Ling의 뿌리를 말린 것도 "천목향"으로 약용한다.

3. 《중국약전》에 함께 등재되어 있는 동과식물 목향(木香) *Aucklandia lappa* Decne., 토목향(土木香) *Inula helenium* L.의 뿌리를 말린 것은 각각 "목향", "토목향"으로 별도로 분류하고 있다. 90쪽의 "목향" 항, 91쪽의 "토목향" 항을 참고할 것

① "유두(油頭)": 천목향의 근두부에 흔히 있는 검은색의 끈적끈적한 교질물을 가리키는데, "호두(糊頭)"라고도 한다.

천목향, 목향과 토목향의 주요 감별점

구분	천목향	목향	토목향
모양	쇠막대 모양, 말구유 모양이고, 가끔 유두(油頭)가 있다.	백골(白骨) 모양으로, 뼈를 발라낸 장어 모양이다.	원뿔 모양, 근두는 굵고 크다.
바깥 면	겉껍질이 떨어져 나간 자리에 수세미섬유 모양의 치밀한 근맥(筋脈)을 볼 수 있다.	뚜렷한 주름 무늬, 세로 홈 및 곁뿌리 자국이 있다.	세로 주름 무늬와 수염뿌리 자국이 있다.
지름	1~3cm	0.5~5cm	고르지 않다.
질감	딱딱하고 부스러지기 쉬워서 자르기 쉽다.	단단하여 자르기 쉽지 않다.	매우 단단하여 자르기 쉽지 않다.

천문동 天冬

Asparagi Radix[92]

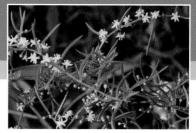

Asparagus cochinchinensis (Lour.) Merr.

기원 ▶	백합과(Liliaceae) 식물 천문동[天冬] *Asparagus cochinchinensis* (Lour.) Merr.의 덩이뿌리를 말린 것이다.
산지 ▶	중국 귀주성, 사천성, 광서성 등지에서 주로 생산된다.
채취 · 가공 ▶	가을과 겨울에 채취하여 깨끗이 씻은 다음, 줄기의 잔기와 수염뿌리를 제거하고 끓는 물에 데치거나 가운데의 심(心)에 수분이 침투될 때까지 쪄서 뜨거울 때 겉껍질을 제거하고 깨끗이 씻은 후 말린다.
성미 · 효능 ▶	맛은 달고[甘], 쓰며[苦], 성질은 차다[寒]. 양음윤조(養陰潤燥), 청폐생진(淸肺生津)의 효능이 있다.
약재 특징 ▶	긴 네모뿔 모양이고, 약간 굽었으며, 가운데는 비대하고, 양쪽 끝은 가늘고 둔하다. 바깥 면은 황백색에서 연한 황갈색이다. 질감은 단단하거나 부드럽고, 점성이 있다. 냄새는 없고, 맛은 달콤하며 약간 쓰다.
품질 조건 ▶	전통 경험에 따르면 굵고, 황백색의 반투명한 것이 좋다.

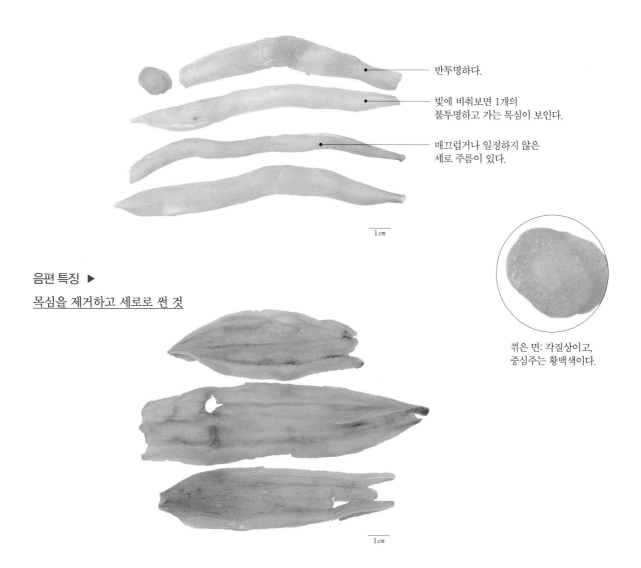

반투명하다.

빛에 비춰보면 1개의
불투명하고 가는 목심이 보인다.

매끄럽거나 일정하지 않은
세로 주름이 있다.

1 cm

음편 특징 ▶

목심을 제거하고 세로로 썬 것

꺾은 면: 각질상이고,
중심주는 황백색이다.

1 cm

---

92 《대한민국약전》(제11개정판)에는 "천문동 *Asparagus cochinchinensis* Merrill (백합과 Liliaceae)의 덩이뿌리로서 뜨거운 물에 삶거나 찐 후 겉껍질을 제거하고 말린 것"을 "천문동"으로 등재하고 있다.

천우슬 川牛膝

Cyathulae Radix

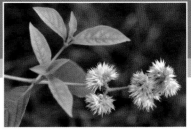

Cyathula officinalis Kuan

기원 ▶ 비름과(Amaranthaceae) 식물 천우슬(川牛膝) *Cyathula officinalis* Kuan의 뿌리를 말린 것이다.

산지 ▶ 중국 사천성, 운남성, 귀주성 등지에서 주로 생산된다. 야생품과 재배품이 있다.

채취·가공 ▶ 가을과 겨울에 채취하여 노두(蘆頭)와 수염뿌리 및 토사를 제거하고 불에 말리거나 햇볕에 반쯤 마를 때까지 말리고, 반쯤 말린 것을 쌓아 놓아 축축하게 한 다음, 다시 불에 말리거나 햇볕에 말린다.

성미·효능 ▶ 맛은 달고[甘], 약간 쓰며[微苦], 성질은 평(平)하다. 축어통경(逐瘀通經), 통리관절(通利關節), 이뇨통림(利尿通淋)의 효능이 있다.

약재 특징 ▶ 원기둥에 가까운 모양이고, 약간 비틀려 굽어 있고, 아래쪽을 향한 것은 약간 가늘거나 어떤 것은 분지(分枝)가 있다. 바깥 면은 황갈색 또는 회갈색이고, 비교적 거칠다. 질은 질겨서 절단하기 쉽지 않다. 냄새는 없고, 맛은 달콤한 후에 약간 쓰다.

품질 조건 ▶ 전통 경험에 따르면 뿌리가 굵고, 분지가 없고, 부드러우면서 질기고, 꺾은 면이 연한 노란색인 것이 좋다.

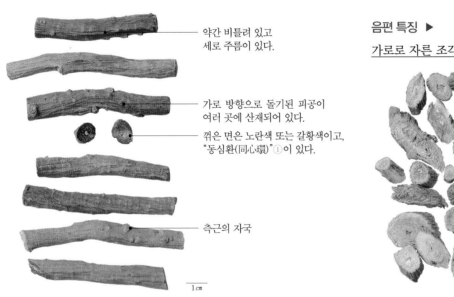

약간 비틀려 있고
세로 주름이 있다.

가로 방향으로 돌기된 피공이
여러 곳에 산재되어 있다.

꺾은 면은 노란색 또는 갈황색이고,
"동심환(同心環)"① 이 있다.

측근의 자국

1 cm

음편 특징 ▶

가로로 자른 조각: 원 모양의 얇은 조각이다.

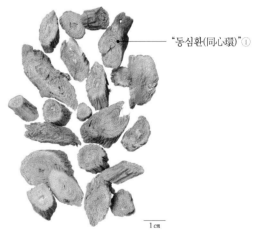

"동심환(同心環)"①

1 cm

참고

1. 천우슬이란 이름은 사천성에서 주로 생산되어 붙여진 것으로, 사천성의 천전(天全)에서 생산되므로, "천전우슬(天全牛膝)"이라고도 한다.

2. 《중국약전》에 함께 등재되어 있는 비름과 식물 우슬(牛膝) *Achyranthes bidentata* Bl.의 뿌리를 말린 것을 "우슬"이라 하여 별도로 분류하고 있다. 142쪽의 "우슬" 항을 참고할 것

① "동심환(同心環)": 뿌리류 약재의 가로로 꺾은 면에 여러 개의 동심 배열된 고리 모양의 이형구조를 가리키는 것으로, 비교적 큰 것은 나침반 같아서 "나반문(羅盤紋)"이라고도 한다.

천우슬과 우슬의 주요 감별점

구분	천우슬	우슬
바깥 면	황갈색 또는 회갈색이고, 거칠다.	회황색 또는 연한 갈색이다.
질감	질기고, 자르기 쉽지 않다.	단단하고 바삭하며, 자르기 쉽고, 쉽게 흡습하여 부드러워진다.
지름	0.5~3cm	0.4~1cm
동심환의 수	4~11개	2~4개

천초근 茜草

Rubiae Radix Et Rhizoma[93]

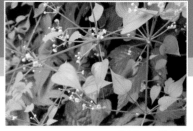

Rubia cordifolia L.

기원 ▶	꼭두서니과(Rubiaceae) 식물 천초(茜草) *Rubia cordifolia* L.의 뿌리 및 뿌리줄기를 말린 것이다.
산지 ▶	중국 섬서성, 산서성 하남성 등지에서 주로 생산된다.
채취 · 가공 ▶	봄과 가을에 채취하여 토사를 제거하고 말린다.
성미 · 효능 ▶	맛은 쓰고[苦], 성질은 차다[寒]. 양혈(涼血), 지혈(止血), 거어(祛瘀), 통경(通經)의 효능이 있다.
약재 특징 ▶	뿌리줄기는 결절상이고, 모여 나는 뿌리는 굵기가 일정하지 않다. 뿌리는 원기둥 모양이고, 약간 굽어 있다. 바깥 면은 적갈색 또는 어두운 갈색이다. 질은 바삭하여 자르기 쉽다. 냄새는 없고, 맛은 약간 쓰고, 오래 씹으면 혀를 자극한다.
품질 조건 ▶	전통 경험에 따르면 굵고, 바깥 면은 적갈색이고, 꺾은 면은 황갈색인 것이 좋다.

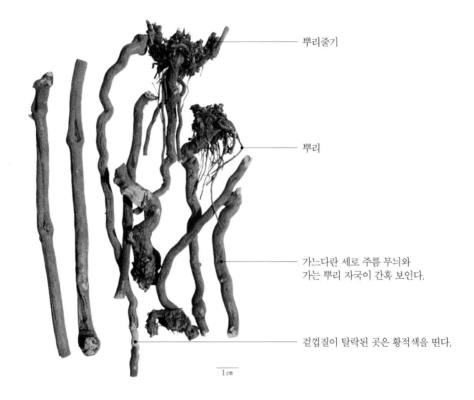

뿌리줄기

뿌리

가느다란 세로 주름 무늬와
가는 뿌리 자국이 간혹 보인다.

겉껍질이 탈락된 곳은 황적색을 띤다.

1 cm

음편 특징 ▶

세로로 썬 것

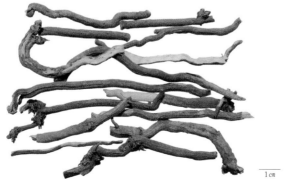

1 cm

---

93 《대한약전외한약(생약)규격집》(제4개정판)에는 "꼭두서니 *Rubia akane* Nakai 또는 기타 동속근연식물 (꼭두서니과 Rubiaceae)의 뿌리"를 "천초근"으로 등재하고 있으며, 우리나라에서는 서양꼭두서니 *Rubia tinctorum* Linne의 추출 색소가 신장 발암성이 있는 것으로 확인됨에 따라 2004년 8월부터 사용을 금지하고 있다.

천패모 川貝母

Fritillariae Cirrhosae Bulbus[94]

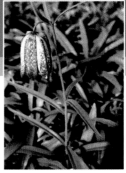

Fritillaria cirrhosa D. Don

기원 ▶ 백합과(Liliaceae) 식물 천패모(川貝母) *Fritillaria cirrhosa* D. Don의 비늘줄기를 말린 것이다.

산지 ▶ 중국 사천성, 청해성, 서장, 운남성 등지에서 주로 생산된다.

채취 · 가공 ▶ 여름과 가을 또는 눈이 녹은 후에 캐서 수염뿌리, 겉껍질 및 토사를 제거하고 햇볕에 말리거나 낮은 온도에서 말린다.

성미 · 효능 ▶ 맛은 달고[甘], 쓰며[苦], 성질은 약간 차다[微寒]. 청열윤폐(淸热润肺), 화담지해(化痰止咳)의 효능이 있다.

약재 특징 ▶ 원뿔 모양 또는 구형에 가깝다. 바깥 면은 흰색에 가깝다. 질은 단단하면서 무르고, 횡단면은 흰색이며, 가루성이 풍부하다. 냄새는 거의 없고, 맛은 약간 쓰다.

품질 조건 ▶ 전통 경험에 따르면 작고, 완전한 모양이고, 흰색에, 단단하며, 가루성이 풍부한 것이 좋다.

송패(松貝)

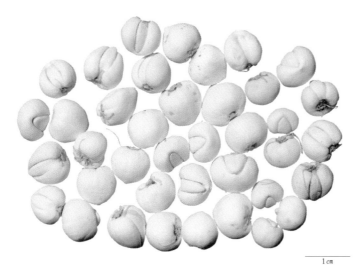

1 cm

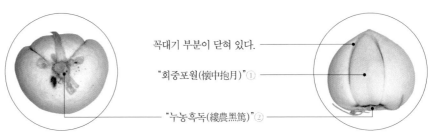

꼭대기 부분이 닫혀 있다.

"회중포월(懷中抱月)" ①

"누농흑독(縷農黑篤)" ②

"관음좌연(觀音坐蓮)" ③

① "회중포월(懷中抱月)": 송패 바깥 면의 크기가 매우 다른 2개의 비늘잎을 가리키는 것으로, 큰 비늘잎이 작은 비늘잎을 싸고 있으며 싸여 있지 않은 부분은 반달 모양이다.

② "누농흑독(縷農黑篤)": 송패 아랫부분의 약간 들어간 부분을 가리키는 것으로, 사이에 검은 점을 볼 수 있으며, 수염뿌리 자국이 남아 있다.

③ "관음좌연(觀音坐蓮)": 송패 아랫부분의 편평하고 약간 들어간 부분을 가리키는 것으로, 안정적으로 똑바로 있을 수 있어서 마치 연꽃의 연밥에 앉아 있는 관음보살을 닮아서 이름 붙여졌다.

---

94 《대한민국약전》(제11개정판)에는 "천패모 *Fritillaria cirrhosa* D. Don, 암자패모(暗紫貝母) *Fritillaria unibracteata* Hsiao et K. C. Hsia, 감숙패모(甘肅貝母) *Fritillaria prezewalskii* Maximowicz 또는 사사패모(梭砂貝母) *Fritillaria delavayi* Franchet (백합과 Liliaceae)의 비늘줄기"를 "천패모"로 등재하고 있다.

청패(青貝): 납작한 구형에 가깝다.

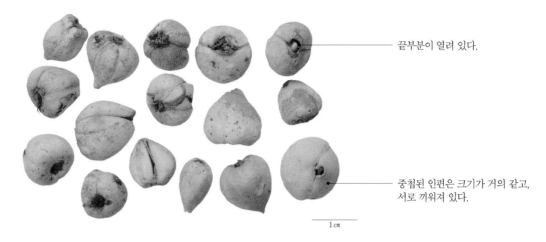

끝부분이 열려 있다.

중첩된 인편은 크기가 거의 같고,
서로 끼워져 있다.

1 *cm*

노패(爐貝): 긴 원뿔 모양

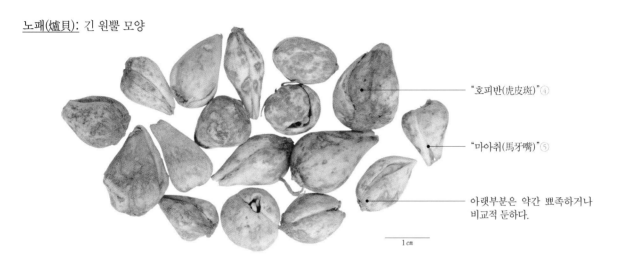

"호피반(虎皮斑)"①

"마아취(馬牙嘴)"⑤

아랫부분은 약간 뾰족하거나
비교적 둔하다.

1 *cm*

참고

1. 진주패(珍珠貝): 천패모 가운데 알갱이가 작은 것을 가리키는 것으로, 그 모양이 진주 또는 의이인(薏苡仁)을 닮았다.

2. 《중국약전》에 함께 등재되어 있는 동속식물 암자패모(暗紫貝母) *F. unibracteata* Hsiao et K.C. Hsia, 감숙패모(甘肅貝母) *F. prezewalskii* Maxim. 또는 사사패모(梭砂貝母) *F. delavayi* Franch.의 비늘줄기를 말린 것을 "천패모"라 하여 약용한다. 앞의 2개를 별도로 분류하여 일반적으로 "송패"와 "청패"라 하고, 후자를 일반적으로 "노패"라 한다. 전통 경험에 따르면 송패의 품질이 가장 좋다.

① "호피반(虎皮斑)": 노패 비늘잎의 바깥 면에 있는 황백색 또는 갈색의 호피 무늬 반점을 가리킨다.

⑤ "마아취(馬牙嘴)": 노패 약재의 마름모꼴 원뿔 모양과 긴 달걀 모양을 가리키는 것으로, 말의 이빨 모양을 닮아 이름 붙여졌다. 끝부분은 비교적 뾰족하고 열려 있는 모양을 하고 있다.

송패, 청패, 노패의 주요 감별점

구분	송패	청패	노패
모양	원뿔 모양 또는 거의 구형이다.	납작한 구형에 가깝다.	긴 원뿔 모양이다.
바깥 면의 색	흰색에 가깝다.	흰색에 가깝다.	흰색에 가깝거나 연한 갈황색이고 "호피반"이다.
크기	높이 0.3~0.8cm 지름 0.3~0.9cm	높이 0.4~1.4cm 지름 0.4~1.6cm	높이 0.7~2.5cm 지름 0.5~2.5cm
바깥층 비늘잎	크기가 매우 달라서 "회중포월"이다.	크기가 거의 같아서 서로 끼워져 있다.	크기가 거의 같아서 "마아취"이다.

초오 草烏

Aconiti Kusnezoffii Radix[95]

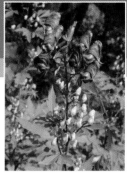

Aconitum kusnezoffii Reichb.

기원 ▶ 미나리아재비과(Ranunculaceae) 식물 이삭바꽃[北烏頭] *Aconitum kusnezoffii* Reichb.의 덩이뿌리를 말린 것이다.

산지 ▶ 중국 흑룡강성, 요녕성, 길림성, 하북성 등지에서 주로 생산된다.

채취·가공 ▶ 가을에 줄기와 잎이 말랐을 때 채취하여 수염뿌리와 토사를 제거하고 말린다.

성미·효능 ▶ 맛은 맵고[辛], 쓰며[苦], 성질은 덥다[熱]. 독성이 매우 크다. 거풍제습(祛風除濕), 온경지통(溫經止痛)의 효능이 있다.

약재 특징 ▶ 불규칙하게 긴 원추형이고, 약간 구불구불하다. 바깥 면은 어두운 갈색 또는 회갈색이다. 질은 단단하고, 잘 부러지지 않는다. 냄새는 없고, 맛은 아주 맵고, 혀를 마비시킨다.

품질 조건 ▶ 전통 경험에 따르면 크고, 통통하며, 굳고 단단하며, 가루성이 많고, 줄기의 자국이나 수염뿌리가 적은 것이 좋다.

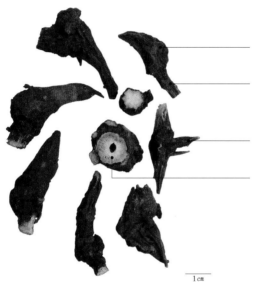

바깥 면은 세로 주름으로 주름져 있다.

정단에는 흔히 줄기의 잔기와 부정근의 잔기가 있다.

"정각(釘角)"①

꺾은 면은 회백색 또는 어두운 회색이고, 갈라진 틈이 있으며, 형성층 고리 무늬가 다각형 또는 둥그런 모양을 이루고, 수부(髓部)는 비교적 크고, 가운데는 비어 있다.

1 cm

참고

1. 초오는 독성 약재이므로 특별히 관리해야 한다.
2. 《중국약전》에 함께 등재되어 있는 동속식물 오두(烏頭) *A. carmichaeli* Debx.의 모근을 말린 것을 "천오(川烏)"라 하여 별도로 분류하고 있다. 112쪽의 "천오" 항을 참고할 것

① "정각(釘角)": 일반적으로 부자, 천오, 초오 뿌리의 옆으로 뻗어 있는 곁뿌리의 혹 모양의 돌기를 가리킨다.

초오와 천오의 주요 감별점

구분	초오	천오
바깥 면의 색	회갈색 또는 흑색, 어두운 갈색이다.	어두운 갈색 또는 회갈색이다.
바깥 면의 특징	점 모양의 뿌리 자국과 혹 모양의 곁뿌리가 있다.	작은 혹 모양의 곁뿌리와 자근이 탈락한 후의 자국이 있다.
질감 및 꺾은 면	단단하고, 꺾은 면은 회백색, 어두운 회색으로 갈라진 흠이 있으며, 수부는 비교적 크고, 가운데는 비어 있다.	단단하고, 꺾은 면은 흰색 또는 연한 노란색에 가깝다.

95 《대한약전외한약(생약)규격집》(제4개정판)에는 "이삭바꽃 *Aconitum kusnezoffii* Reichb., 놋젓가락나물 *Aconitum ciliare* Decaisne 또는 세잎돌쩌귀 *Aconitum triphyllum* Nakai (미나리아재비과 Ranunculaceae)의 덩이뿌리"를 "초오"로 등재하고 있다.

태자삼 太子參

Pseudostellariae Radix

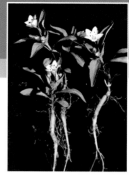

Pseudostellaria heterophylla
(Miq.) Pax et Hoffm.

기원 ▶ 석죽과(Caryophyllaceae) 식물 개별꽃[孩兒蔘] *Pseudostellaria heterophylla* (Miq.) Pax et Hoffm.의 덩이뿌리를 말린 것이다.

산지 ▶ 중국 강소성, 산동성, 안휘성 등지에서 주로 생산된다.

채취 · 가공 ▶ 여름에 줄기와 잎이 대부분 말랐을 때 채취하여 수염뿌리를 제거하고 끓는 물에 약간 데친 후 햇볕에 말리거나 그대로 햇볕에 말린다.

성미 · 효능 ▶ 맛은 달고[甘], 약간 쓰며[微苦], 성질은 평(平)하다. 익기건비(益氣健脾), 생진윤폐(生津潤肺)의 효능이 있다.

약재 특징 ▶ 가늘고 긴 방추형 또는 가늘고 긴 줄 모양이고, 조금 구불구불하다. 바깥 면은 황백색이고, 비교적 매끈매끈하다. 질은 단단하면서 바삭하고, 꺾은 면은 매끄러우며, 각질상이고, 가루성이 있다. 냄새는 없고, 맛은 약간 달다.

품질 조건 ▶ 전통 경험에 따르면 굵고, 황백색이며, 수염뿌리가 없는 것이 좋다.

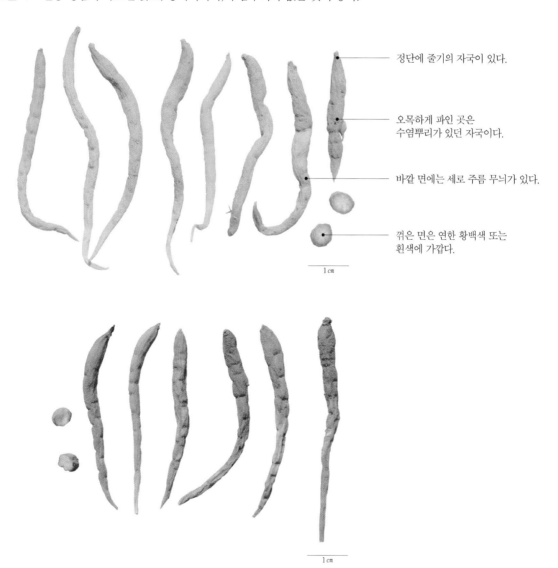

정단에 줄기의 자국이 있다.

오목하게 파인 곳은
수염뿌리가 있던 자국이다.

바깥 면에는 세로 주름 무늬가 있다.

꺾은 면은 연한 황백색 또는
흰색에 가깝다.

1 cm

1 cm

참고

현재 귀주성의 시병(施秉), 황평(黃平), 뢰산(雷山), 개리(凱里)와 복건성의 자영(柘榮) 지역에 태자삼의 GAP 재배단지가 조성되어 있다.

택사 澤瀉

Alismatis Rhizoma[96]

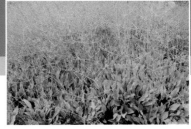

Alisma orientale (Sam.) Juzep.

기원 ▶ 택사과(Alismataceae) 식물 질경이택사[澤瀉] *Alisma orientale* (Sam.) Juzep.의 덩이줄기를 말린 것이다.

산지 ▶ 중국 복건성 포성(浦城), 건양(建陽, 건택사), 사천성 도강언(都江堰, 천택사), 강서성 광창(廣昌) 등지에서 주로 생산된다.

채취 · 가공 ▶ 겨울에 줄기와 잎이 마르기 시작할 때 채취하여 줄기와 잎 및 수염뿌리를 제거하고 두꺼운 껍질을 깎아낸 다음, 깨끗이 씻어 구들 위에서 말리거나 대나무 바구니에 담아서 흔들어 수염뿌리와 굵은 껍질을 제거하고 햇볕에 말린다.

성미 · 효능 ▶ 맛은 달고[甘], 성질은 차다[寒]. 이수삼습(利水滲濕), 설열(泄熱)의 효능이 있다.

약재 특징 ▶ 둥근 구형, 길고 둥근 구형 또는 거꿀달걀 모양에 가깝다. 바깥 면은 황백색 또는 연한 황갈색이다. 질은 단단하다. 냄새는 없고, 맛은 약간 쓰다.

품질 조건 ▶ 전통 경험에 따르면 크고, 단단하고, 황백색이며, 가루성이 풍부한 것이 좋다.

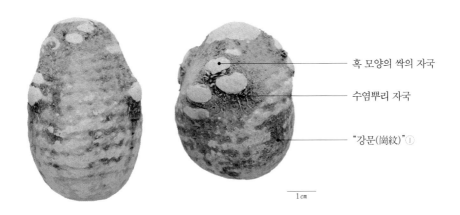

혹 모양의 싹의 자국

수염뿌리 자국

"강문(崗紋)"①

1 cm

음편 특징 ▶

가로로 썬 조각

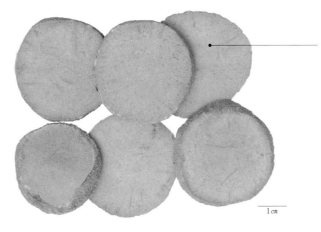

꺾은 면은 황백색이고, 가루성이며, 작은 구멍이 많이 있다.

① "강문(崗紋)": 택사의 덩이줄기의 바깥 면에 가로 방향으로 올라와 있는 고리 불규칙한 무늬를 가리키는 것으로, 마디와 가늘고 작은 돌기의 수염뿌리 자국이 합해서 이루고 있다.

1 cm

참고

1. 택사는 산지에 따라서 두 가지로 나누어진다. 즉, 복건성에서 생산되는 것을 건택사(建澤瀉)라고 하고, 사천성에서 생산되는 것을 천택사(川澤瀉)라고 한다. 전통 경험에 따르면 건택사가 천택사보다 품질이 좋은 것으로 인식되고 있다.
2. 현재 복건성의 건구(建甌)에 택사의 GAP 재배단지가 조성되어 있다.

---

96 《대한민국약전》(제11개정판)에는 "질경이택사 *Alisma orientale* Juzepzuk (택사과 Alismataceae)의 덩이줄기로서 잔뿌리 및 주피를 제거한 것"을 "택사"로 등재하고 있다.

토복령 菝葜

Smilacis Chinae Rhizoma[97]

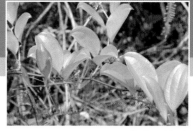

Smilax china L.

기원 ▶ 백합과(Liliaceae) 식물 청미래덩굴[菝葜] *Smilax china* L.의 뿌리줄기를 말린 것이다.

산지 ▶ 중국 절강성, 강소성, 광서성 등지에서 주로 생산된다.

채취·가공 ▶ 늦가을에서 이듬해 봄까지 채취하여 수염뿌리를 제거하고 깨끗이 씻어서 햇볕에 말리거나 신선한 상태로 얇게 썰어서 말린다.

성미·효능 ▶ 맛은 달고[甘], 약간 쓰고 떫으며[微苦澁], 성질은 평(平)하다. 거풍이습(祛風利濕), 해독산어(解毒散瘀)의 효능이 있다.

약재 특징 ▶ 불규칙한 덩어리 모양 또는 구불구불하고 납작한 기둥 모양이고, 결절상으로 융기해 있다. 바깥 면은 황갈색에서 자갈색이다. 질은 매우 단단하여 자르기 어려우며, 섬유성이다. 냄새는 없고, 맛은 약간 쓰고 떫다.

품질 조건 ▶ 전통 경험에 따르면 뿌리줄기는 거칠고 굵으며, 꺾은 면은 약간 붉은 것이 좋다.

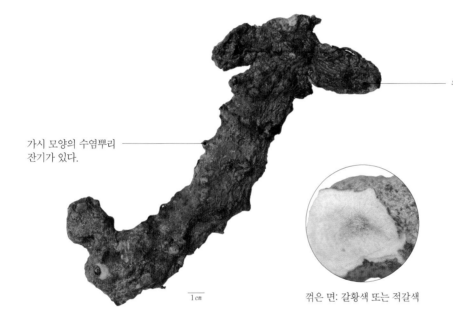

가시 모양의 수염뿌리 잔기가 있다.

원뿔 모양 돌기의 줄기 자국이 있다.

1 cm

꺾은 면: 갈황색 또는 적갈색

① "분진(粉塵)": 넓은 의미로 약재를 자르거나 파쇄할 때 날리는 가루 물질을 말한다.

② "근맥(筋脈)": 약재 조직 내의 섬유속 또는 유관속을 가리킨다. 자른 약재의 섬유속 또는 유관속은 약간 불규칙한 선 모양으로 나타나는데, 마치 인체의 힘줄 및 혈관[筋脈]과 같이 어지럽게 흩어져 있어 "근(筋)"이라고 한다. 그 정돈된 약재 단면의 어떤 지점에서 보이는 점 모양을 가리켜서 "근맥점(筋脈點)"이라고 하고, 비교적 큰 유관속 부위를 가리켜서 "근맥문(筋脈紋)"이라고 한다.

음편 특징 ▶

<u>세로로 썬 것</u>: 질은 단단하고, 자를 때 "분진(粉塵)"①이 날린다.

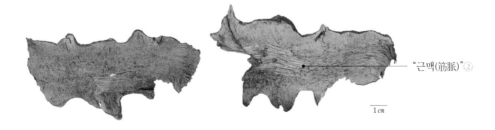

"근맥(筋脈)"②

1 cm

참고

《중국약전》에 함께 등재되어 있는 동속식물 광엽발계(光葉菝葜) *S. glabra* Rpxb.의 뿌리를 말린 것을 "토복령(土茯苓)"으로 별도로 분류하고 있다. 184쪽의 "토복령" 항을 참고할 것

---

97 《대한약전외한약(생약)규격집》(제4개정판)에는 "청미래덩굴 *Smilax china* Linne 또는 광엽발계 *Smilax glabra* Roxburgh (백합과 Liliaceae)의 뿌리줄기"를 "토복령"으로 등재하고 있다.

토복령 土茯苓

Smilacis Glabrae Rhizoma[98]

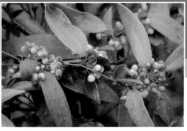

Smilax glabra Roxb.

기원 ▶ 백합과(Liliaceae) 식물 광엽발계(光葉菝葜) *Smilax glabra* Roxb.의 뿌리줄기를 말린 것이다.

산지 ▶ 중국 광동성, 호남성, 호북성, 절강성 등지에서 주로 생산된다.

채취 · 가공 ▶ 여름과 겨울에 채취해서 수염뿌리를 제거하고 깨끗이 씻은 다음 말리거나 신선한 것을 얇게 썰어서 말린다.

성미 · 효능 ▶ 맛은 달고[甘], 담담하며[淡], 성질은 평(平)하다. 제독(除毒), 이습(利濕), 통리관절(通利關節)의 효능이 있다.

약재 특징 ▶ 대략 원기둥 모양이고, 조금 납작하거나 불규칙하게 긴 덩어리 모양이며, 결절상으로 튀어 올라와 있고, 짧은 분지가 있다. 바깥 면은 황갈색에서 회갈색이며, 요철이 고르지 않다. 질은 매우 단단하고, 꺾은 면은 가루성이다. 절편의 질은 약간 질기고, 자를 때 "분진(粉塵)"①이 날리며, 물에 적신 후에는 끈적거리는 느낌이 있다. 냄새는 없고, 맛은 약간 달고 떫다.

품질 조건 ▶ 전통 경험에 따르면 바깥 면이 연한 갈색이고, 질은 매우 단단하며, 꺾은 면은 흰색에서 연한 붉은 갈색이고, 근맥이 적고, 가루성이 풍부한 것이 좋다.

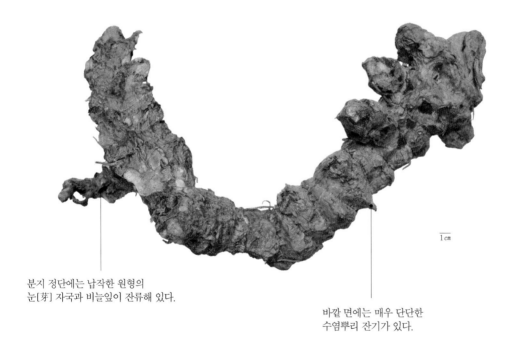

분지 정단에는 납작한 원형의
눈[芽] 자국과 비늘잎이 잔류해 있다.

바깥 면에는 매우 단단한
수염뿌리 잔기가 있다.

---

98 《대한약전외한약(생약)규격집》(제4개정판)에는 "청미래덩굴 *Smilax china* Linne 또는 광엽발계 *Smilax glabra* Roxburgh (백합과 Liliaceae)의 뿌리줄기"를 "토복령"으로 등재하고 있다.

① "분진(粉塵)": 넓은 의미로 약재를 자르거나 파쇄할 때 날리는 가루 물질을 말한다.

② "근맥(筋脈)": 약재 조직 내의 섬유속 또는 유관속을 가리킨다. 자른 약재의 섬유속 또는 유관속은 약간 불규칙한 선 모양으로 나타나는데, 마치 인체의 힘줄 및 혈관(血管)과 같이 어지럽게 흩어져 있어 "근(筋)"이라고 한다. 그 정돈된 약재 단면의 어떤 지점에서 보이는 점 모양을 가리켜서 "근맥점(筋脈點)"이라고 하고, 비교적 큰 유관속 부위를 가리켜서 "근맥문(筋脈紋)"이라고 한다.

음편 특징 ▶

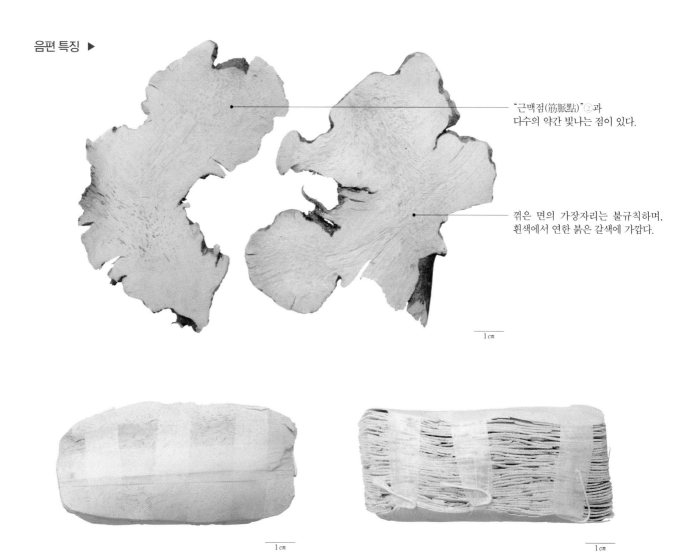

"근맥점(筋脈點)"②과
다수의 약간 빛나는 점이 있다.

꺾은 면의 가장자리는 불규칙하며,
흰색에서 연한 붉은 갈색에 가깝다.

1 cm

1 cm

1 cm

참고

《중국약전》에 함께 등재되어 있는 동속식물 청미래덩굴[菝葜] *S. china* L.의 뿌리를 말린 것을 "발계(菝葜)"로 별도로 분류하고 있다. 183쪽의 "토복령[菝葜]" 항을 참고할 것

토복령과 발계의 주요 감별점

구분	토복령[光葉菝葜]	발계(청미래덩굴)
꺾은 면	흰색에서 연한 붉은 갈색이며, 가루성이다.	황갈색에서 적갈색이며, 섬유성이다.
질감	약간 질기다.	단단하다.

토패모 土貝母

Bolbostemmatis Rhizoma

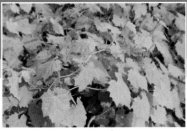

Bolbostemma paniculatum (Maxim.) Franquet

기원 ▶	박과(Cucurbitaceae) 식물 토패모(土貝母) *Bolbostemma paniculatum* (Maxim.) Franquet의 덩이줄기를 말린 것이다.
산지 ▶	중국 하남성, 산서성, 섬서성, 하북성 등지에서 생산된다.
채취 · 가공 ▶	가을에 채취하여 깨끗이 씻고 쪼개서 백심(白心)이 없어질 때까지 볶은 다음 꺼내서 햇볕에 말린다.
성미 · 효능 ▶	맛은 쓰고[苦], 성질은 약간 차다[微寒]. 산결(散結), 소종(消腫), 해독(解毒)의 효능이 있다.
약재 특징 ▶	불규칙한 덩어리 모양이고, 크기가 일정치 않다. 바깥 면은 연한 붉은 갈색에서 어두운 갈색이다. 질은 단단하고, 자르기 쉽지 않다. 냄새는 없고, 맛은 약간 쓰다.
품질 조건 ▶	전통 경험에 따르면 크기가 크고, 붉은 갈색이며, 질은 매우 단단하고, 매끈하면서, 반투명한 것이 좋다.

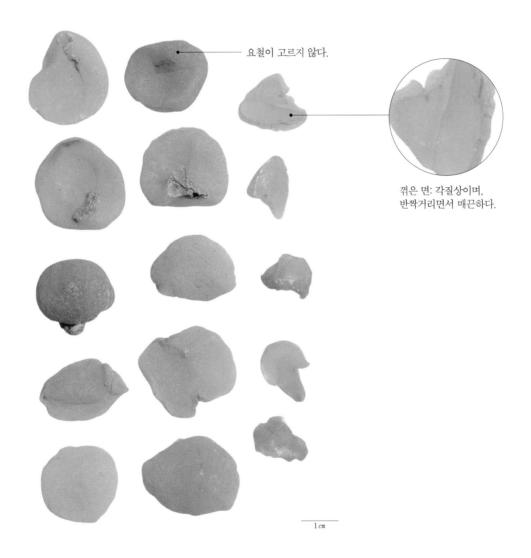

요철이 고르지 않다.

꺾은 면: 각질상이며,
반짝거리면서 매끈하다.

1 cm

파극천 巴戟天

Morindae Officinalis Radix[99]

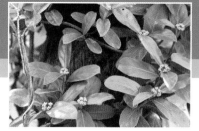

Morinda officinalis How

기원 ▶ 꼭두서니과(Rubiaceae) 식물 파극천(巴戟天) *Morinda officinalis* How의 뿌리를 말린 것이다.

산지 ▶ 중국 광동성, 광서성, 복건성, 해남성 등지에서 주로 생산된다.

채취·가공 ▶ 연중 고르게 채취하여 깨끗이 씻고 수염뿌리를 제거하여 6~7일 정도 햇볕에 말려서 나무막대기로 살짝 두드려서 납작하게 만들어 햇볕에 말린다.

성미·효능 ▶ 맛은 달고[甘], 매우며[辛], 성질은 약간 따뜻하다[微溫]. 보신장양(補腎腸陽), 강근건골(强筋健骨), 거풍습(祛風濕)의 효능이 있다.

약재 특징 ▶ 납작한 원기둥 모양이 많으며, 약간 구불구불하고, 길이는 일정하지 않다. 바깥 면은 회황색 또는 어두운 회색이다. 질은 질기고, 꺾은 면의 피층은 두꺼우며, 목부는 분리하기 쉽다. 목부는 단단하고, 꺾은 면은 작은 톱니바퀴 모양이다. 냄새는 없고, 맛은 달면서 조금 떫다.

품질 조건 ▶ 전통 경험에 따르면 길고 통통하며, 구슬을 이은 모양이고, 육질은 두껍고, 자색을 띠는 것이 좋다.

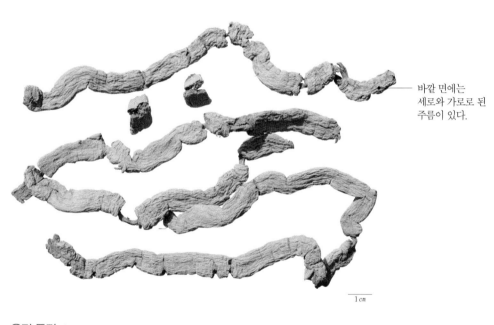

바깥 면에는
세로와 가로로 된
주름이 있다.

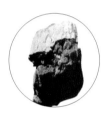

피층의 꺾은 면은
자색 또는 연한 자색이다.

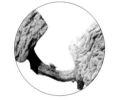

피층의 가로 방향으로
단리된 곳에 나타난 목부

1 cm

음편 특징 ▶

파극육(巴戟肉): 파극천의 채취·가공 시에 목심을 제거하고 잘라서 말리거나
납작하게 누른 후에 말린 것을 말한다.

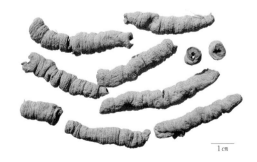

1 cm

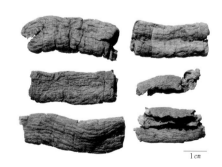

1 cm

---

99 《대한민국약전》(제11개정판)에는 "파극천 *Morinda officinalis* How (꼭두서니과 Rubiaceae)의 뿌리로서 수염뿌리를 제거하고 납작하게 눌러서 말린 것"을 "파극천"으로 등재하고 있다.

판람근 板藍根

Isatidis Radix[100]

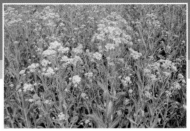

Isatis indigotica Fortune

기원 ▶ 십자화과(Cruciferae) 식물 숭람(菘藍) *Isatis indigotica* Fortune의 뿌리를 말린 것이다. "북판람근(北板藍根)"이라고 도 부른다.

산지 ▶ 중국 동북 지역 및 하북성, 강소성, 안휘성, 하남성 등지에서 주로 생산된다.

채취 · 가공 ▶ 가을에 채취하여 토사를 제거하고 햇볕에 말린다.

성미 · 효능 ▶ 맛은 쓰고[苦], 성질은 차다[寒]. 청열해독(淸熱解毒), 양혈이인(涼血利咽)의 효능이 있다.

약재 특징 ▶ 원기둥 모양이고, 약간 뒤틀려 굽어 있다. 바깥 면은 연한 회황색이다. 굵고, 질은 약간 부드럽다. 냄새는 없고, 맛은 약간 달콤한 후 쓰고 떫다.

품질 조건 ▶ 전통 경험에 따르면 굵고 길며, 크고 단단한 것이 좋다.

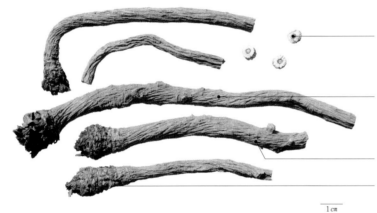

꺾은 면의 피층은 황백색이고,
목부는 노란색이며, 국화심 모양을 띤다.

세로 주름 무늬가 있다.

가로로 긴 피공 모양의 돌기가 있다.

근두부는 약간 팽대하고, 어두운 녹색 또는
어두운 갈색의 바퀴 모양으로 배열된 잎자루의 잔기와
사마귀 모양의 돌기가 조밀하게 있다.

1 cm

음편 특징 ▶

가로로 썬 것: 원형에 가깝다.

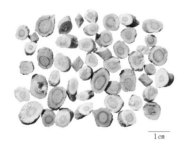

1 cm

어슷썰기한 것

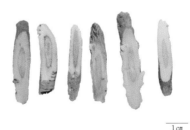

1 cm

참고

1. 《중국약전》에 함께 등재되어 있는 숭람의 잎과 그 잎과 줄기를 가공하여 만든 가루를 "대청엽(大靑葉)", "청대(靑黛)"라 하여 별도로 분류하고 있다. 253쪽의 "대청엽" 항과 473쪽의 "청대" 항을 참고할 것

2. 현재 안휘성의 태화(太和), 하북성의 옥전(玉田), 흑룡강성의 대경(大慶) 지역에 판람근의 GAP 재배단지가 조성되어 있다.

3. 《중국약전》에 함께 등재되어 있는 마람(馬藍) *Baphicacanthus cusia* (Nees) Bremek.의 뿌리줄기 및 뿌리를 말린 것을 "남판람근(南板藍根)"이라 하여 별도로 분류하고 있다. 189쪽의 "남판람근" 항을 참고할 것

---

100 《대한약전외한약(생약)규격집》(제4개정판)에는 "숭람(菘藍) *Isatis indigotica* Fortune (십자화과 Cruciferae)의 뿌리"를 "판람근"으로 등재하고 있다.

附 남판람근 南板藍根

Baphicacanthis Cusiae Rhizoma et Radix

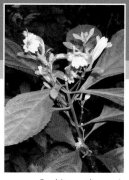

Baphicacanthus cusia
(Nees) Bremek.

기원 ▶ 쥐꼬리망초과(Acanthaceae) 식물 마람(馬藍) *Baphicacanthus cusia* (Nees) Bremek.의 뿌리줄기 및 뿌리를 말린 것이다.

산지 ▶ 중국 광동성, 복건성, 사천성, 광서성 등지에서 주로 생산된다.

채취·가공 ▶ 여름과 가을에 채취하여 지상부의 줄기를 제거하고 깨끗이 씻은 후 햇볕에 말린다.

성미·효능 ▶ 맛은 약간 쓰고[微苦], 성질은 차다[寒]. 청열해독(淸熱解毒), 양혈(涼血)의 효능이 있다.

약재 특징 ▶ 뿌리줄기는 원기둥 모양에 가깝고, 구불구불한 것이 많고, 분지가 많다. 바깥 면은 회갈색이다. 질은 단단하면서 바삭하여 자르기 쉽다. 냄새는 없고, 맛은 담담하다.

품질 조건 ▶ 전통 경험에 따르면 굵고 길며, 크고 단단한 것이 좋다.

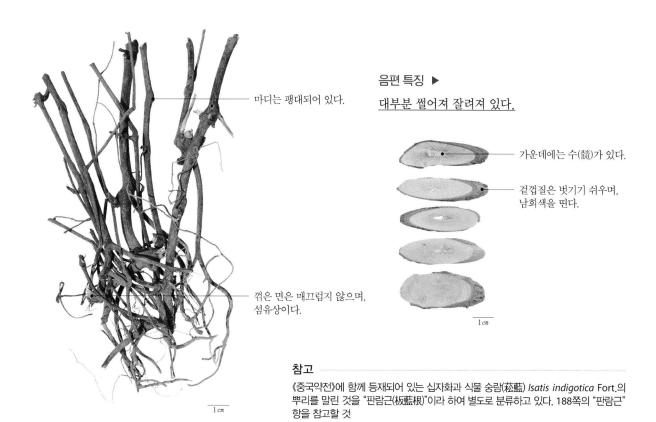

마디는 팽대되어 있다.

꺾은 면은 매끄럽지 않으며, 섬유상이다.

음편 특징 ▶

대부분 썰어져 잘려져 있다.

가운데에는 수(髓)가 있다.

겉껍질은 벗기기 쉬우며, 남회색을 띤다.

1cm

1cm

참고
《중국약전》에 함께 등재되어 있는 십자화과 식물 숭람(菘藍) *Isatis indigotica* Fort.의 뿌리를 말린 것을 "판람근(板藍根)"이라 하여 별도로 분류하고 있다. 188쪽의 "판람근" 항을 참고할 것

판람근과 남판람근의 주요 감별점

구분	판람근[菘藍]	남판람근[馬藍]
형태	뿌리는 원기둥 모양이고, 구불구불하다.	뿌리줄기와 뿌리는 원기둥 모양에 가깝고, 구불구불한 것이 많으며, 분지가 많다.
바깥 면	회황색이고, 세로로 주름 무늬가 있고, 가로로 긴 피공 모양의 돌기가 있다.	회갈색이고, 팽대한 마디가 있으며, 가는 뿌리 또는 줄기의 잔기가 있다.
질감, 꺾은 면	단단하고, 약간 부드러우며, 피층은 황백색이고, 목부는 노란색이다.	단단하면서 바삭하고, 피층은 남회색이며, 목부는 회남색이고 수(髓)가 있다.

평패모 平貝母

Fritillariae Ussuriensis Bulbus

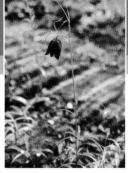

Fritillaria ussuriensis Maxim.

기원 ▶ 백합과(Liliaceae) 식물 평패모(平貝母) *Fritillaria ussuriensis* Maxim.의 비늘줄기를 말린 것이다.

산지 ▶ 중국 동북 지역에서 주로 생산된다.

채취 · 가공 ▶ 봄에 채취하여 겉껍질과 수염뿌리 및 토사를 제거하고 햇볕에 말리거나 저온에서 말린다.

성미 · 효능 ▶ 맛은 쓰고[苦], 달며[甘], 성질은 약간 차다[微寒]. 청열윤폐(淸熱潤肺), 화담지해(化痰止咳)의 효능이 있다.

약재 특징 ▶ 납작한 구형이고, 바깥 면은 유백색 또는 연한 황백색이다. 질은 단단하면서 바삭하고, 꺾은 면은 가루성이다. 냄새는 없고, 맛은 쓰다.

품질 조건 ▶ 전통 경험에 따르면 크기가 고르고, 통통하며, 흰색이고, 가루성이 풍부한 것이 좋다.

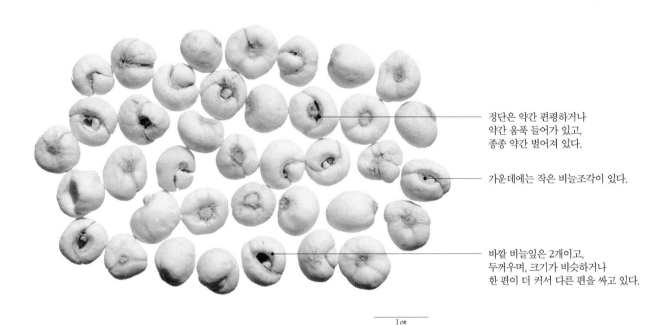

정단은 약간 편평하거나
약간 움푹 들어가 있고,
종종 약간 벌어져 있다.

가운데에는 작은 비늘조각이 있다.

바깥 비늘잎은 2개이고,
두꺼우며, 크기가 비슷하거나
한 편이 더 커서 다른 편을 싸고 있다.

1 cm

참고

1. 《중국약전》에 함께 등재된 동과(同科)의 여러 종의 식물의 비늘줄기를 말린 것을 "절패모(浙貝母)", "천패모(川貝母)"로 분류하고 있으며, 157쪽의 "절패모" 항, 178쪽의 "천패모" 항을 참고할 것

2. 현재 흑룡강성의 철역(鐵力), 이춘(伊春) 지역에 천패모의 GAP 재배단지가 조성되어 있다.

하수오 何首烏

Polygoni Multiflori Radix[101]

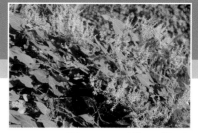

Polygonum multiflorum Thunb.

기원 ▶ 여뀌과(Polygonaceae) 식물 하수오(何首烏) *Polygonum multiflorum* Thunb.의 덩이뿌리를 말린 것이다.

산지 ▶ 중국 하남성, 호북성, 광서성, 광동성, 귀주성 등지에서 주로 생산된다.

채취 · 가공 ▶ 가을과 겨울에 잎이 말라서 떨어질 때 채취하여 양 끝을 깎아내고 깨끗이 씻은 후 큰 것은 잘라서 덩어리로 만들어 말린다.

성미 · 효능 ▶ 맛은 쓰고[苦], 달며[甘], 떫고[澁], 성질은 따뜻하다[溫]. 해독(解毒), 소옹(消癰), 윤장통변(潤腸通便)의 효능이 있다.

약재 특징 ▶ 뭉쳐진 덩어리 또는 불규칙한 방추형이다. 바깥 면은 적갈색 또는 연한 적갈색이고, 꺾은 면은 연한 황갈색 또는 연한 적갈색이다. 무겁고 질이 단단하여 자르기 쉽지 않고, 꺾은 면에는 가루성이 뚜렷하다. 냄새는 없고, 맛은 약간 쓰면서 달고 떫다.

품질 조건 ▶ 전통 경험에 따르면 무겁고, 단단하고, 가루성이 풍부한 것이 좋다.

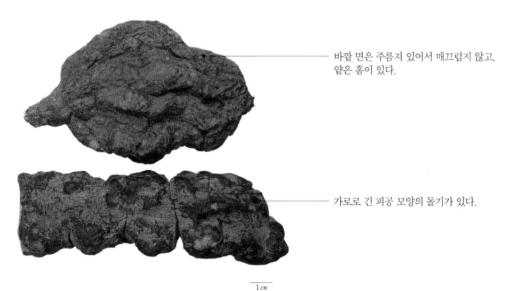

바깥 면은 주름져 있어서 매끄럽지 않고, 얕은 홈이 있다.

가로로 긴 피공 모양의 돌기가 있다.

1 cm

음편 특징 ▶

가로로 썬 것: 큰 덩어리 조각

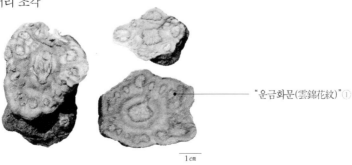

"운금화문(雲錦花紋)"① 하수오의 덩이뿌리를 가로로 꺾은 면의 피층에 있는 여러 개의 이상유관속 조직이 구름이 늘어진 것과 같은 꽃무늬처럼 생겨서 이름 붙여졌다. "운문(雲紋)"이라고도 한다.

"운금화문(雲錦花紋)"①

1 cm

참고

1. 현재 귀주성의 시병(施秉), 종강(從江), 잠공(岑鞏), 금병(錦屏), 개리(凱里)에 하수오의 GAP 재배단지가 조성되어 있다.
2. 《중국약전》에 함께 등재되어 있는 하수오의 포제품을 "제하수오(製何首烏)"라 하여 별도로 분류하고 있으며, 192쪽의 "제하수오" 항을 참조할 것
3. 《중국약전》에 함께 등재되어 있는 하수오의 덩굴줄기를 말린 것을 "수오등(首烏藤)"이라 하여 별도로 분류하고 있다.

---

101 《대한민국약전》(제11개정판)에는 "하수오 *Polygonum multiflorum* Thunberg (여뀌과 Polygonaceae)의 덩이뿌리"를 "하수오"로 등재하고 있다.

⑭ 제하수오 製何首烏

Polygoni Multiflori Radix Praeparata

기원 ▶ 하수오의 포제가공품

포제 가공 ▶ 하수오 절편 또는 덩어리를 검은 콩즙에 담근 다음, 철제가 아닌 적당한 그릇에 담아 콩즙이 흡수될 때까지 뭉근히 끓이거나 검은 콩즙에 담근 후에 수증기로 찐다. 찔 때는 속과 바깥이 갈색으로 완전히 변할 때까지 찐 다음 햇볕에 반쯤 말려서 썰어서 말린다.

성미 · 효능 ▶ 맛은 쓰고[苦], 달며[甘], 떫고[澀], 성질은 따뜻하다[溫]. 보간신(補肝腎), 익정혈(益精血), 오수발(烏鬚髮), 강근골(強筋骨)의 효능이 있다.

약재 특징 ▶ 불규칙하고, 쭈글쭈글한 모양의 덩어리 조각이다. 바깥 면은 흑갈색 또는 적갈색이다. 질은 단단하고, 꺾은 면은 각질상이다. 냄새는 없고, 맛은 약간 달면서 쓰고 떫다.

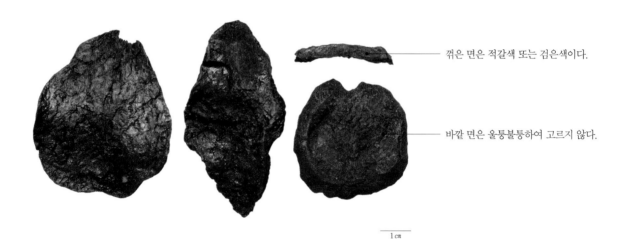

꺾은 면은 적갈색 또는 검은색이다.

바깥 면은 울퉁불퉁하여 고르지 않다.

1 cm

해방풍 北沙参

Achyranthis Bidentatae Radix[102]

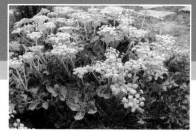

Glehnia littoralis Fr. Schmidt ex Miq.

기원 ▶	산형과(Umbelliferae) 식물 갯방풍[珊瑚菜] *Glehnia littoralis* Fr. Schmidt ex Miq.의 말린 뿌리이다.
산지 ▶	중국 산동성, 강소성, 하북성, 요녕성 등지에서 주로 생산된다.
채취·가공 ▶	여름과 가을에 채취하여 수염뿌리를 제거하고 깨끗이 씻어서 약간 말린 후에 끓는 물에 넣어 데치고 겉껍질을 제거한 다음 말린다. 또는 깨끗이 씻은 후 직접 말린다.
성미·효능 ▶	맛은 달고[甘], 약간 쓰며[微苦], 성질은 약간 차다[微寒]. 양음청폐(養陰淸肺), 익위생진(益胃生津)의 효능이 있다.
약재 특징 ▶	가늘고 긴 원기둥 모양이고, 분지가 많다. 바깥 면은 연한 황백색이고, 약간 두껍다. 질은 바삭하여 자르기 쉽다. 특이한 냄새가 있고, 맛은 약간 달다.
품질 조건 ▶	전통 경험에 따르면 가늘고 길며, 원기둥 모양이고, 고르며, 질은 단단하고, 겉면은 흰색인 것이 좋다.

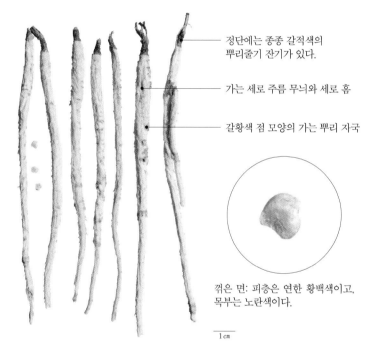

정단에는 종종 갈적색의
뿌리줄기 잔기가 있다.

가는 세로 주름 무늬와 세로 홈

갈황색 점 모양의 가는 뿌리 자국

꺾은 면: 피층은 연한 황백색이고,
목부는 노란색이다.

1 cm

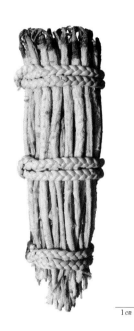

1 cm

음편 특징 ▶

북사삼을 자른 것

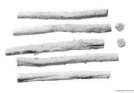

1 cm

참고

1. 북사삼은 거의 재배품이며 야생은 극히 드물다. 전통적으로 산동성의 내양(萊陽)에서 생산된 것이 가장 유명하다.

2. 《중국약전》에 등재된 동과식물 윤엽사삼(輪葉沙參) *Adenophora tetraphylla* (Thunb.) Fisch.와 사삼(沙參) *A. stricta* Miq.의 뿌리를 말린 것을 "남사삼(南沙參)"으로 별도로 분류하고 있다. 116쪽의 "사삼[南沙參]" 항을 참고할 것

북사삼과 남사삼의 주요 감별점

구분	북사삼[珊瑚菜]	남사삼[輪葉沙參, 沙參]
바깥 면	약간 두껍다.	매끄럽고, 윗부분에 오목한 가로 무늬가 고리를 이룬다.
질감	질은 단단하고 바삭하다.	가볍고, 질은 말랑말랑하다.

---

102 《대한민국약전》(제11개정판)에는 "갯방풍 *Glehnia littoralis* Fr. Schmidt ex Miquel (산형과 Umbelliferae)의 뿌리"를 "해방풍"으로 등재하고 있다.

해백 薤白

Allii Macrostemonis Bulbus[103]

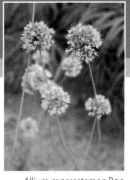

Allium macrostemon Bge.

기원 ▶	백합과(Liliaceae) 식물 산달래[小根蒜] *Allium macrostemon* Bge.의 비늘줄기를 말린 것이다.
산지 ▶	중국 동북 지역, 강소성, 하북성, 호북성 등지에서 주로 생산된다.
채취·가공 ▶	여름과 가을에 채취하여 깨끗이 씻고 수염뿌리를 제거하여 속이 익을 때까지 찌거나 끓는 물에 익을 때까지 데쳐서 햇볕에 말린다.
성미·효능 ▶	맛은 맵고[辛], 쓰며[苦], 성질은 따뜻하다[溫]. 통양산결(通陽散結), 행기도체(行氣導滯)의 효능이 있다.
약재 특징 ▶	불규칙한 난원형이다. 바깥 면은 황백색 또는 연한 황갈색이다. 질은 단단하고, 각질상이다. 마늘 냄새가 있고, 아린 맛이 조금 있다.
품질 조건 ▶	전통 경험에 따르면 크고, 통통하고, 단단하며, 황백색이고, 반투명한 것이 좋다.

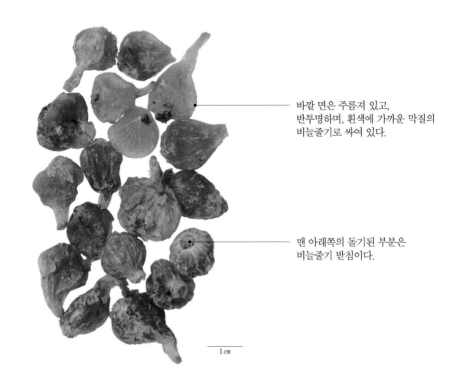

바깥 면은 주름져 있고, 반투명하며, 흰색에 가까운 막질의 비늘줄기로 싸여 있다.

맨 아래쪽의 돌기된 부분은 비늘줄기 받침이다.

1 cm

참고

《중국약전》에 함께 등재되어 있는 동속식물 해(薤) *A. chinensis* G. Don.의 비늘줄기를 말린 것을 "해백"이라 하여 약용한다.

산달래와 해의 주요 감별점

구분	산달래[小根蒜]	해(薤)
형태	불규칙한 난원형이다.	약간 납작한 긴 달걀 모양이다.
바깥 면	황백색 또는 연한 황갈색이고, 주름져 있으며, 반투명하다.	연한 황갈색 또는 갈색이고, 비교적 얕은 세로 주름 무늬가 있다.
질감	단단하고, 각질상이다.	부드럽고, 씹었을 때 점성이 있다.

103 《대한약전외한약(생약)규격집》(제4개정판)에는 "산달래 *Allium macrostemon* Bunge 또는 염부추 *Allium bakeri* Regel (백합과 Liliaceae)의 뿌리줄기"를 "해백"으로 등재하고 있다.

향부자 香附

Cyperi Rhizoma[104]

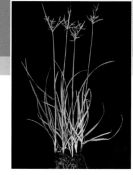

Cyperus rotundus L.

| 기원 ▶ | 사초과(Cyperaceae) 식물 향부자[莎草] *Cyperus rotundus* L.의 뿌리줄기를 말린 것이다. |

기원 ▶ 사초과(Cyperaceae) 식물 향부자[莎草] *Cyperus rotundus* L.의 뿌리줄기를 말린 것이다.

산지 ▶ 중국 산동성, 절강성, 호남성, 하남성 등지에서 주로 생산된다.

채취 · 가공 ▶ 가을에 채취하여 수염 털을 불에 그슬려 제거하고 끓는 물에 약간 삶거나 푹 찐 다음, 햇볕에 말리거나 그을린 후에 햇볕에 말린다. 일반적으로 "모향부(毛香附)"라 한다.

성미 · 효능 ▶ 맛은 맵고[辛], 약간 쓰며[微苦], 성질은 평(平)하다. 행기해울(行氣解鬱), 조경지통(調經止痛)에 효능이 있다.

약재 특징 ▶ 방추형이고, 약간 구불구불한 것도 있다. 바깥 면은 연한 갈색 또는 흑갈색이고, 세로 주름 무늬가 있다. 질은 단단하고, 삶거나 끓인 것의 가로로 꺾은 면은 뿔을 자른 모양이며, 생것을 햇볕에 말린 것의 단면은 흰색이면서 뚜렷한 가루성이다. 향이 있으며, 맛은 약간 쓰다.

품질 조건 ▶ 전통 경험에 따르면 크고, 수염뿌리가 제거되어 깨끗하며, 질은 단단하고, 향이 진한 것이 좋다.

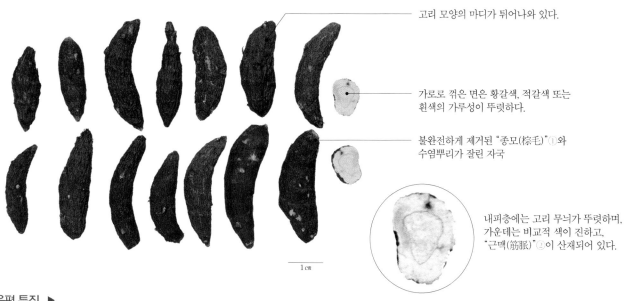

고리 모양의 마디가 튀어나와 있다.

가로로 꺾은 면은 황갈색, 적갈색 또는 흰색의 가루성이 뚜렷하다.

불완전하게 제거된 "종모(棕毛)"①와 수염뿌리가 잘린 자국

내피층에는 고리 무늬가 뚜렷하며, 가운데는 비교적 색이 진하고, "근맥(筋脈)"②이 산재되어 있다.

1 cm

음편 특징 ▶

세로로 썬 것

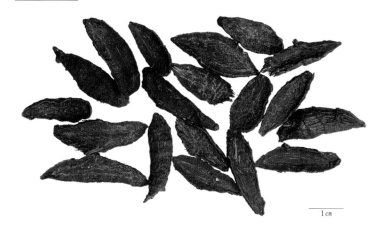

1 cm

① "종모(棕毛)": 향부자 약재의 마디에 나 있는 어두운 갈색의 수염 털을 가리킨다.

② "근맥(筋脈)": 약재 조직 내의 섬유속 또는 유관속을 가리킨다. 자른 약재의 섬유속 또는 유관속은 약간 불규칙한 선 모양으로 나타나는데, 마치 인체의 힘줄 및 혈관[筋脈]과 같이 어지럽게 흩어져 있어 "근(筋)"이라고 한다. 그 정돈된 약재 단면의 어떤 지점에서 보이는 점 모양을 가리켜서 "근맥점(筋脈點)"이라고 하고, 비교적 큰 유관속 부위를 가리켜서 "근맥문(筋脈紋)"이라고 한다.

---

104 《대한민국약전》(제11개정판)에는 "향부자 *Cyperus rotundus* Linne (사초과 Cyperaceae)의 뿌리줄기로서 가는 뿌리를 제거한 것"을 "향부자"로 등재하고 있다.

현삼 玄參

Scrophulariae Radix[105]

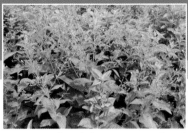

Scrophularia ningpoensis Hemsl.

기원 ▶ 현삼과(Scrophulariaceae) 식물 중국현삼[玄參] *Scrophularia ningpoensis* Hemsl.의 뿌리를 말린 것이다.

산지 ▶ 중국 절강성, 사천성, 섬서성, 호북성, 강서성 등지에서 주로 생산된다.

채취·가공 ▶ 겨울에 줄기와 잎이 말랐을 때 채취하여 뿌리줄기, 어린싹, 수염뿌리 및 토사를 제거하고 햇볕이나 불에 반쯤 말린 다음, 3~6일 정도 쌓아 놓고 완전히 마를 때까지 수차례 반복한다.

성미·효능 ▶ 맛은 달고[甘], 쓰며[苦], 짜고[鹹], 성질은 약간 차다[微寒]. 양혈자음(涼血滋陰), 사화해독(瀉火解毒)의 효능이 있다.

약재 특징 ▶ 원기둥 모양에 가까우며, 중간이 약간 굵은 것, 위쪽은 굵고 아래쪽은 가는 것 또는 약간 구불구불한 것도 있다. 바깥 면은 회황색 또는 회갈색이다. 질은 단단하여 자르기 쉽지 않다. 설탕이 탄 듯한 특이한 냄새가 있고, 맛은 달고 조금 쓰다.

품질 조건 ▶ 전통 경험에 따르면 굵고, 질은 단단하며, 꺾은 면은 흑색인 것이 좋다.

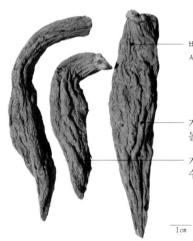

바깥 면은 불규칙한 세로 주름이 나 있다.

가로로 긴 피공 모양의 돌기가 여러 개 있다.

가로로 나열된 주름 무늬와 수염뿌리 자국이 가끔씩 보인다.

1 cm

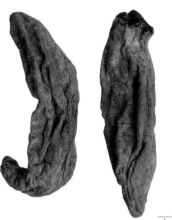

1 cm

음편 특징 ▶

세로로 썬 것

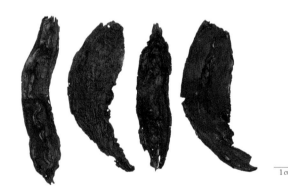

1 cm

꺾은 면은 검은색이며 약간의 광택이 있다.

참고

1. 현삼이라는 이름은 과거 강희황제(康熙皇帝)의 이름인 현엽(玄燁)의 "현(玄)"과 같아 높은 사람의 이름을 사용하는 것을 피하기 위하여 "원(元)"으로 바꾸어 "원삼(元參)"이라 불렀다.

2. 현재 호북성의 파동(巴東), 건시(建始) 지역에 현삼의 GAP 재배단지가 조성되어 있다.

---

105 《대한민국약전》(제11개정판)에는 "현삼 *Scrophularia buergeriana* Miquel 또는 중국현삼(中國玄參) *Scrophularia ningpoensis* Hemsley (현삼과 Scrophulariaceae)의 뿌리"를 "현삼"으로 등재하고 있다.

현호색 延胡索

Corydalis Rhizoma[106]

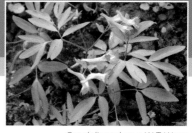

Corydalis yanhusuo W. T. Wang

기원 ▶	양귀비과(Papaveraceae) 식물 연호색(延胡索) *Corydalis yanhusuo* W. T. Wang의 덩이줄기를 말린 것이다. "원호(元胡)"라고도 부른다.
산지 ▶	중국 절강성에서 주로 생산된다.
채취·가공 ▶	초여름 줄기와 잎이 말랐을 때 채취하여 수염뿌리를 제거하고 깨끗이 씻어 백심(白心)이 적당히 없어질 때까지 삶은 후 햇볕에 말린다.
성미·효능 ▶	맛은 맵고[辛], 쓰며[苦], 성질은 따뜻하다[溫]. 활혈(活血), 이기(理氣), 지통(止痛)의 효능이 있다.
약재 특징 ▶	불규칙한 납작한 구형이다. 바깥 면은 노란색 또는 황갈색이다. 질은 단단하면서 바삭거리고, 꺾은 면은 각질상이며, 밀납 같은 광택이 있다. 냄새는 없고, 맛은 쓰다.
품질 조건 ▶	전통 경험에 따르면 크고, 통통하고, 질은 단단하며, 꺾은 면은 노란색인 것이 좋다.

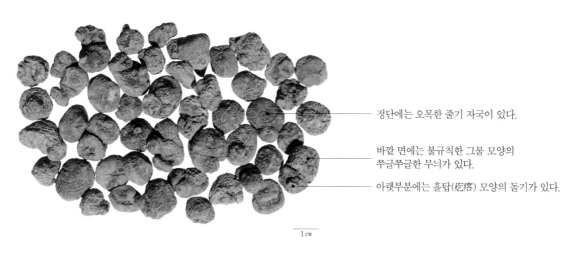

— 정단에는 오목한 줄기 자국이 있다.

— 바깥 면에는 불규칙한 그물 모양의 쭈글쭈글한 무늬가 있다.

— 아랫부분에는 흘탑(疙瘩) 모양의 돌기가 있다.

`1 cm`

음편 특징 ▶

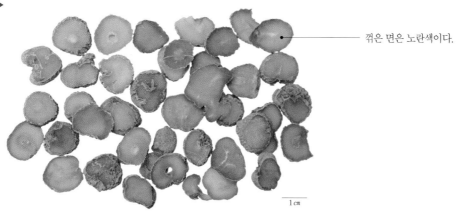

— 꺾은 면은 노란색이다.

`1 cm`

참고

1. 현재 강서성의 임천(臨川)에 연호색의 GAP 재배단지가 조성되어 있다.
2. 연호색은 원래 중국 송나라 황제의 이름이 조연(趙延)인 관계로 "연호"라는 이름을 사용하는 것을 꺼려 "현호(玄胡)" 또는 "원호(元胡)"라 바꿔 불렀다.

---

106 《대한민국약전》(제11개정판)에는 "들현호색 *Corydalis ternata* Nakai 또는 연호색(延胡索) *Corydalis yanhusuo* W. T. Wang (양귀비과 Papaveraceae)의 덩이줄기"를 "현호색"으로 등재하고 있다.

호장근 虎杖

Polygoni Cuspidati Rhizoma et Radix[107]

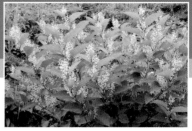

Polygonum cuspidatum Sieb. et Zucc.

기원 ▶ 여뀌과(Polygonaceae) 식물 호장근[虎杖] *Polygonum cuspidatum* Sieb. et Zucc.의 뿌리줄기 및 뿌리를 말린 것이다.

산지 ▶ 중국 강소성, 절강성, 안휘성, 광동성 등지에서 주로 생산된다.

채취·가공 ▶ 봄과 가을에 채취하여 수염뿌리를 제거하여 깨끗이 씻고 신선한 채로 잘라서 짧은 토막을 내거나 두꺼운 조각으로 만든 후 햇볕에 말린다.

성미·효능 ▶ 맛은 약간 쓰고[微苦], 성질은 약간 차다[微寒]. 거풍이습(祛風利濕), 산어정통(散瘀定痛), 지해화담(止咳化痰)의 효능이 있다.

약재 특징 ▶ 원기둥 모양의 짧은 토막 또는 불규칙하고 두꺼운 조각이다. 바깥 면은 어두운 갈색이고, 질은 단단하다. 냄새는 없고, 맛은 약간 쓰고 떫다.

품질 조건 ▶ 전통 경험에 따르면 굵고, 단단하고, 꺾은 면은 노란색인 것이 좋다.

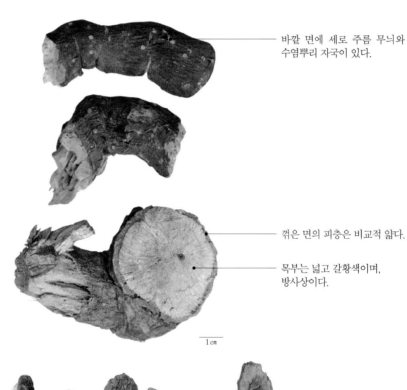

바깥 면에 세로 주름 무늬와 수염뿌리 자국이 있다.

꺾은 면의 피층은 비교적 얇다.

목부는 넓고 갈황색이며, 방사상이다.

1 cm

음편 특징 ▶

<u>어슷썰기한 두꺼운 조각</u>

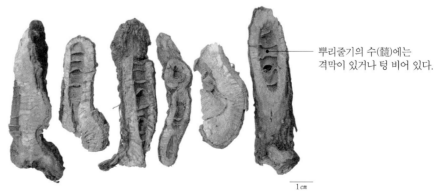

뿌리줄기의 수(髓)에는 격막이 있거나 텅 비어 있다.

1 cm

---

107 《대한약전외한약(생약)규격집》(제4개정판)에는 "호장근 *Polygonum cuspidatum* Siebold et Zuccarinii (여뀌과 Polygonaceae)의 뿌리줄기 및 뿌리"를 "호장근"으로 등재하고 있다.

호황련 胡黃連

Picrorhizae Rhizoma[108]

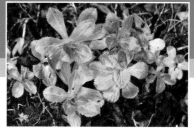

Picrorhiza scrophulariiflora Pennell

기원 ▶ 현삼과(Scrophulariae) 식물 호황련(胡黃連) *Picrorhiza scrophulariiflora* Pennell의 뿌리줄기를 말린 것이다.

산지 ▶ 중국 서장, 운남성, 사천 등지에서 주로 생산된다.

채취·가공 ▶ 가을에 채취하여 수염뿌리와 토사를 제거한 후 햇볕에 말린다.

성미·효능 ▶ 맛은 쓰고[苦], 성질은 차다[寒]. 청습열(淸濕熱), 제골증(除骨蒸), 소감열(消疳熱)의 효능이 있다.

약재 특징 ▶ 원기둥 모양이고, 약간 구불구불하며, 분지가 많이 있다. 바깥 면은 회갈색에서 어두운 갈색이다. 가볍고, 질은 단단하면서 바삭거려 자르기 쉽다. 냄새는 없고, 맛은 매우 쓰다.

품질 조건 ▶ 전통 경험에 따르면 굵고, 가벼우며, 무르고, 꺾은 면은 회흑색이며, 매우 쓴 것이 좋다.

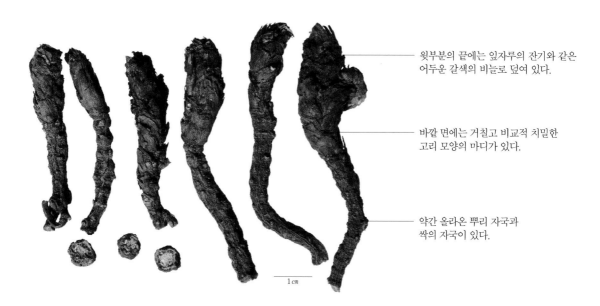

윗부분의 끝에는 잎자루의 잔기와 같은
어두운 갈색의 비늘로 덮여 있다.

바깥 면에는 거칠고 비교적 치밀한
고리 모양의 마디가 있다.

약간 올라온 뿌리 자국과
싹의 자국이 있다.

1 cm

음편 특징 ▶

원형의 얇은 판 모양이거나 원기둥 모양의 계단식 판 모양이다.

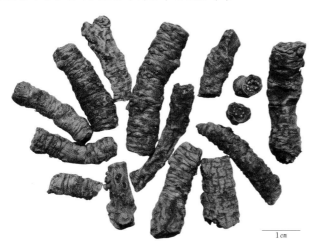

1 cm

① "팔가안(八哥眼)": 호황련 약재의 꺾은 면의 유관속을 가리키는 것으로, 4~10개의 황백색의 점 모양의 유관속이 고리 모양으로 배열되어 있는데, 마치 그 모양이 "구관조(九官鳥)"의 눈동자를 닮았다고 하여 "팔가안(구관조의 눈)"이라 한다.

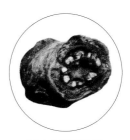

"팔가안(八哥眼)"①

---

108 《대한약전외한약(생약)규격집》(제4개정판)에는 "호황련 *Picrorhiza kurroa* Bentham 또는 서장호황련(西藏胡黃連) *Picrorhiza scrophulariiflora* Pennell (현삼과 Scrophulariae)의 뿌리줄기"를 "호황련"으로 등재하고 있다.

홍경천 紅景天

Rhodiolae Crenulatae Radix et Rhizoma

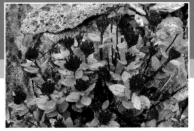

Rhodiola crenulata (Hook. f. et Thoms.) H. Ohba

기원 ▶ 돌나물과(Crassulaceae) 식물 대화홍경천(大花紅景天) *Rhodiola crenulata* (Hook. f. et Thoms.) H. Ohba의 뿌리 및 뿌리줄기를 말린 것이다.

산지 ▶ 중국 사천성, 운남성, 서장 등지에서 주로 생산된다.

채취·가공 ▶ 가을에 꽃대 주위가 마른 후에 채취하여 굵은 껍질을 제거하고 깨끗이 씻은 후 햇볕에 말린다.

성미·효능 ▶ 맛은 달고[甘], 쓰며[苦], 성질은 평(平)하다. 익기활혈(益氣活血), 통맥평천(通脈平喘)의 효능이 있다.

약재 특징 ▶ 뿌리줄기는 원기둥 모양으로 굵고 짧으며, 약간 구불구불하고, 분지가 있는 것도 있다. 바깥 면은 갈색 또는 황갈색이고, 굵은 주름이 있다. 주근은 원기둥 모양으로 굵고 짧다. 가볍고, 더부룩하며, 향기가 있고, 맛은 약간 쓰고 떫다가 나중에는 달콤하다.

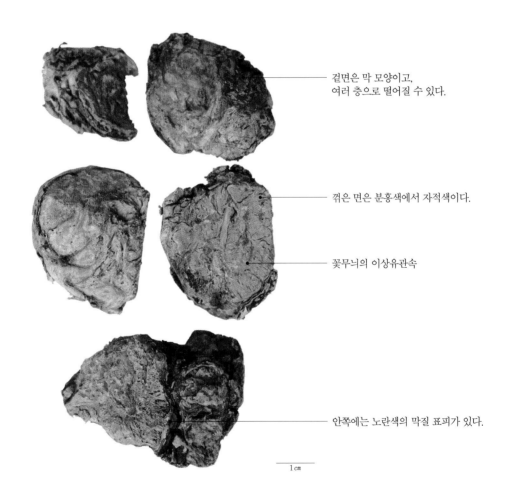

겉면은 막 모양이고,
여러 층으로 떨어질 수 있다.

꺾은 면은 분홍색에서 자적색이다.

꽃무늬의 이상유관속

안쪽에는 노란색의 막질 표피가 있다.

1 cm

홍기 紅芪

Hedysari Radix

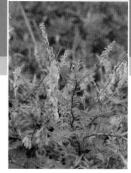

Hedysarum polybotrys Hand. -Mazz.

기원	▶	콩과(Leguminosae) 식물 다서암황기(多序岩黃芪) *Hedysarum polybotrys* Hand.-Mazz.의 뿌리를 말린 것이다.
산지	▶	중국 감숙성 등지에서 주로 생산된다.
채취 · 가공	▶	봄과 가을에 채취하여 수염뿌리와 근두부를 제거하고 햇볕에 말린다.
성미 · 효능	▶	맛은 달고[甘], 성질은 따뜻하다[溫]. 보기고표(補氣固表), 이뇨탁독(利尿托毒), 배농(排膿), 염창생기(斂瘡生肌)의 효능이 있다.
약재 특징	▶	원기둥 모양이고, 분지가 조금 있고, 상단은 약간 굵다. 바깥 면은 회적갈색이다. 질은 단단하면서 질겨서 자르기 쉽지 않다. 꺾은 면은 섬유성이고, 가루성이 뚜렷하다. 냄새는 없고, 맛은 약간 달콤하며, 씹으면 콩 비린내가 있다.
품질 조건	▶	전통 경험에 따르면 가루성이 많고, 단 것이 좋다.

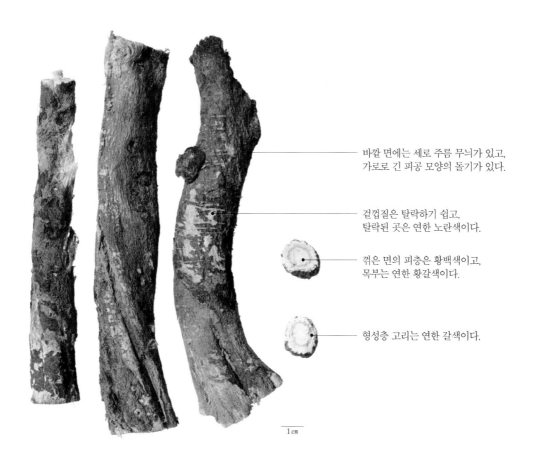

바깥 면에는 세로 주름 무늬가 있고, 가로로 긴 피공 모양의 돌기가 있다.

겉껍질은 탈락하기 쉽고, 탈락된 곳은 연한 노란색이다.

꺾은 면의 피층은 황백색이고, 목부는 연한 황갈색이다.

형성층 고리는 연한 갈색이다.

1 cm

참고

《중국약전》에 함께 등재되어 있는 동과식물 몽고황기(蒙古黃芪) *Astragalus membranaceus* (Fisch.) Bge. var. *mongholicus* (Bge.) Hsiao 또는 막협황기(膜莢 黃芪) *A. membranaceus* (Fisch.) Bge.의 뿌리를 말린 것을 "황기(黃芪)"로 별도로 분류하고 있다. 205쪽의 "황기" 항을 참고할 것

홍대극 紅大戟

Knoxiae Radix

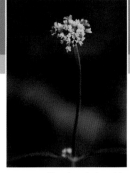

Knoxia valerianoides
Thorel et Pitard

기원 ▶ 꼭두서니과(Rubiaceae) 식물 홍대극(紅大戟) *Knoxia valerianoides* Thorel et Pitard의 덩이뿌리를 말린 것이다.

산지 ▶ 중국 복건성, 광동성, 광서성, 운남성 등지에서 주로 생산된다.

채취 · 가공 ▶ 가을과 겨울에 채취하여 수염뿌리를 제거하고 깨끗이 씻어서 끓는 물로 약간 데친 후 말린다.

성미 · 효능 ▶ 맛은 쓰고[苦], 성질은 차다[寒]. 사수축음(瀉水逐飮), 공독소종산결(功毒消腫散結)의 효능이 있다.

약재 특징 ▶ 약간 방추형이고, 분지가 많으며, 조금 구불구불하다. 바깥 면은 진한 붉은색 또는 적갈색이고, 거칠다. 꺾은 면의 피부는 적갈색이고, 목부는 황갈색이다. 질은 단단하며, 냄새가 없고, 맛은 달고 약간 맵다.

품질 조건 ▶ 전통 경험에 따르면 크고, 적갈색이며, 질은 단단하고, 잔뿌리가 없는 것이 좋다.

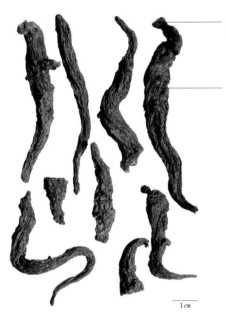

정단에는 가늘고 작은 줄기 자국이 보인다.

바깥 면에는 구불구불한 세로 주름 무늬가 있다.

1 cm

음편 특징 ▶

가로로 썬 것

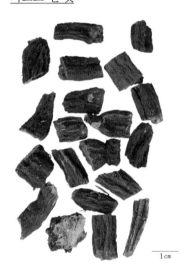

1 cm

참고

1. "홍아대극(紅牙大戟)": 홍대극을 가리키는 것으로, 그 바깥 면이 홍갈색에다가 짐승의 이[齒]를 닮아서 이름 붙여졌다.

2. 《중국약전》에 함께 등재되어 있는 대극과 식물 대극(大戟) *Euphorbia pekinensis* Rupr.의 뿌리를 말린 것을 "경대극(京大戟)"으로 별도로 분류하였다. 82쪽의 "대극[京大戟]" 항을 참고할 것

홍대극과 경대극의 주요 감별점

구분	홍대극	경대극
크기	길이 3~10cm, 지름 0.6~1.2cm	길이 10~20cm, 지름 1.5~4cm
모양	약간 방추형이고, 분지가 많으며, 조금 구불구불하다.	불규칙한 긴 원뿔 모양이고, 약간 구부러졌으며, 분지가 있다.
바깥 면의 색	진한 붉은색 또는 적갈색이다.	회갈색 또는 갈색이다.
꺾은 면	꺾은 면의 피층은 적갈색이고, 목부는 황갈색이다.	꺾은 면은 흰색 또는 연한 노란색이고, 섬유성이다.

황금 黃芩

Scutellariae Radix[109]

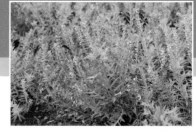

Scutellaria baicalensis Georgi

기원 ▶ 꿀풀과(Labiatae) 식물 속썩은풀[黃芩] *Scutellaria baicalensis* Georgi의 뿌리를 말린 것이다.

산지 ▶ 중국 하북성, 산서성, 내몽고, 요녕성 등지에서 주로 생산된다.

채취 · 가공 ▶ 봄과 가을에 채취하여 수염뿌리와 토사를 제거하고 햇볕에 말린 후 서로 부딪혀서 굵은 껍질을 제거한 다음 햇볕에 말린다.

성미 · 효능 ▶ 맛은 쓰고[苦], 성질은 차다[寒]. 청열조습(淸熱燥濕), 사화해독(瀉火解毒), 지혈(止血), 안태(安胎)의 효능이 있다.

약재 특징 ▶ 원추형이고, 굽어 있다. 바깥 면은 갈황색 또는 진한 황색이다. 맛은 약간 쓰다.

품질 조건 ▶ 전통 경험에 따르면 뿌리가 길고, 질은 단단하며, 노란색인 것이 좋다.

야생품: 질은 단단하면서 바삭하고, 자르기 쉬우며, 냄새는 없고, 맛은 쓰다.

재배품: 비교적 가늘고 길며, 분지가 많고, 바깥 면은 연한 황갈색이다.

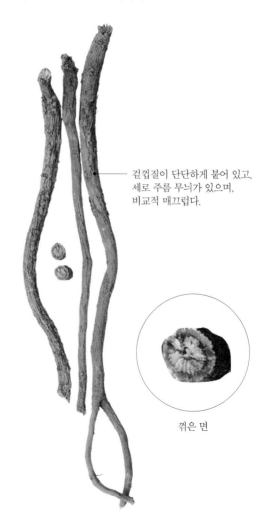

줄기 자국이 있다.

바깥 면에는 혹 모양의 작은 뿌리 자국이 산재되어 있다.

윗부분은 세로 주름으로 굽어 있거나 불규칙한 그물 무늬를 띠고 있다.

아래쪽은 매끄러운 선과 가는 주름이 있다.

1 cm

자른 면은 노란색이고, 가운데는 적갈색이다.

겉껍질이 단단하게 붙어 있고, 세로 주름 무늬가 있으며, 비교적 매끄럽다.

꺾은 면

---

109 《대한민국약전》(제11개정판)에는 "속썩은풀 *Scutellaria baicalensis* Georgi (꿀풀과 Labiatae)의 뿌리로서 그대로 또는 주피를 제거한 것"을 "황금"으로 등재하고 있다.

음편 특징 ▶

세로로 썰어서 눌러놓은 것

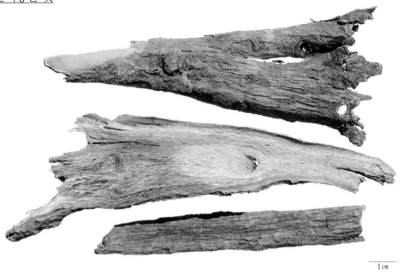

1 cm

가로로 썬 것

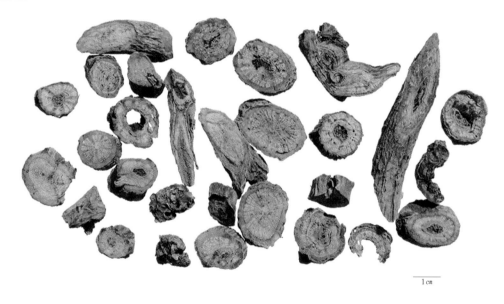

1 cm

참고

1. "고금(枯芩)": 오래된 황금 뿌리의 가운데 부위가 말라서 썩었거나 구멍이 생긴 것을 가리킨다.

2. "지금(子芩)": 황금의 새뿌리[子根]의 내외부가 신선한 노란색을 띠고 있으며, 품질이 좋은 것을 가리킨다. 조금(條芩) 또는 지금(枝芩)이라고도 한다.

황기 黃芪

Astragali Radix[110]

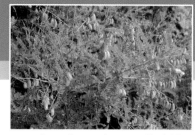

Astragalus membranaceus (Fisch.) Bge.
var. *mongholicus* (Bge.) Hsiao

기원 ▶ 콩과(Leguminosae) 식물 몽골황기(蒙古黃耆) *Astragalus membranaceus* (Fisch.) Bge.
var. *mongholicus* (Bge.) Hsiao의 뿌리를 말린 것이다.

산지 ▶ 중국 산서성, 내몽고, 하북성, 길림성 등지에서 주로 생산된다.

채취 · 가공 ▶ 봄과 가을에 채취하여 수염뿌리와 근두 부위를 제거하고 햇볕에 말린다.

성미 · 효능 ▶ 맛은 달고[甘], 성질은 따뜻하다[溫]. 보기고표(補氣固表), 이뇨탁독(利尿托毒), 배농(排膿), 염창생기(斂瘡生肌)의
효능이 있다.

약재 특징 ▶ 원기둥 모양이고, 어떤 것은 분지가 있고, 상단(上端)은 비교적 굵다. 바깥 면은 연한 갈황색 또는 연한 갈색이다. 질
은 단단하면서 질기고, 자르기 쉽지 않으며, 꺾은 면은 섬유성이 강하고, 가루성이 뚜렷하다. 특이한 냄새가 있고,
맛은 약간 달콤하며, 씹으면 콩 비린내가 조금 있다.

품질 조건 ▶ 전통 경험에 따르면 굵고 길며, 꺾은 면은 황백색이고, 맛은 달콤하며, 가루성이 있는 것이 좋다.

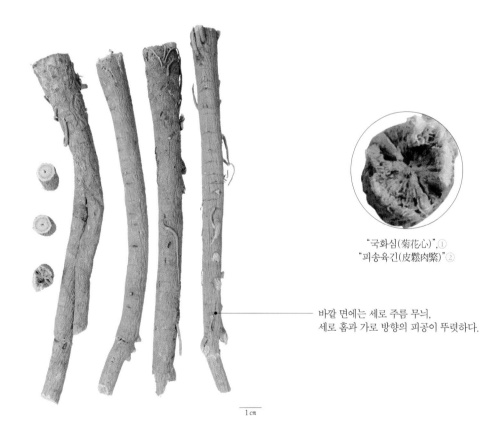

"국화심(菊花心)",①
"피송육긴(皮鬆肉緊)"②

바깥 면에는 세로 주름 무늬,
세로 홈과 가로 방향의 피공이 뚜렷하다.

1 cm

① "국화심(菊花心)": 약재를 가로로 꺾은 면의 방사상 무늬를 가리키는 것으로, 마치 활짝 펴 있는 국화꽃과 닮아서 "국화문(菊花紋)"이라고도 한다.

② "피송육긴(皮鬆肉緊)": 일부 뿌리류 약재를 가로로 꺾은 면에서 보이는 성긴 피층을 가리키는 것으로, 목부가 비교적 가득 채워져 있다.

③ "금잔은반(金盞銀盤)": 황기 약재의 꺾은 면을 가리키는 것으로, 목부는 노란색이고 피층은 흰색으로 마치 금과 은이 대조를 이루는 것 같다.

110 《대한민국약전》(제11개정판)에는 "황기 *Astragalus membranaceus* Bunge 또는 몽골황기(蒙古黃耆) *Astragalus membranaceus* Bunge var. *mongholicus* Hsiao (콩과 Legumino-
sae)의 뿌리로서 그대로 또는 주피를 제거한 것"을 "황기"로 등재하고 있다.

음편 특징 ▶

가로로 썬 것

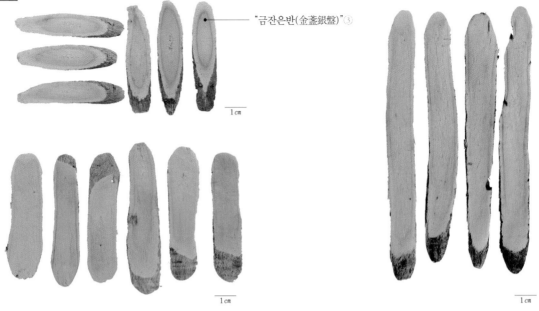

"금잔은반(金盞銀盤)"③

1 cm

1 cm

1 cm

막협황기(膜莢黃芪, *A. membranaceus*)

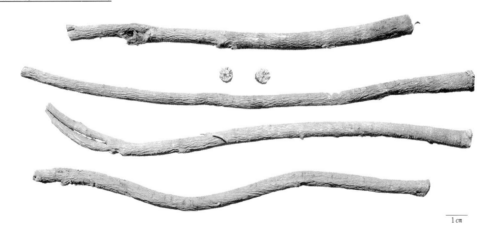

1 cm

참고

1. 《중국약전》에 함께 등재되어 있는 동속식물 막협황기(膜莢黃芪) *A. membranaceus* (Fisch.) Bge.의 뿌리를 말린 것을 "황기"라 하여 약용한다.

2. 현재 내몽고 찰우후기(察右後旗)에 황기의 GAP 재배단지가 조성되어 있다.

3. 《중국약전》에 함께 등재되어 있는 동과식물 다서암황기(多序岩黃芪) *Hedysarum polybotrys* Hand.−Mazz.의 뿌리를 말린 것을 "홍기(紅芪)"로 별도로 분류하고 있다. 201쪽의 "홍기" 항을 참고할 것

황기와 홍기의 주요 감별점

구분	황기	홍기
바깥 면	연한 갈황색 또는 연한 갈색이며, 피공은 약간 편평하다.	회홍갈색이고, 세로로 긴 피공 모양의 돌기가 있으며, 겉껍질은 탈락하기 쉽다.
꺾은 면	금잔은반(金盞銀盤)	형성층환은 갈색이다.

황련 黃連

Coptidis Rhizoma[111]

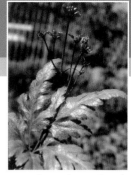

Coptis chinensis Franch.

기원 ▶	미나리아재비과(Ranunculaceae) 식물 중국황련[黃連] *Coptis chinensis* Franch.의 뿌리줄기를 말린 것이다. 일반적으로 "미련(味連)"이라고 부른다.
산지 ▶	중국 중경(重慶)의 석주(石柱)에서 주로 생산되고, 호북성 서부 지역, 섬서성, 감숙성에서도 생산된다. 재배가 대부분이다.
채취·가공 ▶	가을에 채취하여 수염뿌리와 토사를 제거하여 말리고 남아 있는 수염뿌리는 서로 부딪혀서 제거한다.
성미·효능 ▶	맛은 쓰고[苦], 성질은 차다[寒]. 청열조습(淸熱燥濕), 사화해독(瀉火解毒)의 효능이 있다.
약재 특징 ▶	여러 뿌리가 모여 한 덩어리를 이루고, 항상 구불구불하며, 닭발처럼 생겼다. 바깥 면은 회황색 또는 황갈색이고, 조금 거칠다. 질은 단단하고, 단면은 정리되어 있지 않다. 냄새는 없고, 맛은 매우 쓰다.
품질 조건 ▶	전통 경험에 따르면 굵고, 크고, 단단하며, 꺾은 면은 홍황색이고, 줄기나 수염뿌리가 없으며, 과교(過橋)가 없는 것이 좋다.

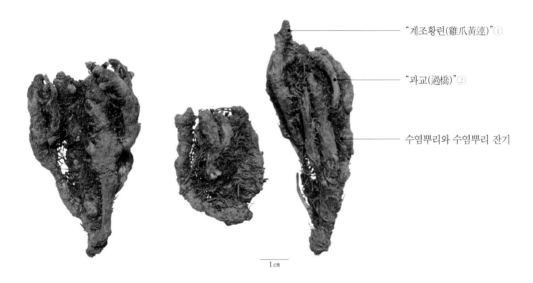

"계조황련(雞爪黃連)"①

"과교(過橋)"②

수염뿌리와 수염뿌리 잔기

1 cm

음편 특징 ▶

세로로 썬 것

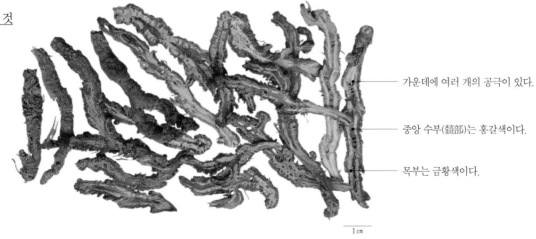

가운데에 여러 개의 공극이 있다.

중앙 수부(髓部)는 홍갈색이다.

목부는 금황색이다.

1 cm

---

111 《대한민국약전》(제11개정판)에는 "황련 *Coptis japonica* Makino, 중국황련(中國黃連) *Coptis chinensis* Franchet, 삼각엽황련(三角葉黃連) *Coptis deltoidea* C. Y. Cheng et Hsiao 또는 운련(雲連) *Coptis teeta* Wallich (미나리아재비과 Ranunculaceae)의 뿌리줄기로서 뿌리를 제거한 것"을 "황련"으로 등재하고 있다.

① "계조황련(雞爪黃連)": 황련의 분지가 함께 모여 있는 것으로, 마치 닭발 모양과 같아 이름 붙여졌다. "계조련(雞爪連)"이라고도 한다.

② "과교(過橋)": 황련의 뿌리줄기 부분의 가늘고 긴 마디 사이를 가리키는 것으로, 강가에 걸쳐 있는 다리 같아서 "과강지(過江枝)", "마봉요(螞蜂腰)"라고도 한다.

아련(鴉連): 뿌리는 대부분 가지 뿌리가 없고, 약간 원기둥 모양이며, 조금 구불구불하다. "과교(過橋)"는 비교적 길다. 정단은 줄기의 잔기가 약간 남아 있다.

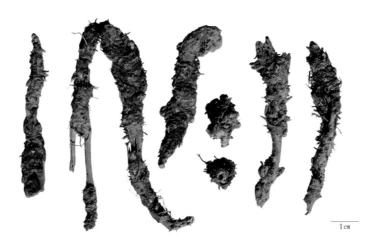

1 cm

운련(雲連): 갈고리 모양으로 꼬불꼬불하고, 대부분 가지 뿌리가 없고, 비교적 가늘고 작다.

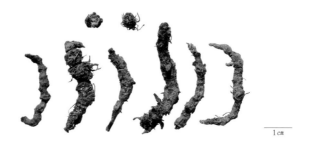

1 cm

참고

1. 현재 중국 중경 석주에 황련의 GAP 재배단지가 조성되어 있다.

2. 《중국약전》에 함께 등재되어 있는 동속식물 삼각엽황련(三角葉黃連) C. deltoidea C. Y. Cheng et Hsiao과 운련(雲連) C. teeta Wall의 뿌리줄기를 말린 것을 "황련"이라 하여 약용하며 "아련"과 "운련"으로 구분하여 부르고 있다. 아련은 사천성에서 주로 생산되며 운련은 운남성과 서장에서 주로 생산된다.

3종 황련의 주요 감별점

구분	미련	아련	운련
모양	여러 뿌리가 모여 한 덩어리를 이루고, 닭발처럼 생겼다.	뿌리는 대부분 가지 뿌리가 없고, 조금 구불구불하다. 과교(過橋)는 비교적 길다.	대부분 가지 뿌리가 없고, 구부러졌으며, 갈고리 모양이다.
크기	길이 3~6cm, 지름 0.3~0.8cm	길이 4~8cm, 지름 0.5~1cm	비교적 가늘고 작다.

황정 黃精

Polygonati Rhizoma[112]

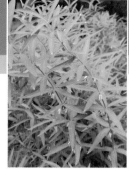

Polygonatum sibiricum Red.

기원 ▶ 백합과(Liliaceae) 식물 층층갈고리둥굴레[黃精] *Polygonatum sibiricum* Red.의 뿌리줄기를 말린 것이다.

산지 ▶ 중국 하북성, 내몽고, 섬서성 등지에서 주로 생산된다.

채취 · 가공 ▶ 봄과 가을에 채취하여 수염뿌리를 제거하고 깨끗이 씻어서 끓는 물에 살짝 데치거나 속이 익을 때까지 쪄서 말린다.

성미 · 효능 ▶ 맛은 달고[甘], 성질은 평(平)하다. 보기양음(補氣養陰), 건비(健脾), 윤폐(潤肺), 익신(益腎)의 효능이 있다.

약재 특징 ▶ 결절상의 구부러진 기둥 모양이고, 결절의 길이는 2~4cm이다. 바깥 면은 연한 황백색에서 회황색이고, 반투명하다. 냄새는 없고, 맛은 달콤하며, 씹으면 점성이 있다.

품질 조건 ▶ 전통 경험에 따르면 덩어리가 크고, 비대하며, 윤기가 있으며, 노란색이고, 꺾은 면은 "빙당사(冰糖碴)"인 것이 좋다. 맛이 쓴 것은 약용으로 사용하지 못한다.

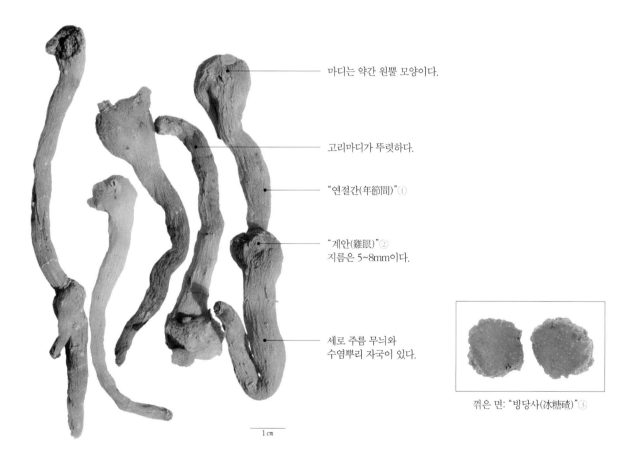

마디는 약간 원뿔 모양이다.

고리마디가 뚜렷하다.

"연절간(年節間)"①

"계안(雞眼)"②
지름은 5~8mm이다.

세로 주름 무늬와
수염뿌리 자국이 있다.

1 cm

꺾은 면: "빙당사(冰糖碴)"③

참고

《중국약전》에 함께 등재되어 있는 동속식물 전황정(滇黃精) *P. kingianum* Coll. et Hemsl., 또는 다화황정(多花黃精) *P. cyrtonema* Hua의 뿌리줄기를 "황정"이라 하여 약용한다. 별도로 "대황정(大黃精)", "강형황정(姜形黃精)"이라고도 부른다. 전황정은 운남성, 귀주성, 광서성 등지에서 주로 생산되며, 다화황정은 귀주성, 호남성, 운남성, 안휘성, 절강성 등지에서 주로 생산된다.

---

112   《대한민국약전》(제11개정판)에는 "층층갈고리둥굴레 *Polygonatum sibiricum* Redoute, 진황정 *Polygonatum falcatum* A. Gray, 전황정 *Polygonatum kingianum* Coll. et Hemsley 또는 다화황정(多花黃精) *Polygonatum cyrtonema* Hua (백합과 Liliaceae)의 뿌리줄기를 찐 것"을 "황정"으로 등재하고 있다.

① "연절간(年節間)": 황정 약재의 감별특징 가운데 하나로, 뿌리줄기 바깥 면에 있는 고리마디(環節) 사이의 간격을 나타낸다.

② "계안(雞眼)": 뿌리 및 뿌리줄기류 약재의 지상부 줄기가 탈락된 후 둥그런 모양의 오목한 자국을 가리킨다.

③ "빙당사(冰糖碴)": 황정의 투명한 꺾은 면을 가리키는 것으로, 큰 덩어리이고 노란색이며 윤택이 있다.

대황정(*P. kingianum*): 비후되어 있는 육질의 결절 덩어리 모양의 마디로, 마디의 길이는 10cm 이상이다. 바깥 면은 연한 노란색 또는 황갈색이다.

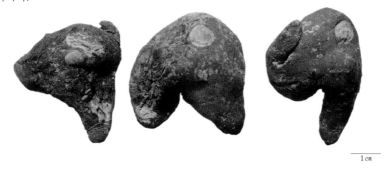

1 *cm*

진황정(*P. cyrtonema*): 결절 덩어리 모양이며, 종종 여러 개의 마디가 함께 연결되어 있다. 바깥 면은 회황색 또는 황갈색이며 거칠다.

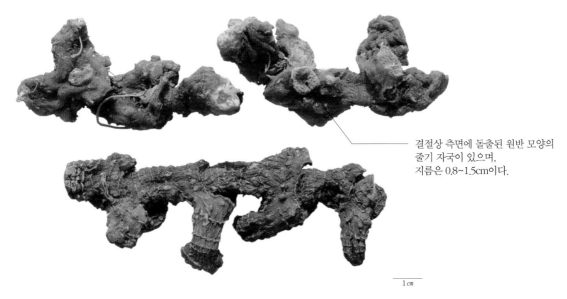

결절상 측면에 돌출된 원반 모양의 줄기 자국이 있으며, 지름은 0.8~1.5cm이다.

1 *cm*

계두황정(鷄頭黃情), 대황정, 강형황정의 주요 감별점

구분	계두황정	대황정	강형황정
모양	결절상이고, 구부러진 기둥 모양이다.	비후되어 있는 육질의 결절 덩어리 모양의 마디이다.	결절 덩어리 모양이고, 종종 여러 개의 마디가 함께 연결되어 있다.
바깥 면	황백색 또는 회황색이고, 반투명하다.	연한 노란색 또는 황갈색이다.	회황색 또는 황갈색이고, 거칠다.
크기	길이 3~10cm, 지름 0.5~1.5cm	길이는 10cm 이상, 너비 3~6cm, 두께 2~3cm	지름 0.8~1.5cm
줄기 자국	원형이고, 지름은 5~8cm이다.	원반 모양이고, 가장자리는 움푹 들어가 있으며, 중심부는 돌기되어 있다.	돌출된 원반형이다.

2

등목류
莖木類

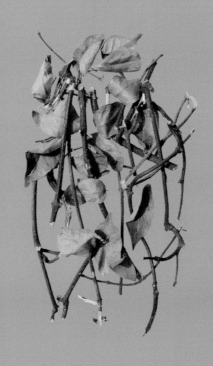

Stems and woods

강향 降香

Dalbergiae Odoriferae Lignum[1]

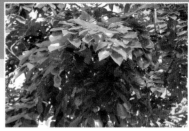

Dalbergia odorifera T. Chen.

기원 ▶	콩과(Leguminosae) 식물 강향단(降香檀) *Dalbergia odorifera* T. Chen.의 나무줄기와 뿌리의 심재(心材)를 말린 것이다.
산지 ▶	중국 광동성, 해남성, 복건성, 광서성 등지에서 주로 생산된다.
채취 · 가공 ▶	연중 채취하여 겉껍질을 제거하고 그늘에서 말린다.
성미 · 효능 ▶	맛은 맵고[辛], 성질은 따뜻하다[溫]. 행기활혈(行氣活血), 지통(止痛), 지혈(止血)의 효능이 있다.
약재 특징 ▶	원기둥 모양 또는 불규칙한 덩어리 모양이다. 바깥 면은 자적색 또는 적갈색이다. 질은 단단하고, 기름기가 있다. 향기가 약간 있고, 맛은 약간 쓰다.
품질 조건 ▶	전통 경험에 따르면 자적색에, 질은 단단하고, 기름기가 있으며, 향기가 진한 것이 좋다.

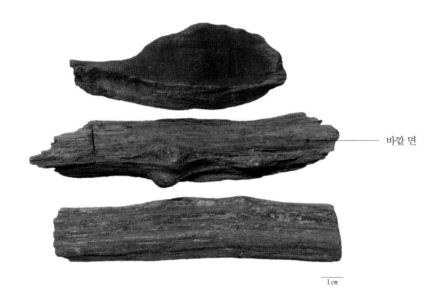

바깥 면

1 cm

음편 특징 ▶ 얇은 조각으로 긁혀 있거나 얇은 조각으로 깎여져 있고, 말려 있는 것이 대부분이다.

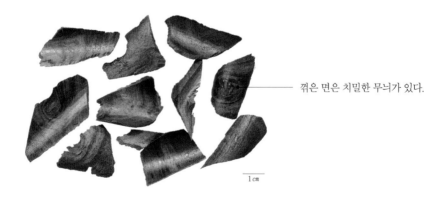

꺾은 면은 치밀한 무늬가 있다.

1 cm

참고

불에 태우면 진한 향기가 나면서 기름이 흘러나오고, 타고나면 흰 재가 남는다.

---

1 《대한약전외한약(생약)규격집》(제4개정판)에는 "강향단(降香檀) *Dalbergia odorifera* T. Chen. (콩과 Leguminosae)의 줄기와 뿌리의 심재(心材)"를 "강향"으로 등재하고 있다.

계시등 雞屎藤

Paederiae Scandentis Herba[2]

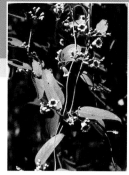

Paederia scandens (Lour.) Merr.

기원 ▶ 꼭두서니과(Rubiaceae) 식물 계시등(雞矢藤) *Paederia scandens* (Lour.) Merr.의 덩굴줄기 또는 지상부를 말린 것이다.

산지 ▶ 중국 장강(長江) 유역 또는 그 이남의 각 지역에서 주로 생산된다.

채취 · 가공 ▶ 파종한 후 9~10개월이 지난 다음 지상부를 채취하여 햇볕에 말리거나 그늘에서 말린다. 또는 가을에 뿌리를 채취하여 깨끗이 씻어서 잘게 잘라서 햇볕에 말린다.

성미 · 효능 ▶ 맛은 달고[甘], 약간 쓰며[微苦], 성질은 평(平)하다. 거풍제습(祛風除濕), 소식화적(消食化積), 해독소종(解毒消腫), 활혈지통(活血止痛)의 효능이 있다.

약재 특징 ▶ 줄기는 약간 원기둥 모양이고, 약간 굵어 있다. 바깥 면은 황갈색이다. 특이한 냄새가 나는데 닭똥 냄새와 비슷하며, 맛은 약간 쓰고 떫다.

품질 조건 ▶ 전통 경험에 따르면 굵기가 고르고, 잎이 많고, 냄새가 진한 것이 좋다.

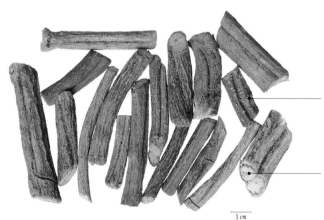

줄기 바깥 면의 양쪽 가운데 부위가
오목하게 들어가 있다.

꺾은 면은 "8"자 모양을 띠고,
목부의 도관은 작고 뚜렷한 구멍이 있다.

1 cm

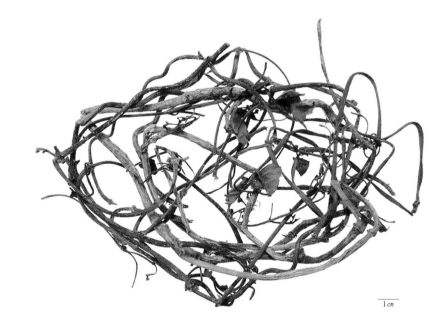

1 cm

2 "계시등"은 "닭똥 냄새가 나는 덩굴"이라는 뜻인데, 우리나라에서는 "계뇨등(雞尿藤)"이라 부르고 있으나 닭은 오줌을 누지 않으므로 "계시등"이라고 하는 것이 맞다.

계지 桂枝

Cinnamomi Ramulus[3]

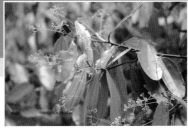

Cinnamomum cassia Presl

기원 ▶ 녹나무과(Lauraceae) 식물 육계(肉桂) *Cinnamomum cassia* Presl의 어린 가지를 말린 것이다.

산지 ▶ 중국 광동성, 광서성, 복건성 등지에서 주로 생산된다.

채취 · 가공 ▶ 여름과 가을에 채취하여 잎을 제거하고 햇볕에 말리거나 잘게 썰어 햇볕에 말린다.

성미 · 효능 ▶ 맛은 맵고[辛], 달며[甘], 성질은 따뜻하다[溫]. 발한해기(發汗解肌), 온통경맥(溫通經脈), 조양화기(助陽化氣), 평충강기(平沖降氣)의 효능이 있다.

약재 특징 ▶ 긴 원기둥 모양이고, 분지가 많다. 바깥 면은 적갈색에서 갈황색이고, 질은 단단하면서 바삭거려 자르기 쉽다. 특이한 향기가 있고, 맛은 달콤하고 약간 매우며, 껍질의 맛은 비교적 진하다.

품질 조건 ▶ 전통 경험에 따르면 부드럽고 가는 가지가 균일하며, 갈황색이고, 향기가 진한 것이 좋다.

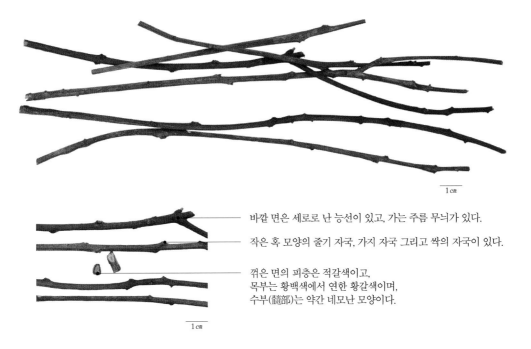

1 cm

바깥 면은 세로로 난 능선이 있고, 가는 주름 무늬가 있다.

작은 혹 모양의 줄기 자국, 가지 자국 그리고 싹의 자국이 있다.

꺾은 면의 피층은 적갈색이고,
목부는 황백색에서 연한 황갈색이며,
수부(髓部)는 약간 네모난 모양이다.

1 cm

음편 특징 ▶ 원형에 가깝고, 타원형의 조각 또는 불규칙하게 자른 모양이다.

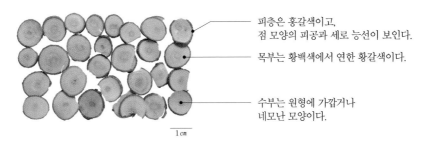

피층은 홍갈색이고,
점 모양의 피공과 세로 능선이 보인다.

목부는 황백색에서 연한 황갈색이다.

수부는 원형에 가깝거나
네모난 모양이다.

1 cm

참고

《중국약전》에 함께 등재되어 있는 육계의 나무껍질을 말린 것을 "육계"라 하여 별도로 분류하고 있다. 237쪽의 "육계" 항을 참고할 것

3 《대한약전외한약(생약)규격집》(제4개정판)에는 "육계(肉桂) *Cinnamomum cassia* Presl (녹나무과 Lauraceae)의 어린 가지"를 "계지"로 등재하고 있다.

계혈등 雞血藤

Spatholobi Caulis[4]

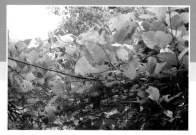

Spatholobus suberectus Dunn

기원 ▶	콩과(Leguminosae) 식물 밀화두(密花豆) *Spatholobus suberectus* Dunn의 덩굴줄기를 말린 것이다.
산지 ▶	중국 광서성, 광동성, 운남성 등지에서 주로 생산된다.
채취 · 가공 ▶	가을과 겨울에 채취하여 잔가지와 잎을 제거하고 잘게 잘라서 햇볕에 말린다.
성미 · 효능 ▶	맛은 쓰고[苦], 달며[甘], 성질은 따뜻하다[溫]. 보혈(補血), 활혈(活血), 통락(通絡)의 효능이 있다.
약재 특징 ▶	납작한 원기둥 모양이고, 약간 말려 있다. 바깥 면은 회갈색이다. 질은 매우 단단하다. 냄새는 없고, 맛은 떫다.
품질 조건 ▶	전통 경험에 따르면 수지 모양의 분비물이 많은 것이 좋다.

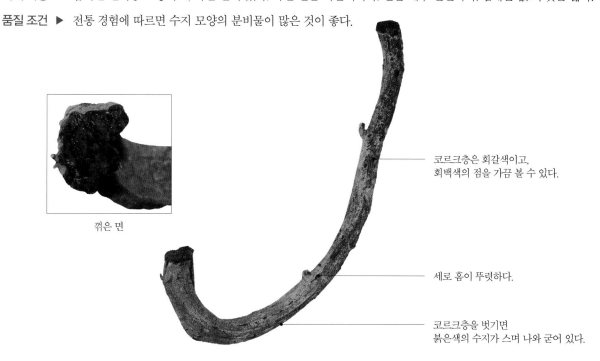

꺾은 면

코르크층은 회갈색이고,
회백색의 점을 가끔 볼 수 있다.

세로 홈이 뚜렷하다.

코르크층을 벗기면
붉은색의 수지가 스며 나와 굳어 있다.

음편 특징 ▶ 약간 타원형이고, 길고 둥근 모양 또는 불규칙하게 기울어 있는 어슷썰기한 조각이다.

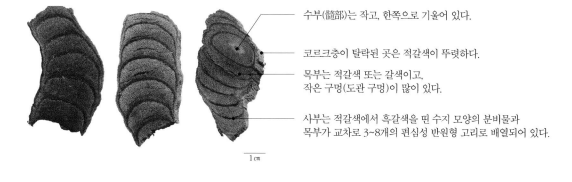

수부(髓部)는 작고, 한쪽으로 기울어 있다.

코르크층이 탈락된 곳은 적갈색이 뚜렷하다.

목부는 적갈색 또는 갈색이고,
작은 구멍(도관 구멍)이 많이 있다.

사부는 적갈색에서 흑갈색을 띤 수지 모양의 분비물과
목부가 교차로 3~8개의 편심성 반원형 고리로 배열되어 있다.

1 *cm*

참고

1. 시판되고 있는 계혈등의 동명이물(同名異物)의 약재가 비교적 많으므로 감별에 주의해야 한다.

2. 《중국약전》에 함께 등재되어 있는 대혈등과(Sargentodoxaceae) 식물 대혈등(大血藤) *Sargentodoxa cuneata* (Oliv.) Rehd. et Wils.의 덩굴줄기를 말린 것을 "대혈등"이라 하여 별도로 분류하고 있다. 217쪽의 "대혈등" 항을 참고할 것

---

4 《대한약전외한약(생약)규격집》(제4개정판)에는 "밀화두(密花豆) *Spatholobus suberectus* Dunn (콩과 Leguminosae)의 덩굴성줄기"를 "계혈등"으로 등재하고 있다.

낙석등 絡石藤

Trachelospermi Caulis[5]

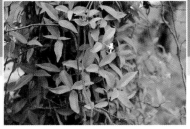

Trachelospermum jasminoides (Lindl.) Lem.

기원 ▶ 협죽도과(Apocynaceae) 식물 털마삭줄[絡石] *Trachelospermum jasminoides* (Lindl.) Lem.의 잎이 붙어 있는 덩굴줄기를 말린 것이다.

산지 ▶ 중국 강소성, 안휘성, 강서성, 산동성, 복건성, 호북성 등지에서 주로 생산된다.

채취·가공 ▶ 겨울부터 봄까지가 채취의 적기이며 이물질을 제거하고 말린다.

성미·효능 ▶ 맛은 쓰고[苦], 성질은 약간 차다[微寒]. 거풍통락(祛風通絡), 양혈소종(涼血消腫)의 효능이 있다.

약재 특징 ▶ 줄기는 원기둥 모양이고, 구불구불하며, 분지가 많고, 길이는 일정하지 않다. 바깥 면은 적갈색이다. 줄기의 질은 단단하고, 잎은 가죽질이다. 냄새는 없고, 맛은 약간 쓰다.

품질 조건 ▶ 전통 경험에 따르면 잎이 많고, 녹색인 것이 좋다.

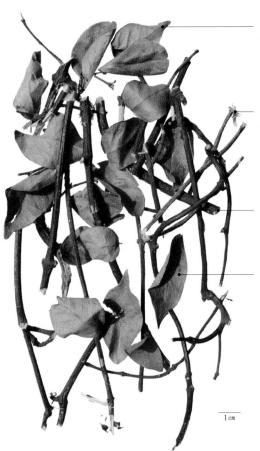

잎 조각은 타원형 또는 달걀 모양의 피침형이다.

꺾은 면은 연한 황백색이고, 가운데는 항상 비어 있다.

줄기의 바깥 면에는 점 모양의 피공과 부정근이 있다.

모든 가장자리는 약간 반대로 말려 있고, 위 표면은 어두운 녹색 또는 갈록색이며, 아래 표면은 비교적 연하다.

1 cm

음편 특징 ▶

대부분이 잘려져 있다.

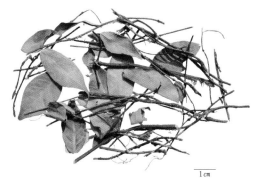

1 cm

---

5 《대한약전외한약(생약)규격집》(제4개정판)에는 "털마삭줄 *Trachelospermum jasminoides* var. *pubescens* Makino 또는 마삭줄 *Trachelospermum asiaticum* Nakai (협죽도과 Apocynaceae)의 잎이 있는 덩굴성줄기"를 "낙석등"으로 등재하고 있다.

대혈등 大血藤

Sargentodoxae Caulis

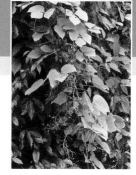

Sargentodoxa cuneata (Oliv.)
Rehd. et Wils.

기원 ▶ 대혈등과(Sargentodoxaceae) 식물 대혈등(大血藤) *Sargentodoxa cuneata* (Oliv.) Rehd.
et Wils.의 덩굴줄기를 말린 것이다.

산지 ▶ 중국 호북성, 사천성, 강서성, 하남성 등지에서 주로 생산된다.

채취 · 가공 ▶ 가을과 겨울에 채취하여 곁가지를 제거하고 잘게 또는 두껍게 잘라서 말린다.

성미 · 효능 ▶ 맛은 쓰고[苦], 성질은 평(平)하다. 청열해독(淸熱解毒), 활혈(活血), 거풍(祛風)의 효능이 있다.

약재 특징 ▶ 원기둥 모양이고, 약간 구불구불하다. 바깥 면은 회갈색이고, 거칠다. 질은 단단하고 가벼워서 자르기 쉽다. 냄새는
없고, 맛은 약간 떫다.

품질 조건 ▶ 전통 경험에 따르면 고르며, 굵고, 갈적색인 것이 좋다.

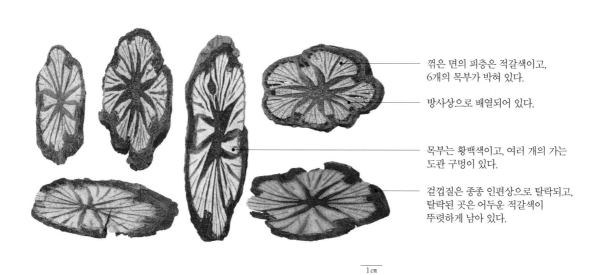

꺾은 면의 피층은 적갈색이고,
6개의 목부가 박혀 있다.

방사상으로 배열되어 있다.

목부는 황백색이고, 여러 개의 가는
도관 구멍이 있다.

겉껍질은 종종 인편상으로 탈락되고,
탈락된 곳은 어두운 적갈색이
뚜렷하게 남아 있다.

1 cm

참고

1. 《중국약전》에 함께 등재되어 있는 콩과식물 밀화두(密花豆) *Spatholobus suberectus* Dunn의 덩굴줄기를 말린 것을 "계혈등(雞血藤)"이라 하여 별도로 분류하
고 있다. 215쪽의 "계혈등" 항을 참조할 것

2. 어떤 지역에서는 대혈등을 계혈등으로 사용하기도 하는데, 두 약재는 기원, 성상, 효능 등이 서로 다르므로 사용 시 감별에 주의해야 한다.

대혈등과 계혈등의 주요 감별점

구분	대혈등	계혈등
모양	원기둥 모양이며, 약간 구불구불하다.	납작한 원기둥 모양이고, 약간 꼬여 있다.
꺾은 면	피층은 적갈색이고, 6개의 목부가 박혀 있으며, 목부는 방사상 배열을 하고 있다.	사부와 목부는 3~8개의 한쪽으로 치우친 반원형 고리가 서로 교차 배열되어 있다.

방기 靑風藤

Sinomenii Caulis[6]

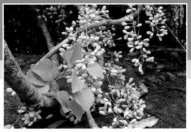

Sinomenium acutum (Thunb.) Rehd. et Wils.

기원 ▶ 새모래덩굴과(Menispermaceae) 식물 방기[靑藤] *Sinomenium acutum* (Thunb.) Rehd. et Wils.의 덩굴줄기를 말린 것이다.

산지 ▶ 중국 서남부, 남부, 동부 지역에서 주로 생산된다.

채취·가공 ▶ 늦가을에서 초겨울에 채취하여 다발로 묶거나 길게 썰어서 햇볕에 말린다.

성미·효능 ▶ 맛은 쓰고[苦], 매우며[辛], 성질은 평(平)하다. 거풍습(祛風濕), 통경락(通經絡), 이소변(利小便)의 효능이 있다.

약재 특징 ▶ 긴 원기둥 모양이고, 항상 약간 구불구불하다. 바깥 면은 녹갈색에서 어두운 갈색 또는 회갈색이다. 가볍고, 질은 단단하고, 바삭거려 자르기 쉽고, 꺾은 면은 매끄럽지 않다. 냄새는 없고, 맛은 쓰다.

품질 조건 ▶ 전통 경험에 따르면 고르고, 바깥 면이 녹갈색인 것이 좋다.

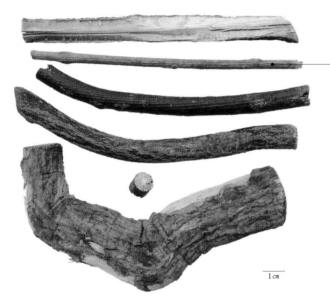

마디 부위는 약간 팽대되어 있고, 분지가 있다.

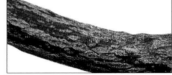

가는 세로무늬 선과 피공이 있다.

음편 특징 ▶ 원형에 가깝고, 불규칙한 두꺼운 조각 또는 어슷썰기한 조각이다.

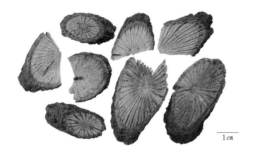

꺾은 면: "차륜문(車輪紋)"[①]이고, 여러 개의 작은 구멍을 볼 수 있으며, 원형의 수부는 황백색 또는 황갈색이다.

① "차륜문(車輪紋)": 약재의 꺾은 면의 목질부가 고르게 방사상 배열을 하고 있는 것으로, 고문헌에 "차륜(車輪)"이라 부른다.

참고

《중국약전》에 함께 등재되어 있는 동속식물 모청등(毛靑藤) *S. acutum* (Thunb.) Rehd. et Wils var. *cinereum* Rehd. et Wils.의 덩굴줄기를 말린 것을 "청풍등(靑風藤)"이라 하여 약용한다.

6 《대한민국약전》(제11개정판)에는 "방기 *Sinomenium acutum* Rehder et Wilson (새모래덩굴과 Menispermaceae)의 덩굴성줄기 및 뿌리줄기"를 "방기"로 등재하고 있다.

백단향 檀香

Santali Albi Lignum[7]

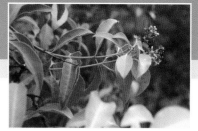

Santalum album L.

기원 ▶	단향과(Santalaceae) 식물 단향(檀香) *Santalum album* L.의 나무줄기의 심재(心材)를 말린 것이다.
산지 ▶	인도, 인도네시아, 말레이시아 등지에서 주로 생산된다.
채취·가공 ▶	식재 후 30~40년 후에 채취하여 톱으로 토막을 내어 진한 색의 변재(邊材)를 제거하고 심재를 말려서 약으로 사용한다.
성미·효능 ▶	맛은 맵고[辛], 성질은 따뜻하다[溫]. 행기온중(行氣溫中), 개위지통(開胃止痛)의 효능이 있다.
약재 특징 ▶	길이가 일정하지 않은 원기둥 모양의 나무토막이고, 어떤 것은 약간 굽어 있다. 일반적으로 길이는 약 1m, 지름은 10~30cm이다. 바깥 면은 회황색 또는 황갈색이고, 매끄럽고 보드라우며, 때때로 흉터가 있거나 갈라져 있는 것이 있다. 질은 단단하여 자르기 쉽지 않다. 청량한 향기가 있고, 불에 태우면 향기가 더욱 진해진다. 맛은 담담하고, 씹으면 맵고 아린 느낌이 약간 있다.
품질 조건 ▶	전통 경험에 따르면 무겁고, 질은 단단하고, 기름져 있는 것이 뚜렷하며, 향기가 풍부하여 오래 지속되고, 불에 태우면 향기가 있는 것이 좋다.

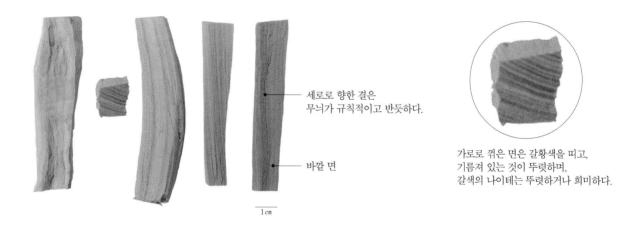

세로로 향한 결은
무늬가 규칙적이고 반듯하다.

바깥 면

가로로 꺾은 면은 갈황색을 띠고,
기름져 있는 것이 뚜렷하며,
갈색의 나이테는 뚜렷하거나 희미하다.

1 cm

음편 특징 ▶ 말려서 굽어 있거나 쪼개진 조각이고, 바깥 면은 회황색이며, 약간 거칠고, 쪼개진 결은 치밀하다.

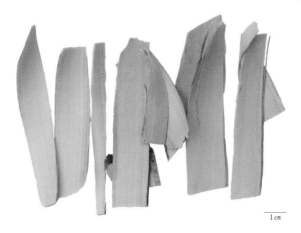

1 cm

---

7 《대한약전외한약(생약)규격집》(제4개정판)에는 "단향(檀香) *Santalum album* Linne (단향과 Santalaceae)의 나무줄기의 심재"를 "백단향"으로 등재하고 있다.

상지 桑枝

Mori Ramulus[8]

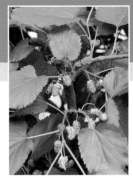

Morus alba Linne

기원 ▶ 뽕나무과(Moraceae) 식물 뽕나무[桑] *Morus alba* Linne의 어린 가지를 말린 것이다.

산지 ▶ 중국 안휘성, 절강성, 강소성, 사천성, 호남성 등지에서 주로 생산된다.

채취 · 가공 ▶ 늦봄에서 초여름에 채취하여 잎을 제거하고 햇볕에 말리거나 신선한 것을 잘게 썰어서 햇볕에 말린다.

성미 · 효능 ▶ 맛은 약간 쓰며[微苦], 성질은 평(平)하다. 거풍습(祛風濕), 이관절(利關節)의 효능이 있다.

약재 특징 ▶ 긴 원기둥 모양이고, 분지가 조금 있으며, 길이는 일정하지 않다. 바깥 면은 회황색 또는 황갈색이다. 질은 단단하고, 질겨서 자르기 쉽지 않고, 꺾은 면은 섬유성이다. 냄새는 없고, 맛은 담담하다.

품질 조건 ▶ 전통 경험에 따르면 질은 부드럽고, 꺾은 면은 황백색인 것이 좋다.

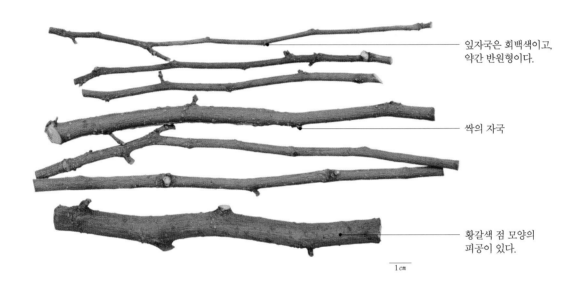

잎자국은 회백색이고,
약간 반원형이다.

싹의 자국

황갈색 점 모양의
피공이 있다.

1 cm

음편 특징 ▶

가로로 썰이져 있는 조각이 대부분이다.

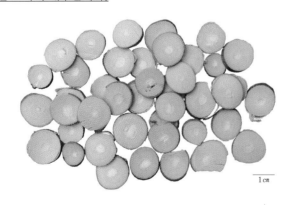

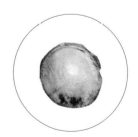

꺾은 면의 피층은 얇고,
목부는 황백색이며,
수부(髓部)는 흰색 또는 황백색이다.

1 cm

참고

《중국약전》에 함께 등재되어 있는 뽕나무의 뿌리껍질, 잎, 열매를 "상백피(桑白皮)", "상엽(桑葉)", "상심(桑椹)"이라 하여 별도로 분류하고 있다. 236쪽의 "상백피", 258쪽의 "상엽", 344쪽의 "상심자[桑椹]" 항을 참고할 것

---

8 《대한약전외한약(생약)규격집》(제4개정판)에는 "뽕나무 *Morus alba* Linne 또는 기타 동속근연식물 (뽕나무과 Moraceae)의 어린 가지"를 "상지"로 등재하고 있다.

소목 蘇木

Sappan Lignum[9]

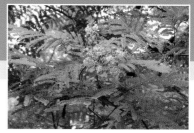

Caesalpinia sappan L.

기원 ▶ 콩과(Leguminosae) 식물 소목(蘇木) *Caesalpinia sappan* L.의 심재(心材)를 말린 것이다.

산지 ▶ 대만, 광동성, 광서성, 귀주성 등지에서 주로 생산된다.

채취 · 가공 ▶ 가을에 채취하여 흰색의 변재(邊材)를 제거하고 말린다.

성미 · 효능 ▶ 맛은 달고[甘], 짜며[鹹], 성질은 평(平)하다. 행혈거어(行血祛瘀), 소종지통(消腫止痛)의 효능이 있다.

약재 특징 ▶ 긴 원기둥 모양 또는 부분적으로 반원기둥 모양이다. 바깥 면은 황적색 또는 갈적색이다. 가로로 꺾은 면(톱질한 면)은 약간 매끄럽고, 나이테가 뚜렷하며, 가운데에는 황백색의 수(髓)가 있고, 작고 밝은 별 같은 모양을 볼 수 있다. 꺾은 면은 섬유성이 강하다. 질은 매우 단단하고, 무겁다. 냄새는 없고, 맛은 약간 건조하면서 떫다.

품질 조건 ▶ 전통 경험에 따르면 두껍고 크며, 질은 매우 단단하고, 황적색인 것이 좋다.

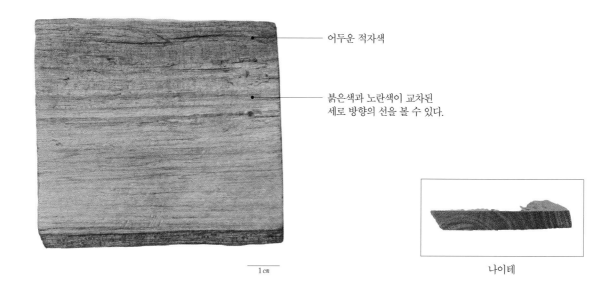

어두운 적자색

붉은색과 노란색이 교차된
세로 방향의 선을 볼 수 있다.

1 cm

나이테

음편 특징 ▶ 사용할 때 얇은 조각이나 작고 편평한 조각으로 자른다.

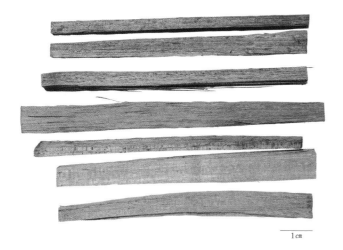

1 cm

---

9 《대한민국약전》(제11개정판)에는 "소목 *Caesalpinia sappan* Linne (콩과 Leguminosae)의 심재"를 "소목"으로 등재하고 있다.

인동 忍冬藤

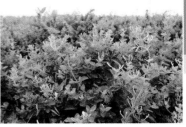

Lonicerae Japonicae Caulis[10]

Lonicera japonica Thunb.

기원 ▶	인동과(Caprifoliaceae) 식물 인동덩굴[忍冬] *Lonicera japonica* Thunb.의 줄기와 가지를 말린 것이다.
산지 ▶	중국 산동성, 하남성에서 주로 생산되고 중국 대부분 지역에 고르게 분포한다.
채취·가공 ▶	가을과 겨울에 채취하여 햇볕에 말린다.
성미·효능 ▶	맛은 달고[甘], 성질은 차다[寒]. 청열해독(淸熱解毒), 소풍통락(消風通絡)의 효능이 있다.
약재 특징 ▶	긴 원기둥 모양이고, 분지가 많으며, 보통은 얽혀서 다발을 이루고 있다. 바깥 면은 갈적색에서 어두운 갈색이고, 회록색도 있으며, 매끄럽거나 가는 털로 덮여 있다. 질은 바삭하여 자르기 쉽다. 냄새는 없고, 오래된 가지의 맛은 약간 쓰고, 어린 가지의 맛은 담담하다.
품질 조건 ▶	전통 경험에 따르면 가지의 굵기가 고르고, 어린 가지의 끝에는 털이 있고, 겉껍질은 대추야자의 열매처럼 어두운 붉은색이며, 질은 연하고, 잎이 많이 붙어 있는 것이 좋다.

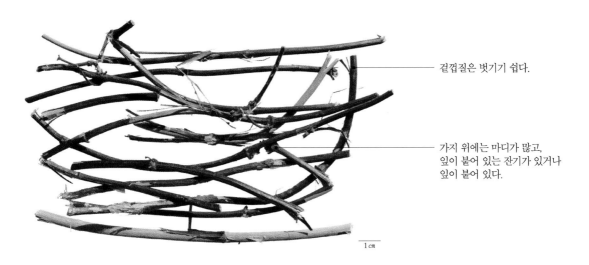

겉껍질은 벗기기 쉽다.

가지 위에는 마디가 많고,
잎이 붙어 있는 잔기가 있거나
잎이 붙어 있다.

1 cm

음편 특징 ▶

어린줄기가 잘려져 있는 것

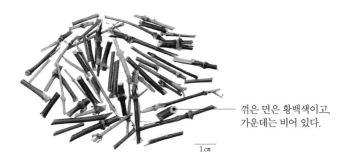

꺾은 면은 황백색이고,
가운데는 비어 있다.

1 cm

오래된 줄기를 어슷썰기한 것

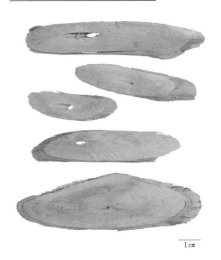

1 cm

참고

《중국약전》에 함께 등재되어 있는 인동덩굴의 꽃봉오리 또는 막 피기 시작한 것을 약재로 사용하고 있다. "금은화(金銀花)"라 하여 별도로 분류하고 있다. 275쪽의 "금은화" 항을 참고할 것

---

10 《대한민국약전》(제11개정판)에는 "인동덩굴 *Lonicera japonica* Thunberg (인동과 Caprifoliaceae)의 잎 및 덩굴성줄기"를 "인동"으로 등재하고 있다.

조각자 皂角刺

Gleditsiae Spina[11]

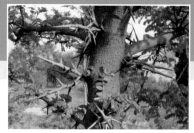

Gleditsia sinensis Lam.

기원 ▶ 콩과(Leguminosae) 식물 조각자나무[皂莢] *Gleditsia sinensis* Lam.의 가시를 말린 것이다.

산지 ▶ 중국 하남성, 강소성, 호북성, 광서성 등지에서 주로 생산된다.

채취 · 가공 ▶ 연중 채취하여 말리거나 신선할 때 잘게 썰어서 말린다.

성미 · 효능 ▶ 맛은 맵고[辛], 성질은 따뜻하다[溫]. 소종탁독(消腫托毒), 배농(排膿), 살충(殺蟲)의 효능이 있다.

약재 특징 ▶ 큰 가시와 1~2개로 분지한 가시이다. 바깥 면은 자갈색 또는 자흑색이다. 가볍고, 질은 아주 단단하며, 자르기 쉽지 않다. 냄새는 없고, 맛은 담담하다.

품질 조건 ▶ 전통 경험에 따르면 줄기와 가지가 거의 없고, 자갈색이고, 꺾은 면의 수부(髓部)는 적갈색으로 부드러운 것이 좋다.

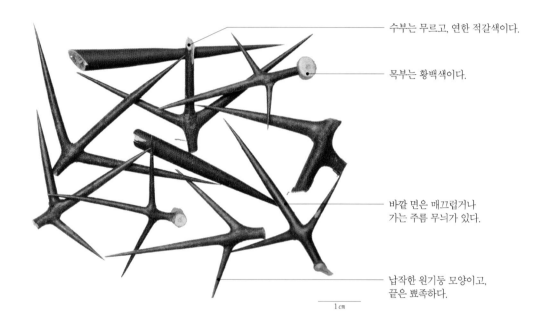

수부는 무르고, 연한 적갈색이다.

목부는 황백색이다.

바깥 면은 매끄럽거나 가는 주름 무늬가 있다.

납작한 원기둥 모양이고, 끝은 뾰족하다.

1 cm

음편 특징 ▶

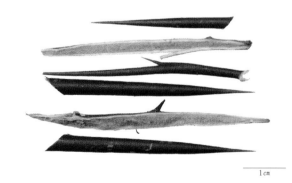

1 cm

참고

1. 가루는 자극성이 있어서 코에 넣으면 재채기를 한다.
2. 《중국약전》에 함께 등재되어 있는 조각자나무의 덜 익은 열매를 "저아조(豬牙皂)"라 하여 별도로 분류하고 있다. 369쪽의 "저아조" 항을 참고할 것

---

11 《대한민국약전》(제11개정판)에는 "주엽나무 *Gleditsia japonica* Miquel var. *koraiensis* Nakai 또는 조각자나무 *Gleditsia sinensis* Lamark (콩과 Leguminosae)의 가시"를 "조각자"로 등재하고 있다.

조구등 鉤藤

Uncariae Ramulus cum Uncis[12]

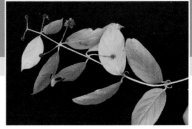

Uncaria rhynchophylla (Miq.) Miq. ex Havil

기원 ▶ 꼭두서니과(Rubiaceae) 식물 화구등(華鉤藤) *Uncaria rhynchophylla* (Miq.) Miq. ex Havil의 가시가 달린 가지를 말린 것이다.

산지 ▶ 중국 광서성, 광동성, 호북성, 호남성 등지에서 주로 생산된다.

채취·가공 ▶ 가을과 겨울에 채취하여 잎을 제거하고 잘라서 햇볕에 말린다.

성미·효능 ▶ 맛은 달고[甘], 성질은 서늘하다[涼]. 식풍지경(息風止痙), 청열평간(清熱平肝)의 효능이 있다.

약재 특징 ▶ 1개 또는 2개의 갈고리가 붙어 있는 짧은 가지이다. 줄기는 원기둥 모양 또는 네모진 기둥 모양에 가깝다. 바깥 면은 적갈색에서 자적색 또는 회록색에서 회갈색이다. 꺾은 면은 황갈색이고, 수부(髓部)는 황백색이거나 비어 있다. 질은 매우 질기고, 피층은 섬유성이다. 냄새는 없고, 맛은 담담하다.

품질 조건 ▶ 전통 경험에 따르면 2개의 갈고리가 있고, 줄기는 가늘고, 갈고리는 단단하며, 매끄럽고, 질은 질기며, 자적색인 것이 좋다.

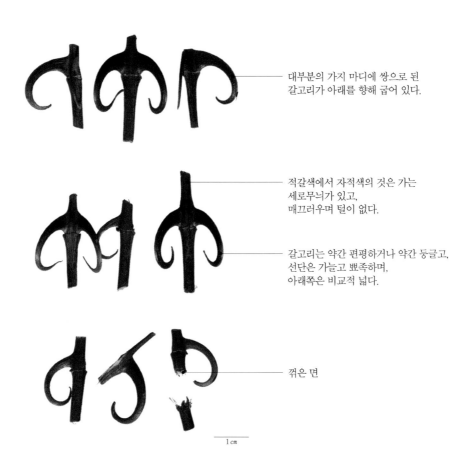

대부분의 가지 마디에 쌍으로 된 갈고리가 아래를 향해 굽어 있다.

적갈색에서 자적색의 것은 가는 세로무늬가 있고, 매끄러우며 털이 없다.

갈고리는 약간 편평하거나 약간 둥글고, 선단은 가늘고 뾰족하며, 아래쪽은 비교적 넓다.

꺾은 면

1 cm

참고

《중국약전》에 함께 등재되어 있는 동속식물 대엽구등(大葉鉤藤) *U. microphylla* Wall., 모구등(毛鉤藤) *U. hirsuta* Havil., 화구등(華鉤藤) *U. sinensis* (Oliv.) Havil. 또는 무병과구등(無柄果鉤藤) *U. sessilifructus* Roxb.의 가시가 달린 가지를 말린 것을 "조구등(釣鉤藤)"이라 하여 약용한다.

---

12 《대한약전외한약(생약)규격집》(제4개정판)에는 "화구등(華鉤藤) *Uncaria sinensis* Havil 또는 기타 동속근연식물 (꼭두서니과 Rubiaceae)의 가시가 달린 어린 가지"를 "조구등"으로 등재하고 있다.

죽여 竹茹

Bambusae Caulis in Taenias[13]

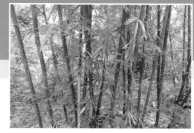

Bambusa tuldoides Munro

기원 ▶	벼과(Gramineae) 식물 청간죽(靑稈竹) *Bambusa tuldoides* Munro의 줄기의 중간층을 말린 것이다.
산지 ▶	중국 중남(中南), 화동(華東), 서남(西南) 지역에서 주로 생산된다.
채취 · 가공 ▶	연중 고르게 채취 · 가공이 가능하며, 신선한 줄기의 겉껍질을 제거하고 녹색을 약간 띠고 있는 중간층을 깎아서 긴 실처럼 만들거나 조금 얇은 조각으로 만든 후 단단히 묶어서 다발을 만들고 그늘에서 말린다. 전자를 "산죽여(散竹茹)"라 하고, 후자를 "제죽여(齊竹茹)"라 한다.
성미 · 효능 ▶	맛은 달고[甘], 성질은 약간 차다[微寒]. 청열화담(淸熱化痰), 제번지구(除煩止嘔)의 효능이 있다.
약재 특징 ▶	연한 녹색 또는 황록색으로, 가볍고, 질은 부드러우면서 질기고, 탄성이 있다. 냄새는 없고, 맛은 담담하다.
품질 조건 ▶	전통 경험에 따르면 마르고, 녹황색이며, 가늘고 일정한 탄성을 유지하며, 질은 부드러운 것이 좋다.

<u>산죽여</u>: 불규칙한 띠 모양으로 말려서 덩어리를 이루고 있다.

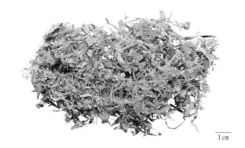

1 *cm*

<u>제죽여</u>: 얇고, 편평한 긴 띠 모양이다.

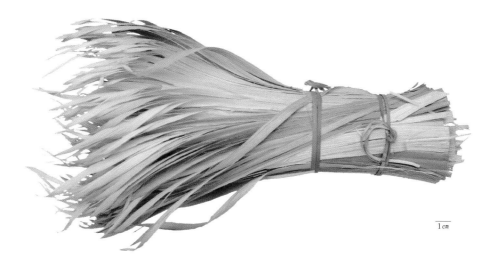

1 *cm*

참고

《중국약전》에 함께 등재되어 있는 동과식물 대두전죽(大頭典竹) *Sinocalamus beecheyanus* (Munro) McClure var. *pubescens* P. F. Li 또는 담죽(淡竹) *Phyllostachys nigra* (Lodd.) Munro var. *henonis* (Mitf.) Stapf ex Rendle의 줄기의 중간층을 말린 것을 "죽여"라 하여 약용한다.

---

13 《대한약전외한약(생약)규격집》(제4개정판)에는 "솜대 *Phyllostachys nigra* Munro var. *henonis* Stapf, 왕대 *Phyllostachys bambusoides* Siebold et Zuccarini 또는 기타 동속근연식물 (벼과 Gramineae)의 겉껍질을 제거한 중간층"을 "죽여"로 등재하고 있다.

천목통 川木通

Clematidis Armandii Caulis

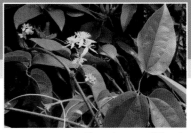

Clematis armandii Franch.

기원 ▶ 미나리아재비과(Ranunculaceae) 식물 소목통(小木通) *Clematis armandii* Franch.의 덩굴줄기를 말린 것이다.

산지 ▶ 중국 사천성, 귀주성, 호남성, 섬서성, 호북성 등지에서 주로 생산된다.

채취·가공 ▶ 봄과 가을에 채취하여 겉껍질을 제거하고 햇볕에 말리거나 신선한 것을 얇게 썰어 햇볕에 말린다.

성미·효능 ▶ 맛은 담담하고[淡], 쓰며[苦], 성질은 차다[寒]. 청열이뇨(淸熱利尿), 통경하유(通經下乳)의 효능이 있다.

약재 특징 ▶ 긴 원기둥 모양이고, 약간 비틀려 굽어 있다. 바깥 면은 황갈색 또는 노란색의 어두운 갈색이다. 질은 매우 단단하여 자르기 쉽지 않다. 냄새는 없고, 맛은 담담하다.

품질 조건 ▶ 전통 경험에 따르면 두껍고, 꺾은 면은 황백색인 것이 좋다.

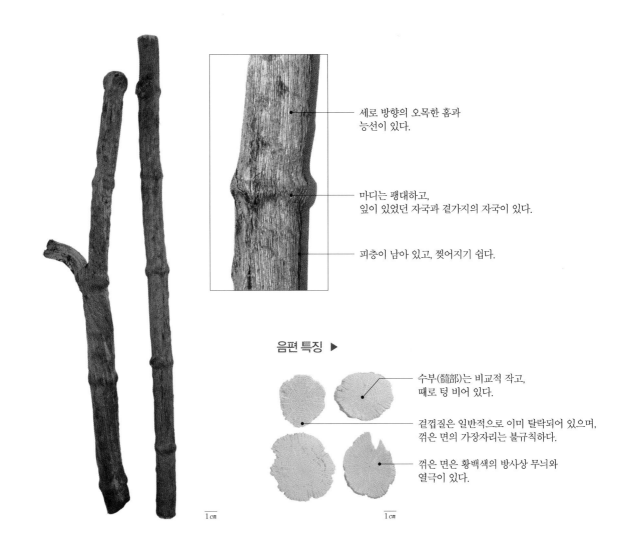

세로 방향의 오목한 홈과 능선이 있다.

마디는 팽대하고, 잎이 있었던 자국과 곁가지의 자국이 있다.

피층이 남아 있고, 찢어지기 쉽다.

음편 특징 ▶

수부(髓部)는 비교적 작고, 때로 텅 비어 있다.

겉껍질은 일반적으로 이미 탈락되어 있으며, 꺾은 면의 가장자리는 불규칙하다.

꺾은 면은 황백색의 방사상 무늬와 열극이 있다.

1 cm

1 cm

참고

1. 《중국약전》에 함께 등재되어 있는 동속식물 수구등(繡球藤) *C. montana* Buch.–Ham.의 덩굴줄기를 말린 것을 "천목통"이라 하여 약용한다.

2. 《중국약전》에 함께 등재되어 있는 으름덩굴과 식물 목통(木通) *Akebia quinata* (Thunb.) Decne., 삼엽목통(三葉木通) *A. trifoliata* (Thunb.) Koidz. 또는 백목통(白木通) *A. trifoliata* (Thunb.) Koidz. var. *australis* (Diels) Rehd.의 덩굴줄기를 말린 것을 "목통"으로 별도로 분류하고 있다. 227쪽의 "목통" 항을 참고할 것

附 목통 木通

Akebiae Caulis[14]

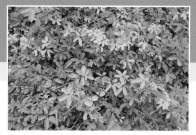

Akebia quinata (Thunb.) Decne.

기원 ▶ 으름덩굴과(Lardizabalaceae) 식물 으름덩굴[木通] *Akebia quinata* (Thunb.) Decne.의 덩굴줄기를 말린 것이다.

산지 ▶ 중국 동부 지역에서 주로 생산된다.

채취·가공 ▶ 가을에 채취하여 줄기 부위를 잘라내고 잔가지를 제거한 후 그늘에서 말린다.

성미·효능 ▶ 맛은 쓰고[苦], 성질은 약간 차다[微寒]. 청심화(淸心火), 이소변(利小便), 통경하유(通經下乳)의 효능이 있다.

약재 특징 ▶ 원기둥 모양이고, 항상 비틀려 굽어 있다. 바깥 면은 회갈색에서 갈색이다. 가볍고, 질은 단단하며, 자르기 쉽지 않다. 냄새는 없고, 맛은 약간 쓰면서 떫다.

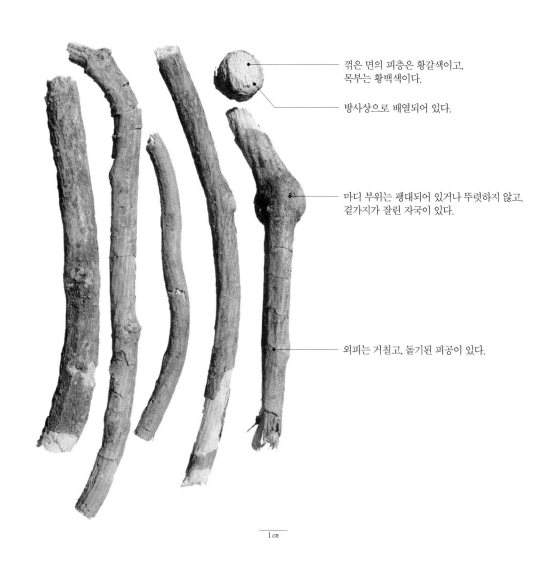

꺾은 면의 피층은 황갈색이고, 목부는 황백색이다.

방사상으로 배열되어 있다.

마디 부위는 팽대되어 있거나 뚜렷하지 않고, 곁가지가 잘린 자국이 있다.

외피는 거칠고, 돌기된 피공이 있다.

1 cm

참고

《중국약전》에 함께 등재되어 있는 동속식물 삼엽목통(三葉木通) *A. trifoliata* (Thunb.) Koidz. 또는 백목통(白木通) *A. trifoliata* (Thunb.) Koidz. var. *australis* (Diels) Rehd.의 덩굴줄기를 말린 것을 "목통"이라 하여 약용한다.

---

14 《대한민국약전》(제11개정판)에는 "으름덩굴 *Akebia quinata* Decaisne (으름덩굴과 Lardizabalaceae)의 줄기로서 주피를 제거한 것"을 "목통"으로 등재하고 있다.

측백엽 側柏葉

Platycladi Cacumen[15]

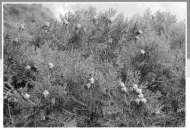

Platycladus orientalis (L.) Franco

기원 ▶ 측백나무과(Curpressaceae) 식물 측백나무[側柏] *Platycladus orientalis* (L.) Franco의 끝 가지와 잎을 말린 것이다.

산지 ▶ 중국 대부분의 지역에서 고르게 생산된다.

채취 · 가공 ▶ 여름과 가을에 채취가 가능하고 그늘에서 말린다.

성미 · 효능 ▶ 맛은 쓰고[苦], 떫으며[澁], 성질은 차다[寒]. 양혈지혈(涼血止血), 생발오발(生髮烏髮)의 효능이 있다.

약재 특징 ▶ 잎자루는 삼각형이고, 진한 녹색 또는 황록색이다. 질은 바삭거려 자르기 쉽다. 청량한 향기가 있고, 맛은 쓰고 떫으며 약간 맵다.

품질 조건 ▶ 전통 경험에 따르면 진한 녹색의 부드러운 가지로, 부러진 게 없는 것이 좋다.

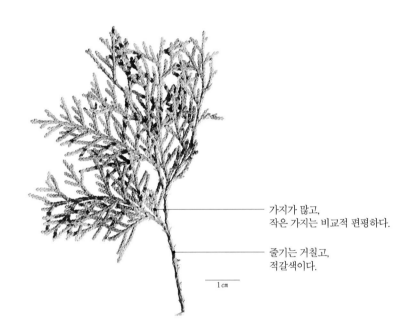

가지가 많고,
작은 가지는 비교적 편평하다.

줄기는 거칠고,
적갈색이다.

1 cm

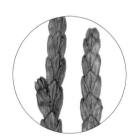

잎은 얇고, 작은 비늘 모양이며,
교호대생(交互對生)이고,
가지 위에 붙어 있다.

음편 특징 ▶

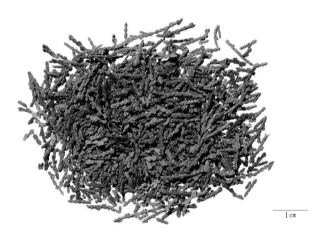

1 cm

참고

《중국약전》에 함께 등재되어 있는 측백나무의 씨를 "백자인(柏子仁)"이라 하여 별도로 분류하고 있다. 327쪽의 "백자인" 항을 참고할 것

---

15 《대한약전외한약(생약)규격집》(제4개정판)에는 "측백나무 *Thuja orientalis* Linne (측백나무과 Curpressaceae)의 어린 가지와 잎"을 "측백엽"으로 등재하고 있다.

침향 沉香

Aquilariae Lignum Resinatum[16]

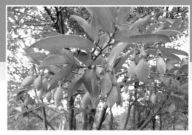

Aquilaria sinensis (Lour.) Gilg

기원 ▶	팥꽃나무과(Thymeleaceae) 식물 백목향(白木香) *Aquilaria sinensis* (Lour.) Gilg의 수지가 침착된 목부이다.
산지 ▶	중국 광동성, 해남성, 광서성, 복건성, 대만 등지에서 주로 생산된다.
채취·가공 ▶	연중 채취가 가능하고 수지가 들어있는 목부를 채취하여 수지가 없는 부분은 버리고 그늘에서 말린다.
성미·효능 ▶	맛은 맵고[辛], 쓰며[苦], 성질은 약간 따뜻하다[微溫]. 행기지통(行氣止痛), 온중지구(溫中止嘔), 납기평천(纳气平喘)의 효능이 있다.
약재 특징 ▶	불규칙한 덩어리, 납작한 조각 또는 모자 모양이고, 작게 부서진 덩어리 모양도 있다. 질은 비교적 단단하다. 향기가 있고, 맛은 쓰다. 불에 태웠을 때 진한 연기와 강렬한 향기가 나고, 검은색 기름과 같은 물질이 흘러나온다.
품질 조건 ▶	전통 경험에 따르면 무겁고, 갈흑색이고, 기름기가 있으며, 광택이 있고, 불에 태웠을 때 기름과 같은 물질이 흘러나오며, 향기가 강렬한 것이 좋다.

수입 침향(*A. agallocha*)

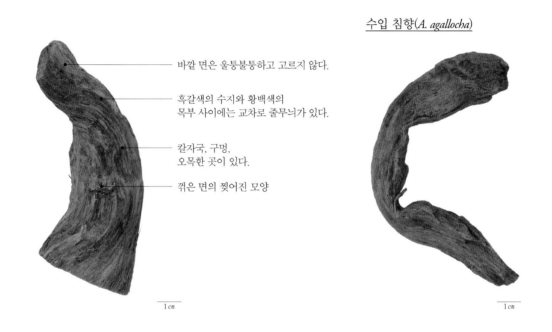

바깥 면은 울퉁불퉁하고 고르지 않다.

흑갈색의 수지와 황백색의
목부 사이에는 교차로 줄무늬가 있다.

칼자국, 구멍,
오목한 곳이 있다.

꺾은 면의 찢어진 모양

1 cm

1 cm

침향과 수입 침향의 주요 감별점

구분	침향	수입 침향
모양	불규칙한 덩어리, 납작한 조각 또는 모자 모양이다.	원기둥 모양 또는 불규칙한 막대기 모양이다.
바깥 면	흑갈색의 수지와 황백색의 목부 사이에는 교차로 줄무늬가 치밀하게 덮여 있다.	갈흑색의 가늘고 세로로 난 줄이 중간중간에 치밀하게 덮여 있다.
질감	단단하고, 물에 가라앉지 않는 것이 대부분이다.	단단하고 무거우며, 물에 가라앉거나 반쯤 가라앉는다.

참고

"수입 침향"이란 동속식물 *A. agallocha* Roxb.의 수지가 침착된 목부를 말한다. 인도, 인도네시아, 말레이시아, 베트남 등지에서 주로 생산된다. 검은색이고 질은 단단하며 기름기가 풍부하고 진한 향기가 오래 지속되며 물에 넣으면 가라앉는 것이 좋다.

---

16 《대한약전외한약(생약)규격집》(제4개정판)에는 "침향나무 *Aquilaria agallocha* Roxburgh (팥꽃나무과 Thymeleaceae)의 수지가 침착된 수간목"을 "침향"으로 등재하고 있다.

통초 通草

Tetrapanacis Medulla[17]

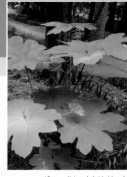

Tetrapanax papyriferus (Hook.) K. Koch

기원 ▶ 두릅나무과(Araliaceae) 식물 통탈목(通脫木) *Tetrapanax papyriferus* (Hook.) K. Koch의 줄기의 수(髓)를 말린 것이다.

산지 ▶ 중국 귀주성, 운남성, 사천성, 호북성 등지에서 주로 생산된다.

채취 · 가공 ▶ 가을에 채취하여 줄기를 잘라서 토막을 내고 생것에서 수부(髓部)를 꺼내어 가지런하게 하여 햇볕에 말린다.

성미 · 효능 ▶ 맛은 달고[甘], 담담하며[淡], 성질은 약간 차다[微寒]. 청열이습(淸熱利濕), 통기하유(通氣下乳)의 효능이 있다.

약재 특징 ▶ 원기둥 모양이다. 바깥 면은 흰색 또는 연한 노란색이다. 가볍고, 질은 말랑말랑하며 탄력성이 조금 있고, 자르기 쉽다. 꺾은 면은 매끄럽고, 은백색의 광택이 뚜렷하다. 냄새는 없고, 맛은 담담하다.

품질 조건 ▶ 전통 경험에 따르면 새하얗고, 탄성이 있고, 두꺼운 줄이 일정한 것이 좋다.

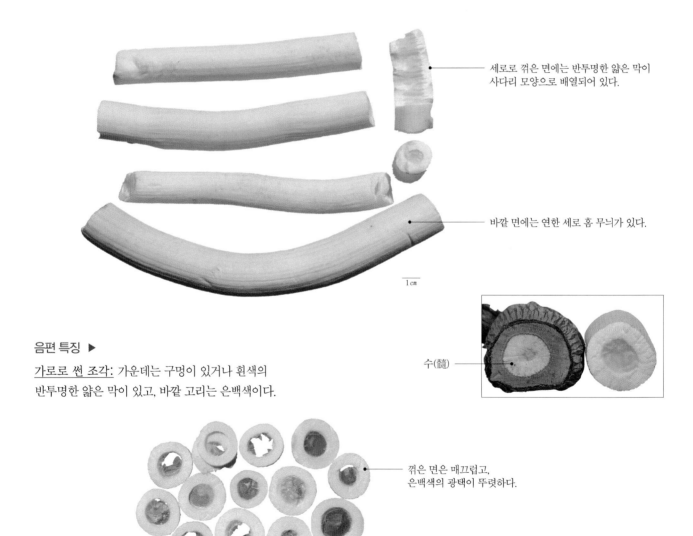

세로로 꺾은 면에는 반투명한 얇은 막이 사다리 모양으로 배열되어 있다.

바깥 면에는 연한 세로 홈 무늬가 있다.

1 cm

수(髓)

음편 특징 ▶

<u>가로로 썬 조각:</u> 가운데는 구멍이 있거나 흰색의 반투명한 얇은 막이 있고, 바깥 고리는 은백색이다.

꺾은 면은 매끄럽고, 은백색의 광택이 뚜렷하다.

1 cm

---

17 《대한약전외한약(생약)규격집》(제4개정판)에는 "통탈목 *Tetrapanax papyriferus* K. Koch (두릅나무과 Araliaceae)의 줄기의 수(髓)"를 "통초"로 등재하고 있다.

3

피류
皮類

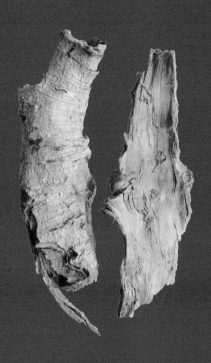

Tree barks and root barks

고련피 苦楝皮

Meliae Cortex[1]

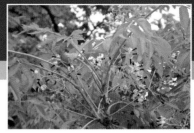

Melia toosendan Sieb. et Zucc.

기원 ▶	멀구슬나무과(Meliaceae) 식물 천련(川楝) *Melia toosendan* Sieb. et Zucc.의 나무껍질 또는 뿌리껍질을 말린 것이다.
산지 ▶	중국 사천성, 호북성, 귀주성, 하남성 등지에서 주로 생산된다.
채취·가공 ▶	봄과 가을에 채취하여 박피한 후 햇볕에 말리거나 겉껍질을 제거하고 햇볕에 말린다.
성미·효능 ▶	맛은 쓰고[苦], 성질은 차다[寒]. 독성이 있다. 구충(驅蟲), 요선(疗癬)에 효능이 있다.
약재 특징 ▶	불규칙한 판 조각 모양이고, 홈통 모양 또는 반쯤 말려 있는 통 모양이다. 바깥 면은 회갈색 또는 회색의 어두운 갈색이다. 질은 질겨서 자르기 쉽지 않다. 냄새는 없고, 맛은 쓰다.
품질 조건 ▶	전통 경험에 따르면 껍질이 두껍고, 코르크층이 없는 큰 조각이고, 꺾은 면의 층이 분명한 것이 좋다.

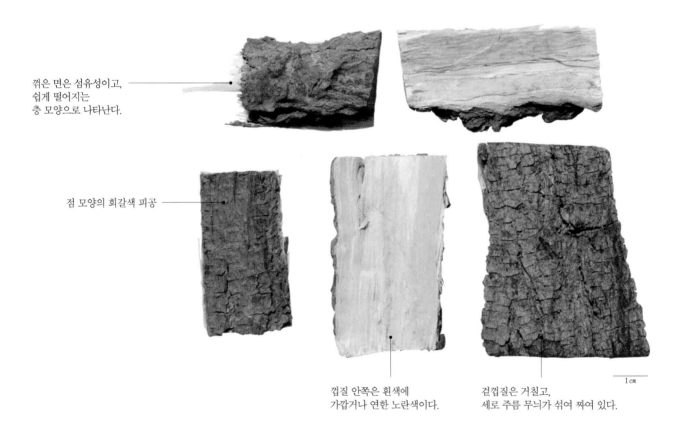

꺾은 면은 섬유성이고,
쉽게 떨어지는
층 모양으로 나타난다.

점 모양의 회갈색 피공

껍질 안쪽은 흰색에
가깝거나 연한 노란색이다.

겉껍질은 거칠고,
세로 주름 무늬가 섞여 짜여 있다.

1 cm

참고

1. 《중국약전》에 함께 등재되어 있는 멀구슬나무[楝] *M. azedarach* L.의 줄기껍질과 뿌리껍질을 말린 것을 "고련피"라 하여 약용한다.
2. 《중국약전》에 함께 등재되어 있는 멀구슬나무의 잘 익은 열매를 "천련자(川楝子)"라 하여 별도로 분류하고 있다. 380쪽의 "천련자" 항을 참고할 것

---

1 《대한약전외한약(생약)규격집》(제4개정판)에는 "멀구슬나무 *Melia azedarach* Linne 또는 천련 *Melia toosendan* Sieb. et Zucc. (멀구슬나무과 Meliaceae)의 나무껍질 또는 뿌리껍질"을 "고련피"로 등재하고 있다.

두충 杜仲

Eucommiae Cortex[2]

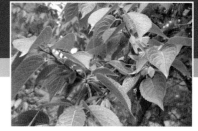

Eucommia ulmoides Oliver

기원 ▶ 두충과(Eucommiaceae) 식물 두충나무[杜仲] *Eucommia ulmoides* Oliver의 나무껍질을 말린 것이다.

산지 ▶ 중국 사천성, 귀주성, 섬서성, 호북성, 운남성 등지에서 주로 생산된다.

채취 · 가공 ▶ 4~6월에 채취하여 굵은 껍질[粗皮]을 깎아 버리고 속껍질이 자갈색을 띨 때까지 쌓아서 "발한(發汗)"시키고 햇볕에 말린다.

성미 · 효능 ▶ 맛은 달고[甘], 성질은 따뜻하다[溫]. 보간신(補肝腎), 강근골(强筋骨), 안태(安胎)의 효능이 있다.

약재 특징 ▶ "판편상(板片狀)"① 또는 양쪽 가장자리가 안쪽으로 조금 말려 있는 모양이다. 바깥 면은 연한 갈색 또는 회갈색이고, 거칠다. 질은 바삭하여 자르기 쉽다. 냄새는 없고, 맛은 약간 쓰다.

품질 조건 ▶ 전통 경험에 따르면 껍질이 두껍고, 덩어리가 크고, 꺾은 면은 실이 많고, 껍질 안쪽은 어두운 자색인 것이 좋다.

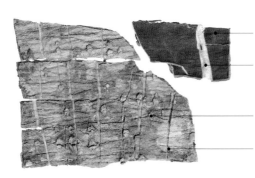

— 껍질 안쪽은 어두운 자색이고, 매끄럽다.

— 잘랐을 때, 가늘고 조밀하며 은백색이고
탄성이 풍부한 "상교사(橡膠絲)"②로 연결되어 있다.

— "조피(粗皮)"③를 벗겨내지 않은 것은
마름모 모양의 가로로 갈라진 피공을 볼 수 있다.

— 주름 무늬 또는 세로로 갈라진 홈을 볼 수 있다.

음편 특징 ▶

잘려져 말려 있는 모양이다.

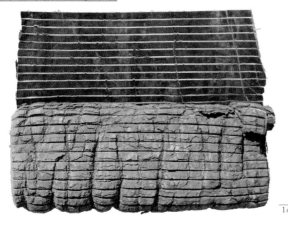

1 cm

조각 또는 띠 모양이다.

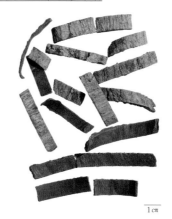

1 cm

① "판편상(板片狀)": 피류 약재의 두껍고 큰 나무껍질을 말리는 과정 중에 쉽게 오므라들거나 말리지 않는 것을 가리키는 것으로, 넓고 큰 판자 모양 또는 두껍고 편평한 조각 모양이다.

② "상교사(橡膠絲)": 두충나무 안에 특유한 흰색의 교질의 실 같은 것으로, "교사(膠絲)"라고도 한다. 나무껍질, 나무의 잎, 시과(翅果)를 자르면 볼 수 있다.

③ "조피(粗皮)": 식물학상의 용어로 줄기의 주피를 형성하고 있는 마지막 바깥층으로, 코르크 형성층 이외의 피층을 가리킨다.

참고

《중국약전》에 함께 등재되어 있는 두충나무의 잎을 말린 것을 "두충엽(杜仲葉)"이라 하여 별도로 분류하고 있다. 254쪽의 "두충엽" 항을 참고할 것

2 《대한민국약전》(제11개정판)에는 "두충 *Eucommia ulmoides* Oliver (두충과 Eucommiaceae)의 줄기껍질로서 주피를 제거한 것"을 "두충"으로 등재하고 있다.

목단피 牧丹皮

Moutan Cortex[3]

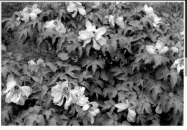

Paeonia suffruticosa Andr.

기원 ▶ 작약과(Paeoniaceae) 식물 목단(牧丹) *Paeonia suffruticosa* Andr.의 뿌리껍질을 말린 것이다.

산지 ▶ 중국 안휘성, 사천성, 하남성, 산동성 등지에서 주로 생산된다.

채취 · 가공 ▶ 보통 9~10월에 뿌리를 채취하여 수염뿌리와 토사를 제거하고 뿌리껍질을 벗겨내서 햇볕에 말리거나 굵은 껍질을 깎아내고 목심(木心)을 제거한 후 햇볕에 말린다. 전자를 "원단피(原丹皮)" 또는 "연단피(連丹皮)"라 하고, 후자를 "괄단피(刮丹皮)"라 한다.

성미 · 효능 ▶ 맛은 쓰고[苦], 매우며[辛], 성질은 약간 차다[微寒]. 청열양혈(淸熱涼血), 활혈화어(活血化瘀)의 효능이 있다.

약재 특징 ▶ 통 모양 또는 반 통 모양이고, 세로로 쪼개서 봉합된 것을 벌려 놓았고, 안으로 약간 굽어 있거나 길게 벌어져 있다. 바깥 면은 회갈색 또는 황갈색이다. 껍질 안쪽은 연한 회황색 또는 연한 갈색이다. 질은 단단하면서 바삭하여 자르기 쉬우며, 꺾은 면은 비교적 매끄럽고, 흰색 또는 분홍색이며, 가루성이다. 특유의 향기가 있고, 맛은 약간 쓰면서 떫으며, 혀를 마비시키는 느낌이 있다.

품질 조건 ▶ 전통 경험에 따르면 굵고, 두껍고, 목심은 없으며, 꺾은 면은 흰색이고, 가루성이 풍부하며, "양은성(亮銀星)"이 많고, 향기가 진한 것이 좋다.

원단피(原丹皮)

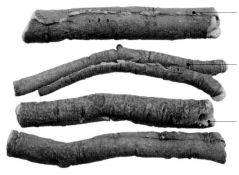

— 세로로 잘려져 열린 부분이 찢어져서 봉합된 부분

— 바깥 면에는 여러 개의 가로로 긴 피공과 가는 뿌리 자국이 있다.

— 껍질 안쪽에는 가는 세로 주름 무늬가 있고, 때때로 "양은성(亮銀星)"①을 볼 수 있다.

1 cm

분단피(紛丹皮)

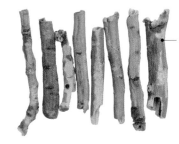

— 바깥 면은 연한 분홍색 또는 연한 적갈색이다.

음편 특징 ▶ 원형의 자른 조각

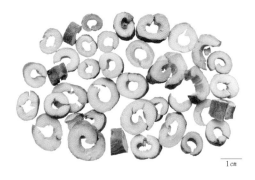

1 cm

코르크층이 탈락된 곳은 분홍색을 띤다.

① "양은성(亮銀星)": 몇 개의 약재 중에서 하나의 작은 성분이 표면으로 석출되어 나온 결정을 가리키는 것으로 빛을 비춰보면 점 모양의 섬광을 볼 수 있다. 목단피의 껍질 안쪽에서 석출된 파에오놀(paeonol) 성분의 결정이다.

참고

안휘성의 동릉봉황산(銅陵鳳凰山)에서 생산되는 목단피를 일반적으로 "봉단피(鳳丹皮)"라고 한다.

---

3 《대한민국약전》(제11개정판)에는 "목단 *Paeonia suffruticosa* Andrews (작약과 Paeoniaceae)의 뿌리껍질"을 "목단피"로 등재하고 있다.

백선피 白鮮皮

Dictamni Cortex[4]

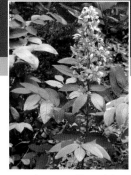

Dictamnus dasycarpus Turczaininov

기원 ▶ 운향과(Rutaceae) 식물 백선(白鮮) *Dictamnus dasycarpus* Turczaininov의 뿌리껍질을 말린 것이다.

산지 ▶ 중국 요녕성, 하북성, 산동성 등지에서 주로 생산된다.

채취·가공 ▶ 봄과 가을에 뿌리 부위를 채취하여 토사와 겉껍질을 제거하고 뿌리껍질을 벗겨내어 말린다.

성미·효능 ▶ 맛은 쓰고[苦], 성질은 차다[寒]. 청열조습(淸熱燥濕), 거풍해독(祛風解毒)의 효능이 있다.

약재 특징 ▶ 말아져 있는 둥근 통 모양이다. 바깥 면은 회백색 또는 연한 회황색이다. 질은 바삭하여 자르기 쉬우며, 잘랐을 때 티끌 같은 가루가 날린다. 꺾은 면은 매끈하지 않고, 대략 조각을 쌓아 놓은 듯이 층을 이루며, 바깥층을 벗겨내면 빛을 받아 반짝반짝 빛나는 작고 환한 점을 볼 수 있다. 양고기의 누린내가 있고, 맛은 약간 쓰다.

품질 조건 ▶ 전통 경험에 따르면 뿌리가 굵고, 두껍고, 목심이 없으며, 회백색이고, 양고기의 누린내가 진한 것이 좋다.

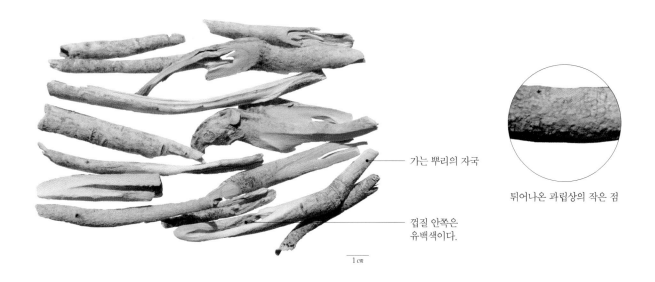

— 가는 뿌리의 자국

— 껍질 안쪽은 유백색이다.

1 cm

튀어나온 과립상의 작은 점

음편 특징 ▶

가로로 잘린 조각

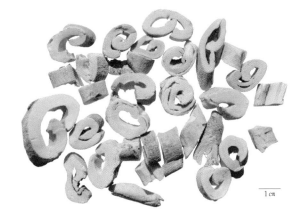

1 cm

참고

양고기의 누린내: 염소 또는 양고기를 요리하기 전에 나는 냄새

---

4 《대한민국약전》(제11개정판)에는 "백선 *Dictamnus dasycarpus* Turczaininov (운향과 Rutaceae)의 뿌리껍질"을 "백선피"로 등재하고 있다.

상백피 桑白皮

Mori Cortex[5]

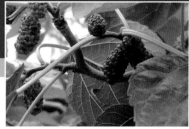

Morus alba L.

기원 ▶ 뽕나무과(Moraceae) 식물 뽕나무[桑] *Morus alba* L.의 뿌리껍질을 말린 것이다.

산지 ▶ 중국 절강성, 강소성, 안휘성, 호남성, 사천성, 광동성 등지에서 주로 생산된다.

채취 · 가공 ▶ 늦가을 잎이 떨어질 때부터 이듬해 봄에 싹트기 전까지 뿌리 부위를 채취하여 황갈색의 굵은 껍질을 깎아 버리고 세로로 잘라 뿌리껍질을 벗겨내어 햇볕에 말린다.

성미 · 효능 ▶ 맛은 달고[甘], 성질은 차다[寒]. 사폐평천(瀉肺平喘), 이수소종(利水消腫)의 효능이 있다.

약재 특징 ▶ 비틀려 굽어 말아진 통 모양, 홈통 모양 또는 판자 모양이고, 크기는 일정치 않다. 바깥 면은 흰색 또는 연한 황백색이고, 비교적 평탄하고, 껍질 안쪽은 황백색 또는 회황색이다. 가볍고, 질기며, 섬유성이 강하고, 자르기 어려우며, 세로로 찢어서 벌리기 쉽고, 찢었을 때 가루처럼 날리는 것이 있다. 냄새는 없고, 맛은 약간 달다.

품질 조건 ▶ 전통 경험에 따르면 마르고, 흰색이고, 육질이 두꺼우며, 질은 부드러우면서 질긴 것이 좋다.

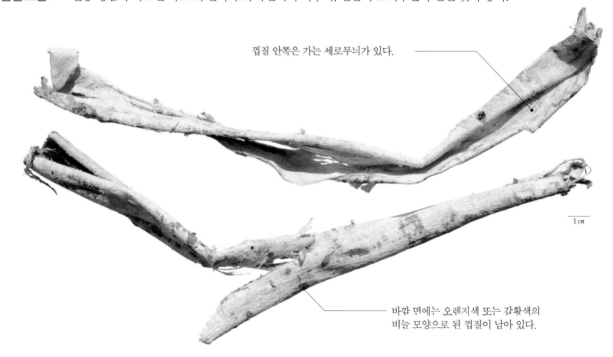

껍질 안쪽은 가는 세로무늬가 있다.

바깥 면에는 오렌지색 또는 감황색의 비늘 모양으로 된 껍질이 남아 있다.

1 cm

음편 특징 ▶

가로로 자른 조각

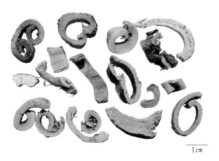

1 cm

참고

《중국약전》에 함께 등재되어 있는 뽕나무의 어린 가지, 잎, 열매를 "상지(桑枝)", "상엽(桑葉)", "상심(桑椹)"라 하여 별도로 분류하고 있다. 220쪽의 "상지", 258쪽의 "상엽", 344쪽의 "상심자[桑椹]" 항을 참고할 것

5 《대한민국약전》(제11개정판)에는 "뽕나무 *Morus alba* Linne (뽕나무과 Moraceae)의 뿌리껍질로서 주피를 제거한 것"을 "상백피"로 등재하고 있다.

육계 肉桂

Cinnamomi Cortex[6]

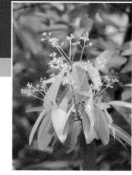

Cinnamomum cassia Presl

기원 ▶ 녹나무과(Lauraceae) 식물 육계(肉桂) *Cinnamomum cassia* Presl의 나무껍질을 말린 것이다.

산지 ▶ 중국 광동성, 광서성, 해남성, 복건성 등지에서 주로 생산된다.

채취 · 가공 ▶ 가을에 채취하여 껍질을 벗겨내어 그늘에서 말린다.

성미 · 효능 ▶ 맛은 맵고[辛], 달며[甘], 매우 덥다[大熱]. 보화조양(補火助陽), 인화귀원(引火歸源), 산한지통(散寒止痛), 온경통맥 (溫經通脈)의 효능이 있다.

약재 특징 ▶ 홈통 모양 또는 말려져 있는 통 모양이다. 바깥 면은 회갈색이고, 조금 거칠다. 껍질 안쪽은 긁었을 때, 기름 자국이 남는다. 질은 단단하면서 바삭하여 자르기 쉽고, 꺾은 면은 매끄럽지 않다. 매우 진한 향기가 있고, 맛은 달콤하고 맵다.

품질 조건 ▶ 전통 경험에 따르면 부서지지 않고, 껍질은 두껍고 무거우며, 바깥 면은 얇고 촘촘하며, 기름성이 크고, 향기가 진하 며, 맛은 달콤하면서 진하고 약간 매우며, 씹었을 때 잔기가 남지 않는 것이 좋다.

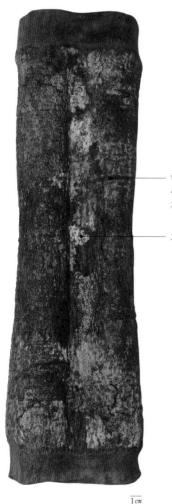

바깥 면에는 불규칙한 얇고
촘촘한 무늬와 가로 방향의
피공이 올라와 있다.

회백색의 반점이 있다.

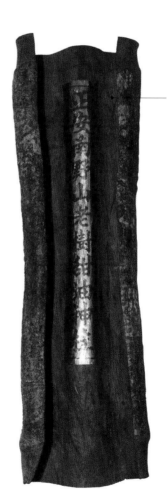

껍질 안쪽은 적갈색이고,
약간 매끄럽다.

$\overline{1\,cm}$

$\overline{1\,cm}$

껍질 안쪽에는 기름 자국이
뚜렷하다.

---

6 《대한민국약전》(제11개정판)에는 "육계 *Cinnamomum cassia* Presl (녹나무과 Lauraceae)의 줄기껍질로서 그대로 또는 주피를 약간 제거한 것"을 "육계"로 등재하고 있다.

음편 특징 ▶

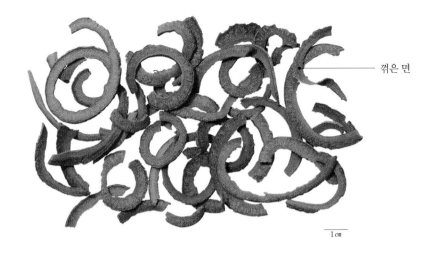

꺾은 면

1 cm

남옥계(南玉桂)

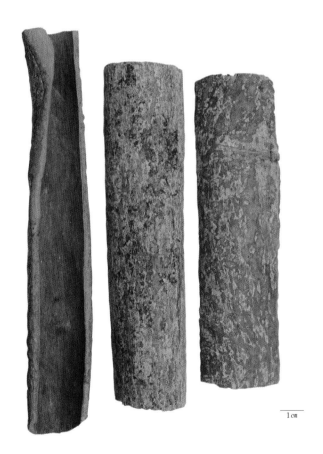

1 cm

참고

1. "기변계(企邊桂)": 10년 이상된 육계 나무를 박피하여 말린 것으로, 양쪽 끝이 깎여져 있다. 양쪽 끝이 안쪽으로 말려 있기 때문에 가운데가 편평하지 않고 울퉁불퉁하며 약간 홈 모양을 이루고 있다.

2. "남옥계": "청화계(清化桂)"라고도 하며 베트남의 지명으로 육계의 변종인 대엽청화계 *C. cassia* Presl var. *macrophyllum* Chu의 나무껍질을 말린 것이다. 육계와 모양이 매우 비슷하고, 씹었을 때 매우 맑으며 잔기가 거의 남지 않는다. 전통적으로 품질이 비교적 좋은 것으로 간주된다.

3. 《중국약전》에 함께 등재되어 있는 육계의 연한 가지를 말린 것을 "계지(桂枝)"라 하여 별도로 분류하고 있다. 214쪽의 "계지" 항을 참고할 것

저백피 椿皮

Ailanthi Cortex[7]

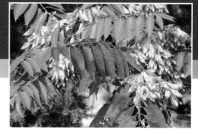

Ailanthus altissima (Mill.) Swingle

기원 ▶ 소태나무과(Simaroubaceae) 식물 가중나무[臭椿] *Ailanthus altissima* (Mill.) Swingle의 뿌리껍질 및 줄기껍질을 말린 것이다.

산지 ▶ 중국 강소성, 절강성, 호북성 및 중국의 북쪽 지역에서 주로 생산된다.

채취 · 가공 ▶ 연중 채취가 가능하고 햇볕에 말리거나 겉껍질을 벗겨낸 후 햇볕에 말린다.

성미 · 효능 ▶ 맛은 쓰고[苦], 떫으며[澁], 성질은 차다[寒]. 청열조습(淸熱燥濕), 수삽지대(收澁止帶), 지사(止瀉), 지혈(止血)의 효능이 있다.

약재 특징 ▶ 뿌리껍질: 가지런하지 않은 판자 모양 또는 말아져 있는 조각 모양이다. 바깥 면은 회황색 또는 황갈색이고, 거칠다. 냄새는 없고, 맛은 쓰다.
줄기껍질: 불규칙한 판자 모양이고, 바깥 면은 회흑색이며, 매우 거칠고, 매우 갈라져 있다. 질은 단단하면서 바삭하고, 꺾은 면의 바깥층은 과립성을 띠고, 안쪽층은 섬유성이다.

품질 조건 ▶ 전통 경험에 따르면 거친 껍질이 없고, 육질이 두껍고, 안쪽 면은 황백색인 것이 좋다.

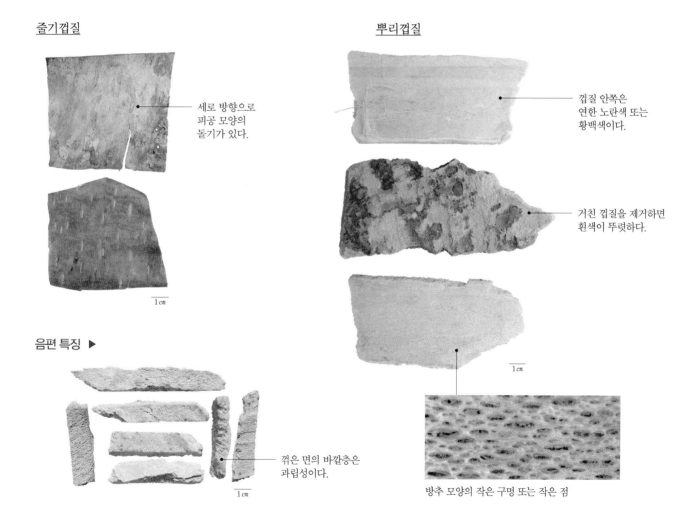

줄기껍질

세로 방향으로 피공 모양의 돌기가 있다.

뿌리껍질

껍질 안쪽은 연한 노란색 또는 황백색이다.

거친 껍질을 제거하면 흰색이 뚜렷하다.

음편 특징 ▶

꺾은 면의 바깥층은 과립성이다.

방추 모양의 작은 구멍 또는 작은 점

---

7 《대한약전외한약(생약)규격집》(제4개정판)에는 "가중나무 *Ailanthus altissima* Swingle (소태나무과 Simarubaceae)의 주피를 제거한 수피 또는 근피"를 "저백피"로 등재하고 있다.

지골피 地骨皮

Lycii Cortex[8]

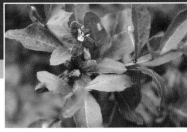

Lycium chinense Miller

기원 ▶ 가지과(Solanaceae) 식물 구기자나무[枸杞] *Lycium chinense* Miller의 뿌리껍질을 말린 것이다.

산지 ▶ 중국 하북성, 하남성, 산서성, 요녕성, 섬서성 등지에서 주로 생산된다.

채취·가공 ▶ 이른 봄이나 늦가을에 뿌리 부위를 채취하여 물로 씻어서 뿌리껍질을 벗겨내어 햇볕에 말린다.

성미·효능 ▶ 맛은 달고[甘], 담담하며[淡], 성질은 차다[寒]. 양혈제습(凉血除濕), 청폐강화(淸肺降火)의 효능이 있다.

약재 특징 ▶ 통 모양 또는 긴 홈통 모양이다. 바깥 면은 회황색에서 갈황색이다. 가볍고, 질은 바삭하여 자르기 쉽다. 냄새는 없고, 맛은 약간 단 후에 쓰다.

품질 조건 ▶ 전통 경험에 따르면 굵은 통 모양에, 두껍고, 가지런하며, 목심과 부서진 것이 없는 것이 좋다.

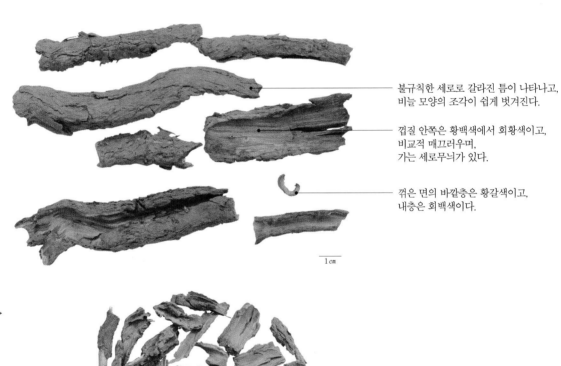

불규칙한 세로로 갈라진 틈이 나타나고, 비늘 모양의 조각이 쉽게 벗겨진다.

껍질 안쪽은 황백색에서 회황색이고, 비교적 매끄러우며, 가는 세로무늬가 있다.

꺾은 면의 바깥층은 황갈색이고, 내층은 회백색이다.

1 cm

음편 특징 ▶

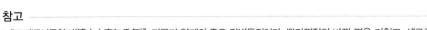

1 cm

참고

1. "조피백이무향기(糟皮白裏無香氣)": 지골피 약재의 주요 감별특징이다. 뿌리껍질의 바깥 면은 거칠고, 세로로 갈라진 틈이 있으며, 회황색에서 갈황색이고, 껍질 안쪽은 흰색이며, 향기가 없다.

2. 《중국약전》에 함께 등재되어 있는 동속식물 영하구기(寧下枸杞) *L. barbarum* L.의 뿌리껍질을 말린 것을 "지골피"라 하여 약용한다. 영하구기는 영하(寧夏), 감숙성, 내몽고 등지에서 주로 생산된다.

3. 《중국약전》에 함께 등재되어 있는 동속식물 영하구기 *L. barbarum* L.의 잘 익은 열매를 "구기자(拘杞子)"라 하여 별도로 분류하고 있다. 305쪽의 "구기자" 항을 참고할 것

---

8 《대한민국약전》(제11개정판)에는 "구기자나무 *Lycium chinense* Miller 또는 영하구기(寧夏枸杞) *Lycium barbarum* Linne (가지과 Solanaceae)의 뿌리껍질"을 "지골피"로 등재하고 있다.

진피 秦皮

Fraxini Cortex[9]

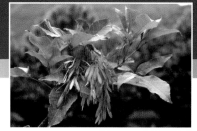

Fraxinus rhynchophylla Hance

기원 ▶ 물푸레나무과(Oleaceae) 식물 물푸레나무[苦櫪白蠟樹] *Fraxinus rhynchophylla* Hance의 가지껍질 또는 줄기껍질이다.

산지 ▶ 중국 흑룡강성, 길림성, 요녕성 등지에서 주로 생산된다.

채취·가공 ▶ 봄과 가을에 채취하여 박피하여 햇볕에 말린다.

성미·효능 ▶ 맛은 쓰고[苦], 떫으며[澁], 성질은 차다[寒]. 청열조습(淸熱燥濕), 해독(解毒), 지리(止痢), 지대(止帶), 명목(明目)의 효능이 있다.

약재 특징 ▶ 가지껍질: 말아져 있는 통 모양 또는 홈통 모양이다. 바깥 면은 회백색, 회갈색에서 흑갈색 또는 표면의 중간중간에 반점 모양을 나타낸다. 껍질 안쪽은 황백색 또는 갈색이다. 질은 단단하면서 바삭하고, 꺾은 면은 섬유성이다. 냄새는 없고, 맛은 쓰다.
줄기껍질: 긴 줄 모양의 덩어리 조각이다. 바깥 면은 회갈색이다. 질은 매우 단단하고, 꺾은 면은 비교적 섬유성이 강하며, 층을 이루고 있어서 찢어서 벗겨내기 쉽다.

품질 조건 ▶ 전통 경험에 따르면 줄 모양으로 길고, 바깥 면은 얇으면서 매끄러운 것이 좋다.

가지껍질

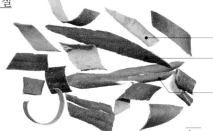

— 껍질 안쪽은 매끄럽다.
— 회백색의 둥근 점 모양의 피공과 가늘게 기울어진 주름 무늬가 있다.
— 바깥 면은 고르거나 약간 거칠다.

줄기껍질

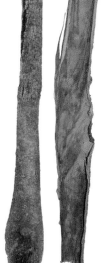

줄기껍질

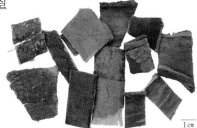

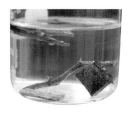

거북 등처럼 찢어진 모양의 홈 무늬와 적갈색의 둥글거나 가로로 긴 피공이 있다.

<u>수침시험:</u> 약재를 물에 담가서 햇빛에 비춰보면, 파란색의 형광물질이 스며 나오는 것을 볼 수 있다. 자외선 불빛 아래에서는 파란색의 형광물질을 훨씬 선명하게 볼 수 있다.

참고

《중국약전》에 함께 등재되어 있는 동속식물 백납수(白蠟樹) *F. chinensis* Roxb., 첨엽백납수(尖葉白蠟樹) *F. szaboana* Lingelsh. 또는 숙주백납수(宿柱白蠟樹) *F. stylosa* Lingelsh의 가지껍질 또는 줄기껍질을 말린 것을 "진피"라 하여 약용한다.

---

9 《대한약전외한약(생약)규격집》《제4개정판》에는 "물푸레나무 *Fraxinus rhynchophylla* Hance 또는 동속근연식물 (물푸레나무과 Oleaceae)의 줄기껍질 또는 가지껍질"을 "진피"로 등재하고 있다.

토형피 土荊皮

Pseudolaricis Cortex

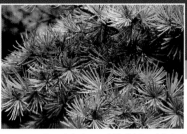

Pseudolarix amabilis (Nelson) Rehd.

기원 ▶ 소나무과(Pinaceae) 식물 금전송(金錢松) *Pseudolarix amabilis* (Nelson) Rehd.의 뿌리껍질 및 뿌리 부근의 나무껍질을 말린 것이다.

산지 ▶ 중국 강소성, 절강성, 안휘성, 강서성, 복건성, 호남성 등지에서 주로 생산된다.

채취·가공 ▶ 여름에 채취하여 껍질을 벗겨 햇볕에 말린다.

성미·효능 ▶ 맛은 맵고[辛], 성질은 따뜻하다[溫]. 독성이 있다. 살충(殺蟲), 지양(止癢)에 효능이 있다.

약재 특징 ▶ 뿌리껍질은 불규칙한 긴 띠 모양이고, 비틀어져 굽어 있으면서 약간 말려 있다. 바깥 면은 회황색이고 거칠며, 껍질 안쪽은 황갈색에서 적갈색이고, 평탄하다. 질은 질기고, 꺾은 면은 갈라진 조각 모양이고, 층층이 벗겨낼 수 있다. 냄새는 없고, 맛은 쓰면서 떫다.

품질 조건 ▶ 전통 경험에 따르면 길고, 두껍고, 단단한 것이 좋다.

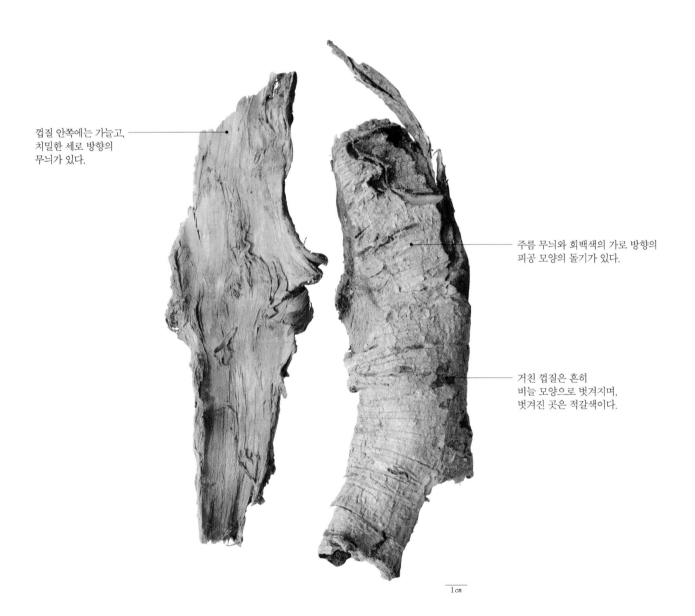

껍질 안쪽에는 가늘고, 치밀한 세로 방향의 무늬가 있다.

주름 무늬와 회백색의 가로 방향의 피공 모양의 돌기가 있다.

거친 껍질은 흔히 비늘 모양으로 벗겨지며, 벗겨진 곳은 적갈색이다.

1 cm

향가피 香加皮

Periplocae Cortex

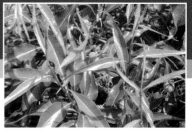

Periploca sepium Bge.

기원 ▶	협죽도과(Apocynaceae) 식물 강류(杠柳) *Periploca sepium* Bge.의 뿌리껍질을 말린 것이다.
산지 ▶	중국 산서성, 하남성, 하북성, 산동성, 감숙성 등지에서 주로 생산된다.
채취 · 가공 ▶	봄과 가을에 채취하여 뿌리껍질을 박피하고 햇볕에 말린다.
성미 · 효능 ▶	맛은 맵고[辛], 쓰며[苦], 성질은 따뜻하다[溫]. 독성이 있다. 거풍습(祛風濕), 강근골(强筋骨)의 효능이 있다.
약재 특징 ▶	말려 있는 통 모양 또는 긴 홈통 모양이고, 불규칙한 덩어리 조각 모양이 가끔 있다. 바깥 면은 회갈색 또는 황갈색이다. 가볍고, 질은 바삭거리며 자르기 쉽고, 꺾은 면은 매끈하지 않다. 특이한 향기가 있고, 맛은 쓰다.
품질 조건 ▶	전통 경험에 따르면 덩어리가 크고, 껍질이 두껍고, 향기가 진한 것이 좋다.

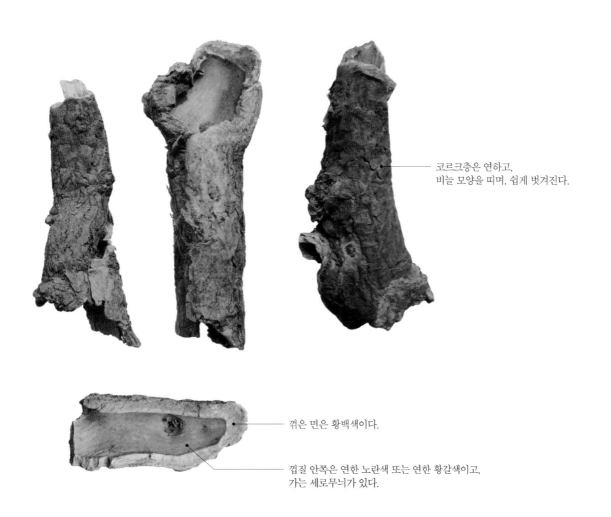

코르크층은 연하고,
비늘 모양을 띠며, 쉽게 벗겨진다.

꺾은 면은 황백색이다.

껍질 안쪽은 연한 노란색 또는 연한 황갈색이고,
가는 세로무늬가 있다.

참고

1. 강류 *Periploca sepium* Bge.는 강심배당체 성분을 함유하고 있어서 독성이 있으므로 장기간 복용하는 것은 불가하다.
2. 《중국약전》에 함께 등재되어 있는 두릅나무과 식물 세주오가(細柱五加) *Acanthopanax gracilistylus* W. W. Smith의 뿌리껍질을 말린 것을 "오가피(五加皮)"라 하여 별도로 분류하고 있다. 244쪽의 "오가피" 항을 참고할 것

오가피 五加皮

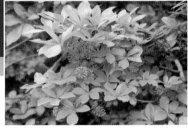

Acanthopanax gracilistylus W. W. Smith

Acanthopanacis Cortex[10]

기원 ▶ 두릅나무과(Araliaceae) 식물 오갈피나무[細柱五加] *Acanthopanax gracilistylus* W. W. Smith의 뿌리껍질을 말린 것이다.

산지 ▶ 중국 호북성, 하남성, 사천성, 호남성, 안휘성 등지에서 주로 생산된다.

채취·가공 ▶ 봄과 가을에 뿌리 부위를 채취하여 물로 씻어서 뿌리껍질을 도려내어 햇볕에 말린다.

성미·효능 ▶ 맛은 맵고[辛], 쓰며[苦], 성질은 따뜻하다[溫]. 거풍습(祛風濕), 보간신(補肝腎), 강근골(强筋骨)의 효능이 있다.

약재 특징 ▶ 불규칙하게 말아져 있는 통 모양이다. 바깥 면은 회갈색이다. 가볍고, 질은 바삭하여 자르기 쉽고, 꺾은 면은 매끈하지 않다. 향기가 조금 있고, 맛은 약간 매우면서 쓰다.

품질 조건 ▶ 전통 경험에 따르면 껍질이 두꺼운 것으로, 두껍고, 길며, 향기가 있고, 꺾은 면은 회백색인 것이 좋다.

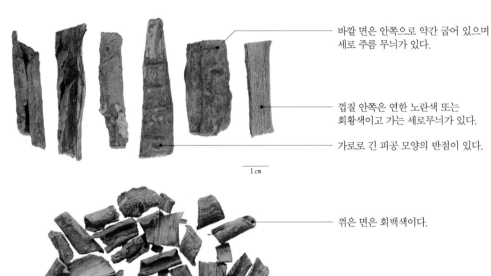

바깥 면은 안쪽으로 약간 굽어 있으며 세로 주름 무늬가 있다.

껍질 안쪽은 연한 노란색 또는 회황색이고 가는 세로무늬가 있다.

가로로 긴 피공 모양의 반점이 있다.

1 cm

음편 특징 ▶

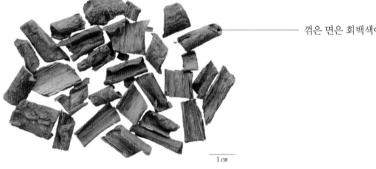

꺾은 면은 회백색이다.

1 cm

참고

오가피의 대체 약재로 종종 향가피가 사용되는데, 향가피에는 독성이 있어 사용 시에는 두 약재의 차이점에 대하여 반드시 주의해야 한다.

향가피와 오가피의 주요 감별점

구분	향가피[杠柳]	오가피(오갈피나무)
바깥 면의 색	회갈색 또는 황갈색	회갈색
바깥 면의 특징	코르크층은 연하고, 비늘 모양을 띠며, 쉽게 벗겨진다.	안쪽으로 약간 굽어 있으며, 세로 주름 무늬가 있고, 가로로 긴 피공 모양의 반점이 있다.
냄새와 맛	특이한 향기가 있고, 맛은 쓰다.	향기가 조금 있고, 맛은 약간 매우면서 쓰다.

10 《대한민국약전》(제11개정판)에는 "오갈피나무 *Acanthopanax sessiliflorum* Seeman 또는 기타 동속식물 (두릅나무과 Araliaceae)의 뿌리껍질 및 줄기껍질"을 "오가피"로 등재하고 있다.

황백 黃柏

Phellodendri Chinensis Cortex[11]

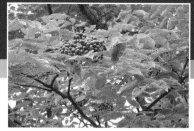

Phellodendron chinense Schneid.

기원 ▶ 운향과(Rutaceae) 식물 황피수(黃皮樹) *Phellodendron chinense* Schneid.의 나무껍질을 말린 것이다. 일반적으로 "천황백(川黃栢)"이라 부른다.

산지 ▶ 중국 사천성, 중경(重慶), 귀주성 등지에서 주로 생산된다.

채취·가공 ▶ 나무껍질을 벗겨낸 후 겉껍질을 제거하고 햇볕에 말린다.

성미·효능 ▶ 맛은 쓰고[苦], 성질은 차다[寒]. 청열조습(淸熱燥濕), 사화제증(瀉火除蒸), 해독요창(解毒療瘡)의 효능이 있다.

약재 특징 ▶ 판자 모양 또는 깊지 않은 홈통 모양이고, 길이와 너비는 일정하지 않다. 가볍고, 질은 단단하며, 꺾은 면은 섬유성이고, 층이 분리된 것처럼 뚜렷한 층을 이루고 있다. 냄새는 없고, 맛은 매우 쓰며, 씹으면 점성이 있다.

품질 조건 ▶ 전통 경험에 따르면 껍질이 두껍고, 꺾은 면은 노란색인 것이 좋다.

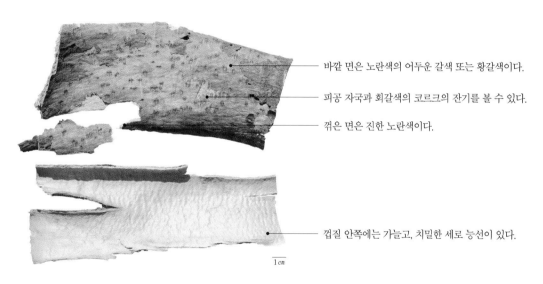

— 바깥 면은 노란색의 어두운 갈색 또는 황갈색이다.

— 피공 자국과 회갈색의 코르크의 잔기를 볼 수 있다.

— 꺾은 면은 진한 노란색이다.

— 껍질 안쪽에는 가늘고, 치밀한 세로 능선이 있다.

1 cm

음편 특징 ▶

황백사: 가느다란 조각 모양

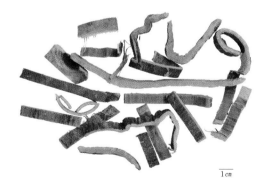

1 cm

음편 특징 ▶

황백편: 길고 네모난 판자 모양의 덩어리를 다시 얇고 납작한 판으로 자른다.

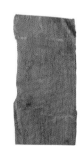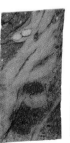

1 cm

참고

《중국약전》에 함께 등재되어 있는 동속식물 황벽나무[黃檗] *P. amurense* Rupr.의 나무껍질을 말린 것을 "관황백(關黃栢)"이라 하여 별도로 분류하고 있다. 246쪽의 "관황백" 항을 참고할 것

---

11 《대한민국약전》(제11개정판)에는 "황벽나무 *Phellodendron amurense* Ruprecht 또는 황피수(黃皮樹) *Phellodendron chinense* Schneider (운향과 Rutaceae)의 줄기껍질로서 주피를 제거한 것"을 "황백"으로 등재하고 있다.

^附 관황백 關黃柏

Phellodendri Amurensis Cortex

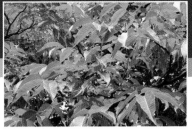

Phellodendron amurense Rupr.

기원 ▶ 운향과(Rutaceae) 식물 황벽나무[黃壁] *Phellodendron amurense* Rupr.의 나무껍질을 말린 것이다.

산지 ▶ 중국 흑룡강성, 길림성, 요녕성 등지에서 주로 생산된다.

채취 · 가공 ▶ 나무껍질을 벗겨낸 후 겉껍질을 제거하고 햇볕에 말린다.

성미 · 효능 ▶ 맛은 쓰고[苦], 성질은 차다[寒]. 청열조습(淸熱燥濕), 사화제증(瀉火除蒸), 해독요창(解毒療瘡)의 효능이 있다.

약재 특징 ▶ 판자 모양 또는 깊지 않은 홈통 모양이고, 길이와 너비는 일정하지 않다. 가볍고, 질은 비교적 단단하며, 꺾은 면은 섬유성이고, 층이 분리된 것처럼 뚜렷한 층을 이루고 있다. 냄새는 없고, 맛은 매우 쓰며, 씹으면 점성이 있다.

품질 조건 ▶ 전통 경험에 따르면 껍질이 두껍고, 꺾은 면은 노란색인 것이 좋다.

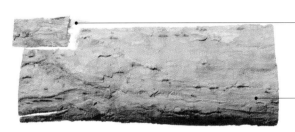

꺾은 면은 샛노란 색 또는 황록색이다.

바깥 면에는 회백색의 코르크의 잔기가 남아 있다.

껍질 안쪽은 노란색 또는 황갈색이다.

참고

《중국약전》 2005년 판부터 "관황백"을 "황백(黃柏)"과 분리하여 등재하고 있다.

음편 특징 ▶

<u>관황백사</u>: 가느다란 조각 모양

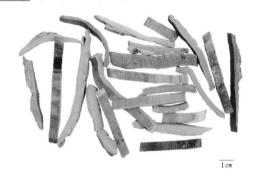

1 cm

음편 특징 ▶

<u>관황백편</u>: 길고 네모난 판자 모양의 덩어리

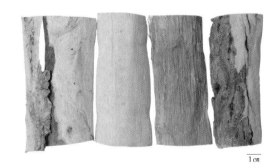

1 cm

관황백과 황백의 주요 감별점

구분	황백(황피수)	관황백(황벽나무)
바깥 면의 피공	가로 방향의 피공이 있다.	드물게 보인다.
코르크층의 잔존	회갈색이고, 탄성이 없다.	회백색의 점 모양이고, 탄성이 있다.
질감, 꺾은 면	단단하고, 꺾은 면은 층이 분리된 것처럼 뚜렷한 층을 이루며, 진한 노란색이다.	비교적 단단하고, 꺾은 면은 샛노란색 또는 황록색이다.

후박 厚樸

Magnoliae Officinalis Cortex[12]

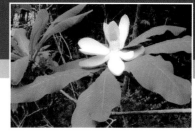

Magnolia officinalis Rehd. et Wils.

기원 ▶ 목련과(Magnoliaceae) 식물 후박(厚樸) *Magnolia officinalis* Rehd. et Wils.의 줄기껍질, 뿌리껍질, 가지껍질을 말린 것이다.

산지 ▶ 중국 사천성, 호북성, 절강성, 호남성 등지에서 주로 생산된다. 일반적으로 재배되고 있다.

채취·가공 ▶ 4~6월에 채취하여 뿌리껍질과 가지껍질을 벗겨내어 바로 그늘에서 말리고 줄기껍질은 끓는 물에 살짝 삶은 후 그늘지고 축축한 곳에 쌓아둔다. 껍질 안쪽이 자갈색이나 어두운 갈색으로 변할 때까지 부드럽게 쪄서 "발한(發汗)"시킨 다음 꺼내서 통 모양으로 말아서 말린다.

성미·효능 ▶ 맛은 쓰고[苦], 매우며[辛], 성질은 따뜻하다[溫]. 조습소담(燥濕消痰), 하기제만(下氣除滿)의 효능이 있다.

약재 특징 ▶ 줄기껍질은 말라져 있는 통 모양, 쌍으로 말려져 있는 통 모양이고 또는 뿌리 가까이에 있는 줄기껍질의 한쪽 끝이 나팔의 주둥이처럼 위로 젖혀져 있다. 바깥 면은 회갈색이고 거칠며, 껍질 안쪽은 자갈색 또는 진한 자주색을 띠는 어두운 갈색이고, 꺾은 면은 과립성이 있다. 질은 단단하여 자르기 쉽지 않으며, 꺾은 면에는 기름기가 있다. 향이 있으며, 맛은 아주 맵고 조금 쓰다.

품질 조건 ▶ 전통 경험에 따르면 바깥 면이 두껍고, 육질은 얇고, 껍질 안쪽은 자갈색이며, 기름기가 풍부하고, 꺾은 면에 작은 은색의 성점이 있으며, 냄새와 맛은 진한 것이 좋다.

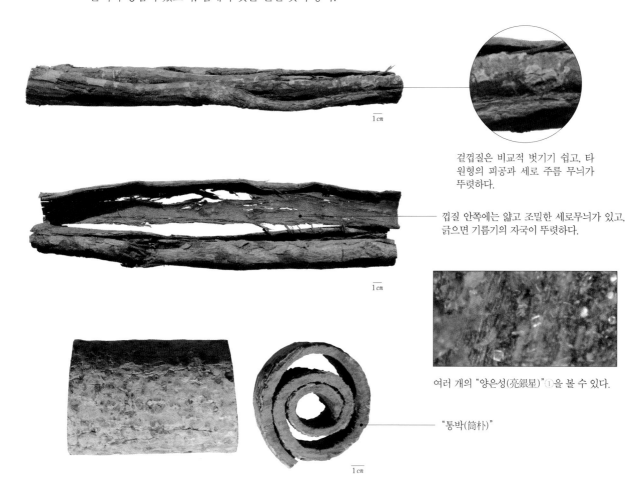

겉껍질은 비교적 벗기기 쉽고, 타원형의 피공과 세로 주름 무늬가 뚜렷하다.

껍질 안쪽에는 얇고 조밀한 세로무늬가 있고, 긁으면 기름기의 자국이 뚜렷하다.

여러 개의 "양은성(亮銀星)"①을 볼 수 있다.

"통박(筒朴)"

---

12 《대한민국약전》(제11개정판)에는 "일본목련 *Magnolia ovobata* Thunberg, 후박(厚朴) *Magnolia officinalis* Rehder et Wilson 또는 요엽후박(凹葉厚朴) *Magnolia officinalis* Rehder et Wilson var. *biloba* Rehder et Wilson (목련과 Magnoliaceae)의 줄기껍질"을 "후박"으로 등재하고 있다.

음편 특징 ▶
조각 모양이고 안쪽으로 굽어 있다.

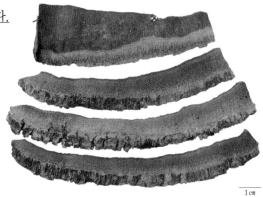

1 cm

긴 띠 모양의 얇은 조각

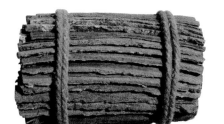

1 cm

말아져 있는 통 모양, 쌍으로 말아져 있는 통 모양

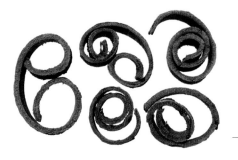

1 cm

요엽후박(*M. officinalis* Rehd. et Wils. var. biloba) 약재

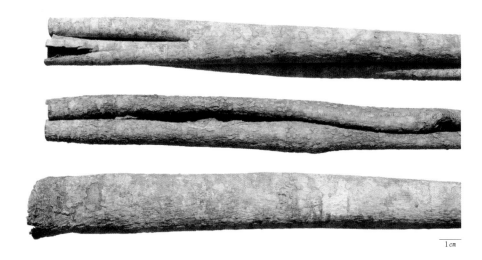

1 cm

① "양은성(亮銀星)": 몇 개의 약재 중에서 하나의 작은 성분이 표면으로 석출되어 나온 결정을 가리키는 것으로, 빛을 비춰보면 점 모양의 섬광이 있다.

참고

1. "통박(筒朴)": 후박의 줄기껍질이 통 모양 또는 쌍으로 말아져 있는 통 모양을 띠는 것을 말한다.
   "화통박(靴筒朴)": 뿌리 가까이에 있는 줄기껍질의 한쪽 끝이 나팔의 주둥이처럼 위로 젖혀져 있으며 부츠의 입구가 젖혀져 있는 것과 비슷한 모양을 말한다.
   "계장박(雞腸朴)": 후박의 뿌리껍질이 하나의 통 모양을 가리키는 것으로 항상 둥글게 말아져 있어 닭의 내장과 비슷하게 생겼다.

2. 《중국약전》에 함께 등재되어 있는 요엽후박(凹葉厚朴) *M. officinalis* Rehd. et Wils. var. *biloba* Rehd. et Wils.의 줄기껍질과 뿌리껍질 및 가지껍질을 말린 것을 "후박"이라 하여 약용한다. 강서성, 절강성 등지에서 주로 생산된다.

4

엽류
葉類

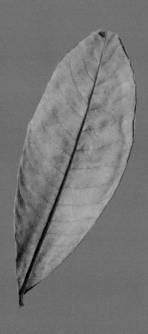

Leaves

구골엽 枸骨葉

Ilicis Cornutae Folium

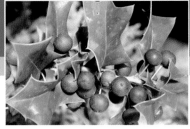

Ilex cornuta Lindl. ex Paxt.

기원 ▶ 감탕나무과(Aquifoliaceae) 식물 호랑가시나무[枸骨] *Ilex cornuta* Lindl. ex Paxt.의 잎을 말린 것이다.

산지 ▶ 중국 중국 장강(長江) 중하(中下) 유역 각성에서 고르게 생산된다.

채취 · 가공 ▶ 가을에 채취하여 이물질을 제거하고 햇볕에 말린다.

성미 · 효능 ▶ 맛은 쓰고[苦], 성질은 서늘하다[涼]. 청열양음(淸熱養陰), 평간(平肝), 익신(益腎)의 효능이 있다.

약재 특징 ▶ 직사각형에 가깝거나 굽은 원 모양의 긴 직사각형 또는 긴 난원형이다. 가죽질이고, 단단하면서 두껍다. 냄새는 없고, 맛은 약간 쓰다.

품질 조건 ▶ 전통 경험에 따르면 잎이 크고, 녹색인 것이 좋다.

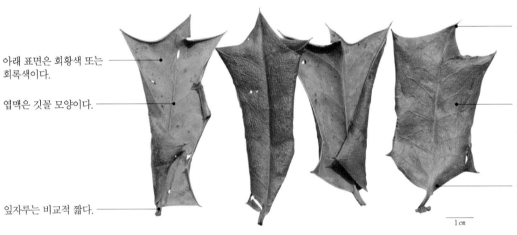

아래 표면은 회황색 또는 회록색이다.

엽맥은 깃꼴 모양이다.

잎자루는 비교적 짧다.

선단에는 3개의 비교적 크고 단단한 가시가 있고, 정단에는 1개의 위로 굽은 가시가 있다.

위쪽의 바깥 면은 황록색 또는 녹갈색이고, 광택이 있다.

아랫부분은 편평하거나 넓은 쐐기 모양이고, 양측에는 때때로 각각 1~3개의 가시 모양의 거치가 있고, 가장자리는 약간 반대로 말려 있다.

1 cm

신선한 구골엽

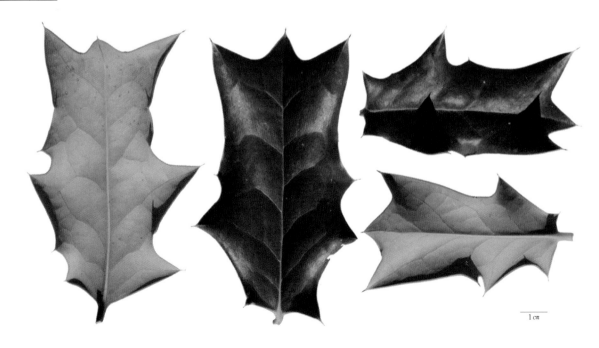

1 cm

구리향 九里香

Murrayae Folium et Cacumen

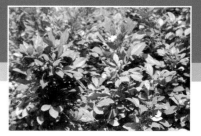

Murraya exotica L.

기원 ▶ 운향과(Rutaceae) 식물 구리향(九里香) *Murraya exotica* L.의 잎과 어린 가지를 말린 것이다.

산지 ▶ 중국 광동성, 광서성, 복건성, 운남성 등지에서 주로 생산된다.

채취 · 가공 ▶ 연중 고르게 채취가 가능하며 오래된 가지를 제거하고 그늘에서 말린다.

성미 · 효능 ▶ 맛은 맵고[辛], 약간 쓰며[微苦], 성질은 따뜻하고[溫], 독성이 약간 있다. 행기지통(行氣止痛), 활혈산어(活血散瘀)의 효능이 있다.

약재 특징 ▶ 어린 가지는 원기둥 모양이고, 바깥 면은 회갈색이며, 세로 주름 무늬가 있다. 잎은 대부분 탈락되어 있다. 어린 가지의 질은 매우 질겨서 자르기 쉽지 않고, 꺾은 면은 매끄럽지 않다. 향기가 있고, 맛은 쓰고 매우며, 혀를 마비시키는 느낌이 있다.

품질 조건 ▶ 전통 경험에 따르면 잎이 많고, 녹색이고, 향기가 진한 것이 좋다.

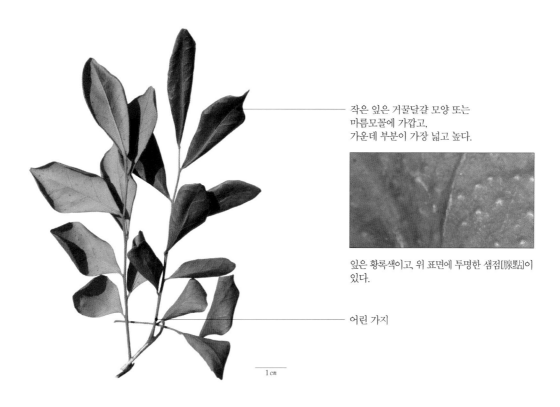

작은 잎은 거꿀달걀 모양 또는
마름모꼴에 가깝고,
가운데 부분이 가장 넓고 높다.

잎은 황록색이고 위 표면에 투명한 샘점[腺點]이
있다.

어린 가지

1 cm

참고

《중국약전》에 함께 등재되어 있는 동속식물 천리향(千里香) *M. paniculata* (L.) Jack의 잎과 잎이 달린 어린 가지를 말린 것을 "구리향"이라 하여 약용한다.

구리향과 천리향의 주요 감별점

구분	구리향	천리향
모양	거꿀달걀 모양 또는 마름모꼴에 가깝고, 가운데 부분이 가장 넓고 높으며, 선단은 뭉툭하고, 급히 뾰족하거나 오목하다.	달걀 모양 또는 타원형이고, 가운데 부분이 가장 넓고 높으며, 선단은 점점 뾰족해지거나 짧게 뾰족하다.
크기	길이 약 3cm, 너비 1.5cm	길이 2~8cm

나포마엽 羅布麻葉

Apocyni Veneti Folium

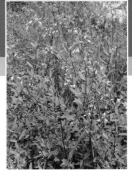

Apocynum venetum L.

기원 ▶ 협죽도과(Apocynaceae) 식물 나포마(羅布麻) *Apocynum venetum* L.의 잎을 말린 것이다.

산지 ▶ 중국 서북, 북쪽, 동북 지역에서 주로 생산된다.

채취 · 가공 ▶ 여름에 채취하여 이물질을 제거하고 말린다.

성미 · 효능 ▶ 맛은 달고[甘], 쓰며[苦], 성질은 서늘하다[涼]. 평간안신(平肝安神), 청열이수(淸熱利水)의 효능이 있다.

약재 특징 ▶ 대부분 쭈글쭈글하고 구불구불하며, 어떤 것은 부서져 있는 것도 있다. 연한 녹색 또는 회록색이다. 질은 바삭하다. 냄새는 없고, 맛은 담담하다.

품질 조건 ▶ 전통 경험에 따르면 온전하고, 녹색인 것이 좋다.

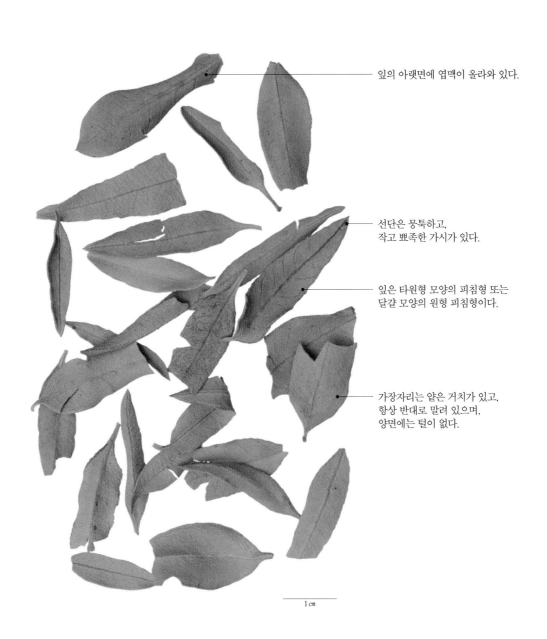

잎의 아랫면에 엽맥이 올라와 있다.

선단은 뭉툭하고,
작고 뾰족한 가시가 있다.

잎은 타원형 모양의 피침형 또는
달걀 모양의 원형 피침형이다.

가장자리는 얕은 거치가 있고,
항상 반대로 말려 있으며,
양면에는 털이 없다.

1 cm

대청엽 大青葉

Isatidis Folium[1]

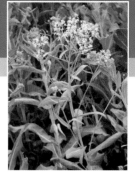

Isatis indigotica Fort.

기원 ▶ 십자화과(Cruciferae) 식물 숭람(菘藍) *Isatis indigotica* Fort.의 잎을 말린 것이다.

산지 ▶ 중국 강소성, 안휘성, 하북성, 섬서성 등지에서 주로 생산된다.

채취 · 가공 ▶ 여름과 가을에 2~3회로 나누어 채취하고 이물질을 제거하여 햇볕에 말린다.

성미 · 효능 ▶ 맛은 쓰고[苦], 성질은 차다[寒]. 청열해독(清熱解毒), 양혈소반(涼血消斑)의 효능이 있다.

약재 특징 ▶ 잎은 대부분 쭈글쭈글하고, 색은 비교적 연하며, 어두운 회록색에서 황갈색이다. 질은 바삭하고, 부서지기 쉽다. 냄새는 없고, 맛은 약간 시고 쓰고 떫다.

품질 조건 ▶ 전통 경험에 따르면 잎이 온전하고, 어두운 회록색인 것이 좋다.

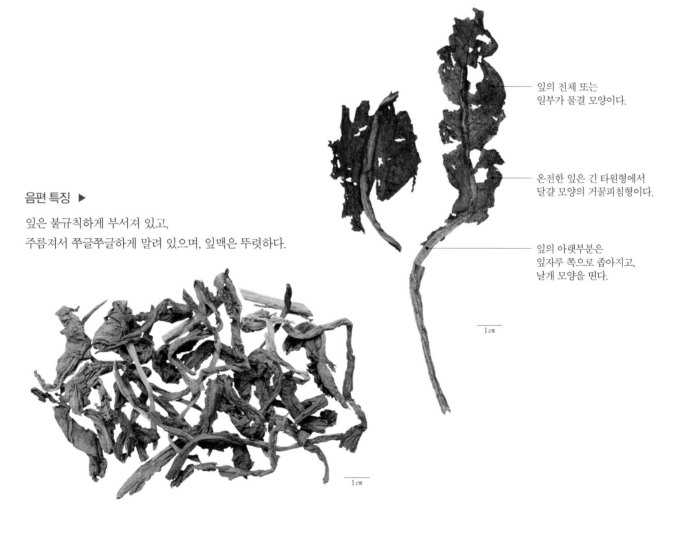

잎의 전체 또는 일부가 물결 모양이다.

온전한 잎은 긴 타원형에서 달걀 모양의 거꿀피침형이다.

잎의 아랫부분은 잎자루 쪽으로 좁아지고, 날개 모양을 띤다.

음편 특징 ▶

잎은 불규칙하게 부서져 있고,
주름져서 쭈글쭈글하게 말려 있으며, 잎맥은 뚜렷하다.

1 cm

1 cm

참고

《중국약전》에 함께 등재되어 있는 숭람의 뿌리 그리고 잎을 가공하여 얻은 건조분말을 각각 "판람근(板藍根)", "청대(青黛)"라 하여 별도로 분류하고 있다. 188쪽의 "판람근", 473쪽의 "청대" 항을 참고할 것

---

1 《대한약전외한약(생약)규격집》(제4개정판)에는 "숭람 *Isatis indigotica* Fort. (십자화과 Cruciferae), 요람(蓼藍) *Polygonum tinctorium* Ait. (여뀌과 Polygonaceae)의 잎"을 "대청엽"으로 등재하고 있다.

두충엽 杜仲葉

Eucommiae Folium[2]

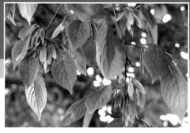

Eucommia ulmoides Oliv.

기원 ▶ 두충과(Eucommiaceae) 식물 두충나무[杜仲] *Eucommia ulmoides* Oliv.의 잎을 말린 것이다.

산지 ▶ 중국 호북성, 사천성, 귀주성, 운남성 등지에서 주로 생산된다. 대부분 재배되고 있다.

채취 · 가공 ▶ 여름과 가을에 가지와 잎이 무성할 때 채취하여 햇볕에 말리거나 낮은 온도의 불로 말린다.

성미 · 효능 ▶ 맛은 약간 맵고[微辛], 성질은 따뜻하다[溫]. 보간신(補肝腎), 강근골(强筋骨)의 효능이 있다.

약재 특징 ▶ 잎은 쭈글쭈글한 것이 많고, 부서져 있다. 위 표면은 황록색 또는 황갈색이고, 질은 바삭하며, 비틀면 쉽게 부서진다. 냄새는 없고, 맛은 약간 쓰다.

품질 조건 ▶ 전통 경험에 따르면 온전하고, 황록색이고, 이물질이 없는 것이 좋다.

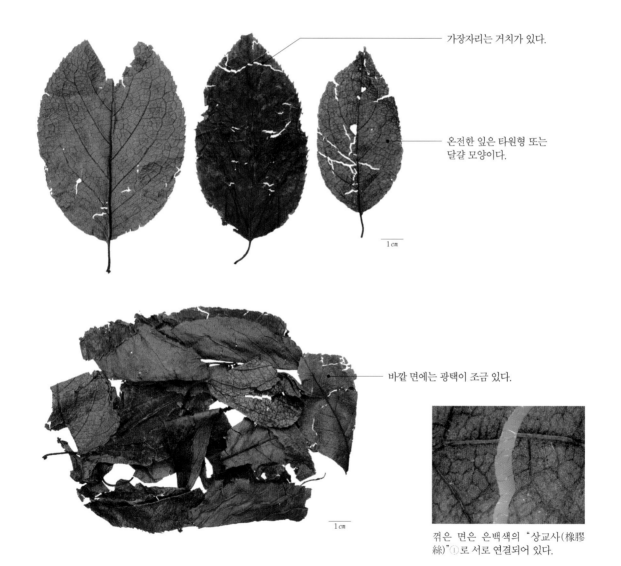

가장자리는 거치가 있다.

온전한 잎은 타원형 또는 달걀 모양이다.

바깥 면에는 광택이 조금 있다.

꺾은 면은 은백색의 "상교사(橡膠絲)"①로 서로 연결되어 있다.

① "상교사(橡膠絲)": 두충나무 안의 특유한 흰색의 교질의 실 같은 것으로, "교사(膠絲)"라고도 한다. 나무껍질, 나뭇잎, 시과(翅果)를 자르면 볼 수 있다.

---

2 《대한약전외한약(생약)규격집》(제4개정판)에는 "두충 *Eucommia ulmoides* Oliver (두충과 Eucommiaceae)의 잎"을 "두충엽"으로 등재하고 있다.

모형엽 牧荊葉

Viticis Negundo Folium

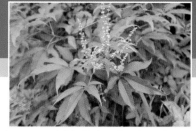

Vitex negundo L. var. *cannabifolia* (Sieb. et Zucc.) Hand.-Mazz

기원 ▶ 마편초과(Vervenaceae) 식물 목형(牧荊) *Vitex negundo* L. var. *cannabifolia* (Sieb. et Zucc.) Hand.-Mazz의 신선한 잎이다.

산지 ▶ 중국 강소성, 절강성, 안휘성, 강서성 등지에서 주로 생산된다.

채취·가공 ▶ 여름과 가을에 잎이 무성할 때 채취하여 줄기와 가지를 제거한다.

성미·효능 ▶ 맛은 약간 쓰고[微苦], 매우며[辛], 성질은 평(平)하다. 거담(祛痰), 지해(止咳), 평천(平喘)의 효능이 있다.

약재 특징 ▶ 손바닥 모양의 겹잎이고, 작은 잎은 5개 또는 3개이며, 피침형 또는 타원 모양의 피침형으로 중간의 작은 잎은 길고, 양쪽의 작은 잎을 따라 점차 작아진다. 방향성 향기가 있고, 맛은 맵고 약간 쓰다.

품질 조건 ▶ 전통 경험에 따르면 녹색이고, 향기가 진한 것이 좋다.

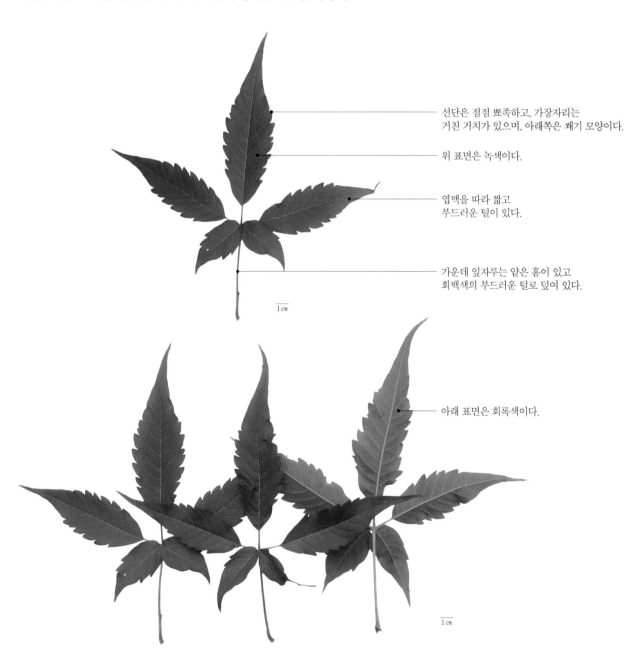

선단은 점점 뾰족하고, 가장자리는 거친 거치가 있으며, 아래쪽은 쐐기 모양이다.

위 표면은 녹색이다.

엽맥을 따라 짧고 부드러운 털이 있다.

가운데 잎자루는 얕은 홈이 있고 회백색의 부드러운 털로 덮여 있다.

아래 표면은 회록색이다.

1 cm

1 cm

비파엽 枇杷葉

Eriobotryae Folium[3]

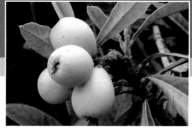

Eriobotrya japonica (Thunb.) Lindl.

기원 ▶ 장미과(Rosaceae) 식물 비파나무[枇杷] *Eriobotrya japonica* (Thunb.) Lindl.의 잎을 말린 것이다.

산지 ▶ 중국 장강(長江) 이남 지역에서 주로 생산된다.

채취 · 가공 ▶ 연중 고르게 채취가 가능하며 7~8일 동안 햇볕에 말리고 작은 다발로 만들어서 다시 햇볕에 말린다.

성미 · 효능 ▶ 맛은 쓰고[苦], 성질은 약간 차다[微寒]. 청폐지해(淸肺止咳), 강역지구(降逆止嘔)의 효능이 있다.

약재 특징 ▶ 긴 타원형 또는 거꿀달걀 모양이고, 가장자리는 거치가 드문드문 있으며, 아랫부분 가까이는 매끈하다. 위 표면은 회록색, 황갈색 또는 적갈색이다. 가죽질이면서 바삭하고, 자르기 쉽다. 냄새는 없고, 맛은 약간 쓰다.

품질 조건 ▶ 전통 경험에 따르면 잎이 온전하고, 녹색이며, 두꺼운 것이 좋다.

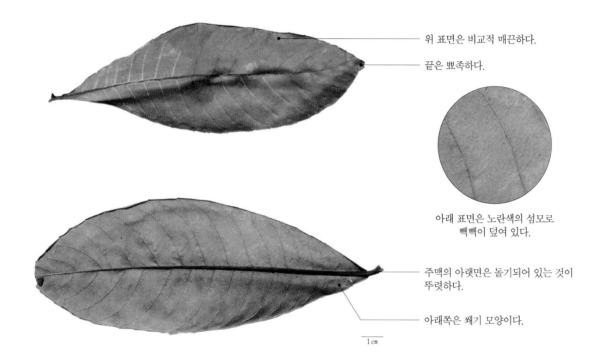

위 표면은 비교적 매끈하다.

끝은 뾰족하다.

아래 표면은 노란색의 섬모로 빽빽이 덮여 있다.

주맥의 아랫면은 돌기되어 있는 것이 뚜렷하다.

아래쪽은 쐐기 모양이다.

1 cm

음편 특징 ▶

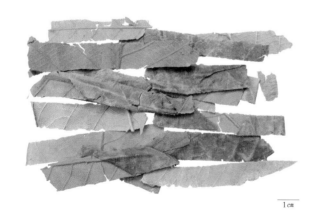

1 cm

---

3 《대한민국약전》(제11개정판)에는 "비파나무 *Eriobotrya japonica* Lindley (장미과 Rosaceae)의 잎"을 "비파엽"으로 등재하고 있다.

산사엽 山楂葉

Crataegi Folium

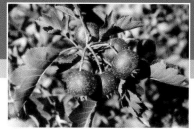

Crataegus pinnatifida Bge. var. *major* N. E. Br.

기원 ▶	장미과(Rosaceae) 식물 산리홍(山里紅) *Crataegus pinnatifida* Bge. var. *major* N. E. Br.의 잎을 말린 것이다.
산지 ▶	중국 산동성, 하남성, 하북성, 산서성 등지에서 주로 생산된다.
채취·가공 ▶	여름과 가을에 채취하여 그늘에서 말린다.
성미·효능 ▶	맛은 시고[酸], 성질은 평(平)하다. 활혈화어(活血化瘀), 이기통맥(理氣通脈)의 효능이 있다.
약재 특징 ▶	대부분 부서져 있고, 온전한 잎을 편평하게 펴보면 넓은 달걀 모양이고, 깃꼴 모양으로 갈라진다. 녹색 또는 갈황색이다. 냄새는 없고, 맛은 떫고 약간 쓰다.
품질 조건 ▶	전통 경험에 따르면 녹색으로, 온전한 것이 좋다.

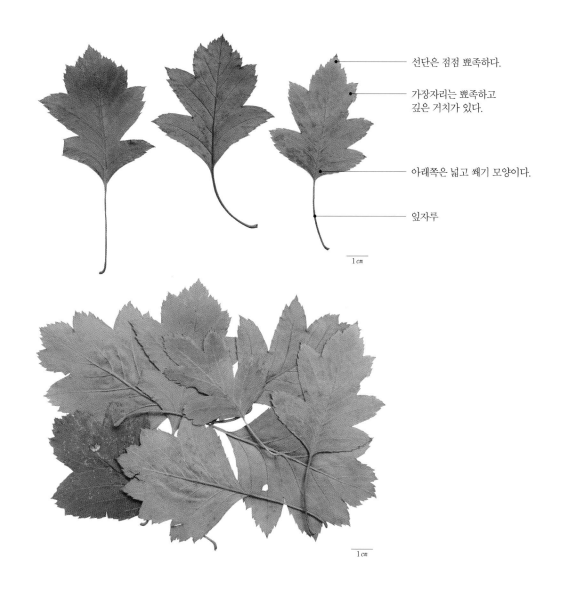

선단은 점점 뾰족하다.

가장자리는 뾰족하고 깊은 거치가 있다.

아래쪽은 넓고 쐐기 모양이다.

잎자루

1 cm

1 cm

참고

1. 《중국약전》에 함께 등재되어 있는 동속식물 산사나무[山楂] *C. pinnatifida* Bge.의 잎을 말린 것을 "산사엽"이라 하여 약용한다.
2. 《중국약전》에 함께 등재되어 있는 산리홍과 산사나무의 잘 익은 열매를 말린 것을 "산사(山楂)"라 하여 별도로 분류하고 있다. 339쪽의 "산사" 항을 참고할 것

상엽 桑葉

Mori Folium[4]

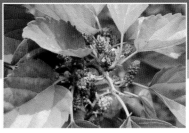

Moris alba L.

기원 ▶ 뽕나무과(Moraceae) 식물 뽕나무[桑] *Morus alba* L.의 잎을 말린 것이다.

산지 ▶ 중국 안휘성, 절강성, 강소성, 사천성, 호남성 등지에서 주로 생산된다.

채취·가공 ▶ 첫서리가 내린 후 채취하여 이물질을 제거하고 햇볕에 말린다.

성미·효능 ▶ 맛은 달고[甘], 쓰며[苦], 성질은 차다[寒]. 소산풍열(疏散風熱), 청폐윤조(淸肺潤燥), 청간명목(淸肝明目)의 효능이 있다.

약재 특징 ▶ 대부분 쭈글쭈글하고 부서진 것이 많다. 온전한 것은 잎자루가 있고, 잎을 완전하게 펴보면 달걀 모양 또는 넓은 달걀 모양이다. 질은 바삭하다. 냄새는 없고, 맛은 담담하며, 약간 쓰고 떫다.

품질 조건 ▶ 전통 경험에 따르면 잎이 크고, 황록색인 것이 좋다.

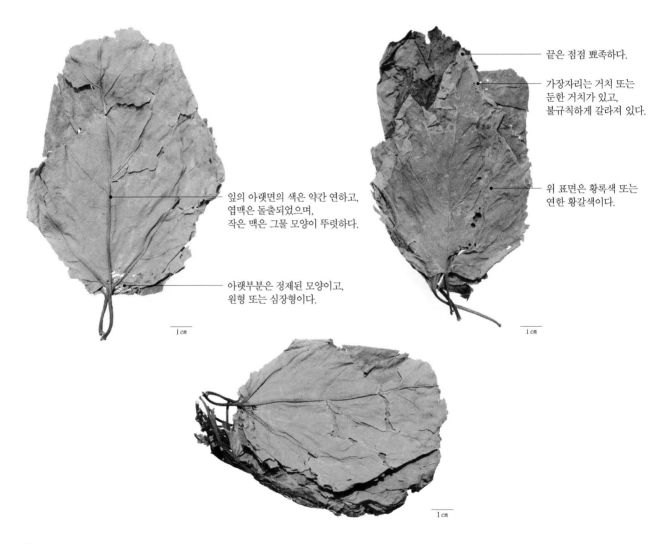

끝은 점점 뾰족하다.

가장자리는 거치 또는 둔한 거치가 있고, 불규칙하게 갈라져 있다.

위 표면은 황록색 또는 연한 황갈색이다.

잎의 아랫면의 색은 약간 연하고, 엽맥은 돌출되었으며, 작은 맥은 그물 모양이 뚜렷하다.

아랫부분은 정제된 모양이고, 원형 또는 심장형이다.

1 cm

참고

《중국약전》에 함께 등재되어 있는 뽕나무의 뿌리껍질, 어린 가지, 열매를 "상백피(桑白皮)", "상지(桑枝)", "상심(桑椹)"이라 하여 별도로 분류하고 있다. 236쪽의 "상백피" 항, 220쪽의 "상지" 항, 344쪽의 "상심재[桑椹]" 항을 참고할 것

---

4 《대한약전외한약(생약)규격집》(제4개정판)에는 "뽕나무 *Morus alba* Linne 또는 산뽕나무 *Morus bombycis* Koidz (뽕나무과 Moraceae)의 잎"을 "상엽"으로 등재하고 있다.

석위 石韋

Pyrrosiae Folium[5]

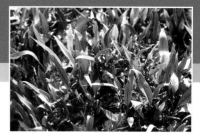

Pyrrosia sheareri (Bak.) Ching

기원 ▶ 고란초과(Polypodiaceae) 식물 노산석위[廬山石韋] *Pyrrosia sheareri* (Bak.) Ching의 잎을 말린 것이다.

산지 ▶ 중국 동북(東北), 화동(華東), 화중(華中) 지역에서 주로 생산된다.

채취·가공 ▶ 연중 고르게 채취가 가능하며 뿌리줄기와 뿌리를 제거하고 햇볕에 말리거나 그늘에서 말린다.

성미·효능 ▶ 맛은 달고[甘], 쓰며[苦], 성질은 약간 차다[微寒]. 이뇨통림(利尿通淋), 청열지해(淸熱止咳)의 효능이 있다.

약재 특징 ▶ 잎은 약간 주름지고 쭈글쭈글하며, 온전하게 펴보면 피침형을 나타낸다. 잎은 피침형이다. 잎의 가장자리는 안쪽으로 굽어 있다. 위 표면은 황록색 또는 회록색이다. 잎은 가죽질이고, 단단하면서 바삭하여 부서지기 쉽다. 냄새는 없고, 맛은 약간 떫고 쓰다.

품질 조건 ▶ 전통 경험에 따르면 잎이 크고 두꺼우며, 온전하고, 뒷면은 자주색을 띠며, 작은 점이 있는 것이 좋다.

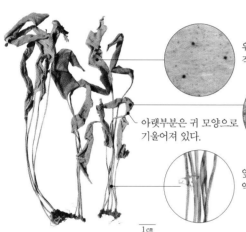

위 표면에는 검은색 원형의 작고 오목한 점이 흩어져 있다.

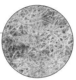

아래 표면에는 적갈색의 별 모양의 털, 즉 "금성점(金星點)"[①]이 빽빽이 있다.

아랫부분은 귀 모양으로 기울어져 있다.

잎자루는 4개의 능선이 있고, 약간 굽어 있으며, 세로 홈이 있다.

1cm

① "금성점(金星點)": 양치식물의 잎 뒷면에 금황색의 포자낭이 덮여 있는 것을 가리킨다.

참고

《중국약전》에 함께 등재되어 있는 동속식물 석위 *P. lingua* (Thunb.) Farwell 또는 유병석위(有柄石韋) *P. petiolosa* (Christ) Ching의 잎을 말린 것을 "석위"라 하여 약용한다. 전자의 두 종을 일반적으로 "대엽석위", 후자를 "소엽석위"라 한다.

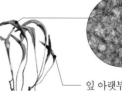

아래 표면은 맥이 뚜렷하지 않고, 잎 뒷면에 "금성점(金星點)"[①]이 덮여 있다.

잎 아랫부분은 쐐기 모양이고, 대칭이다.

유병석위(有柄石韋, *P. petiolosa*): 잎이 대부분 말려서 통 모양이고, 편평하게 펴보면 긴 원형 또는 달걀 모양의 긴 원형이다.

3종 석위의 주요 감별점

구분	노산석위	석위	유병석위
모양	약간 주름지고, 쭈글쭈글하며, 피침형이다.	굽어 있고 주름져 있으며, 쭈글쭈글하고, 피침형 또는 달걀 모양의 피침형이다.	잎이 대부분 말려서 통 모양이고, 편평하게 펴보면 긴 원형 또는 달걀 모양의 긴 원형이다.
크기	길이 10~25cm, 너비 3~5cm	길이 8~12cm, 너비 1~3cm	길이 3~8cm, 너비 1~2.5cm
아랫부분	귀 모양으로 기울어져 있고, 비대칭이 뚜렷하다.	쐐기 모양이고, 대칭이다	쐐기 모양이고, 대칭이다.
아래 표면	적갈색 별 모양의 털이 빽빽이 있다.	포자낭이 맥 사이에서 바르게 배열하여 모여있다.	포자낭이 전체에 분포되어 있다.
잎자루	길이 10~20cm, 지름 1.5~3mm	길이 5~10cm, 지름 약 1.5mm	길이 3~12cm, 지름 약 1mm

---

5 《대한약전외한약(생약)규격집》(제4개정판)에는 "석위 *Pyrrosia lingua* (Thunberg) Farwell, 애기석위 *Pyrrosia petiolosa* Ching 또는 세뿔석위 *Pyrrosia tricuspis* Tagawa (고란초과 Polypodiaceae)의 잎"을 "석위"로 등재하고 있다.

센나엽 番瀉葉

Sennae Folium[6]

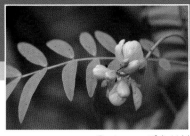

Cassia angustifolia Vahl

기원 ▶ 콩과(Leguminosae) 식물 협엽번사(狹葉番瀉) *Cassia angustifolia* Vahl의 어린잎을 말린 것이다.

산지 ▶ 홍해에서 인도 동부 지역에 걸쳐 생산된다. 현재 인도의 남단 틴네벨리(Tinnevelly) 지역에서 널리 재배되고 있어서 일반적으로 이 지역의 것을 인도 센나 또는 틴네벨리 센나라고 부른다. 중국에서는 광동성, 해남성, 운남성의 시솽반나 등지에서 도입하여 재배하고 있다.

채취 · 가공 ▶ 꽃이 피기 전에 잎을 따서, 즉시 판판하게 펴서 말리고 노란색으로 변하는 것을 피하기 위하여 그늘에서 말리거나 저온에서 말린다.

성미 · 효능 ▶ 맛은 달고[甘], 쓰며[苦], 성질은 차다[寒]. 사열행체(瀉熱行滯), 통변(通便), 이수(利水)의 효능이 있다.

약재 특징 ▶ 긴 달걀 모양 또는 달걀 모양의 피침형이고, 가장자리는 매끄럽다. 위 표면은 연한 황록색이고, 털이 없거나 거의 없다. 가죽질이고, 약간 질기다. 종종 포장 시에 눌림으로 인하여 잎의 주맥이 가로로 모가 난 선이 생긴다. 특이한 냄새가 조금 있고, 맛은 약간 쓰며, 약간의 점성이 있다.

품질 조건 ▶ 전통 경험에 따르면 잎이 크고, 온전하고, 녹색이며, 줄기가 거의 없는 것이 좋다.

협엽센나엽[狹葉番瀉葉]

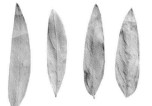

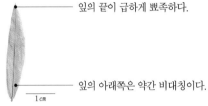

잎의 끝이 급하게 뾰족하다.

잎의 아래쪽은 약간 비대칭이다.

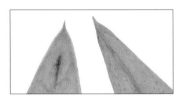

협엽센나엽의 끝은 매우 뾰족하다.

첨엽센나엽[尖葉番瀉葉]: 피침형 또는 긴 달걀 모양이고, 약간 말려 있으며, 양면에는 가늘고 짧은 솜털이 있다.

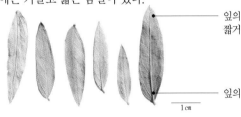

잎의 끝이 뾰족한 부분이 짧거나 약간 올라와 있다.

잎의 아래쪽은 비대칭이다.

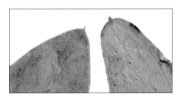

첨엽센나엽의 끝은 극침 모양이다.

참고

《중국약전》에 함께 등재하고 있는 동속식물 첨엽번사(尖葉番瀉) *C. acutiloba* Delile의 작은 잎을 말린 것을 "센나엽"이라 하여 약용한다. 첨엽센나엽은 이집트에서 주로 생산되며, 알렉산드리아 항에서 수출하므로 "알렉산드리아센나엽"이라 한다.

협엽센나엽과 첨엽센나엽의 주요 감별점

구분	협엽센나엽	첨엽센나엽
잎의 끝	급하게 뾰족하다.	뾰족한 부분이 짧거나 약간 올라와 있다.
잎의 아랫부분	약간 비대칭이다.	비대칭이다.
솜털	털이 없거나 거의 털이 없다.	양면에는 가늘고 짧은 솜털이 있다.

---

6 《대한민국약전》(제11개정판)에는 "협엽번사(狹葉番瀉) *Cassia angustifolia* Vahl 또는 첨엽번사(尖葉番瀉) *Cassia acutifolia* Delile (콩과 Leguminosae)의 작은 잎"을 "센나엽"으로 등재하고 있다.

애엽 艾葉

Artemisiae Argy Folium[7]

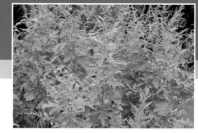

Artemisia argyi Lévl. et Vant.

기원 ▶ 국화과(Compositae) 식물 황해쑥[艾] *Artemisia argyi* Lévl. et Vant.의 잎을 말린 것이다.

산지 ▶ 중국 산동성, 안휘성, 호북성, 하남성 등지에서 주로 생산된다.

채취·가공 ▶ 여름에 꽃이 덜 벌어졌을 때 따서 이물질을 제거하고 햇볕에 말린다.

성미·효능 ▶ 맛은 맵고[辛], 쓰며[苦], 성질은 따뜻하다[溫]. 독성이 약간 있다. 산한지통(散寒止痛), 온경지혈(溫經止血)의 효능이 있다.

약재 특징 ▶ 쭈글쭈글한 것이 많고, 부서져 있으며, 짧은 잎자루가 있다. 온전한 잎은 달걀 모양의 타원형이고, 날개 모양으로 깊게 갈라지며, 갈라진 조각은 타원 모양의 피침형이다. 위 표면은 회록색 또는 진한 녹색이다. 질은 부드럽다. 청량한 향기가 있고, 맛은 쓰다.

품질 조건 ▶ 전통 경험에 따르면 녹색으로, 잎의 아래 표면은 회백색이고, 부드러운 털이 많으며, 잎이 두껍고, 질은 부드러우면서 질기고, 향기가 진하고 강한 것이 좋다.

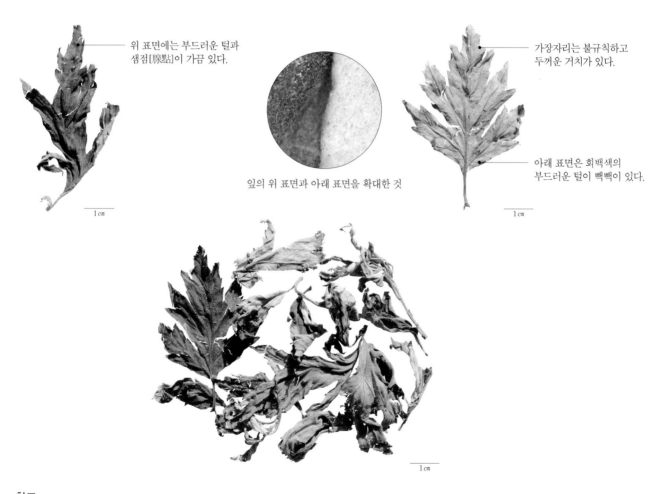

위 표면에는 부드러운 털과 샘점[腺點]이 가끔 있다.

잎의 위 표면과 아래 표면을 확대한 것

가장자리는 불규칙하고 두꺼운 거치가 있다.

아래 표면은 회백색의 부드러운 털이 빽빽이 있다.

1 cm

1 cm

1 cm

참고

전통적으로 호북성의 기주(蘄州)에서 생산되는 애엽을 가장 품질이 좋은 것으로 여기며, 일반적으로 "기애(蘄艾)"라 한다.

---

7 《대한약전외한약(생약)규격집》(제4개정판)에는 "황해쑥 *Artemisia argyi* Lev. et Vant., 쑥 *Artemisia princeps* Pampanini 또는 산쑥 *Artemisia montana* Pampani (국화과 Compositae)의 잎 및 어린줄기"를 "애엽"으로 등재하고 있다.

은행엽 銀杏葉

Ginkgo Folium[8]

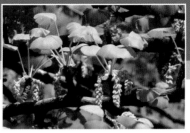

Ginkgo biloba L.

기원 ▶	은행나무과(Ginkgoaceae) 식물 은행나무[銀杏] *Ginkgo biloba* L.의 잎을 말린 것이다.
산지 ▶	중국 광서성, 사천성, 호북성, 강소성, 산동성 등지에서 주로 생산된다. 중국 전역에서 널리 재배되고 있는 특유 수종 중의 하나이다.
채취·가공 ▶	가을에 잎이 아직 녹색일 때 채취해서 즉시 말린다.
성미·효능 ▶	맛은 달고[甘], 쓰며[苦], 떫고[澀], 성질은 평(平)하다. 활혈화어(活血化瘀), 지통(止痛)의 효능이 있다.
약재 특징 ▶	대부분 쭈글쭈글하거나 부서져 있고, 온전한 것은 부채 모양을 띤다. 황록색 또는 연한 갈황색이다. 가볍고, 세로 방향으로 찢어지기 쉽다. 냄새는 없고, 맛은 약간 쓰다.
품질 조건 ▶	전통 경험에 따르면 황록색으로, 온전한 것이 좋다.

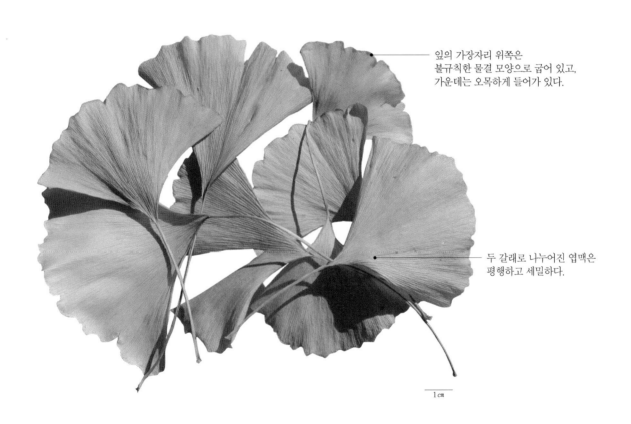

잎의 가장자리 위쪽은
불규칙한 물결 모양으로 굽어 있고,
가운데는 오목하게 들어가 있다.

두 갈래로 나누어진 엽맥은
평행하고 세밀하다.

1 *cm*

참고

1. 《중국약전》에 함께 등재하고 있는 은행나무 *G. biloba* L.의 씨를 말린 것을 "백과(白果)"라 하여 별도로 분류하고 있다. 325쪽의 "백과" 항을 참고할 것

2. 현재 강소성의 비주(邳州)에 은행엽의 GAP 재배단지가 조성되어 있다.

---

8 《대한민국약전》(제11개정판)에는 "은행나무 *Ginkgo biloba* Linne (은행나무과 Ginkgoaceae)의 잎"을 "은행엽"으로 등재하고 있다.

자소엽 紫蘇葉

Perillae Folium[9]

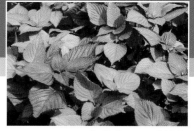

Perilla frutescens (L.) Britt.

기원 ▶ 꿀풀과(Labiatae) 식물 소엽[紫蘇] *Perilla frutescens* (L.) Britt.의 잎을 말린 것이다.

산지 ▶ 중국 강소성, 절강성, 하북성, 호북성, 하남성 등지에서 주로 생산된다.

채취 · 가공 ▶ 여름에 가지와 잎이 무성할 때 채취하여 이물질을 제거하고 햇볕에 말린다.

성미 · 효능 ▶ 맛은 맵고[辛], 성질은 따뜻하다[溫]. 해표산한(解表散寒), 행기화위(行氣和胃), 선폐화담(宣肺化痰), 안태(安胎)의 효능이 있다.

약재 특징 ▶ 대부분 쭈글쭈글하고 말아져 있으며, 부서져 있다. 잎을 편평하게 펴보면 난원형에 가깝다. 질은 바삭하다. 청량한 향기가 있고, 맛은 약간 맵다.

품질 조건 ▶ 전통 경험에 따르면 잎이 온전하고, 자색이고, 향기가 진한 것이 좋다.

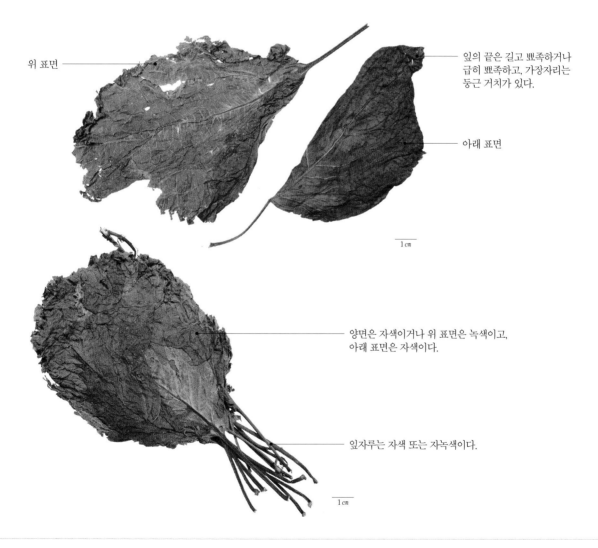

위 표면

잎의 끝은 길고 뾰족하거나 급히 뾰족하고, 가장자리는 둥근 거치가 있다.

아래 표면

1 cm

양면은 자색이거나 위 표면은 녹색이고, 아래 표면은 자색이다.

잎자루는 자색 또는 자녹색이다.

1 cm

참고

《중국약전》에 함께 등재하고 있는 소엽의 잘 익은 줄기와 열매를 "자소경(紫蘇梗)", "자소자(紫蘇子)"라 하여 별도로 분류하고 있다. 264쪽의 "자소경" 항, 367쪽의 "자소자" 항을 참고할 것

---

9 《대한민국약전》(제11개정판)에는 "차즈기 *Perilla frutescens* Britton var. *acuta* Kudo 또는 주름소엽 *Perilla frutescens* Britton var. *crispa* Decaisne (꿀풀과 Labiatae)의 잎 및 끝 가지"를 "자소엽"으로 등재하고 있다.

⒜ 자소경 紫蘇梗

Perillae Caulis

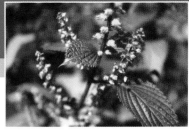

Perilla frutescens (L.) Britt.

기원 ▶ 꿀풀과(Labiatae) 식물 소엽[紫蘇] *Perilla frutescens* (L.) Britt.의 줄기를 말린 것이다.

산지 ▶ 중국 강소성, 절강성, 하북성, 호북성, 하남성 등지에서 주로 생산된다.

채취 · 가공 ▶ 가을에 열매가 잘 익은 후 베어서 이물질을 제거하고 햇볕에 말리거나 신선한 상태로 짧게 썰어서 햇볕에 말린다.

성미 · 효능 ▶ 맛은 맵고[辛], 성질은 따뜻하다[溫]. 이기관중(理氣寬中), 지통(止痛), 안태(安胎)의 효능이 있다.

약재 특징 ▶ 네모난 기둥 모양이고, 사각에 가까운 둔한 원형이다. 바깥 면은 자갈색 또는 어두운 자색이다. 가볍고, 질은 단단하다. 향기가 조금 있고, 맛은 담담하다.

품질 조건 ▶ 전통 경험에 따르면 바깥 면이 자갈색이고, 향기가 진한 것이 좋다.

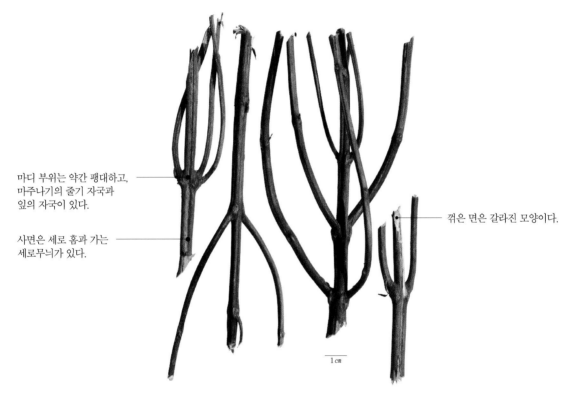

마디 부위는 약간 팽대하고, 마주나기의 줄기 자국과 잎의 자국이 있다.

사면은 세로 홈과 가는 세로무늬가 있다.

꺾은 면은 갈라진 모양이다.

1 cm

음편 특징 ▶

어슷썰기한 조각으로 항상 기울어진 길고 네모난 모양이다.

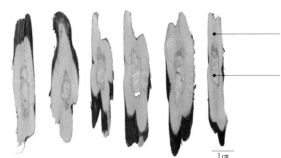

목부는 황백색이고, 사선이 방사상 배열을 하고 있다.

수부(髓部)는 흰색이고, 무르다.

1 cm

참고

《중국약전》에 함께 등재하고 있는 소엽의 잎과 잘 익은 열매를 "자소엽(紫蘇葉)", "자소자(紫蘇子)"라 하여 별도로 분류하고 있다. 263쪽의 "자소엽" 항, 367쪽의 "자소자" 항을 참고할 것

종려피 棕櫚

Trachycarpi Petiolus[10]

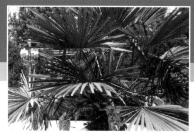

Trachycarpus fortunei (Hook. f.) H. Wendl.

기원 ▶ 야자과(Palmae) 식물 종려나무[棕櫚] *Trachycarpus fortunei* (Hook. f.) H. Wendl.의 잎자루를 말린 것이다.

산지 ▶ 중국 장강(長江) 유역 이남의 각지에서 주로 생산된다.

채취 · 가공 ▶ 종려를 채취할 때 오래된 잎자루 아래에 붙어 있는 부분과 엽초 조각을 베어내어 섬유상 종려나무의 털을 제거하고 햇볕에 말린다.

성미 · 효능 ▶ 맛은 쓰고[苦], 떫으며[澁], 성질은 평(平)하다. 수삽지혈(收澁止血)의 효능이 있다.

약재 특징 ▶ 길고 좁은 판자 모양이고, 크기는 일정하지 않다. 바깥 면은 적갈색이다. 질은 단단하여서 자르기 쉽지 않고, 꺾은 면은 섬유성이다. 냄새는 없고, 맛은 담담하다.

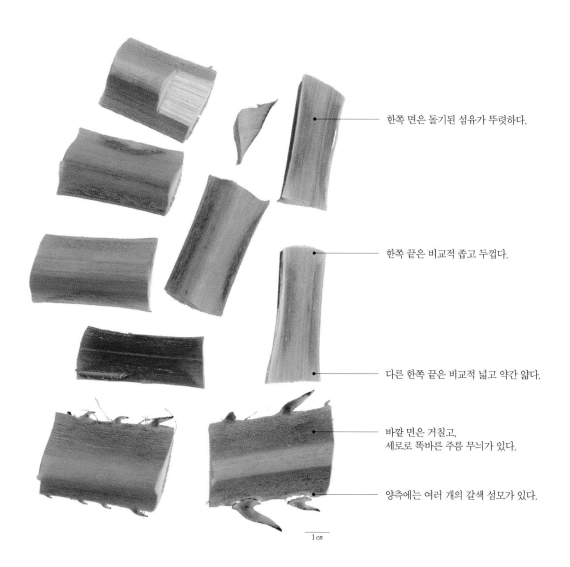

한쪽 면은 돌기된 섬유가 뚜렷하다.

한쪽 끝은 비교적 좁고 두껍다.

다른 한쪽 끝은 비교적 넓고 약간 얇다.

바깥 면은 거칠고,
세로로 똑바른 주름 무늬가 있다.

양측에는 여러 개의 갈색 섬모가 있다.

1 cm

---

10 《대한약전외한약(생약)규격집》(제4개정판)에는 "종려 *Trachycarpus fortunei* Wendland 또는 기타 동속식물 (야자과 Palmae)의 잎자루가 오래 묵어 이루어진 헛줄기의 겉껍질"을 "종려피"로 등재하고 있다.

하엽 荷葉

Nelumbinis Folium[11]

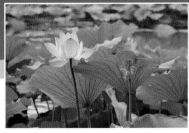

Nelumbo nucifera Gaertn.

기원 ▶ 수련과(Nymphaeaceae) 식물 연꽃[蓮] *Nelumbo nucifera* Gaertn.의 잎을 말린 것이다.

산지 ▶ 중국 호남성, 호북성, 복건성, 강소성, 절강성, 강서성 등지에서 주로 생산된다.

채취 · 가공 ▶ 여름과 가을에 채취하여 거의 마를 때까지 햇볕에 말리고 잎자루를 제거한 다음, 잎을 반원형 또는 부채 모양으로 접어서 말린다.

성미 · 효능 ▶ 맛은 쓰고[苦], 성질은 평(平)하다. 해열소서(解熱消暑), 승발청양(升發淸陽), 양혈지혈(涼血止血)의 효능이 있다.

약재 특징 ▶ 반원형 또는 꺾인 부채 모양이고, 완전히 전개된 잎은 원형에 가깝고, 잎 가장자리는 매끄럽거나 약한 물결무늬가 나타난다. 질은 바삭하여 부서지기 쉽다. 청량한 향기가 조금 있고, 맛은 약간 쓰다.

품질 조건 ▶ 전통 경험에 따르면 녹색으로, 온전한 것이 좋다.

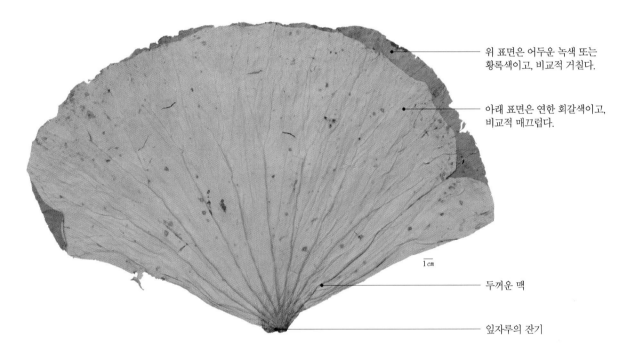

위 표면은 어두운 녹색 또는 황록색이고, 비교적 거칠다.

아래 표면은 연한 회갈색이고, 비교적 매끄럽다.

두꺼운 맥

잎자루의 잔기

음편 특징 ▶ 대부분 띠 모양이나 덩어리 모양을 이루고 있다.

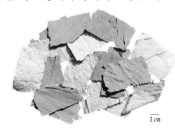

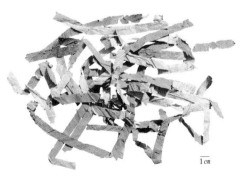

참고

《중국약전》에 함께 등재되어 있는 어린잎과 어린뿌리를 말린 것, 연꽃의 씨를 말린 것을 "연자심(蓮子心)", "연자육(蓮子肉)"이라 하여 별도로 분류하고 있다. 354쪽의 "연자심", 355쪽의 "연자육" 항을 참고할 것

---

11 《대한약전외한약(생약)규격집》(제4개정판)에는 "연꽃 *Nelumbo nucifera* Gaertner (수련과 Nymphaeaceae)의 잎"을 "하엽"으로 등재하고 있다.

5

화류
花類

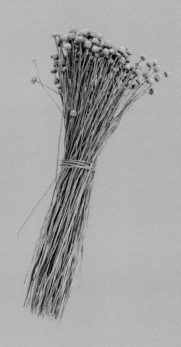

Flowers

감국 野菊花

Chrysanthemi Indici Flos[1]

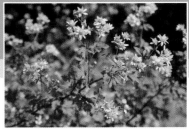

Chrysanthemum indicum L.

기원	▶	국화과(Compositae) 식물 감국[野菊花] *Chrysanthemum indicum* L.의 두상화서(頭狀花序)를 말린 것이다.
산지	▶	중국 호북성, 안휘성, 강소성, 강서성 등지에서 주로 생산된다.
채취 · 가공	▶	가을과 겨울에 꽃이 피기 시작할 무렵 채취하여 햇볕에 말리거나 쪄서 말린다.
성미 · 효능	▶	맛은 쓰고[苦], 매우며[辛], 성질은 약간 차다[微寒]. 청열해독(淸熱解毒)의 효능이 있다.
약재 특징	▶	구형에 가깝고, 갈황색이다. 총포편은 4~5개의 포엽이 겹쳐서 이루어져 있다. 포엽의 바깥층의 가장자리는 막질이다. 가볍다. 방향성 향기가, 나고 맛은 쓰다.
품질 조건	▶	전통 경험에 따르면 온전하고, 노란색이고, 향기가 나는 것이 좋다.

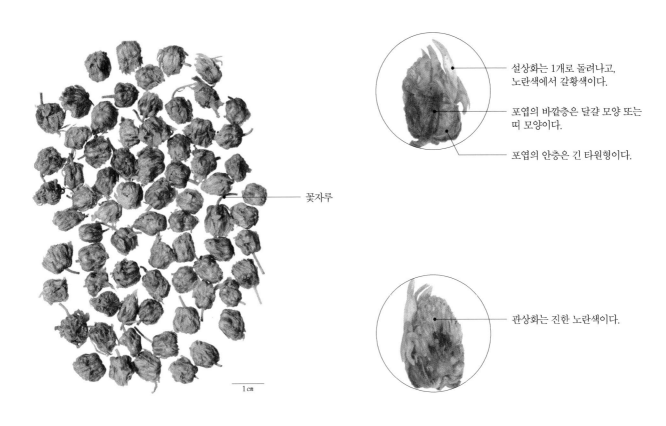

꽃자루

설상화는 1개로 돌려나고, 노란색에서 갈황색이다.

포엽의 바깥층은 달걀 모양 또는 띠 모양이다.

포엽의 안층은 긴 타원형이다.

관상화는 진한 노란색이다.

1 *cm*

참고

《중국약전》에 함께 등재되어 있는 동속식물 국화[菊] *Chrysanthemum morifolium* Ramat.의 두상화서를 말린 것을 "국화(菊花)"라 하여 별도로 분류하고 있다. 274쪽의 "국화" 항을 참고할 것.

---

1 《대한약전외한약(생약)규격집》(제4개정판)에는 "감국 *Chrysanthemum indicum* Linne (국화과 Compositae)의 꽃"을 "감국"으로 등재하고 있다.

계관화 雞冠花

Celosiae Cristatae Flos[2]

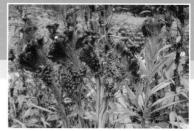

Celosia cristata L.

기원 ▶	비름과(Amaranthaceae) 식물 맨드라미[雞冠花] *Celosia cristata* L.의 꽃을 말린 것이다.
산지 ▶	중국 대부분의 지역에서 고르게 생산된다.
채취·가공 ▶	가을에 꽃이 피었을 때 채취하여 햇볕에 말린다.
성미·효능 ▶	맛은 달고[甘], 떫으며[澁], 성질은 서늘하다[涼]. 수렴지혈(收斂止血), 지대(止帶), 지리(止痢)의 효능이 있다.
약재 특징 ▶	수상화서(穗狀花序)이고, 대부분 납작하면서 두꺼우며, 닭 볏 모양이다. 바깥 면은 붉은색, 자적색 또는 황백색이다. 가볍고, 질은 연하면서 질기다. 냄새는 없고, 맛은 담담하다.
품질 조건 ▶	전통 경험에 따르면 크고, 꽃의 색이 윤기가 있고, 밝은색의 납작한 것이 좋다.

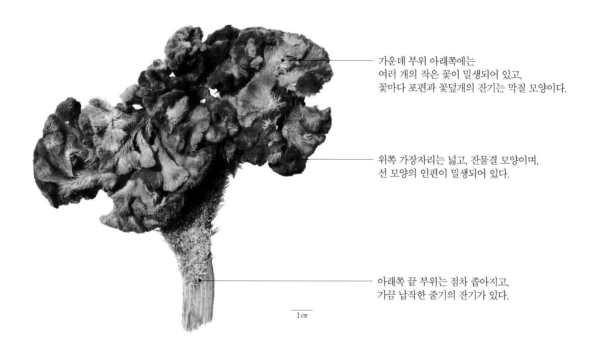

가운데 부위 아래쪽에는
여러 개의 작은 꽃이 밀생되어 있고,
꽃마다 포편과 꽃덮개의 잔기는 막질 모양이다.

위쪽 가장자리는 넓고, 잔물결 모양이며,
선 모양의 인편이 밀생되어 있다.

아래쪽 끝 부위는 점차 좁아지고,
가끔 납작한 줄기의 잔기가 있다.

1 cm

음편 특징 ▶

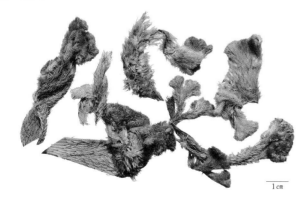

1 cm

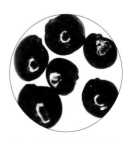

씨는 납작하고 둥근 신장형이며, 검은색이고, 광택이 있다.

---

2 《대한약전외한약(생약)규격집》《제4개정판)에는 "맨드라미 *Celosia cristata* Linne (비름과 Amaranthaceae)의 화서"를 "계관화"로 등재하고 있다.

계단화 雞蛋花

Plumeriae Flos

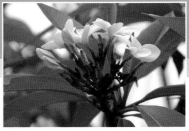

Plumeria rubra L. cv. Acutifolia

기원 ▶	협죽도과(Apocynaceae) 식물 계단화(雞蛋花) *Plumeria rubra* L. cv. Acutifolia의 꽃을 말린 것이다.
산지 ▶	중국 광동성, 복건성, 대만, 해남성, 광서성, 운남성 등지에서 주로 생산된다.
채취 · 가공 ▶	여름과 가을에 꽃이 피었을 때 채취하여 햇볕에 말리거나 신선한 것을 그대로 사용한다.
성미 · 효능 ▶	맛은 달고[甘], 약간 쓰며[微苦], 성질은 서늘하다[涼]. 청열(淸熱), 이습(利濕), 해서(解暑)의 효능이 있다.
약재 특징 ▶	대부분 주름져서 납작하고, 삼각형 또는 띠 모양이다. 연한 갈황색 또는 황갈색이다. 암술은 5개이고, 매우 짧다. 가볍고, 부드럽다. 향기가 있고, 맛은 약간 쓰다.
품질 조건 ▶	전통 경험에 따르면 온전하고, 황갈색이고, 향기가 있는 것이 좋다.

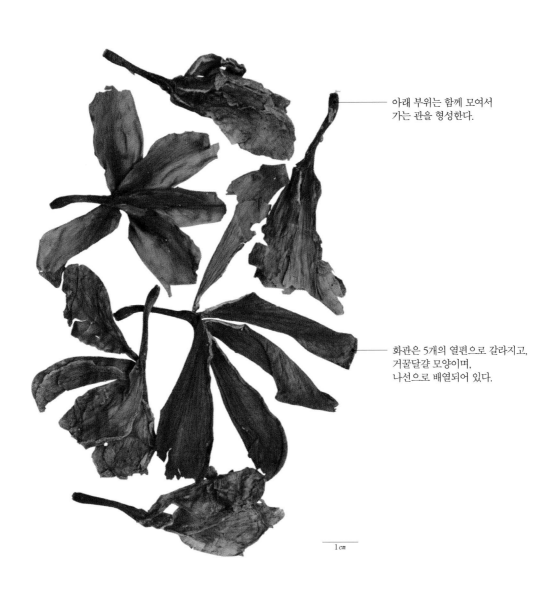

아래 부위는 함께 모여서
가는 관을 형성한다.

화관은 5개의 열편으로 갈라지고,
거꿀달걀 모양이며,
나선으로 배열되어 있다.

1 *cm*

곡정초 穀精草

Eriocauli Flos[3]

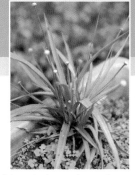

Eriocaulon buergerianum Koern.

기원 ▶ 곡정초과(Eriocaulaceae) 식물 곡정초(穀精草) *Eriocaulon buergerianum* Koern.의
꽃대가 붙어 있는 두상화서(頭狀花序)를 말린 것이다.

산지 ▶ 중국 강소성, 절강성, 안휘성, 강서성 등지에서 주로 생산된다.

채취 · 가공 ▶ 가을에 채취하여 꽃이삭과 그 줄기를 빼내어 햇볕에 말린다.

성미 · 효능 ▶ 맛은 맵고[辛], 달며[甘], 성질은 평(平)하다. 소산풍열(疏散風熱), 명목퇴예(明目退翳)의 효능이 있다.

약재 특징 ▶ 두상화서는 반구형이고, 지름이 4~5mm이다. 포편은 연한 황록색이고, 화서의 꼭대기는 회백색이다. 화서는 연약
하여 부서져 있고, 다수의 검은색 꽃가루와 아주 작은 황록색의 미성숙한 열매를 볼 수 있다. 꽃자루는 가늘고 부드
럽다. 질은 유연하다. 냄새는 없고, 맛은 담담하다.

품질 조건 ▶ 전통 경험에 따르면 두상화서의 크기가 크고 단단하며, 회백색이고, 꽃자루는 짧으며, 황록색인 것이 좋다.

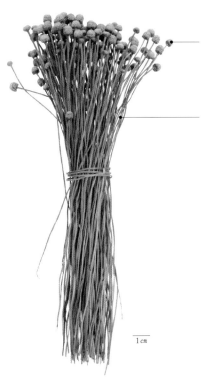

두상화서이고 포편은
켜켜이 치밀하게 배열되어 있으며,
윗부분의 가장자리에는
흰색의 짧은 털이 밀생되어 있다.

꽃자루는 매우 가늘고,
연한 황록색이며,
여러 개의 굽어진 능선이 있다.

1 cm

곡정주[화남곡정초(華南穀精草, *E. sexangulare L.*)]

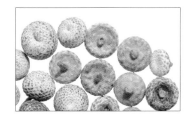

참고

지역에 따라서는 동속식물인 화남곡정초 *E. sexangulare* L.의
두상화서인 "곡정주(穀精珠)"를 "곡정초"로 사용하고 있다.

곡정초와 곡정주의 주요 감별점

구분	곡정초	곡정주
모양	꽃자루는 매우 가늘다.	일반적으로 꽃자루가 없고, 화서는 흰색의 가루로 덮여 있으며, 정단은 오목하다.
화서의 크기	비교적 작고, 지름이 4~5mm이다.	비교적 크고, 지름은 약 10mm에 달한다.
질감	비교적 부드럽다.	단단하다.

3 《대한약전외한약(생약)규격집》(제4개정판)에는 "곡정초 *Eriocaulon sieboldianum* Siebold et Zuccarini 또는 중국곡정초[穀精草] *Eriocaulon buergerianum* Koernicke (곡정초과
Eriocaulaceae)의 꽃대가 붙어 있는 두상화서"를 "곡정초"로 등재하고 있다.

관동화 款冬花

Farfarae Flos[4]

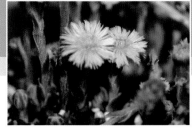

Tussilago farfara L.

기원 ▶	국화과(Compositae) 식물 관동(款冬) *Tussilago farfara* L.의 꽃봉오리를 말린 것이다.
산지 ▶	중국 하남성, 감숙성, 산서성, 섬서성 등지에서 주로 생산된다.
채취·가공 ▶	12월이나 서리가 내리기 이전, 꽃이 아직 땅 위로 나오기 전에 채취하여 꽃대나 이물질을 제거하고 그늘에서 말린다.
성미·효능 ▶	맛은 맵고[辛], 약간 쓰며[微苦], 성질은 따뜻하다[溫]. 강기화담(降氣化痰), 강역지구(降逆止嘔)의 효능이 있다.
약재 특징 ▶	가볍다. 향기가 나고, 맛은 약간 쓰면서 매우며, 점성을 띠고, 씹으면 면화 솜처럼 된다.
품질 조건 ▶	전통 경험에 따르면 크고, 통통하고, 두꺼우며, 꽃눈은 밝은 자적색이고, 꽃자루는 짧은 것이 좋다. 목질화된 오래된 줄기와 이미 꽃이 핀 것은 약으로 사용할 수 없다.

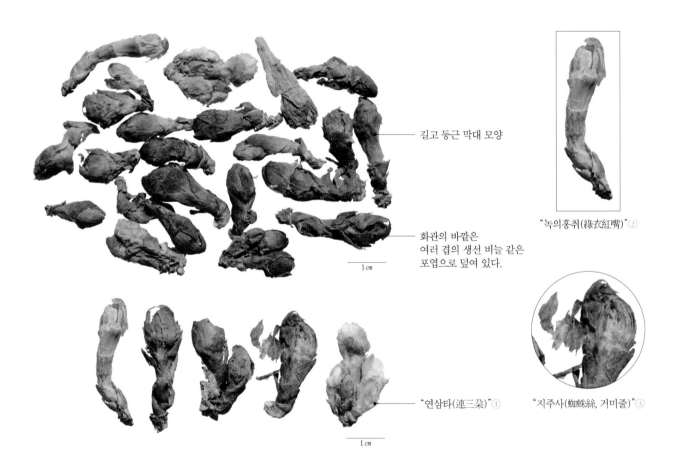

길고 둥근 막대 모양

"녹의홍취(綠衣紅嘴)"②

화관의 바깥은
여러 겹의 생선 비늘 같은
포엽으로 덮여 있다.

1 *cm*

"연삼타(連三朶)"①

"지주사(蜘蛛絲, 거미줄)"③

1 *cm*

① "연삼타(連三朶)": 관동화의 두상화서(頭狀花序)가 아래쪽에서 2~3개 붙어서 나는 것을 가리킨다.

② "녹의홍취(綠衣紅嘴)": "녹의"는 둥그런 막대 모양의 관동화의 두상화서를 가리키는 것으로, 총포는 녹색을 띤 자적색이다. "홍취"는 관동화의 정단에 혀 모양과 튜브 모양의 꽃이 개화되지 않은 상태를 가리키는 것으로, 연한 붉은색을 띠고 있으며 개화 후에는 노란색으로 변한다.

③ "지주사(蜘蛛絲, 거미줄)": 관동화의 포편 안쪽면에 목화 털 모양의 털로 덮여 있는 것으로, 잘랐을 때 흰색의 가는 실이 생성된다.

참고

현재 중경(重慶)에 관동화의 GAP 재배단지가 조성되어 있다.

---

4 《대한민국약전》(제11개정판)에는 "관동(款冬) *Tussilago farfara* Linne (국화과 Compositae)의 꽃봉오리"를 "관동화"로 등재하고 있다.

괴화 槐花

Sophorae Flos[5]

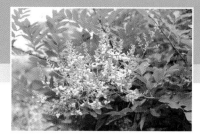

Sophora japonica L.

기원	▶	콩과(Leguminosae) 식물 회화나무[槐] *Sophora japonica* L.의 꽃봉오리와 꽃을 말린 것이다.
산지	▶	중국 하북성, 하남성, 산동성, 산서성 등지에서 주로 생산된다.
채취·가공	▶	여름에 꽃이 피거나 꽃봉오리가 맺혔을 때 채취하여 즉시 말리고 줄기나 가지를 제거한다.
성미·효능	▶	맛은 쓰고[苦], 성질은 약간 차다[微寒]. 양혈지혈(涼血止血), 청간사화(淸肝瀉火)의 효능이 있다.
약재 특징	▶	괴화: 쭈글쭈글 오그라들어서 말려 있고, 꽃잎은 대부분 떨어져 있다. 가볍고, 냄새는 없으며, 맛은 약간 쓰다. 괴미: 달걀 모양 또는 타원형이다. 가볍고, 냄새는 없으며, 맛은 약간 쓰고 떫다.
품질 조건	▶	전통 경험에 따르면 크고, 단단하고, 황록색인 것이 좋다.

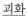 괴화

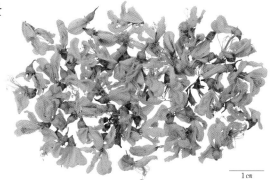

1 cm

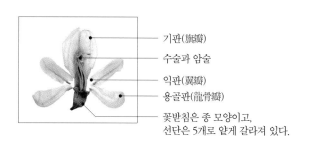

기판(旗瓣)
수술과 암술
익판(翼瓣)
용골판(龍骨瓣)
꽃받침은 종 모양이고,
선단은 5개로 얕게 갈라져 있다.

괴미: 달걀 모양 또는 타원형이다.

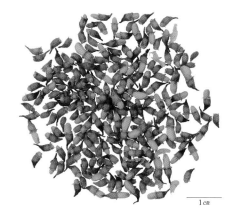

1 cm

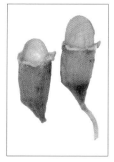 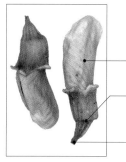

황백색의 꽃이
피지 않은 꽃잎
꽃받침의 아랫부분에는
여러 개의 세로 능선이 있다.
꽃자루는 가늘고 짧다.

참고

1. 《중국약전》에 함께 등재되어 있는 잘 익은 열매를 말린 것을 "괴각(槐角)"이라 하여 별도로 분류하고 있다. 304쪽의 "괴각" 항을 참고할 것

2. "기판(旗瓣)", "익판(翼瓣)", "용골판(龍骨瓣)": 접형화(蝶形花)에서 5개의 꽃잎이 나비 모양으로 배열하고 있는 것으로, 5개의 꽃잎 중에서 가장 큰 꽃잎은 "기판"이라고 하여 위쪽에 있고, 바로 아래에 양옆에 있는 2개의 잎은 "익판"이라고 하여 기판보다 작으며, 또 다른 2개의 작은 꽃잎은 "익판"의 아래에 있다. 보통은 함께 붙어 있어서 선박의 용골(龍骨) 모양을 이루고 있어서 "용골판"이라고 한다.

5 《대한민국약전》(제11개정판)에는 "회화나무 *Sophora japonica* Linne (콩과 Leguminosae)의 꽃봉오리와 꽃"을 "괴화"로 등재하고 있으며, 전자를 "괴미"라 하고 후자를 "괴화"라고 한다고 하였다.

국화 菊花

Chrysanthemi Flos[6]

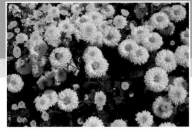

Chrysanthemum morifolium Ramat.

기원 ▶	국화과(Compositae) 식물 국화[菊] *Chrysanthemum morifolium* Ramat.의 두상화서(頭狀花序)를 말린 것이다.
산지 ▶	중국 절강성, 안휘성, 하남성, 섬서성 등지에서 주로 생산된다.
채취 · 가공 ▶	9~11월에 개화한 것을 채취하여 그늘에서 말리거나 불에 쬐어 말린다. 또는 유황훈증을 한 후에 햇볕에 말린다. 약재로 사용하는 것은 지역과 가공방법에 따라 달라지며 "공국(貢菊)", "박국(毫菊)", "저국(滁菊)", "항국(杭菊)"으로 나뉜다.
성미 · 효능 ▶	맛은 달고[甘], 쓰며[苦], 성질은 약간 차다[微寒]. 청열산풍(淸熱散風), 평간명목(平肝明目)의 효능이 있다.
약재 특징 ▶	총포편은 초질(草質)이고, 가장자리는 막질이며, 가볍고, 부드러우며, 말리면 바삭하다. 청량한 향기가 있고, 맛은 달며 약간 쓰다.
품질 조건 ▶	전통 경험에 따르면 꽃이 온전하고, 색이 선명하고, 청량한 향기가 나며, 줄기가 거의 없는 것이 좋다.

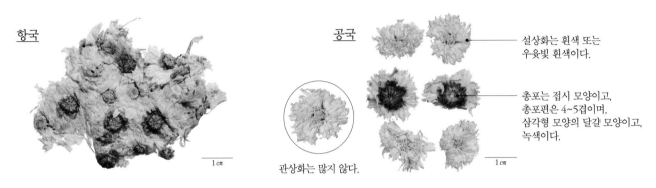

항국

공국

설상화는 흰색 또는 우윳빛 흰색이다.

총포는 접시 모양이고, 총포편은 4~5겹이며, 삼각형 모양의 달걀 모양이고, 녹색이다.

1 cm

관상화는 많지 않다.

1 cm

참고

1. 국화는 약용 이외에도 식용으로 사용 가능하다.
2. 《중국약전》에 함께 등재되어 있는 동속식물 야국화(野菊花) *Chrysanthemum indicum* L.의 두상화서를 말린 것을 "야국화"라 하여 별도로 분류하고 있다. 268쪽의 "감국[野菊花]" 항을 참고할 것

호국(毫菊), 저국, 공국, 항국의 주요 감별점

구분	호국	저국	공국	항국
모양	거꿀원뿔모양 또는 원통형이고, 날개 모양으로 약간 납작하게 압착해 놓은 것도 있다.	불규칙한 구형 또는 납작한 구형이다.	불규칙한 구형 또는 납작한 구형이다.	접시 모양 또는 납작한 구형이고, 대부분의 꽃이 함께 연결되어서 납작한 조각을 이루고 있다.
지름	1.5~3cm	1.5~2.5cm	1.5~2.5cm	2.5~4cm
설상화	흰색에 가깝고, 곧으며, 올라와 있고, 세로 방향으로 오그라들어 있으며, 금황색의 샘점[腺點]이 산재해 있다.	흰색에 가깝고, 불규칙하게 굽어 있으며, 안쪽으로 말려 있고, 가장자리는 오그라들어 있으며, 연한 갈색의 샘점을 볼 수 있다.	흰색 또는 흰색에 가깝고, 모서리에서 올라와 있고, 윗부분은 접혀 있지 않으며, 가장자리는 안쪽으로 약간 말려, 있고 대부분 샘점이 없다.	흰색에 가깝거나 노란색이고, 편평하거나 약간 접혀 있고, 함께 붙어 있으며, 대부분 샘점이 없다.
관상화	여러 개이고, 설상화에 의해 가려져 있다.	대부분 가려져 있다.	드물게 있고, 바깥으로 노출되어 있다.	여러 개이고, 바깥으로 노출되어 있다.

6 《대한약전외한약(생약)규격집》(제4개정판)에는 "국화 *Chrysanthemum morifolium* Ramatuelle (국화과 Compositae)의 꽃"을 "국화"로 등재하고 있다.

금은화 金銀花

Lonicerae Japonicae Flos[7]

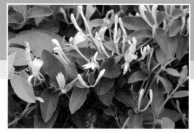

Lonicera japonica Thunb.

기원 ▶ 인동과(Caprifoliaceae) 식물 인동덩굴[忍冬] *Lonicera japonica* Thunb.의 꽃봉오리 또는 막 피기 시작한 꽃을 말린 것이다.

산지 ▶ 중국 산동성, 하남성 등지에서 주로 생산된다.

채취 · 가공 ▶ 초여름 꽃이 필 무렵 채취하여 말린다.

성미 · 효능 ▶ 맛은 달고[甘], 성질은 차다[寒]. 청열해독(淸熱解毒), 양산풍열(涼散風熱)의 효능이 있다.

약재 특징 ▶ 막대기 모양으로 위쪽은 두껍고 아래쪽은 가늘며, 약간 굽었다. 바깥 면은 황백색 또는 녹백색이다(장기간 저장하면 색이 점차 어두워진다). 벌어진 것의 꽃부리는 통 모양이고, 끝은 두 갈래로 갈라진다. 청량한 향기가 있고, 맛은 담담하고 약간 쓰다.

품질 조건 ▶ 전통 경험에 따르면 꽃봉오리가 많고, 연한 색이고, 질은 부드러우며, 청량한 향기가 있는 것이 좋다.

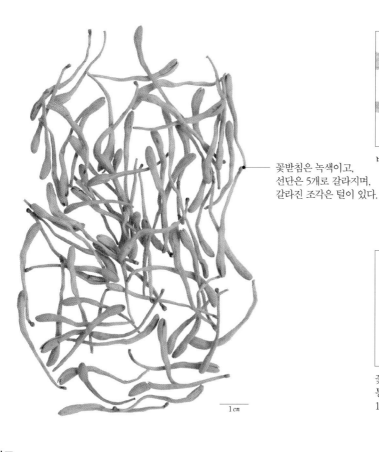

꽃받침은 녹색이고,
선단은 5개로 갈라지며,
갈라진 조각은 털이 있다.

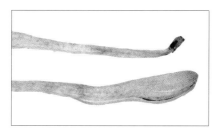

바깥 면은 짧고 부드러운 털로 덮여 있다.

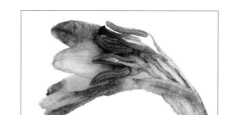

꽃봉오리를 세로로 자르면 수술은 5개이고,
통 모양의 벽에 붙어 있으며, 노란색이고,
1개의 암술이 있으며, 씨방에는 털이 없다.

1 cm

참고

1. "첨자은화(尖子銀花)": 금은화 약재의 꽃이 작으면서 끝의 입구가 열리지 않은 것을 가리키는 것으로 품질이 좋다.

2. 금은화의 산지에 따라서 산동성에서 생산되는 것을 "동은화(東銀花)" 또는 "제은화(濟銀花)"라 하고, 생산량이 많고 하남성에서 생산되는 것을 "밀은화(密銀花)"라고 한다.

3. 《중국약전》에 함께 등재되어 있는 인동덩굴의 덩굴줄기를 말린 것을 "인동등(忍冬藤)"이라 하여 별도로 분류하고 있다. 222쪽의 "인동[忍冬藤]" 항을 참고할 것

4. 《중국약전》에 함께 등재되어 있는 동속의 다른 식물의 꽃봉오리 또는 처음 달린 꽃을 말린 것을 "산은화(山銀花)"라 하여 별도로 분류하고 있다. 276쪽의 "산은화" 항을 참고할 것

7 《대한민국약전》(제11 개정판)에는 "인동덩굴 *Lonicera japonica* Thunberg (인동과 Caprifoliaceae)의 꽃봉오리 또는 막 피기 시작한 꽃"을 "금은화"로 등재하고 있다.

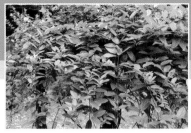

Lonicera macranthoides Hand.-Mazz.

^附 산은화 山銀花

Lonicerae Flos

기원 ▶ 인동과(Caprifoliaceae) 식물 회첨모인동(灰氈毛忍冬) *Lonicera macranthoides* Hand.-Mazz.의 꽃봉오리 또는 막 피기 시작한 꽃을 말린 것이다.

산지 ▶ 중국 서남(西南), 중남(中南) 지역에서 주로 생산된다.

채취·가공 ▶ 초여름 꽃이 필 무렵 채취하여 말린다.

성미·효능 ▶ 맛은 달고[甘], 성질은 차다[寒]. 청열해독(淸熱解毒), 양산풍열(涼散風熱)의 효능이 있다.

약재 특징 ▶ 막대기 모양이면서 약간 굽었고, 바깥 면은 녹갈색에서 황백색이다. 질은 약간 단단하고, 손으로 문지르면 약간 탄성이 있다. 청량한 향기가 있고, 맛은 약간 쓰고 달다.

품질 조건 ▶ 전통 경험에 따르면 녹갈색의 꽃봉오리에, 향기가 진한 것이 좋다.

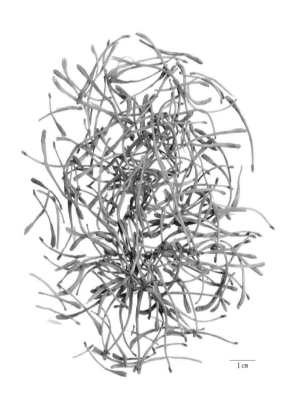

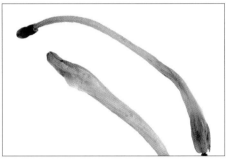

꽃이 피었을 때: 꽃부리는 전체 길이의 절반에 미치지 못한다.

화남인동(*L. confusa*)

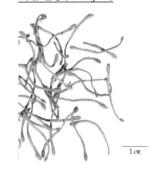

참고

《중국약전》에 함께 등재되어 있는 동속식물 홍선인동(紅腺忍冬) *L. hypoglauca* Miq., 화남인동(華南忍冬) *L. confusa* DC. 또는 황갈모인동(黃褐毛忍冬) *L. fulvotomentosa* Hsu et S. C. Cheng의 꽃봉오리 또는 처음 달린 꽃을 말린 것을 "산은화"라 하여 약용한다.

인동과 회전모인동의 주요 감별점

구분	금은화(인동)	산은화(회전모인동)
바깥 면의 색	황백색 또는 녹백색이다 (장기간 저장하면 색이 점차 어두워진다).	녹갈색에서 황백색이다.
크기	길이 2~3cm, 윗부분 지름 약 3mm, 아랫부분 지름 약 1.5mm	길이 3~4.5cm, 윗부분 지름 약 2mm, 아랫부분 지름 약 1mm
털	빽빽이 덮여 있다.	비교적 적다.

납매화 蠟梅花

Chimonanthi Praecocis Flos

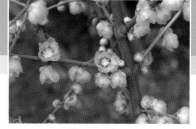

Chimonanthus praecox (L.) Link

기원 ▶ 받침꽃과(Calycanthaceae) 식물 납매(蠟梅) *Chimonanthus praecox* (L.) Link의 꽃봉오리를 말린 것이다.

산지 ▶ 주산지는 중국 강소성, 절강성, 사천성, 귀주성 등지에서 주로 생산된다.

채취 · 가공 ▶ 1~2월에 꽃이 피었을 때 채취하여 햇볕에 말리거나 건조기에 말린다.

성미 · 효능 ▶ 맛은 맵고[辛], 달며[甘], 약간 쓰고[微苦], 성질은 서늘하다[涼]. 청열해서(淸熱解暑), 이기개울(理氣開鬱)의 효능이 있다.

약재 특징 ▶ 구형, 납작한 구형 또는 거꿀달걀 모양이다. 꽃덮개는 갈황색이다. 가볍고, 질은 푹석하다. 향기가 있고, 맛은 달콤하면서 후에 쓰고, 기름기가 있다.

품질 조건 ▶ 전통 경험에 따르면 꽃의 가운데가 노랗고, 온전하고, 통통하며, 꽃이 피지 않은 것이 좋다.

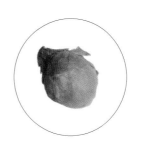

막질 인편은 황갈색이고, 삼각형이다.

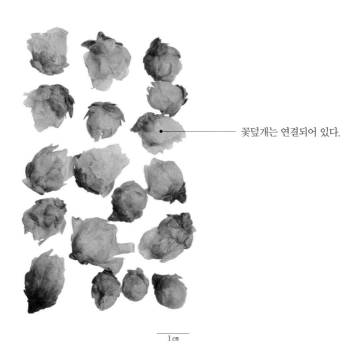

꽃덮개는 연결되어 있다.

1 cm

능소화 凌霄花

Campsis Flos[8]

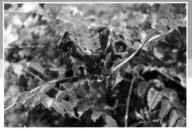

Campsis radicans (L.) Seem.

기원 ▶	능소화과(Bignoniaceae) 식물 미주능소화[美洲凌霄] *Campsis radicans* (L.) Seem.의 꽃을 말린 것이다.
산지 ▶	북아메리카 원산으로 현재는 중국의 동부, 중부, 남서부 지역에서 생산된다.
채취 · 가공 ▶	여름과 가을에 꽃이 피었을 때 채취하여 말린다.
성미 · 효능 ▶	맛은 달고[甘], 시며[酸], 성질은 차다[寒]. 양혈(涼血), 화어(化瘀), 거풍(祛風)의 효능이 있다.
약재 특징 ▶	쭈글쭈글하고 말아져 굽어 있는 것이 많고, 황갈색에서 진한 갈색이다. 질은 가볍고, 부드럽다. 청량한 향기가 있고, 맛은 약간 쓰고 시다.
품질 조건 ▶	전통 경험에 따르면 온전하고, 크고, 황갈색이며, 꽃대가 없는 것이 좋다.

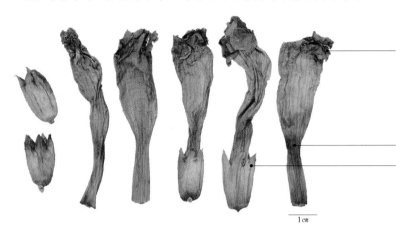

화관은 5개로 갈라졌고,
갈라진 조각은 반원형이다.

화관의 아랫부분은 깔때기 모양이다.

악통(萼筒)은 가운데가 비어 있는
종 모양이고, 선단은 5개의 치열로
갈라져 있으며, 1/3까지 갈라져 있다.

1 *cm*

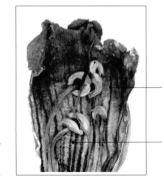

화관의 안쪽면은 진한 갈색의
맥문이 뚜렷하다.

수술은 4개이고 화관 위에 착생되어 있으며,
2개는 길고 2개는 짧으며,
화약은 화살 모양이고, 1개의 암술대가 있으며,
주두는 납작하고 편평하다.

참고

《중국약전》에 함께 등재되어 있는 동속식물 능소(凌霄) *C. grandiflora* (Thunb.) K. Schum.의 꽃을 말린 것을 "능소화(凌霄花)"라 하여 약용한다.

미주능소화와 능소의 주요 감별점

구분	미주능소화	능소
온전한 꽃의 길이	6~7cm	4~5cm
약통	길이는 1.5~2cm이고, 단단한 가죽질이며, 5개의 치열로 갈라져 있다.	길이는 2~2.5cm이고, 갈라진 열편은 가운데 부위까지 갈라져 있다.
약통 바깥의 세로 능선	세로 능선이 뚜렷하지 않다.	아래 부위에서 약통이 갈라진 부위의 끝까지 5개의 세로 능선이 있다.
화관의 안쪽 면	진한 갈색의 맥 무늬가 뚜렷하다.	가는 맥 무늬가 비교적 뚜렷하다.

---

8 《대한약전외한약(생약)규격집》(제4개정판)에는 "능소화 *Campsis grandiflora* Schumann 또는 미주능소화 *Campsis radicans* Seemen (능소화과 Bignoniaceae)의 꽃"을 "능소화"로 등재하고 있다.

다투라 洋金花

Daturae Flos[9]

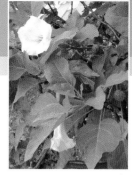

Datura metel L.

기원 ▶ 가지과(Solanaceae) 식물 흰독말풀[白花蔓陀羅] *Datura metel* L.의 꽃봉오리를 말린 것이다. 일반적으로 "남양금화(南洋金花)"라고 부른다.

산지 ▶ 중국 강소성, 절강성, 복건성, 광동성 등지에서 주로 생산된다. 재배가 대부분이다.

채취 · 가공 ▶ 4~11월 꽃이 피기 시작할 무렵 채취하여 말리거나 저온에서 건조기에 말린다.

성미 · 효능 ▶ 맛은 맵고[辛], 성질은 따뜻하다[溫]. 독성이 있다. 평천지해(平喘止咳), 진통(鎭痛), 해경(解痙)의 효능이 있다.

약재 특징 ▶ 대다수가 쭈글쭈글한 줄 모양이고, 온전한 것의 길이는 9~15cm이다. 꽃받침은 통 모양이고, 회록색 또는 회황색이며, 꽃부리는 나팔 모양이고, 연한 황색 또는 황갈색이다. 불에 말린 것은 연하면서 질기고, 특이한 냄새가 있으며, 햇볕에 말린 것은 바삭하고, 냄새는 없고, 맛은 약간 쓰다.

품질 조건 ▶ 전통 경험에 따르면 색이 연한 것이 좋다.

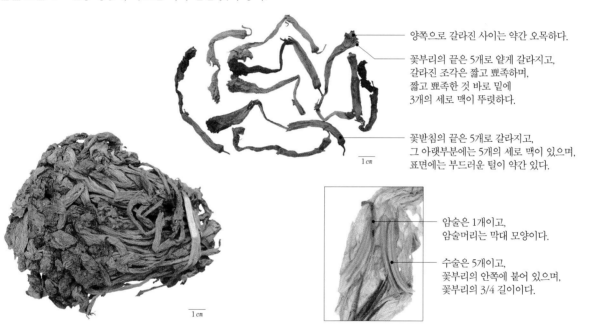

양쪽으로 갈라진 사이는 약간 오목하다.

꽃부리의 끝은 5개로 얕게 갈라지고, 갈라진 조각은 짧고 뾰족하며, 짧고 뾰족한 것 바로 밑에 3개의 세로 맥이 뚜렷하다.

꽃받침의 끝은 5개로 갈라지고, 그 아랫부분에는 5개의 세로 맥이 있으며, 표면에는 부드러운 털이 약간 있다.

암술은 1개이고, 암술머리는 막대 모양이다.

수술은 5개이고, 꽃부리의 안쪽에 붙어 있으며, 꽃부리의 3/4 길이이다.

참고

1. 양금화(洋金花)는 독성 약재에 속하므로 특별히 관리해야 한다.

2. 요녕성, 하북성, 산동성, 하남성, 섬서성과 내몽고 등지에서는 동속식물 털독말풀 *D. innoxia* Mill.의 꽃이 양금화로 사용된다. 이것을 일반적으로 "북양금화(北洋金花)"라고 한다.

남양금화와 북양금화의 주요 감별점

구분	남양금화(흰독말풀)	북양금화(털독말풀)
크기	온전한 것은 길이는 9~15cm이다.	온전한 것은 길이는 9~11cm이다.
꽃부리의 끝	짧고 뾰족하다.	삼각형이다.
꽃부리 사이의 간격	약간 오목하다.	짧고 뾰족하다.
주두	막대 모양	창 모양

9 《대한약전외한약(생약)규격집》(제4개정판)에는 "독말풀 *Datura stramonium* Linne, 흰독말풀 *Datura metel* Nees 또는 기타 동속근연식물 (가지과 Solanaceae)의 꽃필 때의 잎"을 "다투라"로 등재하고 있다.

매괴화 玫瑰花

Rosae Rugosae Flos[10]

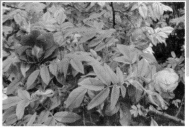

Rosa rugosa Thunb.

기원 ▶ 장미과(Rosaceae) 식물 해당화[玫瑰] *Rosa rugosa* Thunb.의 꽃봉오리를 말린 것이다.

산지 ▶ 중국 강소성, 절강성, 산동성, 안휘성 등지에서 주로 생산된다.

채취 · 가공 ▶ 늦은 봄에서 초여름에 꽃이 피었을 때 채취하여 저온에서 즉시 말린다.

성미 · 효능 ▶ 맛은 달고[甘], 약간 쓰며[微苦], 성질은 따뜻하다[溫]. 이기해울(理氣解鬱), 화혈조경(和血調經), 지통(止痛)의 효능이 있다.

약재 특징 ▶ 약간 반구형이다. 꽃잎은 자적색 또는 황갈색이다. 가볍고, 질은 바삭하다. 향기가 매우 진하고, 맛은 약간 쓰고 떫다.

품질 조건 ▶ 전통 경험에 따르면 꽃이 크고 온전하며, 화판은 두껍고, 샛자주색이며, 암술이 노출되지 않았고, 향기가 진한 것이 좋다.

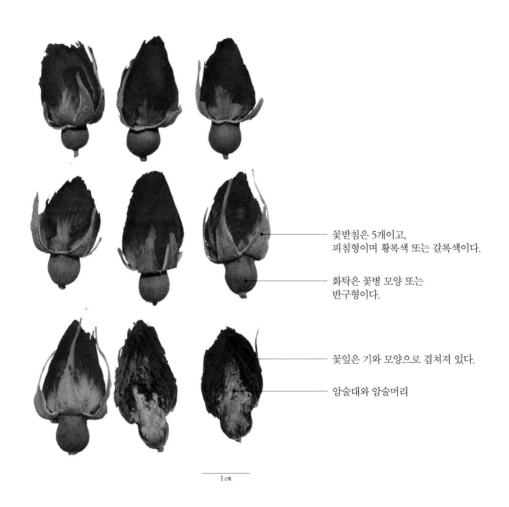

꽃받침은 5개이고,
피침형이며 황록색 또는 갈록색이다.

화탁은 꽃병 모양 또는
반구형이다.

꽃잎은 기와 모양으로 겹쳐져 있다.

암술대와 암술머리

1 *cm*

참고

《중국약전》에 함께 등재되어 있는 동속식물 월계(月季) *R. chinensis* Jacq.의 꽃을 말린 것을 "월계화(月季花)"라 하여 별도로 분류하고 있다. 281쪽의 "월계화" 항을 참고할 것

---

10 《대한약전외한약(생약)규격집》(제4개정판)에는 "해당화 *Rosa rugosa* Thunberg (장미과 Rosaceae)의 꽃봉오리"를 "매괴화"로 등재하고 있다.

㊙ 월계화 月季花

Rosae Chinensis Flos

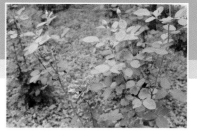

Rosa chinensis Jacq.

기원 ▶	장미과(Rosaceae) 식물 월계화[月季] *Rosa chinensis* Jacq.의 꽃을 말린 것이다.
산지 ▶	중국 강소성, 호북성, 산동성, 하북성 등지에서 주로 생산된다.
채취·가공 ▶	연중 채취가 가능하고 꽃이 필 무렵 채취하여 그늘에서 말리거나 저온에서 말린다.
성미·효능 ▶	맛은 달고[甘], 성질은 따뜻하다[溫]. 활혈조경(活血調經)의 효능이 있다.
약재 특징 ▶	구형에 가깝다. 꽃잎은 자적색 또는 연한 자적색이다. 가볍고, 질은 바삭하다. 청량한 향기가 있고, 맛은 담담하고 조금 쓰다.
품질 조건 ▶	전통 경험에 따르면 온전하고, 자적색이고, 반쯤 열렸으며, 청량한 향기가 있는 것이 좋다.

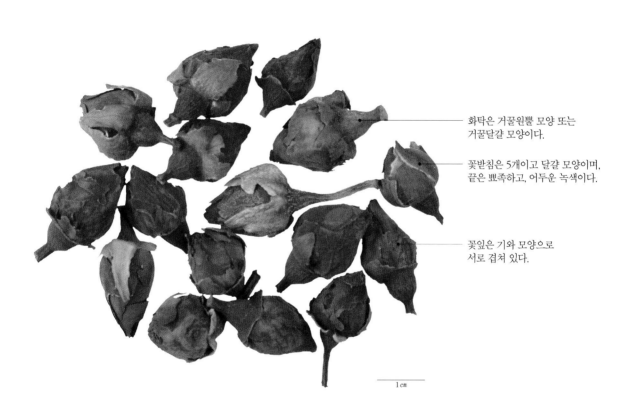

화탁은 거꿀원뿔 모양 또는
거꿀달걀 모양이다.

꽃받침은 5개이고 달걀 모양이며,
끝은 뾰족하고, 어두운 녹색이다.

꽃잎은 기와 모양으로
서로 겹쳐 있다.

1 cm

매괴화와 월계화의 주요 감별점

구분	매괴화	월계화
화탁	꽃병 모양 또는 반구형이다.	거꿀원뿔 모양 또는 거꿀달걀 모양이다.
꽃대	없거나 짧다.	항상 있다.
꽃받침	피침형이고 황록색 또는 갈황색이다.	달걀 모양이며, 끝은 뾰족하고, 어두운 녹색이다.
냄새	향기가 매우 진하다.	청량한 향기가 있다.

사프란 西紅花

Croci Stigma[11]

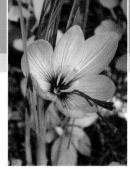

Crocus sativus L.

기원 ▶ 붓꽃과(Iridaceae) 식물 사프란[番紅花] *Crocus sativus* L.의 암술머리를 말린 것이다.

산지 ▶ 스페인, 그리스, 프랑스, 러시아 그리고 중앙아시아에 이르기까지 넓은 지역에 걸쳐 생산된다. 중국에서도 재배되고 있다.

채취·가공 ▶ 꽃이 핀 후 맑은 날에 암술머리를 채취하여 대나무로 짠 널판에 얇게 펴서 흡습지로 덮은 다음 햇볕에 말린다. 또는 40~50℃로 건조기에 말리거나 환기가 잘되는 그늘에서 말린다.

성미·효능 ▶ 맛은 달고[甘], 성질은 평(平)하다. 활혈화어(活血化瘀), 양혈해독(涼血解毒), 해울안신(解鬱安神)의 효능이 있다.

약재 특징 ▶ 선형(線形)이고, 3개로 분지한다. 어두운 붉은색이다. 가볍고, 질은 무르고 연하며, 기름기와 광택이 없고, 말린 후에는 질이 바삭거려 자르기 쉽다. 특이한 냄새가 있고, 자극성이 조금 있으며, 맛은 약간 쓰다.

품질 조건 ▶ 전통 경험에 따르면 암술머리가 자적색을 띠며, 노란색의 암술대가 거의 없는 것이 좋다.

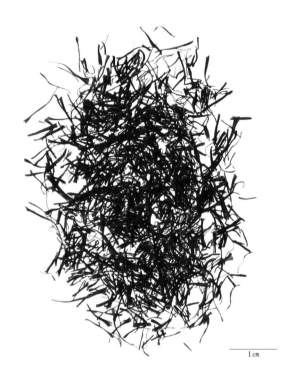

1 cm

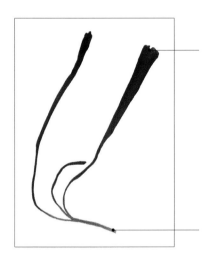

윗부분은 비교적 넓으면서 약간 편평하고, 가장자리는 매끄럽지 않은 거치 모양이 뚜렷하며, 편평하게 펴보면 암술머리는 나팔 모양이고, 안쪽면은 짧게 갈라져 있다.

아랫부분의 끝은 노란색의 암술대가 남아 있다.

홍화(紅花)　　사프란　　사프란

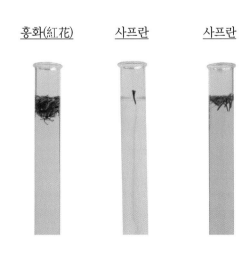

수침시험 ▶

사프란을 취해서 물에 넣으면, 오렌지색이 직선성을 보이면서 아래로 내려가는 것을 볼 수 있고 점점 확산되어 물을 노란색으로 물들인다. 침전물은 남지 않는다.

참고

현재 상해에 사프란의 GAP 재배단지가 조성되어 있다.

---

11 《대한민국약전》(제11개정판)에는 "사프란 *Crocus sativus* Linne (붓꽃과 Iridaceae)의 암술머리"를 "사프란"으로 등재하고 있다.

선복화 旋覆花

Inulae Flos[12]

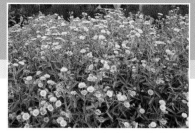

Inula japonica Thunb.

기원 ▶ 국화과(Compositae) 식물 금불초[旋覆花] *Inula japonica* Thunb.의 두상화서(頭狀花序)를 말린 것이다.

산지 ▶ 중국 하남성, 하북성, 강소성, 절강성 등지에서 주로 생산된다.

채취·가공 ▶ 여름과 가을에 꽃이 피었을 때 채취하여 이물질을 제거하고 그늘에서 말리거나 햇볕에 말린다.

성미·효능 ▶ 맛은 쓰고[苦], 맵고[辛], 짜며[鹹], 성질은 약간 따뜻하다[溫]. 강기화담(降氣化痰), 강역지구(降逆止嘔)의 효능이 있다.

약재 특징 ▶ 납작한 구형 또는 구형에 가깝다. 가볍고, 부서져 흩어지기 쉽다. 냄새는 없고, 맛은 약간 쓰다.

품질 조건 ▶ 전통 경험에 따르면 온전하고, 송이가 크고, 노란색이며, 줄기가 붙어 있지 않은 것이 좋다.

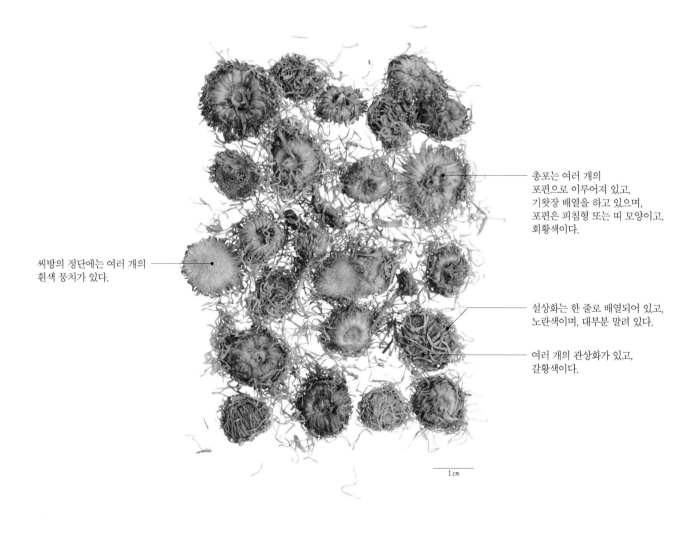

씨방의 정단에는 여러 개의 흰색 뭉치가 있다.

총포는 여러 개의 포편으로 이루어져 있고, 기왓장 배열을 하고 있으며, 포편은 피침형 또는 띠 모양이고, 회황색이다.

설상화는 한 줄로 배열되어 있고, 노란색이며, 대부분 말려 있다.

여러 개의 관상화가 있고, 갈황색이다.

1 cm

참고

《중국약전》에 함께 등재되어 있는 동속식물 구아선복화(歐亞旋覆花) *I. britannica* L.의 두상화서를 말린 것을 "선복화"라 하여 약용한다.

---

12 《대한약전외한약(생약)규격집》(제4개정판)에는 "금불초 *Inula japonica* Thunberg 또는 구아선복화(歐亞旋覆花) *Inula britannica* Linne (국화과 Compositae)의 꽃"을 "선복화"로 등재하고 있다.

신이 辛夷

Magnoliae Flos[13]

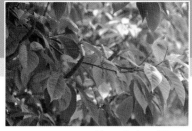

Magnolia biondii Pamp.

기원 ▶ 목련과(Magnoliaceae) 식물 망춘화(望春花) *Magnolia biondii* Pamp.의 꽃봉오리를 말린 것이다.

산지 ▶ 중국 하남성, 안휘성, 호북성 등지에서 주로 생산된다.

채취 · 가공 ▶ 늦겨울에서 이른 봄에 꽃이 피기 전에 채취하여 가지와 줄기를 제거하고 그늘에서 말린다.

성미 · 효능 ▶ 맛은 맵고[辛], 성질은 따뜻하다[溫]. 발산풍한(發散風寒), 선통비규(宣通鼻竅)의 효능이 있다.

약재 특징 ▶ 긴 달걀 모양이다. 포엽은 회백색 또는 회록색의 솜털로 빽빽이 덮여 있다. 가볍고, 질은 바삭하다. 향기가 있고, 맛은 맵고 서늘하며 약간 쓰다.

품질 조건 ▶ 전통 경험에 따르면 꽃봉오리가 피지 않고, 온전하고, 단단하며, 향기가 진하고, 가지줄기가 없는 것이 좋다.

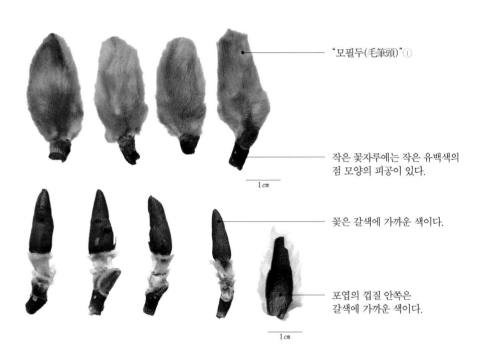

"모필두(毛筆頭)"①

작은 꽃자루에는 작은 유백색의 점 모양의 피공이 있다.

1 cm

꽃은 갈색에 가까운 색이다.

포엽의 껍질 안쪽은 갈색에 가까운 색이다.

1 cm

① "모필두(毛筆頭)": 신이 약재의 긴 달걀 모양을 가리키는 것으로, 바깥은 길고 부드러운 털로 덮여 있어서 마치 붓의 머리와 닮았다.

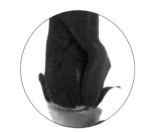

바깥의 소용돌이 꽃은 3개의 조각으로 덮여 있고, 띠 모양이며, 안쪽 2개의 꽃의 길이의 약 1/4이고, 꽃받침 모양이다.

참고

《중국약전》에 함께 등재되어 있는 동속식물 옥란(玉蘭) *M. denudata* Desr. 또는 무당옥란(武當玉蘭) *M. sprengeri* Pamp.의 꽃봉오리를 말린 것을 "신이"라 하여 약용한다.

3종 신이의 주요 감별점

구분	망춘화(*M. biondii*)	옥란(*M. denudata*)	무당옥란(*M. sprengeri*)
크기, 길이	1.2~2.5cm	1.5~3cm	비교적 뚜렷하게 크고, 길이는 2~4cm이다.
작은 꽃자루	비교적 가늘고, 피공은 흰색에 가깝다.	비교적 두껍고, 피공은 연한 갈색이다.	두껍고, 적갈색의 피공이다.
꽃덮개	9개이고, 바깥에 3개가 있으며, 띠 모양으로 짧다.	9개이고, 안과 밖의 소용돌이가 같다.	10~12(15)개이고, 안과 밖의 소용돌이가 같다.

---

13 《대한약전외한약(생약)규격집》(제4개정판)에는 "망춘화 *Magnolia biondii* Pampanini, 백목련 *Magnolia denudata* Desrousseaux, 목련 *Magnolia kobus* De Candolle, 및 무당목련 *Magnolia sprengeri* Pampanini (목련과 Magnoliaceae)의 꽃봉오리"를 "신이"로 등재하고 있다.

요양화 鬧羊花

Rhododendri Mollis Flos

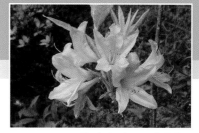

Rhododendron molle G. Don

기원 ▶ 진달래과(Ericaceae) 식물 양척촉(洋躑躅) *Rhododendron molle* G. Don의 꽃을 말린 것이다.

산지 ▶ 중국 강소성, 절강성, 하남성, 강서성 등지에서 주로 생산된다.

채취 · 가공 ▶ 4~5월에 꽃이 피기 시작할 무렵에 채취해서 그늘에서 말리거나 햇볕에 말린다.

성미 · 효능 ▶ 맛은 맵고[辛], 성질은 따뜻하다[溫]. 독성이 있다. 거풍제습(祛風除濕), 산어정통(散瘀定痛)의 효능이 있다.

약재 특징 ▶ 꽃은 이미 피어 있다. 회황색에서 황갈색이고, 대부분은 매우 쭈글쭈글하다. 냄새는 없고, 맛은 약간 마비감이 있다.

품질 조건 ▶ 전통 경험에 따르면 갈황색인 것이 좋다.

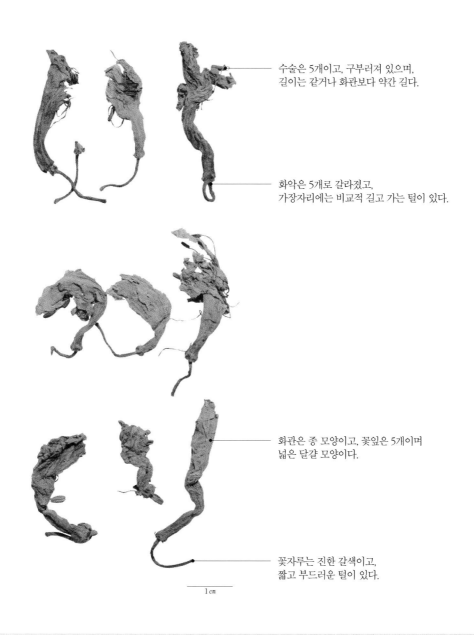

수술은 5개이고, 구부러져 있으며,
길이는 같거나 화관보다 약간 길다.

화악은 5개로 갈라졌고,
가장자리에는 비교적 길고 가는 털이 있다.

화관은 종 모양이고, 꽃잎은 5개이며
넓은 달걀 모양이다.

꽃자루는 진한 갈색이고,
짧고 부드러운 털이 있다.

1 *cm*

참고

요양화는 독성 약재에 속하므로 특별히 관리해야 한다.

원화 芫花

Genkwa Flos[14]

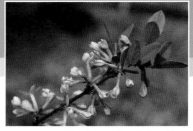

Daphne genkwa Sieb. et Zucc.

기원 ▶ 팥꽃나무과(Thymeleaceae) 식물 팥꽃나무[芫花] *Daphne genkwa* Sieb. et Zucc.의 꽃봉오리를 말린 것이다.

산지 ▶ 중국 하남성, 산동성, 강소성, 안휘성 등지에서 주로 생산된다.

채취·가공 ▶ 봄에 꽃이 피기 전에 채취하여 이물질을 제거하고 말린다.

성미·효능 ▶ 맛은 쓰고[苦], 매우며[辛], 성질은 따뜻하다[溫]. 독성이 있다. 사수축음(瀉水逐飮), 거담지해(祛痰止咳), 살충요창(殺蟲療瘡)의 효능이 있다.

약재 특징 ▶ 질은 연하다. 냄새는 없고, 맛은 달며 약간 맵다.

품질 조건 ▶ 전통 경험에 따르면 온전한 꽃봉오리에 부서지지 않고, 연한 자색이며, 꽃이 가늘고 작으면서 개화되지 않은 것이 좋다.

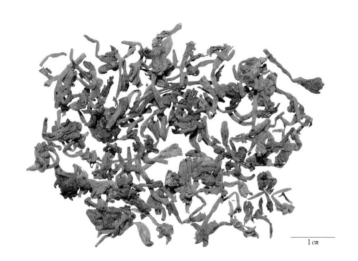

1 cm

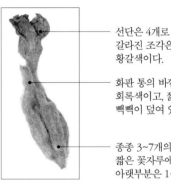

선단은 4개로 갈라지고, 갈라진 조각은 연한 자색 또는 황갈색이다.

화판 통의 바깥 면은 연한 자색 또는 회록색이고, 짧고 부드러운 털로 빽빽이 덮여 있다.

종종 3~7개의 무리 꽃송이가 짧은 꽃자루에 붙어나고, 아랫부분은 1~2개의 포엽이 있다.

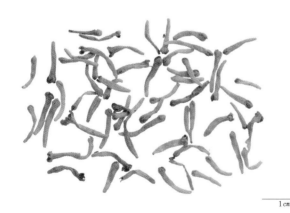

1 cm

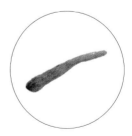

1개의 꽃은 막대기 모양으로 종종 굽어 있다.

참고

원화는 독성 약재이므로 특별히 관리해야 한다.

---

14 《대한약전외한약(생약)규격집》(제4개정판)에는 "팥꽃나무 *Daphne genkwa* Siebold et Zuccarini (팥꽃나무과 Thymeleaceae)의 꽃봉오리"를 "원화"로 등재하고 있다.

정향 丁香

Caryophylli Flos[15]

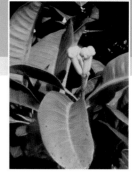

Eugenia caryophyllata Thunb.

기원 ▶ 정향나무과(Myrtaceae) 식물 정향(丁香) *Eugenia caryophyllata* Thunb.의 꽃봉오리를 말린 것이다.

산지 ▶ 탄자니아의 잔지바르와 말레이시아, 인도네시아에서 주로 생산된다. 중국에서는 해남성과 광동성 지역에서 재배되고 있다.

채취·가공 ▶ 꽃봉오리의 색이 초록에서 붉게 변할 무렵에 채취하여 햇볕에 말린다.

성미·효능 ▶ 맛은 맵고[辛], 성질은 따뜻하다[溫]. 온중강역(溫中降逆), 보신조양(補腎助陽)의 효능이 있다.

약재 특징 ▶ 약간 다듬은 막대기 모양이고, 적갈색에서 어두운 갈색이다. 질은 단단하고, 기름기가 풍부하여 긁으면 기름이 스며나오고, 물에 넣으면 수직으로 가라앉는다. 향기가 매우 진하고, 맛은 매우 매우며, 혀를 마비시키는 느낌이 있다.

품질 조건 ▶ 전통 경험에 따르면 온전하고, 크고, 진한 붉은색이며, 향기가 진하고, 기름기가 풍부하며, 물에 넣으면 가라앉는 것이 좋다.

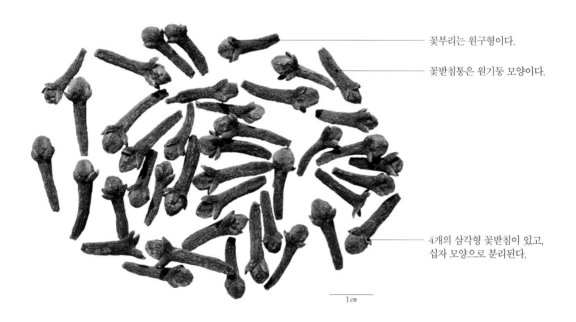

꽃부리는 원구형이다.

꽃받침통은 원기둥 모양이다.

4개의 삼각형 꽃받침이 있고, 십자 모양으로 분리된다.

1 cm

꽃봉오리를 세로로 자른 것

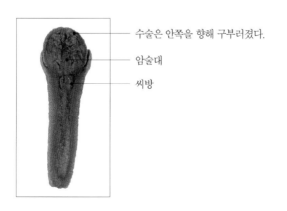

수술은 안쪽을 향해 구부러졌다.

암술대

씨방

---

15 《대한민국약전》(제11개정판)에는 "정향 *Syzygium aromaticum* Merrill et Perry (정향나무과 Myrtaceae)의 꽃봉오리"를 "정향"으로 등재하고 있다.

<u>모정향(母丁香)</u>: 달걀 모양 또는 긴 타원형이다. 바깥 면은 갈색을 띤다. 질은 바삭하나 자르기 어렵고, 자르면 세로로 2개의 조각으로 갈라진다. 향기가 있고, 맛은 혀를 마비시키며 맵다.

품질 조건 ▶ 전통 경험에 따르면 크고, 통통하고, 기름기가 풍부하며, 향기가 진한 것이 좋다.

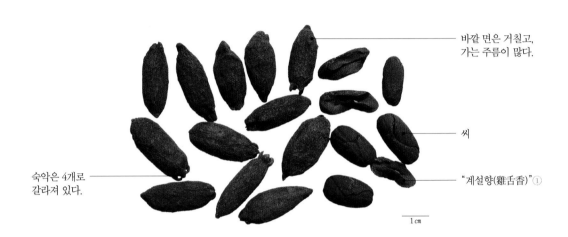

바깥 면은 거칠고,
가는 주름이 많다.

씨

"계설향(雞舌香)"①

숙악은 4개로
갈라져 있다.

1 cm

수침시험 ▶

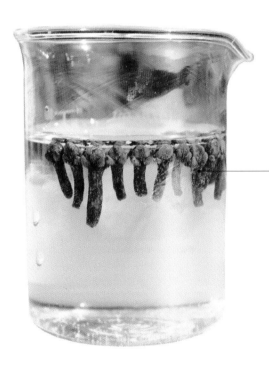

① "계설향(雞舌香)": 모정향의
떡잎이 마주 포개어져서 거꾸로
달걀 모양처럼 생긴 것으로,
그 모양이 마치 닭의 혀와 닮
았다.

꽃받침통은
수직으로 가라앉는다.

참고

1. 공정향(公丁香): 정향의 꽃봉오리로 향기와 맛이 매우 진하고 품질이 좋다.

2. 모정향(母丁香): 정향의 열매로 향기와 맛이 약간 연하고 품질은 비교적 낮다.

포황 蒲黃

Typhae Pollen[16]

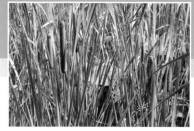

Typha angustifolia L.

기원 ▶ 부들과(Typhaceae) 식물 부들[手燭香蒲] *Typha angustifolia* L.의 꽃가루를 말린 것이다.

산지 ▶ 중국 강소성, 절강성, 산동성, 안휘성 등지에서 주로 생산된다.

채취·가공 ▶ 여름에 부들 꼭대기의 꽃이 노란색으로 물들면 햇볕에 말린 후 부수어 채로 쳐서 화분을 모은다. 수꽃을 따서 말린 꽃가루를 초포황(草蒲黃)이라 한다.

성미·효능 ▶ 맛은 달고[甘], 성질은 평(平)하다. 지혈(止血), 화어(化瘀), 통림(通淋)의 효능이 있다.

약재 특징 ▶ 노란색의 분말이다. 가볍고, 물에 넣으면 뜬다. 손으로 비비면 매끄러운 감촉이 있으며 손에 달라붙는다. 냄새는 없고, 맛은 담담하다.

품질 조건 ▶ 전통 경험에 따르면 이물질이 섞이지 않은 가는 분말에 가벼우며, 밝은 노란색이고, 매끄러운 감촉이 강한 것이 좋다.

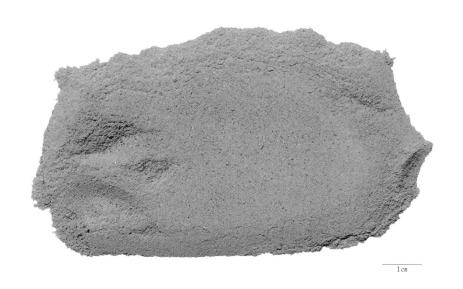

1 cm

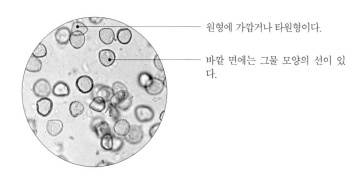

원형에 가깝거나 타원형이다.

바깥 면에는 그물 모양의 선이 있다.

참고

1. 《중국약전》에 함께 등재되어 있는 동속식물 부들 *Typha orientalis* Presl 또는 기타 동속식물의 꽃가루를 말린 것을 "포황"이라 하여 약용한다.
2. 초포황: 약실(藥絲)의 꽃가루가 함유되어 혼합된 것을 가리키는 것으로, 흔히 갈황색을 띠고 만지면 거친 감촉이 있으며 쉽게 덩어리진다.

16 《대한약전외한약(생약)규격집》(제4개정판)에는 "부들 *Typha orientalis* Presl 또는 기타 동속식물 (부들과 Typhaceae)의 꽃가루"를 "포황"으로 등재하고 있다.

하고초 夏枯草

Prunellae Spica[17]

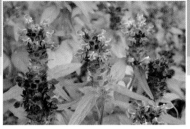

Prunella vulgaris L.

기원 ▶ 꿀풀과(Labiatae) 식물 하고초(夏枯草) *Prunella vulgaris* L.의 꽃대를 말린 것이다.

산지 ▶ 중국 강소성, 안휘성, 하남성 등지에서 주로 생산된다.

채취·가공 ▶ 여름에 꽃대가 적갈색으로 변할 무렵 채취하여 이물질을 제거하고 햇볕에 말린다.

성미·효능 ▶ 맛은 맵고[辛], 쓰며[苦], 성질은 차다[寒]. 청화(清火), 명목(明目), 산결(散結), 소종(消腫)의 효능이 있다.

약재 특징 ▶ 원기둥 모양이고, 약간 납작하며, 가볍다. 연갈 갈색에서 갈적색이다. 꽃대는 여러 개에서 10여 개의 꽃받침 조각이 순차적으로 모여서 하나의 수(穗)를 이룬다. 냄새는 없고, 맛은 담담하다.

품질 조건 ▶ 전통 경험에 따르면 꽃대가 길고, 갈적색이며, 흔들었을 때 소리가 나는 것이 좋다.

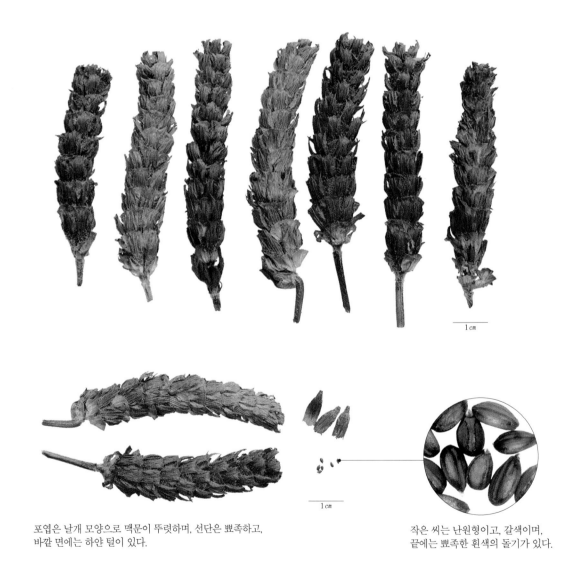

1 cm

포엽은 날개 모양으로 맥문이 뚜렷하며, 선단은 뾰족하고,
바깥 면에는 하얀 털이 있다.

작은 씨는 난원형이고, 갈색이며,
끝에는 뾰족한 흰색의 돌기가 있다.

---

17 《대한민국약전》(제11개정판)에는 "꿀풀 *Prunella vulgaris* Linne var. *lilacina* Nakai 또는 하고초 *Prunella vulgaris* Linne (꿀풀과 Labiatae)의 꽃대"를 "하고초"로 등재하고 있다.

합환화 合歡花

Albiziae Flos

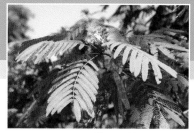

Albizia Julibrissin Durazz.

기원 ▶ 콩과(Leguminosae) 식물 자귀나무[合歡] *Albizia julibrissin* Durazz.의 화서(花序)를 말린 것이다.

산지 ▶ 중국 하북성, 하남성, 섬서성, 강소성, 절강성 등지에서 주로 생산된다.

채취·가공 ▶ 꽃이 피었을 때 여름의 맑은 날에 채취하고 즉시 햇볕에 말린다.

성미·효능 ▶ 맛은 달고[甘], 성질은 평(平)하다. 해울안신(解鬱安神)의 효능이 있다.

약재 특징 ▶ 두상화서로 쭈그러져서 한 덩어리를 이룬다. 가벼워서 쉽게 부서진다. 향기가 약간 있고, 맛은 담담하다.

품질 조건 ▶ 전통 경험에 따르면 황갈색으로 온전한 것이 좋다.

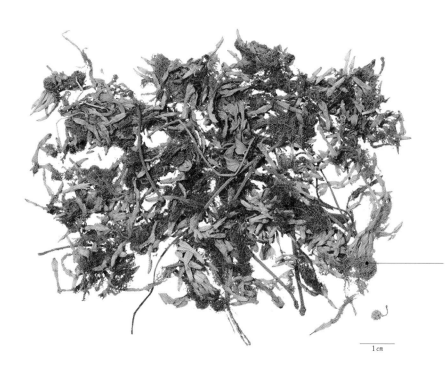

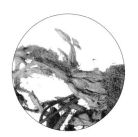

작은 꽃자루는 황록색이고, 세로 능선이 있으며, 부드러운 털로 드문드문 덮여 있다.

꽃 전체는 부드러운 털로 덮여 있고, 연한 노란색에서 황갈색을 띤다.

1 cm

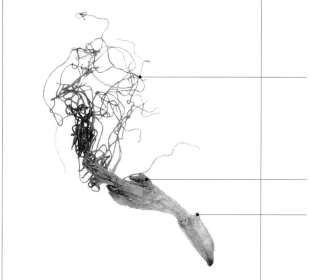

수술은 여러 개이고, 가늘고 길며, 황갈색에서 황록색이다.

꽃받침통의 끝은 5개로 갈라지고, 갈라진 조각은 피침형이다.

꽃받침은 통 모양이고, 끝에는 5개의 작은 거치가 있다.

홍화 紅花

Carthami Flos[18]

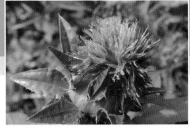

Carthamus tinctorius L.

기원	▶	국화과(Compositae) 식물 잇꽃[紅花] *Carthamus tinctorius* L.의 꽃을 말린 것이다.
산지	▶	중국 하남성, 하북성, 절강성, 사천성 등지에서 주로 생산되며 재배된다.
채취 · 가공	▶	여름에 꽃이 노란색에서 붉은색으로 변할 때 채취한다. 맑은 날 아침에 채취해서 그늘에서 말리거나 햇볕에 말린다.
성미 · 효능	▶	맛은 맵고[辛], 성질은 따뜻하다[溫]. 활혈통경(活血通經), 산어지통(散瘀止痛)의 효능이 있다.
약재 특징	▶	자방(子房)에 붙어 있지 않은 관상화이다. 바깥 면은 적황색 또는 붉은색이고, 질은 유연하다. 향기가 조금 있고, 맛은 약간 쓰다.
품질 조건	▶	전통 경험에 따르면 꽃부리가 길고, 색이 밝으며, 질은 부드러운 것이 좋다.

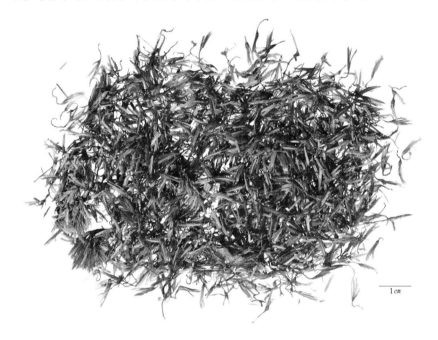

1 cm

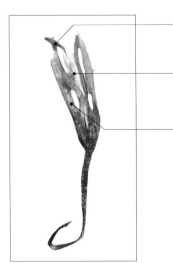

암술머리는
긴 원기둥 모양이다.

수술은 5개이고,
꽃밥은 튜브 모양으로 모여있으며,
황백색이다.

꽃부리는 가늘고 길며,
선단은 5개로 갈라져 있고,
갈라진 조각은 좁은 띠 모양이다.

수침시험 ▶

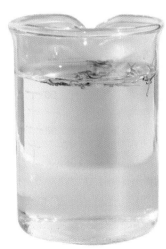

물에 넣으면 금황색으로 변한다.

---

18 《대한민국약전》(제11개정판)에는 "잇꽃 *Carthamus tinctorius* Linne (국화과 Compositae)의 관상화"를 "홍화"로 등재하고 있다.

6

열매 및 종자류
果實 및 種子類

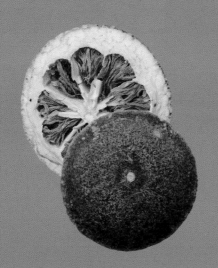

Fruits and seeds

가자 訶子

Chebulae Fructus[1]

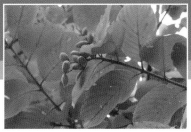

Terminalia chebula Retz.

기원 ▶ 사군자과(Combretaceae) 식물 가자(訶子) *Terminalia chebula* Retz.의 잘 익은 열매를 말린 것이다.

산지 ▶ 중국 운남성, 광동성, 광서성에서 주로 생산된다. 일반적으로 인도, 스리랑카, 미얀마 등지에서 수입되는 약재이다.

채취 · 가공 ▶ 가을과 겨울에 열매가 잘 익었을 때 채취하여 이물질을 제거하고 햇볕에 말린다.

성미 · 효능 ▶ 맛은 쓰고[苦], 시며[酸], 떫고[澁], 성질은 평(平)하다. 삽장렴폐(澁腸斂肺), 강화리인(降火利咽)의 효능이 있다.

약재 특징 ▶ 긴 원형 또는 난원형이다. 바깥 면은 황갈색 또는 어두운 갈색이다. 질은 단단하고, 냄새는 없으며, 맛은 시고 떫은 후에 달콤하다.

품질 조건 ▶ 전통 경험에 따르면 크고, 갈황색이고, 약간의 주름이 있으며, 광택이 있고, 단단한 것이 좋다.

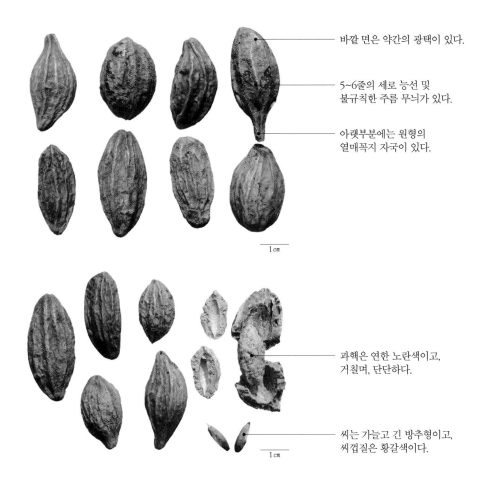

바깥 면은 약간의 광택이 있다.

5~6줄의 세로 능선 및 불규칙한 주름 무늬가 있다.

아랫부분에는 원형의 열매꼭지 자국이 있다.

1 *cm*

과핵은 연한 노란색이고, 거칠며, 단단하다.

씨는 가늘고 긴 방추형이고, 씨껍질은 황갈색이다.

1 *cm*

참고

1. 《중국약전》에 함께 등재되어 있는 동과식물 융모가자(絨毛訶子) *T. chebula* Retz. var. *tomentella* Kurt.의 잘 익은 열매를 말린 것을 "가자"라 하여 약용한다.

2. 가자와 융모가자의 어린 열매를 말린 것을 "서청과(西青果)"라 하여 약용한다. 382쪽의 "청과(青果)" 항을 참고할 것

---

1 《대한민국약전》(제11개정판)에는 "가자 *Terminalia chebula* Retzins 또는 융모가자(絨毛訶子) *Terminalia chebula* Retzins var. *tomentella* Kurt. (사군자과 Combretaceae)의 잘 익은 열매"를 "가자"로 등재하고 있다.

개자 芥子

Sinapis Semen[2]

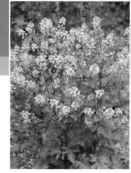

Sinapis alba L.

| 기원 ▶ | 십자화과(Cruciferae) 식물 백개(白芥) *Sinapis alba* L.의 잘 익은 씨를 말린 것이다. 일반적으로 "백개자(白芥子)"라 부른다. |

산지 ▶ 중국 안휘성, 하남성, 사천성, 섬서성 등지에서 주로 생산된다.

채취·가공 ▶ 늦여름에서 초가을에 열매가 잘 익었을 때 지상부를 베어 햇볕에 말리고 두드려서 씨를 털어내고 이물질을 제거한다.

성미·효능 ▶ 맛은 맵고[辛], 성질은 따뜻하다[溫]. 온폐화담(溫肺化痰), 이기산결(利氣散結)의 효능이 있다.

약재 특징 ▶ 구형이다. 바깥 면은 황백색에서 연한 노란색이다. 씨껍질은 얇고 바삭하며, 깨트리면 흰색의 접힌 떡잎이 있고, 기름기가 있다. 냄새는 없고, 맛은 매우 맵다.

품질 조건 ▶ 전통 경험에 따르면 알갱이가 크고, 통통하고, 황백색이며, 깨끗한 것이 좋다.

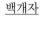

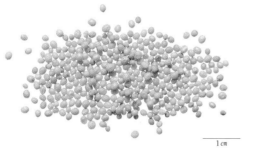

1 cm

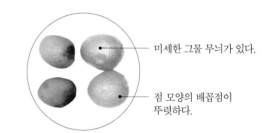

미세한 그물 무늬가 있다.

점 모양의 배꼽점이 뚜렷하다.

왼쪽은 황개자이고, 오른쪽은 백개자이다.

황개자(黃芥子): 노란색의 것

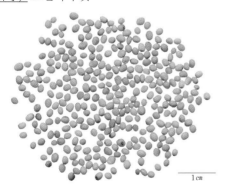

1 cm

어두운 적갈색의 것

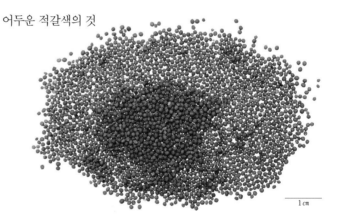

1 cm

참고

《중국약전》에 함께 등재되어 있는 동과식물 겨자[芥] *Brassica juncea* (L.) Czern. et. Coss.의 잘 익은 씨를 말린 것을 "개자(芥子)"라 하여 약용한다. 겨자를 "황개자"라도 하는데 황개자의 바깥 면은 노란색에서 갈황색이고, 일부는 어두운 적갈색이다.

백개자와 황개자의 주요 감별점

구분	백개자	황개자
지름	1.5~2.5cm	1~2cm
바깥 면	회백색에서 연한 황색이고, 미세한 그늘 무늬가 있다.	노란색에서 갈황색이고, 일부는 어두운 적갈색이다.

2 《대한약전외한약(생약)규격집》(제4개정판)에는 "갓 *Brassica juncea* Czern. et Cosson 또는 그 변종 (십자화과 Cruciferae)의 잘 익은 씨"를 "개자"로 등재하고 있다.

검인 芡實

Euryales Semen[3]

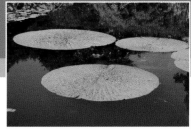

Euryale ferox Salisb.

기원 ▶ 수련과(Nymphaeaceae) 식물 가시연꽃[芡] *Euryale ferox* Salisb.의 잘 익은 속씨를 말린 것이다.

산지 ▶ 중국 강소성, 산동성, 안휘성, 호남성, 호북성 등지에서 주로 생산된다.

채취 · 가공 ▶ 늦가을에서 초겨울까지 잘 익은 열매를 채취하여 열매껍질을 제거하고 씨만 꺼내서 깨끗이 씻은 다음, 다시 바깥 씨껍질을 제거하고 햇볕에 말린다.

성미 · 효능 ▶ 맛은 달고[甘], 떫으며[澁], 성질은 평(平)하다. 익신고정(益腎固精), 보비지사(補脾止瀉), 거습지대(祛濕止帶)의 효능이 있다.

약재 특징 ▶ 구형에 가까운 모양이고, 부서진 알갱이가 많다. 바깥 면에는 갈적색의 내종피가 있고, 한쪽 끝은 황백색이다. 질은 비교적 단단하다. 냄새는 없고, 맛은 담담하다.

품질 조건 ▶ 전통 경험에 따르면 알갱이가 통통하고 고르며, 가루성이 풍부하고, 가루나 껍질 조각이 없는 것이 좋다.

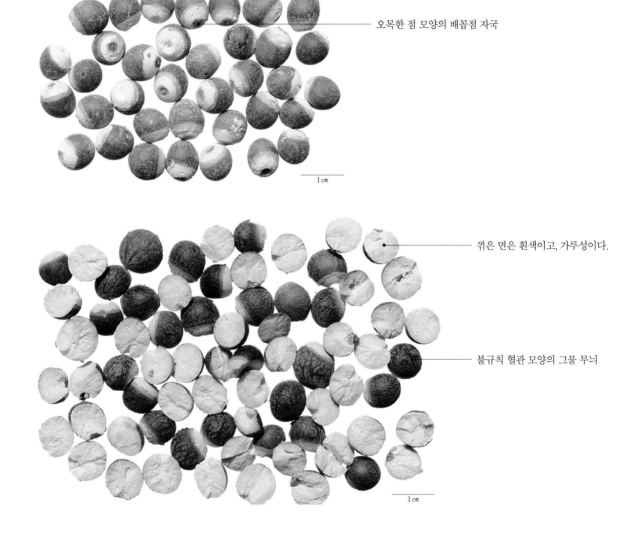

오목한 점 모양의 배꼽점 자국

1 cm

꺾은 면은 흰색이고, 가루성이다.

불규칙 혈관 모양의 그물 무늬

1 cm

---

3 《대한민국약전》(제11개정판)에는 "가시연꽃 *Euryale ferox* Salisbury (수련과 Nymphaeaceae)의 잘 익은 씨"를 "검인"으로 등재하고 있다.

견우자 牽牛子

Pharbitidis Semen[4]

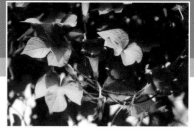

Pharbitis nil (L.) Choisy

기원 ▶ 메꽃과(Convolvulaceae) 식물 나팔꽃[裂葉牽牛] *Pharbitis nil* (L.) Choisy의 잘 익은 씨를 말린 것이다.

산지 ▶ 중국 광서성, 운남성 등지에서 주로 생산된다.

채취·가공 ▶ 늦가을 열매가 잘 익고 열매껍질이 벌어지지 않았을 때 지상부를 베어서 햇볕에 말리고 두드려서 씨를 털어낸 다음 이물질을 제거한다.

성미·효능 ▶ 맛은 쓰고[苦], 성질은 차다[寒]. 독성이 있다. 사수통변(瀉水通便), 소담척음(消痰滌飮), 살충공적(殺蟲攻積)의 효능이 있다.

약재 특징 ▶ 3개의 능선이 있는 달걀 모양이며, 귤의 꽃잎 모양과 유사하다. 바깥 면은 회흑색[흑추(黑醜)] 또는 연한 황백색[백추(白醜)]이다. 질은 단단하다. 냄새는 없고, 맛은 맵고 쓰며, 혀를 마비시키는 느낌이 있다. 물을 넣어 침지시키면 씨껍질이 거북의 등 모양으로 갈라지고, 손으로 문지르면 매우 점착성이 있고 매끄럽다.

품질 조건 ▶ 전통 경험에 따르면 알갱이가 통통한 것이 좋다.

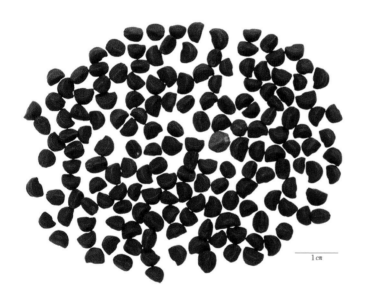

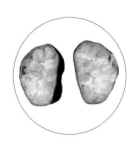

횡단면에는 쭈글쭈글하고 접혀 있는 떡잎을 볼 수 있고, 기름기가 약간 있다.

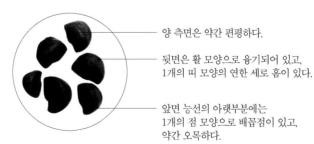

○ 양 측면은 약간 편평하다.

○ 뒷면은 활 모양으로 융기되어 있고, 1개의 띠 모양의 연한 세로 홈이 있다.

○ 앞면 능선의 아랫부분에는 1개의 점 모양으로 배꼽점이 있고, 약간 오목하다.

참고

1. 《중국약전》에 함께 등재되어 있는 동속식물 원엽견우(圓葉牽牛) *P. purpurea* (L.) Voigt의 잘 익은 씨를 말린 것을 "견우자"라 하여 약용한다.

2. 원엽견우의 꽃은 흰색, 붉은색, 청색이나 씨는 모두 검은색이다. 그러나 나팔꽃 *P. nil* (L.) Choisy의 경우 씨의 색깔은 꽃의 색깔에 따라 다양하다. 흰색 꽃의 씨는 흰색 또는 황백색이며, 붉은색 꽃의 씨는 자적색이고, 푸른색 꽃의 씨는 검은색이다. 따라서 약재의 색깔에 따라 흑축(검은색) 또는 백축(흰색)이라 부른다.

4. 《대한민국약전》(제11개정판)에는 "나팔꽃 *Pharbitis nil* Choisy 또는 둥근잎나팔꽃 *Pharbitis purpurea* Voigt (메꽃과 Convolvulaceae)의 잘 익은 씨"를 "견우자"로 등재하고 있다.

결명자 決明子

Cassiae Semen[5]

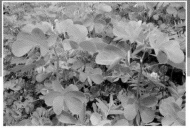

Cassia obtusifolia L.

기원 ▶ 콩과(Leguminosae) 식물 결명(決明) *Cassia obtusifolia* L.의 잘 익은 씨를 말린 것이다.

산지 ▶ 중국 강소성, 안휘성, 사천성 등지에서 주로 생산된다.

채취·가공 ▶ 가을에 잘 익은 열매를 채취하여 햇볕에 말린 후 두드려서 씨를 털어내고 이물질을 제거한다.

성미·효능 ▶ 맛은 달고[甘], 쓰며[苦], 짜고[鹹], 성질은 약간 차다[微寒]. 청간명목(淸肝明目), 윤장통변(潤腸通便)의 효능이 있다.

약재 특징 ▶ 마름모꼴 또는 짧은 원기둥 모양이고, 양쪽 끝은 평행하게 기울어져 있다. 바깥 면은 녹갈색 또는 어두운 갈색이고, 반질반질하면서 광택이 있다. 질은 단단하여 깨뜨리기 쉽지 않다. 씨껍질은 얇다. 냄새는 없고, 맛은 약간 쓰다.

품질 조건 ▶ 전통 경험에 따르면 알갱이가 통통하고, 녹갈색인 것이 좋다.

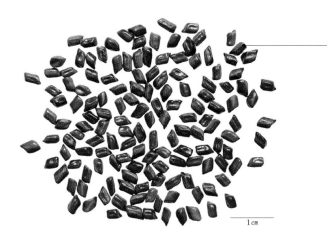

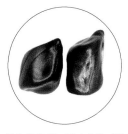

뒤쪽 면에는 1개의 돌기된 능선이 있다.

능선의 양측에는 각 1개의 대칭을 이루는 경사가 있고, 연한 색의 줄 모양으로 보이는 오목한 무늬가 있다.

소결명(小決明): 짧은 원기둥 모양이고, 비교적 작다.

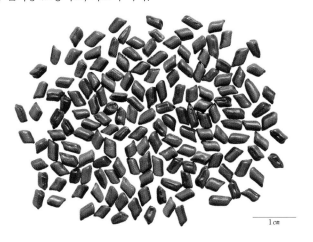

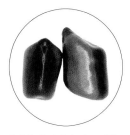

능선 양측에 너비가 넓고 연한 황갈색의 띠가 각각 1조각씩 있다.

참고

《중국약전》에 함께 등재되어 있는 동속식물 소결명 *C. tora* L.의 잘 익은 씨를 말린 것으로 "결명자"라 하여 약용한다. 소결명은 광서성, 운남성 등지에서 주로 생산되며 대부분은 야생이고 생산량은 비교적 적다.

---

5 《대한민국약전》(제11개정판)에는 "결명차 *Cassia tora* Linne 또는 결명(決明) *Cassia obtusifolia* Linne (콩과 Leguminosae)의 잘 익은 씨"를 "결명자"로 등재하고 있다.

과루 瓜蔞

Trichosanthis Fructus

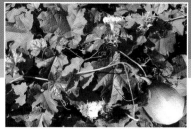

Trichosanthes kirilowii Maxim.

기원 ▶ 박과(Cucurbitaceae) 식물 하늘타리[括蔞] *Trichosanthes kirilowii* Maxim.의 잘 익은 열매를 말린 것이다.

산지 ▶ 중국 산동성, 하남성, 하북성, 안휘성, 산서성, 섬서성 등지에서 주로 생산된다.

채취 · 가공 ▶ 가을에 열매가 잘 익었을 때 붙어 있는 열매꼭지를 가위로 잘라내고 바람이 잘 통하는 그늘에서 말린다.

성미 · 효능 ▶ 맛은 달고[甘], 약간 쓰며[微苦], 성질은 차다[寒]. 청열화담(淸熱化痰), 관흉산결(寬胸散結), 윤장통변(潤腸通便)의 효능이 있다.

약재 특징 ▶ 구형 또는 넓은 타원형 모양이고, 바깥 면은 등적색 또는 등황색이며, 쭈글쭈글하거나 매끈매끈하다. 질은 바삭바삭 하여 부서뜨리기 쉽다. 열매의 속은 끈적거린다. 캐러멜 냄새가 나고, 맛은 약간 시고 달콤하다.

품질 조건 ▶ 전통 경험에 따르면 부서지지 않은 온전한 것으로, 쭈글쭈글하고, 껍질이 두꺼우며, 당분이 풍부한 것이 좋다.

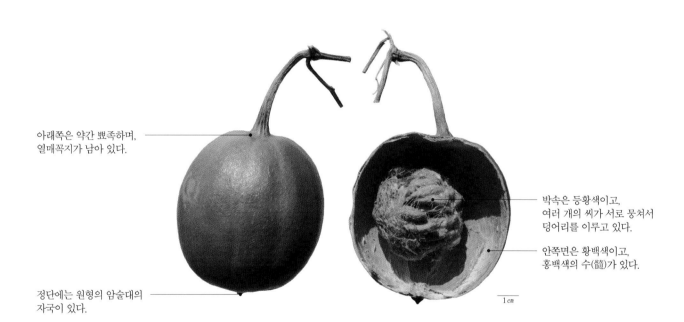

아래쪽은 약간 뾰족하며,
열매꼭지가 남아 있다.

박속은 등황색이고,
여러 개의 씨가 서로 뭉쳐서
덩어리를 이루고 있다.

안쪽면은 황백색이고,
홍백색의 수(髓)가 있다.

정단에는 원형의 암술대의
자국이 있다.

1 cm

참고

1. 《중국약전》에 함께 등재되어 있는 동과식물 쌍변괄루(雙邊括蔞) *T. rosthornii* Harms의 잘 익은 열매를 말린 것을 "과루"라 하여 약용한다.

2. 《중국약전》에 함께 등재되어 있는 하늘타리와 쌍변괄루의 뿌리, 열매껍질 그리고 씨를 말린 것을 "천화분(天花粉)", "과루피(瓜蔞皮)" 그리고 "과루자(瓜蔞子)"로 별도로 분류하고 있다. 68쪽의 "괄루근[天花粉]" 항, 300쪽의 "과루피" 항 그리고 301쪽의 "괄루인[瓜蔞子]" 항을 참고할 것

과루피 瓜蔞皮

Trichosanthis Pericarpium

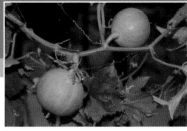

Trichosanthes kirilowii Maxim.

기원 ▶	박과(Cucurbitaceae) 식물 하늘타리[括蔞] *Trichosanthes kirilowii* Maxim.의 잘 익은 열매껍질을 말린 것이다.
채취·가공 ▶	가을에 잘 익은 열매를 따서 열매를 잘라 씨를 꺼내고 물로 깨끗이 씻어 햇볕에 말린다.
성미·효능 ▶	맛은 달고[甘], 성질은 차다[寒]. 청열화담(淸熱化痰), 이습관흉(利濕寬胸)의 효능이 있다.
약재 특징 ▶	온전한 열매껍질로 달걀 모양 또는 원구형이며, 온전하지 않은 열매껍질은 가장자리가 안쪽으로 말려 있다. 질은 비교적 바삭바삭하여 자르기 쉽다. 캐러멜 냄새가 나고, 맛은 담담하며 조금 시다.
품질 조건 ▶	전통 경험에 따르면 바깥 면이 등적색이고, 껍질 안쪽은 황백색이며, 껍질이 두꺼운 것이 좋다.

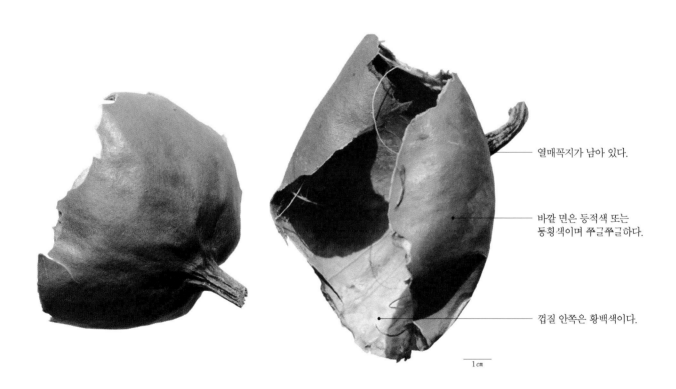

열매꼭지가 남아 있다.

바깥 면은 등적색 또는 등황색이며 쭈글쭈글하다.

껍질 안쪽은 황백색이다.

1 cm

괄루인 瓜蔞子

Trichosanthis Semen[6]

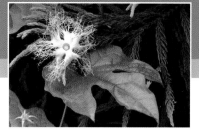

Trichosanthes rosthornii Harms.

기원 ▶ 박과(Cucurbitaceae) 식물 하늘타리[括蔞] *Trichosanthes rosthornii* Harms.의 잘 익은 씨를 말린 것이다.

채취·가공 ▶ 가을에 잘 익은 열매를 따서 열매를 잘라 씨를 꺼내고 물로 깨끗이 씻어 햇볕에 말린다.

성미·효능 ▶ 맛은 달고[甘], 성질은 차다[寒]. 윤폐화담(潤肺化痰), 활장통변(滑腸通便)의 효능이 있다.

약재 특징 ▶ 납작한 타원형으로, 바깥 면은 연한 갈색에서 어두운 갈색이다. 떡잎은 황백색이다. 씨껍질은 단단하고, 떡잎에는 기름기가 풍부하다. 냄새는 없고, 맛은 담담하다.

품질 조건 ▶ 전통 경험에 따르면 크기가 고르고, 통통하고, 기름기가 풍부하며, 맛은 단 것이 좋다.

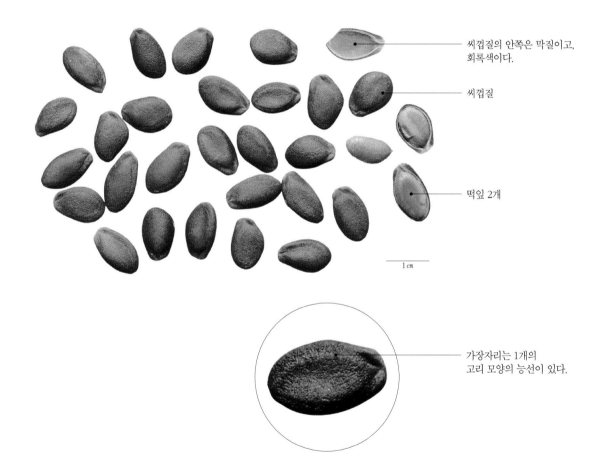

씨껍질의 안쪽은 막질이고, 회록색이다.

씨껍질

떡잎 2개

1 cm

가장자리는 1개의 고리 모양의 능선이 있다.

하늘타리와 쌍변괄루의 씨의 주요 감별점

구분	하늘타리의 씨	쌍변괄루의 씨
크기	길이 12~15cm, 두께 3.5cm	비교적 크고 편평하며, 길이는 15~19cm, 두께는 약 2.5cm이다.
능선의 무늬	고리의 가장자리는 비교적 좁다.	고리의 가장자리는 비교적 넓다.
정단	비교적 뾰족하다.	비교적 넓으며, 길이가 가지런한다.

---

6 《대한민국약전》(제11개정판)에는 "하늘타리 Trichosanthes kirilowii Maximowicz 또는 쌍변괄루 Trichosanthes rosthornii Harms (박과 Cucurbitaceae)의 잘 익은 씨"를 "괄루인"으로 등재하고 있다.

곡아 稻芽

Oryzae Fructus Germinatus[7]

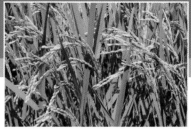

Oryza sativa L.

기원 ▶ 벼과(Gramineae) 식물 벼[稻] *Oryza sativa* L.의 잘 익은 열매를 발아시킨 후 말린 것이다.

산지 ▶ 중국 각지의 벼 재배지역에서 고르게 생산된다.

채취·가공 ▶ 벼를 물에 잠기도록 한 후에 온도와 습도를 적절히 유지해서 가는 뿌리가 1cm 정도 자랐을 때 말린다.

성미·효능 ▶ 맛은 달고[甘], 성질은 따뜻하다[溫]. 화중소식(化中消食), 건비개위(健脾開胃)의 효능이 있다.

약재 특징 ▶ 납작한 긴 타원형으로 양 끝이 약간 뾰족하다. 질은 단단하고, 꺾은 면은 흰색이고, 가루성이다. 냄새는 없고, 맛은 담담하다.

품질 조건 ▶ 전통 경험에 따르면 알갱이가 통통하고, 크기가 고르고, 노란색이며, 배아가 온전한 것이 좋다.

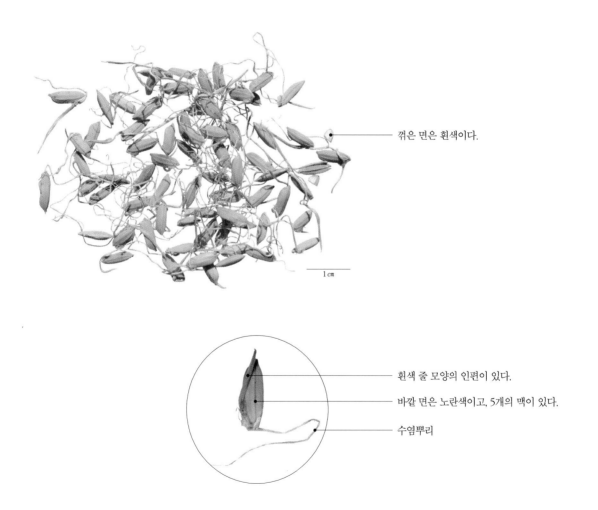

꺾은 면은 흰색이다.

1 cm

흰색 줄 모양의 인편이 있다.

바깥 면은 노란색이고, 5개의 맥이 있다.

수염뿌리

참고

《중국약전》에 함께 등재되어 있는 동과식물 조[粟] *Setaria italica* (L.) P. Beauv. 및 대맥(大麥) *Hordeum vulgare* L.의 잘 익은 열매를 발아시킨 후 말린 것으로 "곡아(穀芽)"와 "맥아(麥芽)"로 별도로 분류하고 있다. 303쪽 "곡아" 항과 320쪽 "맥아" 항을 참고할 것

---

7 《대한약전외한약(생약)규격집》(제4개정판)에는 "벼 *Oryza sativa* Linne (벼과 Gramineae)의 잘 익은 열매를 발아시켜 말린 것"을 "곡아"로 등재하고 있다.

곡아 穀芽

Setariae Fructus Germinatus[8]

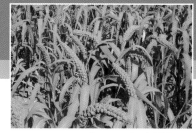

Setaria italica (L.) P. Beauv.

기원 ▶	벼과(Gramineae) 식물 조[粟] *Setaria italica* (L.) P. Beauv.의 잘 익은 열매를 발아시킨 후 말린 것이다.
산지 ▶	중국 황하강 중상류 지역에서 주로 생산된다.
채취 · 가공 ▶	조를 물에 잠기도록 한 후에 온도와 습도를 적절히 유지해서 가는 뿌리가 6mm 정도 자랐을 때 햇볕에 말리거나 저온에서 말린다.
성미 · 효능 ▶	맛은 달고[甘], 성질은 따뜻하다[溫]. 화중소식(化中消食), 건비개위(健脾開胃)의 효능이 있다.
약재 특징 ▶	원구형에 가깝고, 지름이 약 2mm이다. 냄새는 없고, 맛은 약간 달다.
품질 조건 ▶	전통 경험에 따르면 충실한 것으로, 연한 노란색이고, 싹이 완전한 것이 좋다.

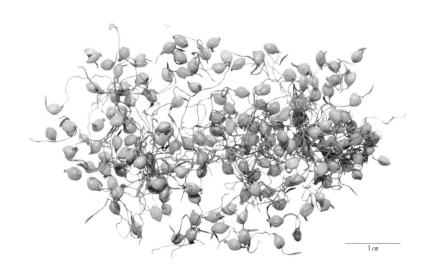

1 cm

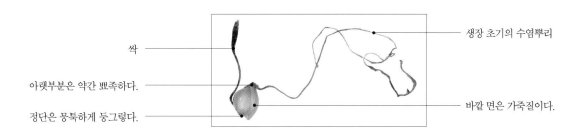

싹

아랫부분은 약간 뾰족하다.

정단은 뭉툭하게 둥그렇다.

생장 초기의 수염뿌리

바깥 면은 가죽질이다.

참고

1. 전통적으로 곡아는 중국의 남부지방에서 벼의 싹을 사용하였으며, 북부지방에서는 조[粟]의 싹을 사용하였다. 현재 《중국약전》에는 곡아가 "조"로 등재되어 있다.

2. 《중국약전》에 함께 등재되어 있는 대맥(大麥) *Hordeum vulgare* L. 및 벼 *Oryza sativa* L.의 잘 익은 열매를 발아시킨 후 말린 것을 "도아(稻芽)", "맥아(麥芽)"라 하여 별도로 분류하고 있다. 302쪽의 "곡아[稻芽]" 항과 320쪽의 "맥아" 항을 참고할 것

---

8 《대한약전외한약(생약)규격집》(제4개정판)에 등재되어 있는 "곡아"와는 기원식물이 다르다.

괴각 槐角

Sophorae Fructus[9]

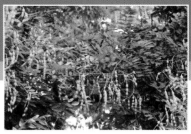

Sophora japonica L.

기원 ▶ 콩과(Leguminosae) 식물 회화나무[槐] *Sophora japonica* L.의 잘 익은 열매를 말린 것이다.

산지 ▶ 중국 하북성, 하남성, 산동성, 산서성 등지에서 주로 생산된다.

채취 · 가공 ▶ 가을에 채취하여 이물질을 제거하고 말린다.

성미 · 효능 ▶ 맛은 쓰고[苦], 성질은 차다[寒]. 청열사화(淸熱瀉火), 양혈지혈(涼血止血)의 효능이 있다.

약재 특징 ▶ 구슬이 이어진 모양[連珠狀]이다. 바깥 면은 황록색 또는 황갈색이고, 쭈글쭈글하면서 거칠다. 질은 부드럽고 윤기가 있으며, 말리면 쭈글쭈글해지고, 수축한 자리는 자르기 쉽고, 꺾은 면은 점성이 있다. 씨는 매우 단단하다. 과육의 냄새는 없고, 맛은 쓰고, 씨를 씹으면 콩 비린내가 난다.

품질 조건 ▶ 전통 경험에 따르면 통통하고, 황록색이며, 부드럽고 질긴 것이 좋다.

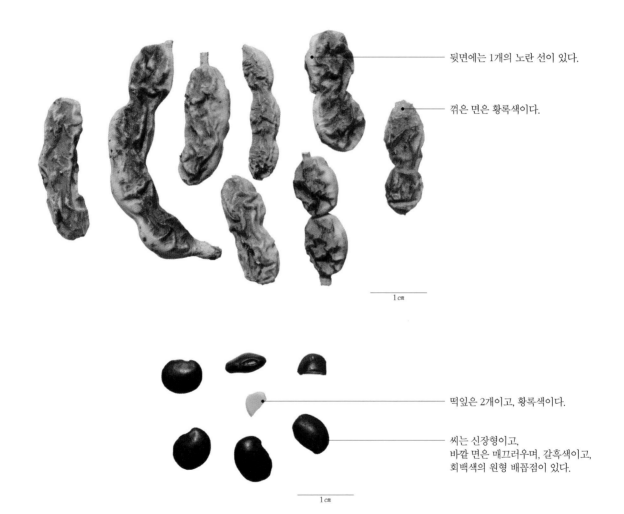

뒷면에는 1개의 노란 선이 있다.

꺾은 면은 황록색이다.

떡잎은 2개이고, 황록색이다.

씨는 신장형이고,
바깥 면은 매끄러우며, 갈흑색이고,
회백색의 원형 배꼽점이 있다.

1 cm

1 cm

참고
《중국약전》에 함께 등재되어 있는 회화나무의 꽃과 꽃봉오리를 말린 것을 "괴화(槐花)"라 하여 별도로 분류하고 있다. 273쪽의 "괴화" 항을 참고할 것

---

9 《대한약전외한약(생약)규격집》(제4개정판)에는 "회화나무 *Sophora japonica* Linne (콩과 Leguminosae)의 잘 익은 열매"를 "괴각"으로 등재하고 있다.

구기자 拘杞子

Lycii Fructus[10]

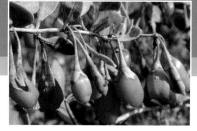

Lycium barbarum L.

기원 ▶	가지과(Solanaceae) 식물 영하구기(寧夏枸杞) *Lycium barbarum* L.의 잘 익은 열매를 말린 것이다.
산지 ▶	중국 영하(寧夏) 지역, 신강성, 감숙성, 청해성 등지에서 주로 생산된다.
채취·가공 ▶	여름과 가을에 열매가 붉은색을 띨 때 채취하여 열풍으로 말리고 열매꼭지를 제거하거나 껍질이 쭈글쭈글해질 때까지 그늘에서 말린 다음, 햇볕에 말려서 열매꼭지를 제거한다.
성미·효능 ▶	맛은 달고[甘], 성질은 평(平)하다. 자보간신(滋補肝腎), 익정명목(益精明目)의 효능이 있다.
약재 특징 ▶	방추형에 가깝거나 타원형이다. 바깥 면은 붉은색 또는 어두운 붉은색이다. 열매껍질은 부드러우면서 질기고, 쭈글쭈글하다. 과육은 육질이고, 부드러우며 윤기가 있다. 냄새는 없고, 맛은 달콤하다.
품질 조건 ▶	전통 경험에 따르면 열매가 통통하고, 육질은 두껍고, 작은 씨들이 있으며, 어두운 붉은색이고, 부드럽고 윤기가 있으며, 맛은 달콤한 것이 좋다.

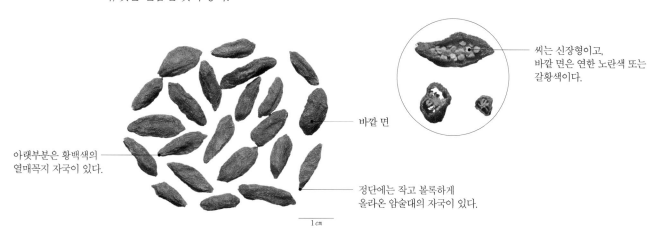

씨는 신장형이고,
바깥 면은 연한 노란색 또는
갈황색이다.

바깥 면

아랫부분은 황백색의
열매꼭지 자국이 있다.

정단에는 작고 볼록하게
올라온 암술대의 자국이 있다.

1 cm

신강구기자

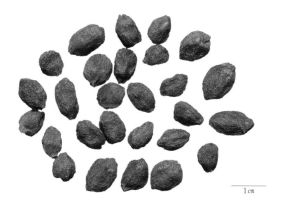

1 cm

참고

1. 중국의 영하 지역에서 생산되는 약재는 납작하고 길며 맛은 달콤하다. 신강(新疆) 지역에서 생산되는 것은 납작한 원형이고 맛은 약간 달콤하다.

2. 《중국약전》에 함께 등재되어 있는 영하구기자 및 동속식물 구기자나무 *L. chinensis* Mill.의 뿌리껍질을 말린 것을 "지골피(地骨皮)"라 하여 별도로 분류하고 있다. 240쪽의 "지골피" 항을 참고할 것

영하구기자와 신강구기자의 주요 감별점

구분	영하구기자	신강구기자
모양	방추형 또는 타원형에 가깝고, 납작하고 길다.	납작한 원형이다.
맛	달콤하다.	조금 달콤하다.

10 《대한민국약전》(제11개정판)에는 "구기자나무 *Lycium chinense* Miller 또는 영하구기(寧夏枸杞) *L. barbarum* Linne (가지과 Solanaceae)의 열매"를 "구기자"로 등재하고 있다.

구자 韭菜子

Allii tuberosi Semen[11]

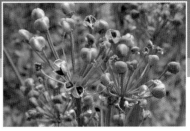

Allium tuberosum Rottl. ex Spreng

기원 ▶ 백합과(Liliaceae) 식물 부추[韭菜] *Allium tuberosum* Rottl. ex Spreng의 잘 익은 씨를 말린 것이다.

산지 ▶ 중국 하북성, 산서성, 길림성, 강소성, 산동성, 안휘성, 하남성 등지에서 주로 생산된다.

채취·가공 ▶ 가을철 열매가 잘 익었을 때 과서(果序)를 채취하여 햇볕에 말린 후 비벼서 씨를 털어내고 이물질을 제거한다.

성미·효능 ▶ 맛은 맵고[辛], 달며[甘], 성질은 따뜻하다[溫]. 온보간신(溫補肝腎), 장양고정(壯陽固精)의 효능이 있다.

약재 특징 ▶ 반원형 또는 반난원형이고, 약간 납작하다. 바깥 면은 검은색이다. 질은 단단하다. 특이한 냄새가 나고, 맛은 약간 맵다.

품질 조건 ▶ 전통 경험에 따르면 알갱이가 통통하고, 검고, 열매의 외과피가 없는 것이 좋다.

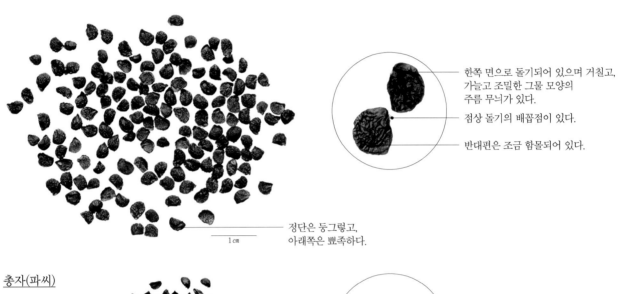

한쪽 면으로 돌기되어 있으며 거칠고, 가늘고 조밀한 그물 모양의 주름 무늬가 있다.

점상 돌기의 배꼽점이 있다.

반대편은 조금 함몰되어 있다.

정단은 둥그렇고, 아래쪽은 뾰족하다.

1 cm

총자(파씨)

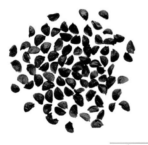

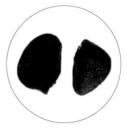

1 cm

참고

백합과 식물 파 *A. fistulosum* L.의 잘 익은 씨를 "총자(葱子)"라 하여 약용한다. 구자와 혼용하기 쉬우므로 사용 시 감별에 주의해야 한다.

구자와 총자의 주요 감별점

구분	구자	총자
모양	반원형 또는 반난원형이다.	삼각형 모양의 납작한 달걀 모양이다.
바깥 면	거칠고, 가늘며 조밀한 그물 모양의 주름 무늬가 있다.	일반적으로 부드럽거나 가끔 약간의 주름 무늬가 있다.

---

11 《대한약전외한약(생약)규격집》(제4개정판)에는 "부추 *Allium tuberosum* Rottler (백합과 Liliaceae)의 씨"를 "구자"로 등재하고 있다.

금앵자 金櫻子

Rosae Laevigatae Fructus[12]

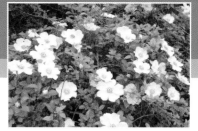

Rosa laevigata Michx.

기원 ▶ 장미과(Rosaceae) 식물 금앵자(金櫻子) *Rosa laevigata* **Michx.**의 잘 익은 열매를 말린 것이다.

산지 ▶ 중국 광동성, 절강성, 강서성, 광서성 등지에서 주로 생산된다.

채취·가공 ▶ 10~11월 열매가 잘 익어서 붉은색으로 변할 때 채취하여 말리고 껄끄러운 부분을 제거한다.

성미·효능 ▶ 맛은 시고 달며[酸甘], 떫고[澀], 성질은 평(平)하다. 고정축뇨(固精縮尿), 삽장지사(澁腸止瀉)의 효능이 있다.

약재 특징 ▶ 화탁이 발육하여 이루어진 헛열매로 거꿀달걀 모양이다. 바깥 면은 적황색 또는 적갈색이다. 질은 단단하다. 냄새는 없고, 맛은 달고 조금 떫다.

품질 조건 ▶ 전통 경험에 따르면 크고, 육질은 두껍고, 붉은색이며, 광택이 있고, 작은 가시들이 떨어져 나간 것이 좋다.

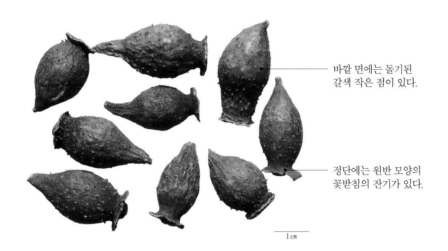

바깥 면에는 돌기된 갈색 작은 점이 있다.

정단에는 원반 모양의 꽃받침의 잔기가 있다.

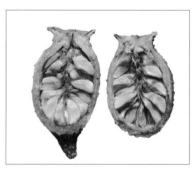

안쪽 벽과 수과(瘦果)에는 연한 노란색의 솜털이 고르게 있다.

음편 특징 ▶

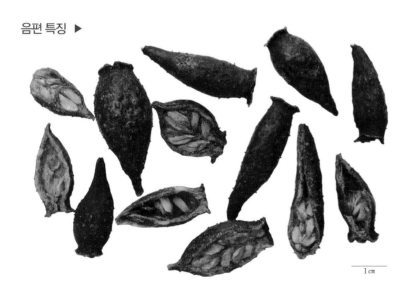

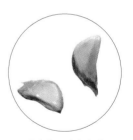

단단하고 작은 수과

---

12 《대한민국약전》(제11개정판)에는 "금앵자 *Rosa laevigata* Michaux (장미과 Rosaceae)의 잘 익은 열매"를 "금앵자"로 등재하고 있다.

나한과 羅漢果

Momordicae Fructus

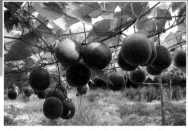

Momordica grosvenori (Swingle) C. Jeffrey ex
A. M. Lu et Z. Y. Zhang

기원 ▶ 박과(Cucurbitaceae) 식물 나한과(羅漢果) *Momordica grosvenori* (Swingle) C. Jeffrey ex A. M. Lu et Z. Y. Zhang의 잘 익은 열매를 말린 것이다.

산지 ▶ 중국 광서성 영복(永福), 임계(臨桂) 등지에서 주로 생산된다.

채취 · 가공 ▶ 가을에 열매가 연녹색에서 진한 녹색으로 변할 때 채취하여 여러 날 상온에서 말린 후 저온에서 다시 말린다.

성미 · 효능 ▶ 맛은 달고[甘], 성질은 서늘하다[涼]. 청열윤폐(淸熱潤肺), 활장통변(滑腸通便)의 효능이 있다.

약재 특징 ▶ 달걀 모양, 타원형 또는 구형이다. 바깥 면은 갈색, 황갈색 또는 녹갈색이다. 가볍고, 질은 바삭하고, 열매껍질은 얇으며, 부서지기 쉽다. 냄새는 없고, 맛은 달콤하다.

품질 조건 ▶ 전통 경험에 따르면 원형에, 크고, 단단하며, 흔들었을 때 소리가 나지 않고, 황갈색이며, 맛은 달콤한 것이 좋다.

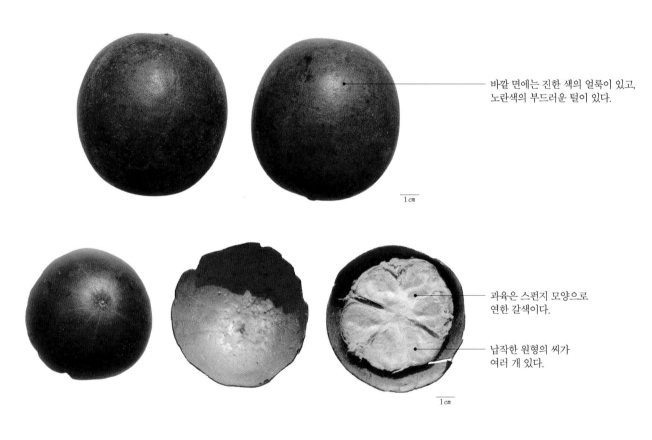

바깥 면에는 진한 색의 얼룩이 있고, 노란색의 부드러운 털이 있다.

과육은 스펀지 모양으로 연한 갈색이다.

납작한 원형의 씨가 여러 개 있다.

씨

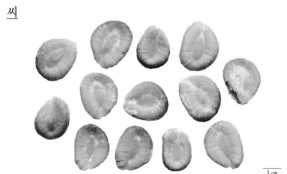

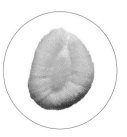

씨는 양면으로 가운데가 약간 오목하며, 주위에는 방사상 홈 모양이 있고, 가장자리에 홈통이 있다.

내복자 莱菔子

Raphani Semen[13]

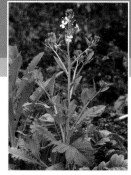

Raphanus sativus L.

기원 ▶ 십자화과(Cruciferae) 식물 무[莱菔] *Raphanus sativus* L.의 잘 익은 씨를 말린 것이다.

산지 ▶ 중국 각지에서 고르게 생산된다.

채취 · 가공 ▶ 여름에 열매가 잘 익었을 때 지상부를 베어 햇볕에 말리고 비벼서 씨를 빼내어 이물질을 제거한 후 다시 햇볕에 말린다.

성미 · 효능 ▶ 맛은 맵고[辛], 달며[甘], 성질은 평(平)하다. 소식제장(消食除腸), 강기화담(降氣化痰)의 효능이 있다.

약재 특징 ▶ 난원형 또는 타원형에 가깝고, 조금 납작하며, 바깥 면은 황갈색, 붉은 갈색 또는 회갈색이다. 씨껍질은 얇으면서 바삭거리고, 떡잎은 2개이며, 기름기가 있다. 냄새는 없고, 맛은 담담하며 약간 쓰고 맵다.

품질 조건 ▶ 전통 경험에 따르면 알갱이가 크고, 통통하고, 단단하며, 붉은 갈색인 것이 좋다.

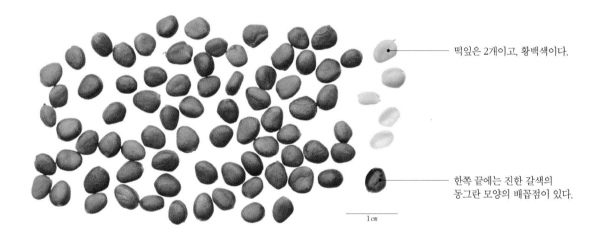

─ 떡잎은 2개이고, 황백색이다.

─ 한쪽 끝에는 진한 갈색의 동그란 모양의 배꼽점이 있다.

1 cm

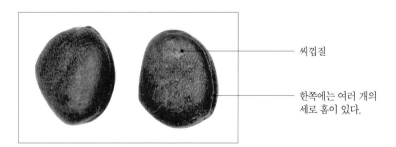

─ 씨껍질

─ 한쪽에는 여러 개의 세로 홈이 있다.

13 《대한민국약전》(제11개정판)에는 "무[莱菔] *Raphanus sativus* Linne (십자화과 Cruciferae)의 잘 익은 씨"를 "내복자"로 등재하고 있다.

노로통 路路通

Liquidambaris Fructus[14]

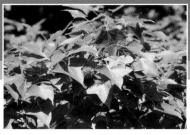

Liquidambar formosana Hance

기원 ▶ 조록나무과(Hamamelidaceae) 식물 풍향수(楓香樹) *Liquidambar formosana* Hance의 잘 익은 과서(果序)를 말린 것이다.

산지 ▶ 중국 강소성, 절강성, 안휘성, 복건성 등지에서 주로 생산된다.

채취·가공 ▶ 겨울에 익은 열매를 채취하여 이물질을 제거하고 말린다.

성미·효능 ▶ 맛은 쓰고[苦], 성질은 평(平)하다. 거풍활락(祛風活絡), 이수통경(利水通經)의 효능이 있다.

약재 특징 ▶ 취과(聚果)이고, 여러 개의 작은 삭과(蒴果)가 모여 만들어져 있다. 바깥 면은 회갈색 또는 갈색이다. 가볍고, 질은 단단하여 부서서 열기가 쉽지 않다. 냄새는 없고, 맛은 담담하다.

품질 조건 ▶ 전통 경험에 따르면 크고, 노란색이고, 열매꼭지가 없는 것이 좋다.

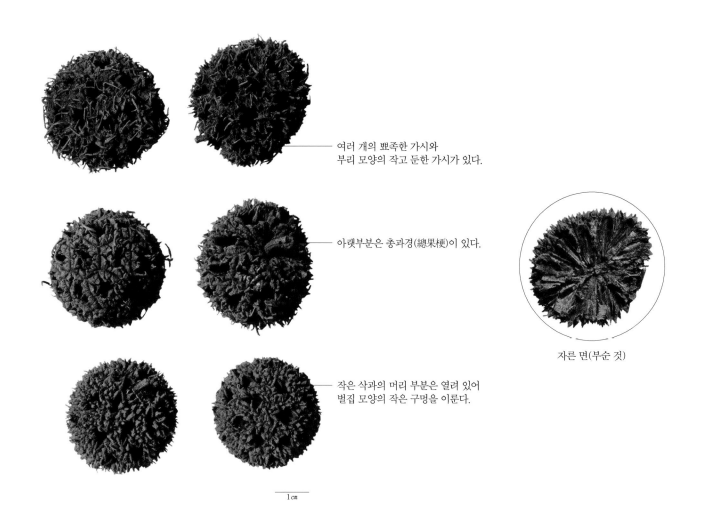

여러 개의 뾰족한 가시와
부리 모양의 작고 둔한 가시가 있다.

아랫부분은 총과경(總果梗)이 있다.

작은 삭과의 머리 부분은 열려 있어
벌집 모양의 작은 구멍을 이룬다.

자른 면(부순 것)

1 cm

참고

《중국약전》에 함께 등재되어 있는 풍향수의 수지를 말린 것을 "풍향지(楓香脂)"라 하여 별도로 분류하고 있으며, 474쪽의 "풍향지" 항을 참고할 것

---

14 《대한약전외한약(생약)규격집》(제4개정판)에는 "풍향수(楓香樹) *Liquidambar formosana* Hance (조록나무과 Hamamelidaceae)의 잘 익은 열매"를 "노로통"으로 등재하고 있다.

대복피 大腹皮

Arecae Pericarpium[15]

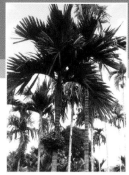

Areca catechu L.

기원 ▶ 야자과(Palmae) 식물 빈랑(檳榔) *Areca catechu* L.의 열매껍질을 말린 것이다.

산지 ▶ 중국 해남성, 운남성, 복건성, 대만 등지에서 주로 생산된다.

채취·가공 ▶ 겨울부터 이듬해 봄까지 덜 익은 열매를 채취하여 볶은 후에 말리고 세로로 잘라 2판으로 나누고 열매껍질을 벗겨 낸 것을 "대복피(大腹皮)"라 한다. 늦은 봄부터 초가을까지 잘 익은 열매를 채취하여 볶은 후에 말려서 열매껍질을 벗겨내고 두드려서 부드럽게 만든 다음 햇볕에 말린 것을 "대복모(大腹毛)"라 한다.

성미·효능 ▶ 맛은 맵고[辛], 성질은 약간 따뜻하다[溫]. 하기관중(下氣寬中), 행수소종(行水消腫)의 효능이 있다.

약재 특징 ▶ 약간 타원형 또는 긴 난원형의 쪽박 모양이다. 외과피는 진한 갈색에서 검은색에 가깝고, 내과피는 갈색 또는 진한 갈색이다. 가볍고, 질은 단단하다. 냄새는 없고, 맛은 약간 떫다.

품질 조건 ▶ 전통 경험에 따르면 황백색에, 질은 부드러우며, 질긴 것이 좋다.

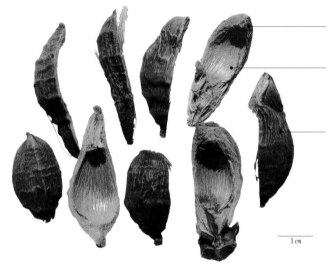

세로 방향으로 찢어진 면에서 섬유상의 중과피를 볼 수 있다.

내과피는 매끄럽고 조개껍데기처럼 생겼다.

외과피는 불규칙한 세로 주름과 가로로 융기된 선이 있다.

1cm

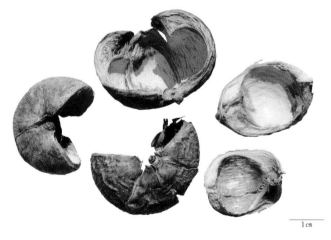

1cm

참고

《중국약전》에 함께 등재되어 있는 빈랑의 잘 익은 씨를 말린 것을 "빈랑"이라 하여 별도로 분류하고 있다. 333쪽의 "빈랑" 항을 참고할 것

15 《대한민국약전》(제11개정판)에는 "빈랑 *Areca catechu* Linne (야자과 Palmae)의 열매껍질로서 열매를 삶은 다음 벗겨낸 것"을 "대복피"로 등재하고 있으며, "덜 익은 열매에서 얻은 것을 대복피(大腹皮)라 하고 잘 익은 열매에서 얻은 것을 대복모(大腹毛)라 한다"고 하였다.

대추 大棗

Jujubae Fructus[16]

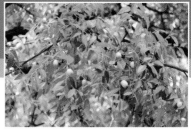

Ziziphus jujuba Mill.

기원 ▶	갈매나무과(Rhamnaceae) 식물 대추나무[棗] *Ziziphus jujuba* Mill.의 잘 익은 열매를 말린 것이다.
산지 ▶	중국 산서성, 하북성, 산동성, 하남성, 섬서성 등지에서 주로 생산된다.
채취·가공 ▶	가을에 열매가 잘 익었을 때 채취하여 햇볕에 말린다.
성미·효능 ▶	맛은 달고[甘], 성질은 따뜻하다[溫]. 보중익기(補中益氣), 양혈안신(養血安神)의 효능이 있다.
약재 특징 ▶	타원형, 달걀 모양 또는 구형이다. 바깥 면은 어두운 적색으로 약간의 광택을 띠며, 불규칙한 주름 무늬가 있다. 중과피는 육질이고, 유연하며, 단맛이 풍부하면서 끈적거린다. 과핵의 질은 단단하다. 향기가 조금 있고, 맛은 달콤하다.
품질 조건 ▶	전통 경험에 따르면 크고, 붉은색이며, 육질이고, 기름기가 있는 것이 좋다.

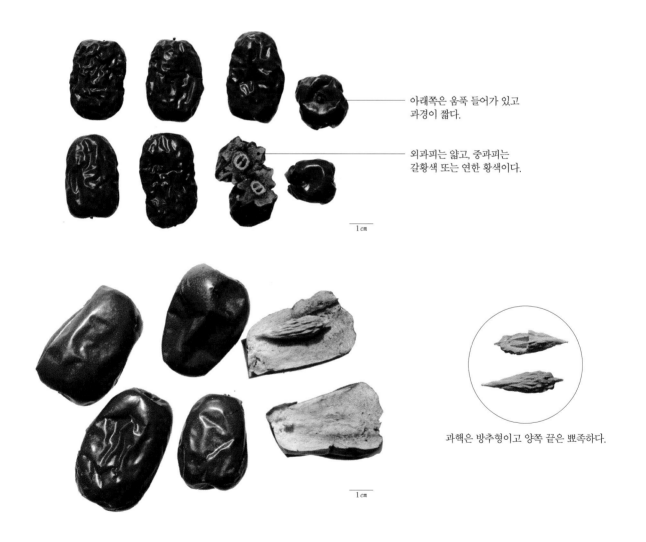

아래쪽은 움푹 들어가 있고 과경이 짧다.

외과피는 얇고, 중과피는 갈황색 또는 연한 황색이다.

1 cm

과핵은 방추형이고 양쪽 끝은 뾰족하다.

1 cm

참고

대추는 약용 이외에도 식용한다.

---

16 《대한민국약전》(제11개정판)에는 "대추나무 *Zizyphus jujuba* Miller var. *inermis* Rehder 또는 보은대추나무 *Zizyphus jujuba* Miller var. *hoonensis* T. B. Lee (갈매나무과 Rhamnaceae)의 잘 익은 열매"를 "대추"로 등재하고 있다.

도두 刀豆

Canavaliae Semen

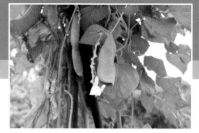

Canavalia gladiata (Jacq.) DC.

기원 ▶ 콩과(Leguminosae) 식물 작두콩[刀豆] *Canavalia gladiata* (Jacq.) DC.의 잘 익은 씨를 말린 것이다.

산지 ▶ 중국 강소성, 안휘성, 호북성 등지에서 주로 생산된다.

채취·가공 ▶ 가을에 잘 익은 열매를 채취하여 꼬투리를 벗겨서 씨를 빼내고 햇볕에 말린다.

성미·효능 ▶ 맛은 달고[甘], 성질은 따뜻하다[溫]. 강기지애(降氣止呃), 온신조양(溫腎助陽)의 효능이 있다.

약재 특징 ▶ 납작한 달걀 모양 또는 납작한 신장형이다. 바깥 면은 연한 붉은색에서 홍자색이다. 질은 단단하여 깨뜨리기 어렵다. 씨껍질은 가죽질이다. 냄새는 없고, 맛은 담담하고, 씹어보면 콩 특유의 비린 맛이 있다.

품질 조건 ▶ 전통 경험에 따르면 크고, 통통하며, 연한 붉은색이 좋다.

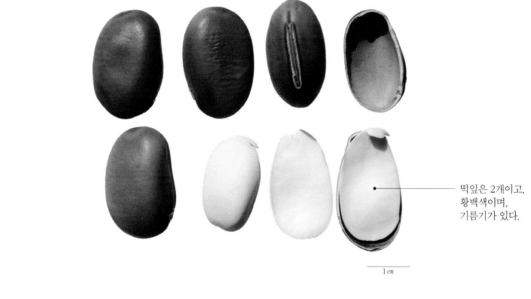

떡잎은 2개이고,
황백색이며,
기름기가 있다.

1 cm

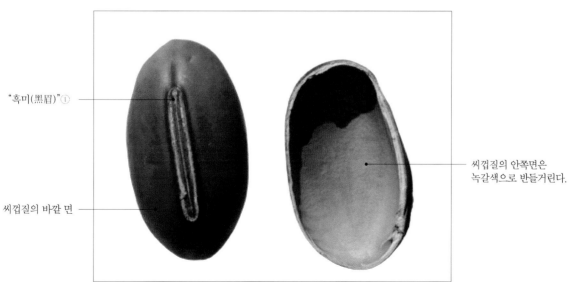

"흑미(黑眉)"①

씨껍질의 바깥 면

씨껍질의 안쪽면은
녹갈색으로 반들거린다.

① "흑미(黑眉)": 작두콩의 회흑색 눈썹 모양의 배꼽점을 가리키는 것으로, 길이는 약 2cm이며 3줄의 흰색 선이 있다.

도인 桃仁

Persicae Semen[17]

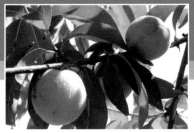

Prunus persica (L.) Batsch

기원 ▶ 장미과(Rosaceae) 식물 복숭아나무[桃] *Prunus persica* (L.) Batsch의 잘 익은 씨를 말린 것이다.

산지 ▶ 중국 북경, 하북성, 산동성, 섬서성, 사천성 등지에서 주로 생산된다.

채취 · 가공 ▶ 열매가 잘 익은 다음 채취하여 과육과 핵각(核殼, 속씨를 싸고 있는 단단한 부분)을 제거하고 씨를 빼내어 햇볕에 말린다.

성미 · 효능 ▶ 맛은 쓰고[苦], 달며[甘], 성질은 평(平)하다. 활혈거어(活血祛瘀), 윤장통변(潤腸通便)의 효능이 있다.

약재 특징 ▶ 납작하고 긴 달걀 모양이며, 바깥 면은 황갈색 또는 붉은 갈색이다. 씨껍질은 얇고, 떡잎은 2개이며, 흰색에 가깝고, 기름기가 풍부하다. 냄새는 없고, 맛은 약간 쓰다.

품질 조건 ▶ 전통 경험에 따르면 붉은 갈색으로, 크기가 균일하고, 통통하며, 단단한 것이 좋다.

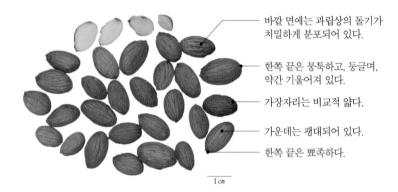

바깥 면에는 과립상의 돌기가 치밀하게 분포되어 있다.

한쪽 끝은 뭉툭하고, 둥글며, 약간 기울어져 있다.

가장자리는 비교적 얇다.

가운데는 팽대되어 있다.

한쪽 끝은 뾰족하다.

1 cm

음편 특징 ▶

껍질을 제거한 떡잎으로 이루어져 있다.

참고

《중국약전》에 함께 등재되어 있는 동속 식물 산복사[山桃] *P. davidiana* (Carr.) Franch.의 잘 익은 씨를 말린 것을 "도인"이라 하여 약용한다.

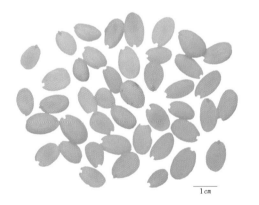

1 cm

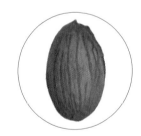

여러 줄의 유관속이 세로 방향으로 합점으로부터 흩어져 나와 있다.

도인, 산도인(山桃仁) 그리고 고행인(苦杏仁)의 주요 감별점

구분		도인	산도인	고행인
모양		납작하고 긴 달걀 모양이고, 둥그런 끝의 가장자리는 비교적 얇다.	난원형에 가깝고, 비교적 작으며 비후되어 있다.	납작한 심장형이고, 둥그런 끝의 아래쪽은 대칭하지 않으며 비후되어 있다.
크기	길이	1.2~1.8cm	약 0.9cm	1~1.9cm
	너비	0.8~1.2cm	약 0.7cm	0.8~1.5cm
	두께	0.2~0.4cm	약 0.5cm	0.5~0.8cm

17 《대한민국약전》(제11개정판)에는 "복숭아나무 *Prunus persica* Batsch 또는 산복사 *Prunus davidiana* Franchet (장미과 Rosaceae)의 잘 익은 씨"를 "도인"으로 등재하고 있다.

동규자 冬葵果

Malvae Fructus[18]

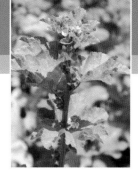

Malva verticillata L.

기원 ▶ 아욱과(Malvaceae) 식물 아욱[冬葵] *Malva verticillata* L.의 잘 익은 열매를 말린 것이다.

산지 ▶ 중국 내몽고, 사천성 등지에서 주로 생산된다.

채취·가공 ▶ 여름과 가을에 열매가 잘 익었을 때 채취하여 이물질을 제거하고 그늘에서 말린다.

성미·효능 ▶ 맛은 달고[甘], 떫으며[澀], 성질은 서늘하다[涼]. 청열이뇨(淸熱利尿), 소종(消腫)의 효능이 있다.

약재 특징 ▶ 납작한 공 모양의 원반형이다. 10~12개의 과판(果瓣)으로 나누어져 있으며, 원추형의 가운데 축 주위에 배열되어 1개의 바퀴를 이루고, 바깥 면은 황백색 또는 황갈색이다. 질은 단단하다. 냄새는 없고, 맛은 떫다.

품질 조건 ▶ 전통 경험에 따르면 열매 입자가 통통하며, 단단하고, 오래된 것이 좋다.

<u>열매</u>

열매꼭지는 가늘고 짧다.

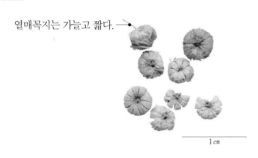

1 cm

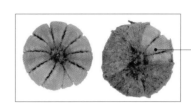

바깥 면은 막질이고 숙악(宿萼)이며, 종 모양이고, 황록색 또는 황갈색이며, 선단에는 5개의 치열(齒裂)이 있다.

<u>분과판(分果瓣)</u>

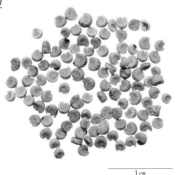

1 cm

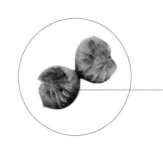

납작한 원형이고, 바깥 면은 황백색 또는 황갈색이며, 고리 방향으로 가는 맥 무늬가 융기되어 있다.

<u>씨</u>

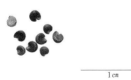

1 cm

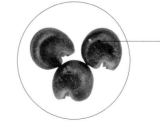

씨는 신장형이고, 갈황색 또는 흑갈색이다.

참고

동규과는 몽고약에서 유명한 약재이며, 중의약에서는 동규자라고 부르고 《중국약전》에서는 "동규과(冬葵果)"로 등재되어 있다.

18 《대한약전외한약(생약)규격집》(제4개정판)에는 "아욱 *Malva verticillata* Linne (아욱과 Malvaceae)의 씨"를 "동규자"로 등재하고 있다.

두시 淡豆豉

Sojae Semen Praeparatum[19]

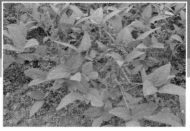

Glycine max (L.) Merr.

기원 ▶ 콩과(Leguminosae) 식물 콩[豆] *Glycine max* (L.) Merr.의 잘 익은 씨를 발효·가공한 것이다.

산지 ▶ 중국 각지에서 고르게 생산된다.

채취·가공 ▶ 청호(靑蒿)와 뽕나무 잎을 각각 70~100g씩 함께 달인 액을 여과한 후, 대두 1000g에 넣어 골고루 섞고 액체가 완전히 흡수되면 증기(蒸氣)를 쏘여 추출하고 조금 식힌다. 다시 용기에 담고 앞의 액을 넣어 약한 불로 오랫동안 달인 다음 조금 식힌 후에, 청호 찌꺼기로 덮어 밀폐하고 표면에 노란색이 나타날 때까지 발효시킨다. 이것을 꺼내어 약 찌꺼기들을 제거하고 깨끗이 씻은 후, 용기 안에 넣어 밀폐하고 15~20일간 충분히 발효시킨다. 향기가 밖으로 새어 나오면 꺼내어 약간 쪄서 말린다.

성미·효능 ▶ 맛은 쓰고[苦], 매우며[辛], 성질은 서늘하다[涼]. 해표(解表), 제번(除煩), 선발울열(宣發鬱熱)의 효능이 있다.

약재 특징 ▶ 타원형으로, 약간 납작하다. 바깥 면은 검은색이고, 겉껍질이 벗겨져서 갈색의 씨 알갱이들이 나와 있고, 쭈글쭈글한 무늬가 있는 것들이 드문드문 보인다. 질은 부드럽고, 꺾은 면은 진한 검은색이며, 향기가 있고, 맛은 약간 달다.

품질 조건 ▶ 전통 경험에 따르면 부드럽고, 향기가 있고, 상하지 않았으며, 조각나지 않은 것이 좋다.

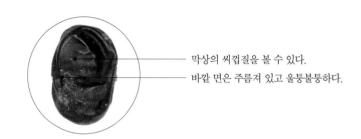

— 막상의 씨껍질을 볼 수 있다.
— 바깥 면은 주름져 있고 울퉁불퉁하다.

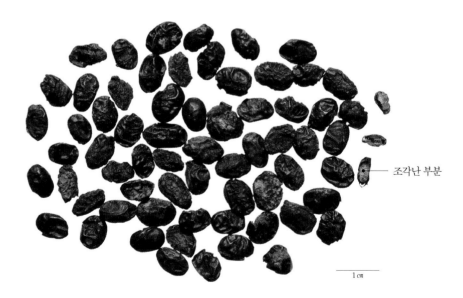

— 조각난 부분

1 *cm*

---

19 《대한약전외한약(생약)규격집》(제4개정판)에는 "콩 *Glycine max* Merrill (콩과 Leguminosae)의 잘 익은 씨를 발효시킨 것"을 "두시"로 등재하고 있다.

마두령 馬兜鈴

Aristolochiae Fructus

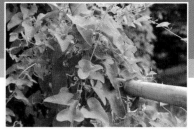

Aristolochia contorta Bge.

기원 ▶ 쥐방울덩굴과(Aristolochiaceae) 식물 쥐방울덩굴[北馬兜鈴] *Aristolochia contorta* Bge.의 잘 익은 열매를 말린 것이다.

산지 ▶ 중국 동북 지역 및 산동성, 하북성, 산서성, 섬서성 등지에서 주로 생산된다.

채취·가공 ▶ 가을에 열매가 녹색에서 노란색으로 변했을 때 채취하여 말린다.

성미·효능 ▶ 맛은 쓰고[苦], 성질은 약간 차다[微寒]. 청폐강기(淸肺降氣), 지해평천(止咳平喘)의 효능이 있다.

약재 특징 ▶ 난원형이고, 바깥 면은 황록색, 회록색 또는 진한 갈색이며, 12줄의 세로 능선이 있다. 열매껍질은 가벼우면서 바삭바삭하고, 6판(瓣)으로 벌어지기 쉽고, 열매꼭지도 6줄로 갈라진다. 특이한 냄새가 있고, 맛은 약간 쓰다.

품질 조건 ▶ 전통 경험에 따르면 크고 단단하며, 통통하고, 황록색에, 깨지지 않은 것이 좋다.

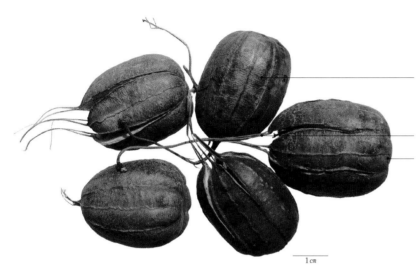

바깥 면에는 세로 능선이 있고,
가로 방향의 가늘고 평행한 맥이 있다.

아랫부분은 가늘고 긴 열매꼭지가 있다.

정단의 끝은 뭉툭하다.

1 cm

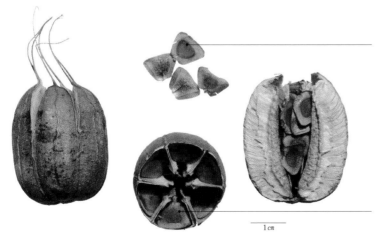

씨는 편평하고 얇으며, 둔한 삼각형 또는
부채 모양이고, 가장자리에는 날개가 있으며,
연한 갈색이다.

열매를 가로로 꺾은 면은 6개의 실이 있고,
각 실에는 여러 개의 씨가 있으며, 일정하고,
규칙적으로 배열되어 있다.

1 cm

참고

《중국약전》에 함께 등재되어 있는 동속식물 마두령 *A. debilis* Sieb. et Zucc.의 잘 익은 열매를 말린 것을 "마두령"이라 하여 약용한다.

마인 火麻仁

Cannabis Fructus[20]

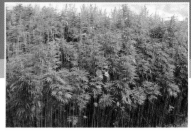

Cannabis sativa L.

기원 ▶ 뽕나무과(Moraceae) 식물 삼[大麻] *Cannabis sativa* L.의 잘 익은 열매를 말린 것이다.

산지 ▶ 중국 각지에서 고르게 재배된다.

채취 · 가공 ▶ 가을에 열매가 잘 익었을 때 채취하여 이물질을 제거하고 햇볕에 말린다.

성미 · 효능 ▶ 맛은 달고[甘], 성질은 평(平)하다. 윤장통변(潤腸通便)의 효능이 있다.

약재 특징 ▶ 난원형이고, 바깥 면은 회록색 또는 회황색이며 광택이 있다. 열매껍질은 얇으면서 부서지기 쉽다. 씨껍질은 녹색이고, 떡잎은 2개이며, 유백색이고, 기름기가 풍부하다. 냄새는 없고, 맛은 담담하다.

품질 조건 ▶ 전통 경험에 따르면 알갱이가 통통하고, 속씨가 유백색인 것이 좋다.

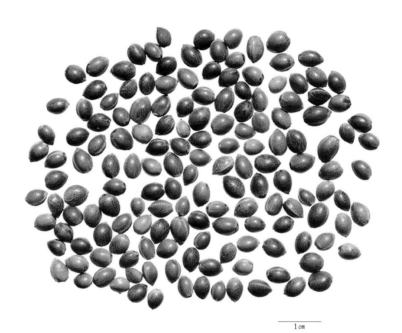

1 cm

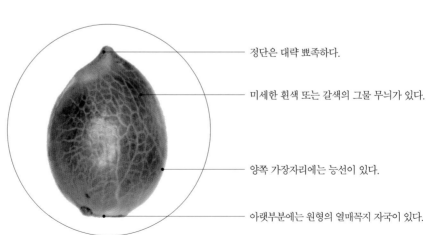

정단은 대략 뾰족하다.

미세한 흰색 또는 갈색의 그물 무늬가 있다.

양쪽 가장자리에는 능선이 있다.

아랫부분에는 원형의 열매꼭지 자국이 있다.

---

20 《대한약전외한약(생약)규격집》(제4개정판)에는 "삼 *Cannabis sativa* Linne (뽕나무과 Moraceae)의 씨"를 "마인(麻仁)"으로 등재하고 있다.

만형자 蔓荊子

Viticis Fructus[21]

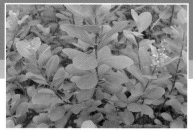

Vitex trifolia L. var. *simplicifolia* Cham.

기원 ▶ 마편초과(Verbenaceae) 식물 단엽만형(單葉蔓荊) *Vitex trifolia* L. var. *simplicifolia* Cham.의 잘 익은 열매를 말린 것이다.

산지 ▶ 중국 산동성, 강서성, 절강성 등지에서 주로 생산된다.

채취·가공 ▶ 가을에 열매가 잘 익었을 때 채취하여 이물질을 제거하고 햇볕에 말린다.

성미·효능 ▶ 맛은 맵고[辛], 쓰며[苦], 성질은 약간 차다[微寒]. 소산풍열(疏散風熱), 청리두목(淸利頭目)의 효능이 있다.

약재 특징 ▶ 둥그런 구형이다. 바깥 면은 회흑색 또는 흑갈색이다. 가볍고, 질은 단단하고 질겨서 깨뜨리기 쉽지 않다. 특이한 방향성 향기가 있으며, 맛은 담담하고 조금 맵다.

품질 조건 ▶ 전통 경험에 따르면 크고, 통통하고, 냄새와 맛이 진한 것이 좋다.

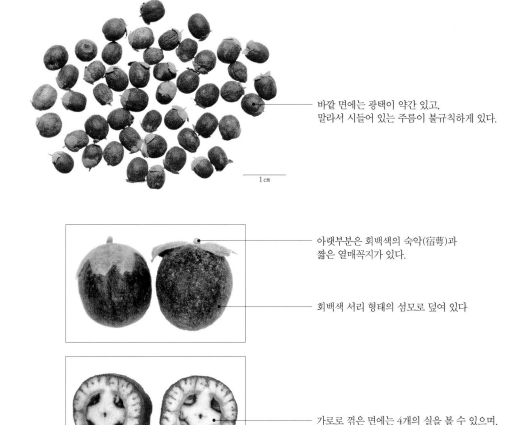

바깥 면에는 광택이 약간 있고, 말라서 시들어 있는 주름이 불규칙하게 있다.

아랫부분은 회백색의 숙악(宿萼)과 짧은 열매꼭지가 있다.

회백색 서리 형태의 섬모로 덮여 있다

가로로 꺾은 면에는 4개의 실을 볼 수 있으며, 매실에는 1개의 씨가 있다.

1 cm

참고

《중국약전》에 함께 등재되어 있는 동속식물 만형(蔓荊) *V. trifolia* L.의 잘 익은 열매를 말린 것을 "만형자"라 하여 약용한다.

---

21 《대한민국약전》(제11개정판)에는 "순비기나무 *Vitex rotundifolia* Linne fil. 또는 만형(蔓荊) *Vitex trifolia* Linne (마편초과 Verbenaceae)의 잘 익은 열매"를 "만형자"로 등재하고 있다.

맥아 麥芽

Hordei Fructus Germinatus[22]

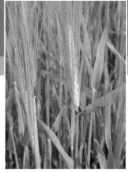

Hordeum vulgare L.

기원 ▶ 벼과(Gramineae) 식물 보리[大麥] *Hordeum vulgare* L.의 잘 익은 열매를 발아처리 후 말린 것이다.

산지 ▶ 중국 각지에서 고르게 생산된다.

채취·가공 ▶ 보리 알갱이를 물에 담근 후 적당한 온도와 습도를 유지하여 발아된 유아(幼芽)의 길이가 약 5mm에 달할 때 햇볕에 말리거나 저온에서 말린다.

성미·효능 ▶ 맛은 달고[甘], 성질은 평(平)하다. 행기소식(行氣消食), 건비개위(健脾開胃), 퇴유소장(退乳消脹)의 효능이 있다.

약재 특징 ▶ 마름모꼴이다. 바깥 면은 연한 노란색이다. 꺾은 면은 흰색이다. 질은 단단하고, 냄새는 없으며, 맛은 약간 달다.

품질 조건 ▶ 전통 경험에 따르면 연한 노란색으로, 배아가 온전한 것이 좋다.

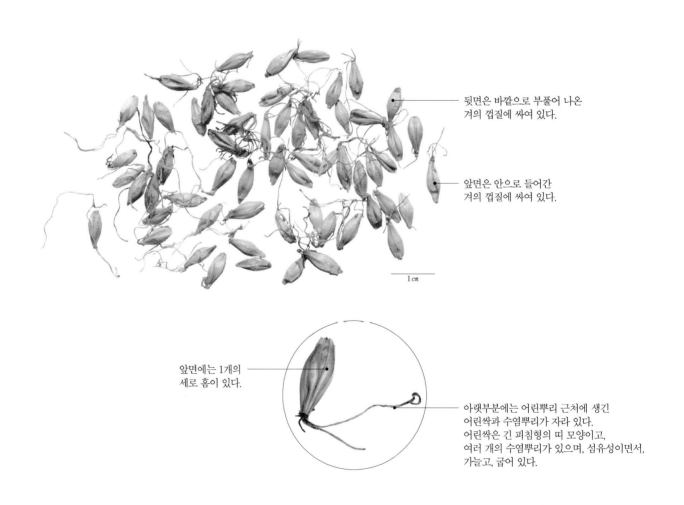

뒷면은 바깥으로 부풀어 나온 겨의 껍질에 싸여 있다.

앞면은 안으로 들어간 겨의 껍질에 싸여 있다.

1 cm

앞면에는 1개의 세로 홈이 있다.

아랫부분에는 어린뿌리 근처에 생긴 어린싹과 수염뿌리가 자라 있다. 어린싹은 긴 피침형의 띠 모양이고, 여러 개의 수염뿌리가 있으며, 섬유성이면서, 가늘고, 굽어 있다.

참고

《중국약전》에 함께 등재되어 있는 동과식물 조[粟] *Setaria italica* (L.) P. Beauv. 및 벼 *Oryza sativa* L.의 잘 익은 열매를 발아처리 후 말린 것을 "도아(稻芽)", "곡아(穀芽)"라 하여 별도로 분류하고 있다. 302쪽의 "곡아[稻芽]" 항 및 303쪽의 "곡아" 항을 참고할 것

---

22 《대한약전외한약(생약)규격집》(제4개정판)에는 "보리 *Hordeum vulgare* Linne var. *hexastichon* Aschers (벼과 Gramineae)의 잘 익은 열매를 발아시킨 것"을 "맥아"로 등재하고 있다.

목과 木瓜

Chaenomelis Fructus[23]

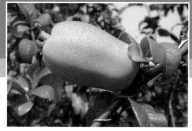

Chaenomeles speciosa (Sweet) Nakai

기원 ▶ 장미과(Rosaceae) 식물 명자나무[貼梗海棠] *Chaenomeles speciosa* (Sweet) Nakai의 거의 익은 열매를 말린 것이다. 일반적으로 "추피목과(皺皮木瓜)"라 부른다.

산지 ▶ 중국 안휘성, 호북성, 사천성, 절강성 등지에서 주로 생산된다.

채취·가공 ▶ 여름과 가을에 열매가 녹황색일 때 채취하여 끓는 물에 넣어서 겉껍질이 회백색이 될 때까지 끓이고 길게 반으로 쪼개어 햇볕에 말린다.

성미·효능 ▶ 맛은 시고[酸], 성질은 따뜻하다[溫]. 평간서근(平肝舒筋), 화위화습(和胃化濕)의 효능이 있다.

약재 특징 ▶ 긴 원형으로, 세로로 갈라서 반으로 나누어진 것이 많다. 바깥 면은 자적색 또는 적갈색이며, 불규칙하고 깊은 주름 무늬가 있다. 질은 매우 단단하다. 청량한 향기가 약간 있으며, 맛은 시다.

품질 조건 ▶ 전통 경험에 따르면 바깥 면이 주름져 있고, 과육이 두꺼우며, 안과 바깥이 자적색이고, 질은 매우 단단하며, 맛이 신 것이 좋다.

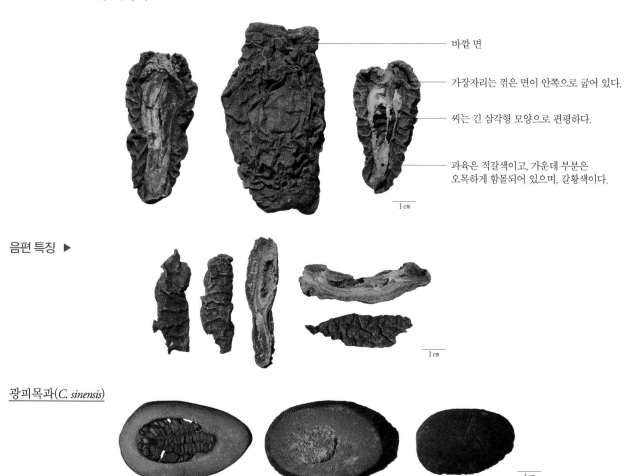

바깥 면

가장자리는 꺾은 면이 안쪽으로 굽어 있다.

씨는 긴 삼각형 모양으로 편평하다.

과육은 적갈색이고, 가운데 부분은 오목하게 함몰되어 있으며, 갈황색이다.

1 cm

음편 특징 ▶

1 cm

광피목과(*C. sinensis*)

1 cm

참고

동속식물 목과 *C. sinensis* (Thouin) Koehne의 열매로 "목과"라 하여 약용하며 일반적으로 "광피목과(光皮木瓜)"라 한다.

---

23 《대한약전외한약(생약)규격집》(제4개정판)에는 "모과나무 *Chaenomeles sinensis* Koehne 또는 명자나무 *Chaenomeles speciosa* Nakai (장미과 Rosaceae)의 잘 익은 열매"를 "목과"로 등재하고 있다.

목별자 木鼈子

Momordicae Semen[24]

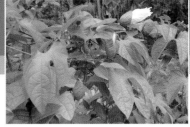

Momordica cochinchinensis (Lour.) Spreng.

기원 ▶ 박과(Cucurbitaceae) 식물 목별(木鼈) *Momordica cochinchinensis* (Lour.) Spreng.의 잘 익은 씨를 말린 것이다.

산지 ▶ 중국 호북성, 광서성, 사천성 등지에서 주로 생산된다.

채취·가공 ▶ 겨울에 잘 익은 열매를 채취하여 반으로 잘라서 반건조할 때까지 말리고 과육을 제거하여 씨를 빼내고 말린다.

성미·효능 ▶ 맛은 쓰고[苦], 약간 달며[微甘], 성질은 서늘하다[涼]. 독성이 있다. 산결소종(散結消腫), 공독료창(功毒療瘡)의 효능이 있다.

약재 특징 ▶ 납작하고 편평한 둥근 판 모양이고, 가운데는 약간 융기해 있거나 조금 오목하다. 바깥 면은 황갈색에서 흑갈색이다. 안쪽 씨껍질은 회록색이고, 가는 털 모양이다. 바깥 씨껍질의 질은 단단하면서 바삭하다. 떡잎은 기름기가 풍부하다. 특유의 향이 있으며, 맛은 쓰다.

품질 조건 ▶ 전통 경험에 따르면 통통하고, 쪼개져 있지 않고, 무거우며, 속씨는 황백색이고, 기름이 흘러나오지 않은 것이 좋다.

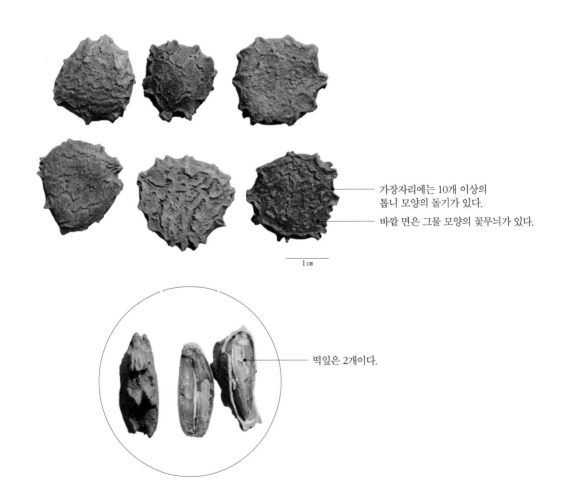

가장자리에는 10개 이상의 톱니 모양의 돌기가 있다.

바깥 면은 그물 모양의 꽃무늬가 있다.

1 cm

떡잎은 2개이다.

참고

독성이 있으므로 신중하게 다루어야 한다.

---

24 《대한약전외한약(생약)규격집》(제4개정판)에는 "목별(木鼈) *Momordica cochinchinensis* Sprenger (박과 Cucurbitaceae)의 씨"를 "목별자"로 등재하고 있다.

목호접 木蝴蝶

Oroxyli Semen

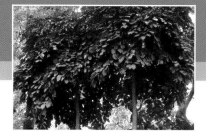

Oroxylum indicum (L.) Vent.

기원 ▶	능소화과(Bignoniaceae) 식물 목호접(木蝴蝶) *Oroxylum indicum* (L.) Vent.의 잘 익은 씨를 말린 것이다.
산지 ▶	중국 운남성, 광서성, 귀주성, 복건성 등지에서 주로 생산된다.
채취 · 가공 ▶	가을과 겨울에 잘 익은 열매를 채취하여 강한 햇볕에서 열매가 벌어질 때까지 말려서 씨를 꺼내고 꺼낸 씨를 다시 햇볕에 말린다.
성미 · 효능 ▶	맛은 쓰고[苦], 달며[甘], 성질은 서늘하다[涼]. 청폐이인(淸肺利咽), 소간화위(疏肝和胃)의 효능이 있다.
약재 특징 ▶	나비 모양의 얇은 조각이다. 아랫부분을 제외한 바깥 3장을 연장하여 너비가 넓고, 매우 얇은 날개이다. 바깥 면은 연한 황백색이다. 몸체는 가볍고, 씨껍질을 제거하면 한 층의 얇은 막 모양의 씨젖이 떡잎을 단단하게 싸고 있다. 떡잎은 2개이고, 나비 모양이며, 황록색 또는 노란색이다. 냄새는 없고, 맛은 약간 쓰다.
품질 조건 ▶	전통 경험에 따르면 마르고, 흰색에, 크고 날개가 온전하며, 씨가 통통한 것이 좋다.

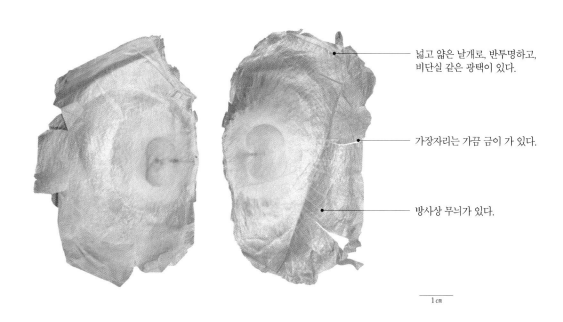

넓고 얇은 날개로, 반투명하고, 비단실 같은 광택이 있다.

가장자리는 가끔 금이 가 있다.

방사상 무늬가 있다.

1 cm

반대해 胖大海

Sterculiae Lychnophorae Semen[25]

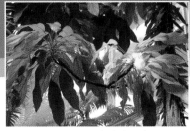

Sterculia lychnophora Hance

기원 ▶ 벽오동과(Sterculiaceae) 식물 반대해(胖大海) *Sterculia lychnophora* Hance의 잘 익은 씨를 말린 것이다.

산지 ▶ 베트남, 타이, 인도네시아 등지에서 주로 생산된다. 중국의 광서성, 해남성에도 소규모로 재배되고 있다.

채취 · 가공 ▶ 4~6월에 열매가 벌어졌을 때 채취하여 햇볕에 말린다. 바깥 씨껍질이 물을 만나면 즉시 부풀어서 싹이 나오므로 열매가 익었을 때 즉시 채취해야 한다.

성미 · 효능 ▶ 맛은 달고[甘], 성질은 차다[寒]. 청열윤폐(清热润肺), 이인해독(利咽解毒), 윤장통변(潤腸通便)의 효능이 있다.

약재 특징 ▶ 방추형 또는 타원형이다. 바깥 면은 갈색 또는 어두운 갈색이다. 씨껍질의 중간층은 비교적 두껍고, 질은 무르고 부서지기 쉬우며, 물과 만나면 부풀어서 해면상을 이룬다. 씨껍질의 내층과 중층은 떨어져 나갈 수 있고, 약간 가죽질이다. 떡잎은 2개이고, 굉장히 얇으며, 씨젖의 안쪽에 착 달라붙어 있고, 2조각의 씨젖의 크기는 같다. 냄새는 없고, 맛은 담담하며, 씹어보면 점성이 있다.

품질 조건 ▶ 전통 경험에 따르면 크고, 질은 단단하고, 황갈색이며, 가는 주름 무늬와 광택이 있고, 껍질이 부서지지 않고, 부풀어 오르는 능력이 강한 것이 좋다.

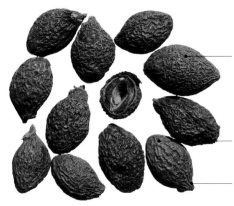

바깥 면에는 약간 광택이 있고, 불규칙하게 마른 주름 무늬가 있다.

끝은 뭉툭하고 둥글다.

아랫부분은 약간 뾰족하면서 휘어져 있고, 연한 색의 둥그런 배꼽점이 있다.

씨껍질의 바깥 면은 매우 얇아서 바삭하고, 떨어지기 쉽다.

씨껍질의 중층은 비교적 두껍고, 흑갈색이다.

씨껍질의 내층

씨젖은 통통하고 두꺼우며, 넓은 달걀 모양이다.

1 cm

음편 특징 ▶

반대해를 비커에 넣고 끓는 물을 적당량 부은 다음 몇 분 동안 방치하면 물을 흡수하여 부풀어서 갈색의 반투명한 스펀지 모양의 형태를 이룬다.

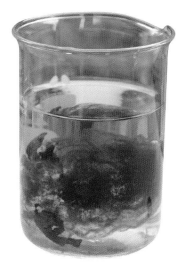

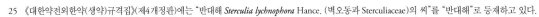

25 《대한약전외한약(생약)규격집》(제4개정판)에는 "반대해 *Sterculia lychnophora* Hance. (벽오동과 Sterculiaceae)의 씨"를 "반대해"로 등재하고 있다.

백과 白果

Ginkgo Semen[26]

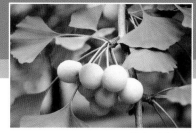

Ginkgo biloba L.

기원 ▶ 은행나무과(Ginkgoaceae) 식물 은행나무[銀杏] *Ginkgo biloba* L.의 잘 익은 씨를 말린 것이다.

산지 ▶ 중국 광서성, 사천성, 호북성, 강소성, 산동성 등지에서 주로 생산되며, 특히 중국에서 광범위하게 재배되고 있는 품목이다.

채취 · 가공 ▶ 가을에 씨가 잘 익었을 때 채취하여 육질의 외종피를 제거하고 물로 씻어서 조금 찌거나 약간 삶은 후 불에 말린다. 사용 시에 깨서 씨를 꺼낸다.

성미 · 효능 ▶ 맛은 달고[甘], 쓰며[苦], 떫고[澀], 성질은 평(平)하다. 독성이 있다. 염폐정천(斂肺定喘), 지대축뇨(止帶縮尿)의 효능이 있다.

약재 특징 ▶ 달걀 모양 또는 타원형이다. 바깥 면은 황백색 또는 연한 갈황색이고, 매끈하다. 중종피는 목질이고 매끄러우며 단단하다. 내종피는 막질이다. 냄새는 없고, 맛은 달고 약간 쓰다.

품질 조건 ▶ 전통 경험에 따르면 크고, 중종피의 색은 황백색이고, 씨는 통통하며, 꺾은 면은 연한 노란색인 것이 좋다.

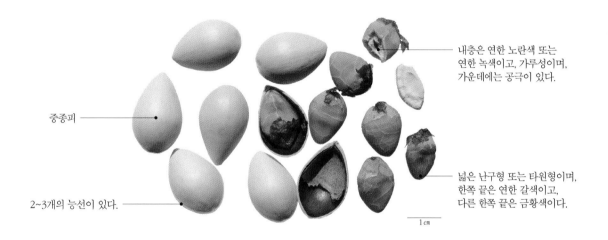

내층은 연한 노란색 또는
연한 녹색이고, 가루성이며,
가운데에는 공극이 있다.

중종피 —

넓은 난구형 또는 타원형이며,
한쪽 끝은 연한 갈색이고,
다른 한쪽 끝은 금황색이다.

2~3개의 능선이 있다. —

1 cm

신선한 은행나무 씨

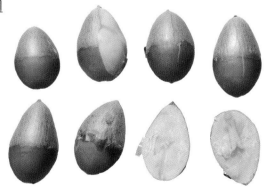

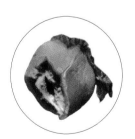

가로로 꺾은 면의 바깥층은
노란색이다.

참고

1. 백과는 약용 이외에도 신선한 것은 식용한다.

2. 《중국약전》에 함께 등재하고 있는 은행나무 *Ginkgo biloba* L.의 잎을 말린 것을 "은행엽(銀杏葉)"이라 하여 별도로 분류하고 있다. 262쪽의 "은행엽" 항을 참고할 것

26 《대한약전외한약(생약)규격집》(제4개정판)에는 "은행나무 *Gingko biloba* Linne (은행나무과 Ginkgoaceae)의 열매의 속씨"를 "백과"로 등재하고 있다.

백두구 豆蔻

Amomi Fructus Rotundus[27]

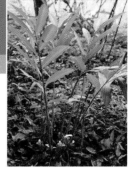

Amomum kravanh Pierre ex Gagnep.

기원 ▶	생강과(Zingiberaceae) 식물 백두구(白豆蔻) *Amomum kravanh* Pierre ex Gagnep.의 잘 익은 열매를 말린 것이다.
산지 ▶	캄보디아, 베트남, 타이, 미얀마 등지에서 주로 생산된다.
채취·가공 ▶	여름 말에서 가을 초에 열매가 잘 익었을 때 채취하여 햇볕에 말리거나 저온에서 말린다.
성미·효능 ▶	맛은 맵고[辛], 성질은 따뜻하다[溫]. 화습소비(化濕消痞), 행기온중(行氣溫中), 개위소식(開胃消食)의 효능이 있다.
약재 특징 ▶	구형에 가깝고, 바깥 면은 황백색에서 연한 황갈색이다. 열매껍질은 가볍고, 바삭거리며, 세로 방향으로 벌려 열기가 쉽고, 안쪽은 3개의 방으로 나뉘어 있으며, 방마다 약 10개의 씨가 들어 있다. 향기가 있고, 맛은 맵고 서늘하며, 약간 장뇌와 비슷하다.
품질 조건 ▶	전통 경험에 따르면 크고, 통통하고, 열매껍질은 얇으면서 온전하며, 냄새와 맛이 진한 것이 좋다.

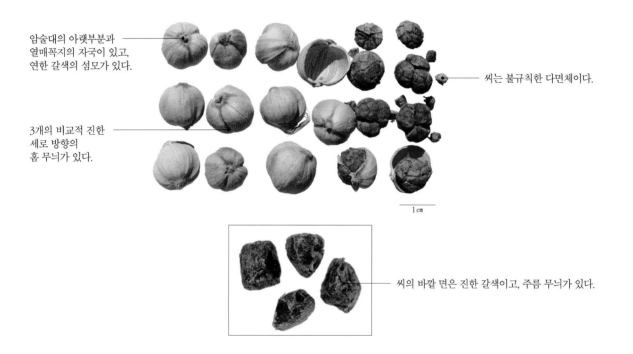

암술대의 아랫부분과 열매꼭지의 자국이 있고, 연한 갈색의 섬모가 있다.

씨는 불규칙한 다면체이다.

3개의 비교적 진한 세로 방향의 홈 무늬가 있다.

1 cm

씨의 바깥 면은 진한 갈색이고, 주름 무늬가 있다.

참고

《중국약전》에 함께 등재되어 있는 동속식물 자바백두구(爪哇白豆蔻) *A. compactum* Soland ex Maton의 잘 익은 열매를 말린 것을 "백두구[豆蔻]"라 하여 약용한다. 백두구는 생산지에 따라 "원두구(原豆蔻)"와 "인도네시아두구(印尼豆蔻)"로 나눈다.

원두구와 인도네시아두구의 주요 감별법

구분	원두구	인도네시아두구
모양, 크기	구형에 가깝다.	납작한 구형이고, 약간 작다.
씨	통통하다.	홀쭉하다.
냄새	강하다.	비교적 약하다.

27 《대한민국약전》(제11개정판)에는 "백두구(白豆蔻) *Amomum kravanh* Pierre ex Gagnep. 또는 자바백두구 *Amomum compactum* Solander ex Maton (생강과 Zingiberaceae)의 잘 익은 열매를 "백두구"로 등재하고 있다.

백자인 柏子仁

Platycladi Semen[28]

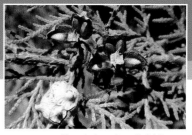

Platycladus orientalis (L.) Franco

기원 ▶ 측백나무과(Cupressaceae) 식물 측백나무[側柏] *Platycladus orientalis* (L.) Franco의 잘 익은 속씨를 말린 것이다.

산지 ▶ 중국 산동성, 하북성, 하남성, 섬서성 등지에서 주로 생산된다.

채취·가공 ▶ 가을과 겨울에 잘 익은 씨를 채취하여 햇볕에 말리고 씨껍질을 제거하여 속씨를 수집한다.

성미·효능 ▶ 맛은 달고[甘], 성질은 평(平)하다. 양심안신(養心安神), 지한(止汗), 윤장(潤腸)의 효능이 있다.

약재 특징 ▶ 긴 달걀 모양 또는 긴 타원형이다. 바깥 면은 황백색 또는 연한 황갈색이다. 질은 부드럽고, 기름기가 풍부하다. 향기가 약간 있고, 맛은 담담하다.

품질 조건 ▶ 전통 경험에 따르면 알갱이가 크고, 통통하고, 황백색이며, 기름기가 많지만 스며 나온 기름이 없는 것이 좋다.

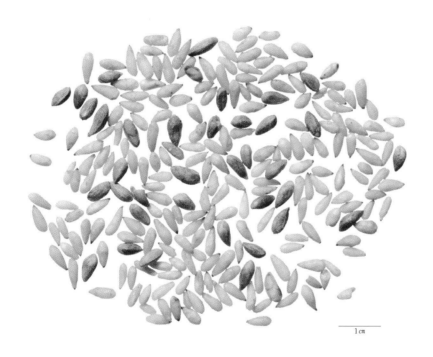

1 cm

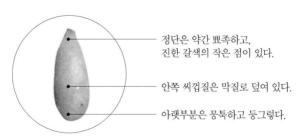

정단은 약간 뾰족하고, 진한 갈색의 작은 점이 있다.

안쪽 씨껍질은 막질로 덮여 있다.

아랫부분은 뭉툭하고 둥그렇다.

참고

1. "백자인"을 오랜 기간 저장하면, 색이 진하게 변해 황갈색이 되고 기름이 밖으로 스며 나온다.

2. 《중국약전》에 함께 등재되어 있는 측백나무의 끝 가지와 잎을 말린 것을 "측백엽(側柏葉)"이라 하여 별도로 분류하고 있다. 228쪽의 "측백엽" 항을 참고할 것

---

28   《대한민국약전》(제11개정판)에는 "측백나무 *Thuja orientalis* Linne (측백나무과 Cupressaceae)의 씨로서 씨껍질을 제거한 것"을 "백자인"으로 등재하고 있다.

백편두 白扁豆

Lablab Album Semen[29]

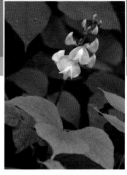

Dolichos lablab L.

기원 ▶	콩과(Leguminosae) 식물 편두(扁豆) *Dolichos lablab* L.의 잘 익은 씨를 말린 것이다.
산지 ▶	중국 안휘성, 섬서성, 호남성, 하남성, 절강성, 산서성 등지에서 주로 생산된다.
채취·가공 ▶	가을과 겨울에 잘 익은 열매를 채취하여 햇볕에 말리고 씨만 골라내어 다시 햇볕에 말린다.
성미·효능 ▶	맛은 달고[甘], 성질은 약간 따뜻하다[微溫]. 건비화습(健脾化濕), 화중소서(和中消暑)의 효능이 있다.
약재 특징 ▶	납작한 타원형 또는 납작한 난원형이다. 바깥 면은 연한 황백색 또는 연한 노란색이다. 질은 단단하다. 씨껍질은 얇으면서 바삭하다. 냄새는 없고, 맛은 담담하며, 씹으면 콩 비린내가 있다.
품질 조건 ▶	전통 경험에 따르면 크고, 통통하고, 흰색인 것이 좋다.

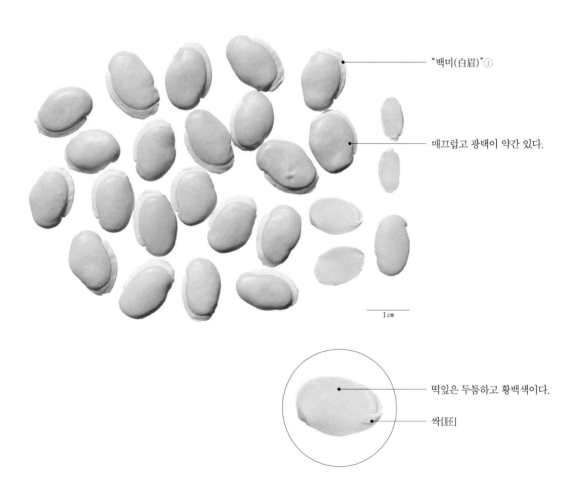

"백미(白眉)"①

매끄럽고 광택이 약간 있다.

1 cm

떡잎은 두툼하고 황백색이다.

싹[胚]

① "백미(白眉)": 백편두 약재의 한쪽 면 가장자리에 융기한 흰색 눈썹 모양의 씨혹을 가리킨다.

참고

1. 편두의(扁豆衣)는 편두의 씨껍질을 말린 것으로, 모양이 불규칙하고 굽어 있으며 유백색이고 질은 바삭하여 쉽게 부서지며 약으로 쓴다.
2. 편두의 씨는 흰색, 검은색, 적갈색 등 여러 개의 종이 있으며 흰색인 것만 약용한다.

---

29 《대한민국약전》(제11개정판)에는 "편두(扁豆) *Dolichos lablab* Linne (콩과 Leguminosae)의 잘 익은 씨"를 "백편두"로 등재하고 있다.

보골지 補骨脂

Psoraleae Fructus[30]

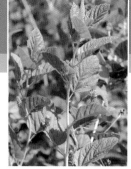

Psoralea corylifolia L.

기원 ▶ 콩과(Leguminosae) 식물 보골지(補骨脂) *Psoralea corylifolia* L.의 잘 익은 열매를 말린 것이다.

산지 ▶ 중국 사천성, 광동성, 복건성, 광서성 등지에서 주로 생산된다.

채취·가공 ▶ 가을에 열매가 잘 익었을 때 열매 이삭을 채취하여 햇볕에 말린 후 비벼서 이물질을 제거하고 열매를 채취한다.

성미·효능 ▶ 맛은 맵고[辛], 쓰며[苦], 성질은 따뜻하다[溫]. 온신조양(溫腎助陽), 납기(納氣), 지사(止瀉)의 효능이 있다.

약재 특징 ▶ 콩팥모양이며 약간 납작하다. 바깥 면은 흑색, 흑갈색 또는 회갈색이다. 질은 단단하고 열매껍질은 얇으며, 열매껍질과 씨는 분리하기 쉽지 않다. 씨는 1개이며, 떡잎은 2개이고, 황백색이며, 기름기가 있다. 향이 있고, 맛은 맵고 조금 쓰다.

품질 조건 ▶ 전통 경험에 따르면 크고, 통통하고, 검은색인 것이 좋다.

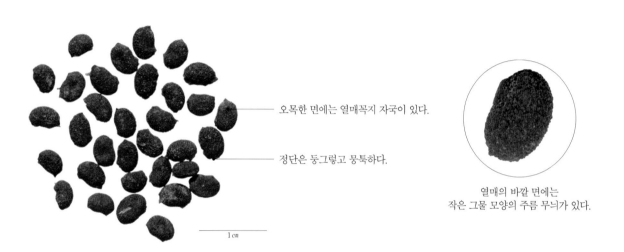

오목한 면에는 열매꼭지 자국이 있다.

정단은 둥그렇고 뭉툭하다.

열매의 바깥 면에는 작은 그물 모양의 주름 무늬가 있다.

1 cm

꽃받침이 붙어 있는 열매

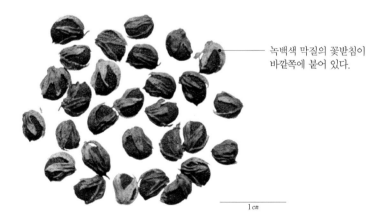

녹백색 막질의 꽃받침이 바깥쪽에 붙어 있다.

1 cm

참고
보골지는 하남성에서 생산되는 것을 "회고자(懷故子)"라 하여 상질로 치며 도지(道地) 약재로 취급되고 사천성에서 생산되는 것을 일반적으로 "천고자(川故子)"라 한다.

---

30 《대한약전외한약(생약)규격집》(제4개정판)에는 "보골지 *Psoralea corylifolia* Linne (콩과 Leguminosae)의 씨"를 "보골지"로 등재하고 있다.

복분자 覆盆子

Rubi Fructus[31]

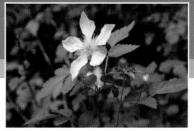

Rubus chingii Hu

기원 ▶	장미과(Rosaceae) 식물 화동복분자(華東覆盆子) *Rubus chingii* Hu의 열매를 말린 것이다.
산지 ▶	중국 절강성, 호북성, 강서성, 복건성 등지에서 주로 생산된다.
채취 · 가공 ▶	초여름에 열매가 연한 녹색에서 황록색으로 변할 때 채취하여 줄기와 잎을 제거하고 끓는 물이나 스팀으로 약하게 데친 후에 꺼내어 말린다.
성미 · 효능 ▶	맛은 달고[甘], 시며[酸], 성질은 따뜻하다[溫]. 익신(益腎), 고정(固精), 축뇨(縮尿)의 효능이 있다.
약재 특징 ▶	다수의 소핵과가 모여서 이루어진 취합과로 원뿔 모양 또는 납작한 원뿔 모양이다. 바깥 면은 황록색 또는 연한 갈색이다. 가볍고, 질은 단단하다. 냄새는 없고, 맛은 약간 시고 떫다.
품질 조건 ▶	전통 경험에 따르면 알갱이가 온전하고, 통통하고, 단단하며, 황록색이고, 신맛이 있는 것이 좋다.

취합과

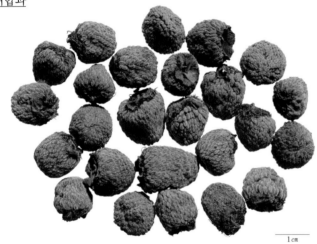

1 cm

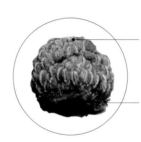

회백색의 부드러운 털이 있고,
비단실 같은 광택이 뚜렷하다.

아랫부분의 가운데는
오목하고, 숙악(宿萼)은 갈색이며,
그 아래에는 줄기 자국이 있다.

작은 열매들

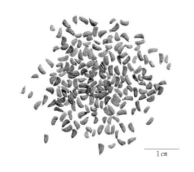

1 cm

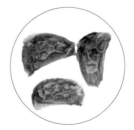

작은 열매는 떨어지기 쉽고, 반달 모양이며,
뒷면은 회백색의 솜털이 빽빽이 나 있고,
양면에는 그물 무늬가 뚜렷하며,
앞면에는 돌기된 능선이 있다.

---

31 《대한민국약전》(제11개정판)에는 "복분자딸기 *Rubus coreanus* Miquel (장미과 Rosaceae)의 채 익지 않은 열매"를 "복분자"로 등재하고 있다.

불수 佛手

Citri Sarcodactylis Fructus

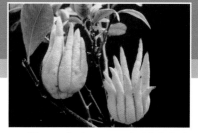

Citrus medica L. var. *sarcodactylis* Swingle

기원 ▶ 운향과(Rutaceae) 식물 불수귤나무[佛手] *Citrus medica* L. var. *sarcodactylis* Swingle의 잘 익은 열매를 말린 것이다.

산지 ▶ 중국 광동성, 광서성, 사천성 중경(重慶) 등지에서 주로 생산된다.

채취 · 가공 ▶ 가을에 열매가 아직 노란색으로 변하지 않았거나 노란색으로 변했을 때 채취하여 세로로 잘라서 얇은 조각으로 만들어 햇볕에 말리거나 저온에서 말린다.

성미 · 효능 ▶ 맛은 맵고[辛], 쓰며[苦], 시고[酸], 성질은 따뜻하다[溫]. 소간이기(疏肝理氣), 화위지통(和胃止痛)의 효능이 있다.

약재 특징 ▶ 타원형 또는 달걀 모양의 원형에 가까운 얇은 조각으로, 항상 쭈글쭈글하거나 말아져 굽어 있다. 질은 단단하고 바삭하며, 습기가 닿은 후에는 부드러우면서 질겨진다. 향이 있으며, 맛은 약간 달콤한 후 쓰다. 현행규격으로 광불수(廣佛手)와 천불수(川佛手)의 두 종류로 나뉜다.

품질 조건 ▶ 전통 경험에 따르면 광불수편은 크고 얇은 조각으로, 껍질 부분은 노랗고, 육질은 흰색이며, 향이 있고, 달콤한 것이 좋다. 천불수편은 온전한 조각으로, 두께가 고르고, 껍질 부분은 녹색이며, 육질은 흰색이고, 청량한 향이 있는 것이 좋다.

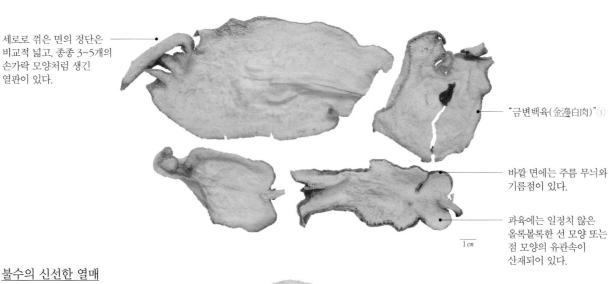

세로로 꺾은 면의 정단은 비교적 넓고, 종종 3~5개의 손가락 모양처럼 생긴 열판이 있다.

"금변백육(金邊白肉)"①

바깥 면에는 주름 무늬와 기름점이 있다.

과육에는 일정치 않은 올록볼록한 선 모양 또는 점 모양의 유관속이 산재되어 있다.

1 cm

불수의 신선한 열매

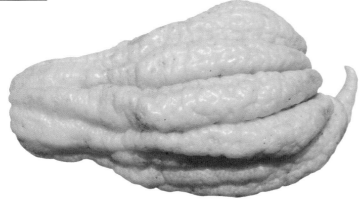

① "금변백육(金邊白肉)": 광불수 약재의 꺾은 면의 가장자리가 노란색이고 안쪽 면은 흰색인 것을 가리킨다.

참고

불수의 신선한 열매는 식용할 수 있다.

비자 榧子

Torreyae Semen[32]

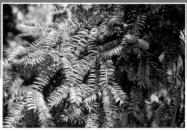

Torreya grandis Fort.

기원 ▶	주목과(Taxaceae) 식물 비(榧) *Torreya grandis* Fort.의 잘 익은 씨를 말린 것이다.
산지 ▶	중국 절강성, 강소성, 안휘성 등지에서 주로 생산된다.
채취 · 가공 ▶	가을에 씨가 익었을 때 헛씨껍질을 제거하고 물로 씻어서 햇볕에 말린다.
성미 · 효능 ▶	맛은 달고[甘], 성질은 평(平)하다. 살충소적(殺蟲消積), 윤조통변(潤燥通便)의 효능이 있다.
약재 특징 ▶	달걀 모양 또는 긴 달걀 모양이다. 바깥 면은 회황색 또는 회갈색이다. 씨껍질은 단단하고, 씨 속의 씨젖은 비대하며, 기름기가 풍부하다. 냄새는 없고, 맛은 약간 달콤하면서 떫다.

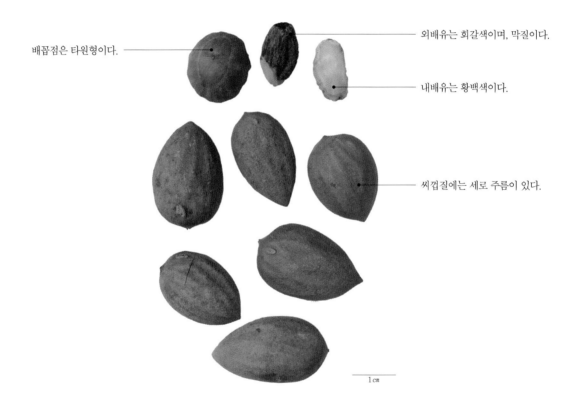

배꼽점은 타원형이다.

외배유는 회갈색이며, 막질이다.

내배유는 황백색이다.

씨껍질에는 세로 주름이 있다.

1 cm

---

32 《대한약전외한약(생약)규격집》(제4개정판)에는 "비자나무 *Torreya nuncifera* Siebold et Zuccarini 또는 비(榧) *Torreya grandis* Fort. (주목과 Taxaceae)의 씨"를 "비자"로 등재하고 있다.

빈랑 檳榔

Arecae Semen[33]

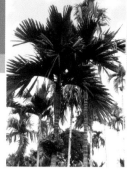

Areca catechu L.

기원 ▶	야자과(Palmae) 식물 빈랑(檳榔) *Areca catechu* L.의 잘 익은 씨를 말린 것이다.
산지 ▶	중국 해남성, 운남성, 광동성, 복건성, 광서성, 대만 등지에서 주로 생산된다. 주로 재배품이다. 해외에서는 필리핀, 인도네시아, 인도, 스리랑카 등지에서 대량 생산된다.
채취·가공 ▶	열매가 잘 익었을 때 채취하여 물에 삶은 후 말려서 열매껍질을 제거하고 씨를 빼내어 말린다.
성미·효능 ▶	맛은 쓰고[苦], 매우며[辛], 성질은 따뜻하다[溫]. 살충소적(殺蟲消積), 강기(降氣), 행수(行水), 절학(截瘧)의 효능이 있다.
약재 특징 ▶	납작한 구형 또는 원뿔 모양이다. 바깥 면은 연한 황갈색 또는 연한 적갈색이다. 질은 매우 단단하여 깨뜨리기 쉽지 않다. 냄새는 없고, 맛은 떫고 약간 쓰다.
품질 조건 ▶	전통 경험에 따르면 크고, 단단하고, 무거우며, 부서지지 않고, 꺾은 면은 밝고 아름다운 색을 띠는 것이 좋다.

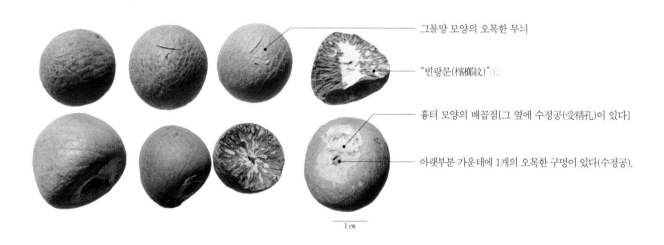

그물망 모양의 오목한 무늬

"빈랑문(檳榔紋)" ①

흉터 모양의 배꼽점[그 옆에 수정공(受精孔)이 있다]

아랫부분 가운데에 1개의 오목한 구멍이 있다(수정공).

1 cm

음편 특징 ▶ 원형에 가까운 얇은 조각이고, 바깥 면은 갈색과 흰색이 교차되어 있는 대리석 꽃무늬를 가진다.

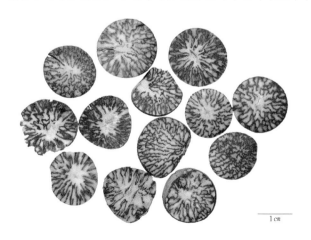

1 cm

① "빈랑문(檳榔紋)": 약재 바깥 면 또는 꺾은 면에 진하고 연한 색이 서로 교차되면서 생기는 무늬를 가리키는 것으로, 빈랑의 꺾은 면의 무늬를 "대리석 꽃무늬"라고도 한다.

참고

《중국약전》에 함께 등재되어 있는 빈랑의 열매껍질을 "대복피(大腹皮)"라 하여 별도로 분류하고 있다. 311쪽의 "대복피" 항을 참고할 것

---

33 《대한민국약전》(제11개정판)에는 "빈랑 *Areca catechu* Linne (야자과 Palmae)의 잘 익은 씨로서 열매를 채취하여 물에 삶아 열매껍질을 벗긴 것"을 "빈랑자"로 등재하고 있다.

사과락 絲瓜絡

Luffae Fructus Retinervus[34]

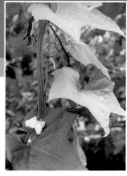

Luffa cylindrica (L.) Roem.

기원 ▶ 박과(Cucurbitaceae) 식물 수세미오이[絲瓜] *Luffa cylindrica* (L.) Roem.의 잘 익은 열매의 유관속 조직을 말린 것이다.

산지 ▶ 중국 각지에 분포한다. 절강성의 자계(慈溪) 지방에서 생산되는 것이 품질이 좋으며 강소성의 남통(南通), 소주(蘇州) 지방의 것도 품질이 좋은 편이다.

채취 · 가공 ▶ 여름과 가을에 잘 익은 열매의 열매껍질이 노란색으로 변하면서 속이 마를 때 채취하는 것이 가장 좋다. 겉껍질과 과육을 제거하고 물로 씻어서 햇볕에 말린 후 씨를 제거한다.

성미 · 효능 ▶ 맛은 달고[甘], 성질은 평(平)하다. 통락(通絡), 활혈(活血), 거풍(祛風)의 효능이 있다.

약재 특징 ▶ 실 모양의 유관속이 서로 엮여서 만들어졌으며, 긴 마름모꼴 또는 긴 원통 모양을 나타내는 것이 많고, 약간 구부러졌다. 바깥 면은 연한 황백색이다. 가볍고, 질기고, 탄성이 있어 자르기 쉽지 않다. 냄새는 없고, 맛은 담담하다.

품질 조건 ▶ 전통 경험에 따르면 길고, 바깥 면에 큰 줄이 제거되어 있고, 그물 모양의 황백색 유관속이 있는 것이 좋다.

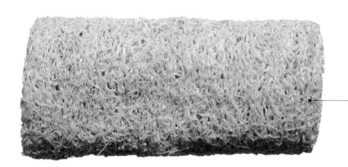

여러 층의 실 모양의 유관속이 서로 엮여서 그물망을 이룬다.

1 cm

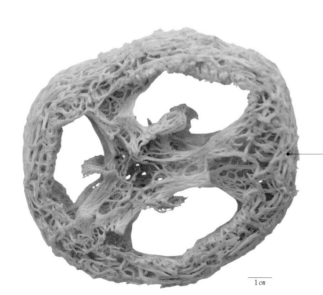

가로로 꺾은 면은 자방이 3실로 되어 있는 것을 볼 수 있고, 공동 모양을 이룬다.

1 cm

---

34 《대한약전외한약(생약)규격집》(제4개정판)에는 "수세미오이 *Luffa cylindrica* Roemer (박과 Cucurbitaceae)의 열매 중 섬유질의 망상조직"을 "사과락"으로 등재하고 있다.

음편 특징 ▶

줄 모양

납작하게 눌러 놓은 판자 모양

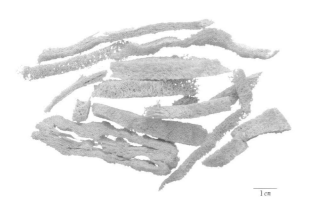

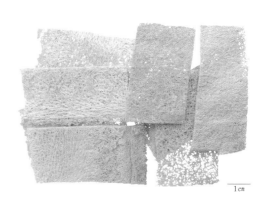

1 cm

1 cm

월사과락(*L. acutangula*)

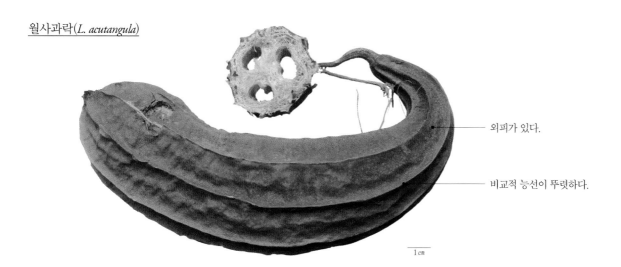

— 외피가 있다.

— 비교적 능선이 뚜렷하다.

1 cm

음편은 일반적으로 납작하다.

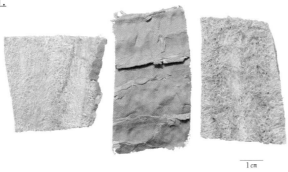

1 cm

참고

중국 남부의 화남(華南) 지역에서는 "사과락"으로 쓰이는 품목인 능각사과 *L. acutangula* (L.) Roxb.의 오래된 열매에서 씨를 제거한 것을 "월사과락(粤絲瓜絡)"이라 하여 약재로 사용하고 있다.

사과락과 월사과락의 주요 감별점

구분	사과락(*Luffa cylindrica*)	월사과락(*L. acutangula*)
모양	외피가 없으며, 세로 능선이 없다.	일반적으로 외피가 있으며, 세로 능선이 있다.

사군자 使君子

Quisqualis Fructus[35]

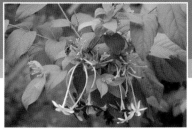

Quisqualis indica L.

기원 ▶	사군자과(Combretaceae) 식물 사군자(使君子) *Quisqualis indica* L.의 잘 익은 열매를 말린 것이다.
산지 ▶	중국 사천성, 광동성, 광서성 등지에서 주로 생산된다.
채취 · 가공 ▶	가을에 열매껍질이 자흑색으로 변할 때 채취하여 이물질을 제거하고 말린다.
성미 · 효능 ▶	맛은 달고[甘], 성질은 따뜻하다[溫]. 살충소적(殺蟲消積)의 효능이 있다.
약재 특징 ▶	타원형 또는 난원형이다. 바깥 면은 흑갈색에서 자흑색이고, 매끄러우며, 약간의 광택이 있다. 질은 단단하다. 씨껍질은 얇고 벗겨지기 쉬우며, 떡잎은 2개이고, 황백색이며, 기름기가 있고, 꺾은 면은 벌어져 있다. 향이 약간 있고, 맛은 약간 달콤하다.
품질 조건 ▶	전통 경험에 따르면 크고, 자흑색이고, 광택이 있으며, 황백색의 씨가 가득한 것이 좋다.

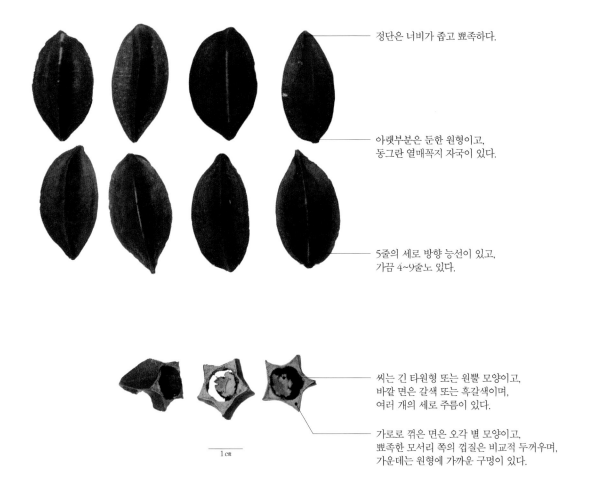

정단은 너비가 좁고 뾰족하다.

아랫부분은 둔한 원형이고, 동그란 열매꼭지 자국이 있다.

5줄의 세로 방향 능선이 있고, 가끔 4~9줄노 있다.

1 cm

씨는 긴 타원형 또는 원뿔 모양이고, 바깥 면은 갈색 또는 흑갈색이며, 여러 개의 세로 주름이 있다.

가로로 꺾은 면은 오각 별 모양이고, 뾰족한 모서리 쪽의 껍질은 비교적 두꺼우며, 가운데는 원형에 가까운 구멍이 있다.

---

35 《대한약전외한약(생약)규격집》(제4개정판)에는 "사군자 *Quisqualis indica* Linne (사군자과 Combretaceae)의 열매"를 "사군자"로 등재하고 있다.

사상자 蛇床子

Cnidii Fructus[36]

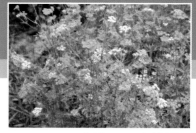

Cnidium monnieri (L.) Cuss.

기원 ▶ 산형과(Umbelliferae) 식물 벌사상자[蛇床] *Cnidium monnieri* (L.) Cuss.의 잘 익은 열매를 말린 것이다.

산지 ▶ 중국 호북성, 산동성, 광서성, 절강성 등지에서 주로 생산된다.

채취 · 가공 ▶ 여름과 가을에 잘 익은 열매를 채취하여 이물질을 제거하고 햇볕에 말린다.

성미 · 효능 ▶ 맛은 맵고[辛], 쓰며[苦], 성질은 따뜻하다[溫]. 독성이 있다. 온신장양(溫腎壯陽), 조습(燥濕), 거풍(祛風), 살충(殺蟲)의 효능이 있다.

약재 특징 ▶ 쌍현과(雙懸果)이고, 타원형이며, 바깥 면은 회황색 또는 회갈색이다. 향이 있으며, 맛은 맵고 서늘하며, 혀를 마비시키는 느낌이 있다.

품질 조건 ▶ 전통 경험에 따르면 알갱이가 통통하고, 회황색이고, 맛과 향이 진한 것이 좋다.

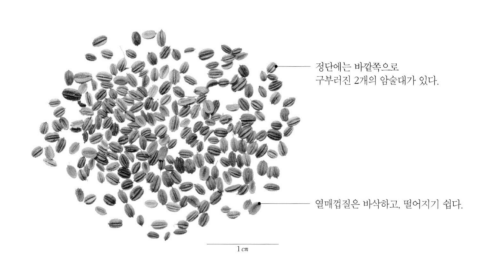

정단에는 바깥쪽으로 구부러진 2개의 암술대가 있다.

열매껍질은 바삭하고, 떨어지기 쉽다.

1 cm

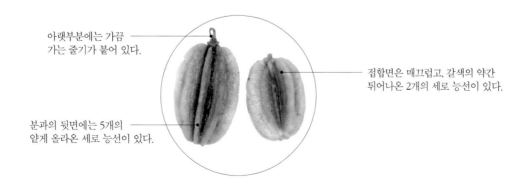

아랫부분에는 가끔 가는 줄기가 붙어 있다.

접합면은 매끄럽고, 갈색의 약간 튀어나온 2개의 세로 능선이 있다.

분과의 뒷면에는 5개의 얕게 올라온 세로 능선이 있다.

---

36 《대한약전외한약(생약)규격집》(제4개정판)에는 "벌사상자 *Cnidium monieri* (L.). Cussion 또는 사상자 *Torilis japonica* Decandolle (산형과 Umbelliferae)의 열매"를 "사상자"로 등재하고 있다.

사인 砂仁

Amomi Fructus[37]

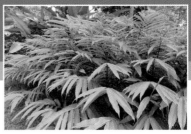
Amomum villosum Lour.

기원 ▶ 생강과(Zingiberaceae) 식물 양춘사(陽春砂) *Amomum villosum* Lour.의 잘 익은 열매를 말린 것이다.

산지 ▶ 중국 광동성, 운남성, 광서성, 복건성, 중경(重慶), 사천성 등지에서 주로 생산된다.

채취 · 가공 ▶ 여름과 가을 사이에 잘 익은 열매를 채취하여 햇볕에 말리거나 저온에서 말린다.

성미 · 효능 ▶ 맛은 맵고[辛], 성질은 따뜻하다[溫]. 화습개위(化濕開胃), 온비지사(溫脾止瀉), 이기안태(理氣安胎)의 효능이 있다.

약재 특징 ▶ 타원형 또는 난원형이고, 뚜렷하지 않은 3개의 모서리가 있다. 바깥 면은 갈색이다. 열매껍질은 얇고 연하다. 씨는 단단하고, 씨젖은 회백색이다. 향기가 매우 진하고, 맛은 맵고 서늘하며 약간 쓰다.

품질 조건 ▶ 전통 경험에 따르면 열매가 크고, 단단하고, 씨가 가득하며, 냄새와 맛이 진한 것이 좋다.

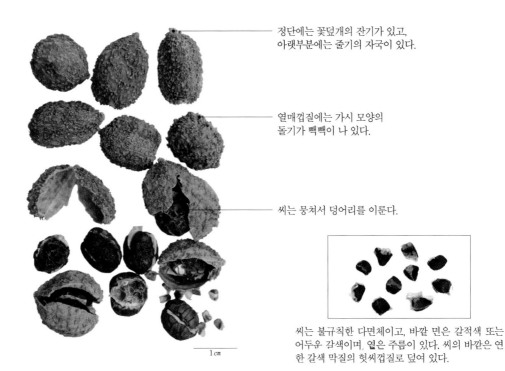

정단에는 꽃덮개의 잔기가 있고, 아랫부분에는 줄기의 자국이 있다.

열매껍질에는 가시 모양의 돌기가 빽빽이 나 있다.

씨는 뭉쳐서 덩어리를 이룬다.

1cm

씨는 불규칙한 다면체이고, 바깥 면은 갈적색 또는 어두운 갈색이며, 옅은 주름이 있다. 씨의 바깥은 연한 갈색 막질의 헛씨껍질로 덮여 있다.

참고

1. 전통 경험에 따르면 광동성의 양춘(陽春), 고주(高州), 신의(信宜)에서 생산되는 것이 품질이 좋은 것으로 알려져 있다.

2. 《중국약전》에 함께 등재되어 있는 동속식물 녹각사(綠殼砂) *A. villosum* Lour. var. *xanthioides* T.L. Wu et Senjen 또는 해남사(海南砂) *A. longiliguare* T.L. Wudml의 잘 익은 열매를 말린 것을 "사인"이라 하여 약용한다.

양춘사, 녹각사, 해남사의 주요 감별점

구분	양춘사, 녹각사	해남사
모양	타원형 또는 난원형이고, 뚜렷하지 않은 3개의 모서리가 있다.	긴 타원형 또는 달걀 모양이고, 3개의 모서리가 뚜렷하다.
바깥 면	가시 모양의 돌기가 빽빽이 나 있다.	부드러운 가시 모양의 가지가 얇게 덮여 있다.
열매껍질	얇고 연하다.	두껍고 단단하다.

---

37 《대한민국약전》(제11개정판)에는 "녹각사(綠殼砂) *Amomum villosum* Loureiro var. *xanthioides* T. L. Wu et Senjen 또는 양춘사(陽春砂) *Amomum villosum* Loureiro (생강과 Zingiberaceae)의 잘 익은 열매 또는 씨의 덩어리"를 "사인"으로 등재하고 있다.

산사 山楂

Crataegi Fructus[38]

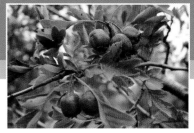

Crataegus pinnatifida Bge. var. *major* N. E. Br.

기원 ▶ 장미과(Rosaceae) 식물 산리홍(山里紅) *Crataegus pinnatifida* Bge. var. *major* N. E. Br.의 잘 익은 열매를 말린 것이다.

산지 ▶ 중국 산동성, 하남성, 하북성, 산서성 등지에서 주로 생산된다.

채취 · 가공 ▶ 가을에 열매가 잘 익었을 때 채취하여 썰어서 말린다.

성미 · 효능 ▶ 맛은 시고[酸], 달며[甘], 성질은 약간 따뜻하다[微溫]. 소식건위(消食健胃), 행기산어(行氣散瘀)의 효능이 있다.

약재 특징 ▶ 원형의 조각이고, 주름져 쪼글쪼글하고 평평하지 않다. 겉껍질은 붉은색이며, 주름 무늬가 있다. 청량감 있는 향기가 조금 있고, 맛은 시고 조금 달콤하다.

품질 조건 ▶ 전통 경험에 따르면 조각이 크고, 껍질은 붉은색이며, 육질은 두껍고, 씨가 작은 것이 좋다.

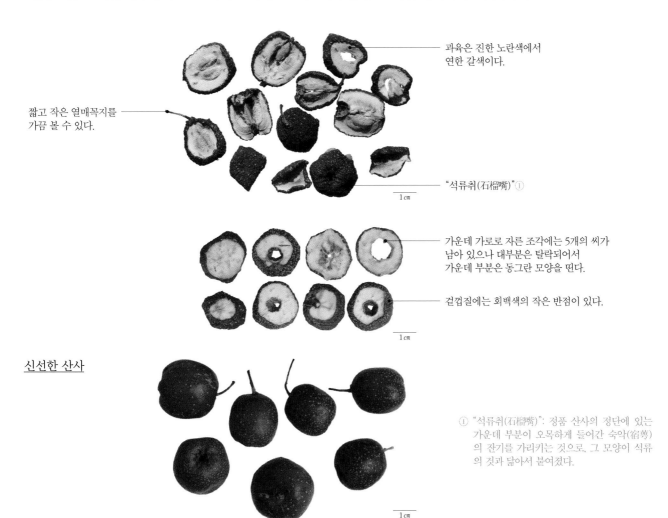

과육은 진한 노란색에서 연한 갈색이다.

짧고 작은 열매꼭지를 가끔 볼 수 있다.

"석류취(石榴嘴)" ①

1 cm

가운데 가로로 자른 조각에는 5개의 씨가 남아 있으나 대부분 탈락되어서 가운데 부분은 동그란 모양을 띤다.

겉껍질에는 회백색의 작은 반점이 있다.

1 cm

신선한 산사

① "석류취(石榴嘴)": 정품 산사의 정단에 있는 가운데 부분이 오목하게 들어간 숙악(宿萼)의 잔기를 가리키는 것으로, 그 모양이 석류의 것과 닮아서 붙여졌다.

1 cm

참고

1. 《중국약전》에 함께 등재되어 있는 동속식물 산사나무[山楂] *C. pinnatifida* Bge.의 잘 익은 열매를 말린 것을 "산사"라 하여 약용한다.
2. 《중국약전》에 함께 등재되어 있는 산리홍 및 산사의 잎을 "산사엽(山楂葉)"이라 하여 별도로 분류하고 있다. 257쪽의 "산사엽" 항을 참고할 것
3. 산사는 약용 이외에도 신선한 것은 식용한다.

---

38 《대한민국약전》(제11개정판)에는 "산사나무 *Crataegus pinnatifida* Bunge 및 그 변종(장미과 Rosaceae)의 잘 익은 열매"를 "산사"로 등재하고 있다.

산수유 山茱萸

Corni Fructus[39]

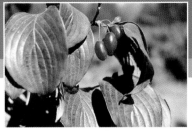

Cornus officinalis Sieb. et Zucc.

기원 ▶ 층층나무과(Cornaceae) 식물 산수유(山茱萸) *Cornus officinalis* Sieb. et Zucc.의 잘 익은 열매의 과육을 말린 것이다. 일반적으로 "조피(棗皮)"라 부른다.

산지 ▶ 중국 하남성, 절강성, 섬서성, 안휘성 등지에서 주로 생산된다.

채취 · 가공 ▶ 늦가을에서 초겨울까지 열매의 껍질이 붉은색으로 변했을 때 열매를 채취하여 약한 불에 살짝 말리거나 끓는 물에 약간 데친 후 바로 과핵(果核)을 제거하고 말린다.

성미 · 효능 ▶ 맛은 시고[酸], 떫으며[澀], 성질은 약간 따뜻하다[微溫]. 보익간신(補益肝腎), 삽정고탈(澀精固脫)의 효능이 있다.

약재 특징 ▶ 불규칙한 조각 또는 주머니 모양이고, 바깥 면은 자적색에서 자흑색이다. 질은 유연하다. 냄새는 없고, 맛은 시고 떫으며 약간 쓰다.

품질 조건 ▶ 전통 경험에 따르면 조각이 크고, 육질이 두꺼우며, 유연하고, 자적색인 것이 좋다.

(신선할 때) 자적색

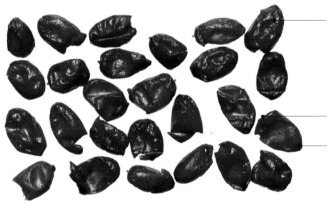

바깥 면은 쭈글쭈글하고, 광택이 있다.

아랫부분에는 열매꼭지의 자국이 있다.

정단에는 원형의 숙악(宿萼) 자국이 있다.

1 cm

(오랫동안 쌓아놓았을 때) 점차 변해서 자흑색

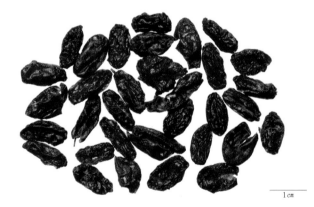

1 cm

참고

현재 하남성의 서협(西峽), 내향(內鄕), 절강성의 임안(臨安), 순안(淳安), 섬서성의 불평(佛坪) 지역에 산수유의 GAP 재배단지가 조성되어 있다.

---

39 《대한민국약전》(제11개정판)에는 "산수유나무 *Cornus officinalis* Siebold et Zuccarini (층층나무과 Cornaceae)의 잘 익은 열매로서 씨를 제거한 것"을 "산수유"로 등재하고 있다.

산조인 酸棗仁

Ziziphi Spinosae Semen[40]

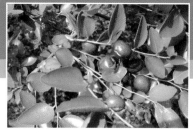

Zizyphus jujuba Mill. var. *spinosa* (Bunge) Hu ex H. F. Chou

기원 ▶	갈매나무과(Rhamnaceae) 식물 묏대추나무[酸棗] *Zizyphus jujuba* Mill. var. *spinosa* (Bunge) Hu ex H. F. Chou의 잘 익은 씨를 말린 것이다.
산지 ▶	중국 하북성, 산서성, 섬서성, 요녕성, 하남성 등지에서 주로 생산된다.
채취 · 가공 ▶	늦가을에서 초겨울에 잘 익은 열매를 채취하여 과육과 핵의 껍질을 제거하고 씨를 취하여 햇볕에 말린다.
성미 · 효능 ▶	맛은 달고[甘], 시며[酸], 성질은 평(平)하다. 보간(補肝), 녕심(寧心), 렴한(斂汗), 생진(生津)의 효능이 있다.
약재 특징 ▶	납작한 원형 또는 납작한 타원형이다. 바깥 면은 자적색 또는 자갈색이고, 매끈거리는 광택이 있다. 씨껍질은 비교적 바삭바삭하고, 씨젖은 기름기가 많다. 냄새는 없고, 맛은 담담하다.
품질 조건 ▶	전통 경험에 따르면 크고, 통통하고, 온전하며, 광택이 있고, 씨껍질은 적갈색이며, 씨는 황백색인 것이 좋다.

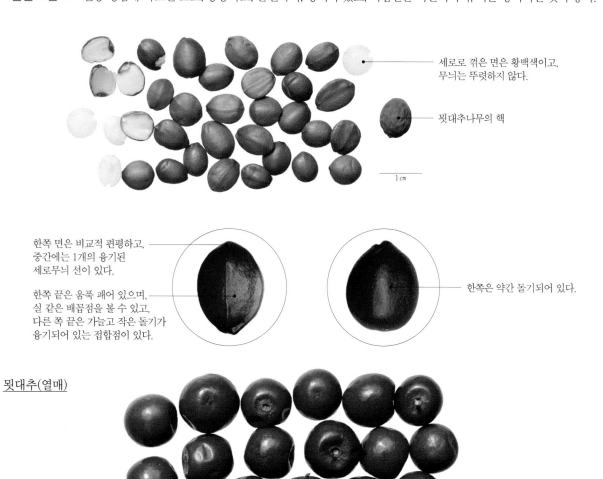

세로로 꺾은 면은 황백색이고, 무늬는 뚜렷하지 않다.

묏대추나무의 핵

1 cm

한쪽 면은 비교적 편평하고, 중간에는 1개의 융기된 세로무늬 선이 있다.

한쪽 끝은 움푹 패어 있으며, 실 같은 배꼽점을 볼 수 있고, 다른 쪽 끝은 가늘고 작은 돌기가 융기되어 있는 접합점이 있다.

한쪽은 약간 돌기되어 있다.

묏대추(열매)

1 cm

참고

묏대추나무의 열매는 약용 외에도 식용할 수 있다.

---

40 《대한민국약전》(제11개정판)에는 "산조(酸棗) *Zizyphus jujuba* Miller var. *spinosa* Hu ex H. F. Chou (갈매나무과 Rhamnaceae)의 잘 익은 씨"를 "산조인"으로 등재하고 있다.

산초 花椒

Zanthoxyli Pericarpium[41]

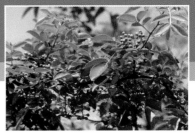

Zanthoxylum bungeanum Maxim.

기원 ▶ 운향과(Rutaceae) 식물 초피나무[花椒] *Zanthoxylum bungeanum* Maxim.의 잘 익은 열매껍질을 말린 것이다.

산지 ▶ 중국 사천성 한원(漢源), 섬서성, 산동성, 하북성 등지에서 주로 생산된다.

채취 · 가공 ▶ 가을에 열매가 잘 익었을 때 채취하여 햇볕에 말리고 씨와 이물질을 제거한다.

성미 · 효능 ▶ 맛은 맵고[辛], 성질은 따뜻하다[溫]. 온중지통(溫中止痛), 살충지양(殺蟲止癢)의 효능이 있다.

약재 특징 ▶ 골돌과이고, 구형이며, 복봉선을 따라 벌어져 있다. 바깥 면은 대부분 자적색 또는 갈적색이다. 향기는 진하고, 맛은 매우면서 혀를 마비시키는 것이 오래 지속된다.

품질 조건 ▶ 전통 경험에 따르면 크고, 자적색이고, 기름기가 풍부하며, 향기가 진한 것이 좋다.

화초: 단과

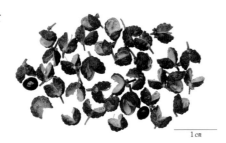

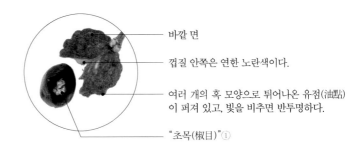

바깥 면

껍질 안쪽은 연한 노란색이다.

여러 개의 혹 모양으로 튀어나온 유점(油點)이 퍼져 있고, 빛을 비추면 반투명하다.

"초목(椒目)"①

화초: 취합과

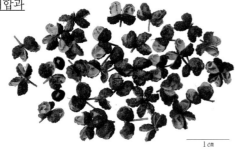

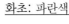

화초: 파란색

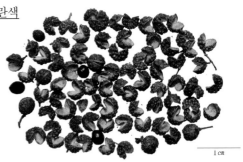

참고

《중국약전》에 함께 등재되어 있는 동속식물 산초나무[靑椒] *Z. schinifolium* Sieb. et Zucc.의 잘 익은 열매껍질을 말린 것을 "화초(花椒)"라 하여 약용한다.

① "초목(椒目)": 초피나무의 씨를 가리키는 것으로, 달걀 모양이고 바깥 면은 검은색이며 광택이 있다.

화초와 청초와 주요 감별점

구분	화초	청초
바깥 면의 모양	여러 개의 혹 모양으로 튀어나온 유점(油點)이 있다.	오목한 유점(油点)과 세밀한 그물 무늬 모양으로 융기한 주름 무늬가 있다.
바깥 면의 색	자적색 또는 갈적색	회록색 또는 어두운 녹색
껍질 안쪽의 색	연한 노란색	흰색에 가깝다.

41 《대한민국약전》(제11개정판)에는 "초피나무 *Zanthoxylum piperitum* De Candolle, 산초나무 *Zanthoxylum schinifolium* Siebold et Zuccarini 또는 화초(花椒) *Zanthoxylum bungeanum* Maximowicz (운향과 Rutaceae)의 잘 익은 열매껍질"을 "산초"로 등재하고 있다.

상사자 相思子

Abri Precatorii Semen

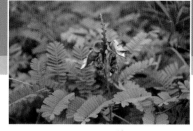

Abrus precatorius L.

기원 ▶	콩과(Legumonosae) 식물 상사자(相思子) *Abrus precatorius* L.의 잘 익은 씨를 말린 것이다.
산지 ▶	중국 광동성, 광서성, 복건성, 운남성 등지에서 주로 생산된다.
채취 · 가공 ▶	여름에서 가을 사이에 잘 익은 열매를 채취하여 햇볕에 말린 다음 두들겨서 씨를 꺼내고 이물질을 제거한다.
성미 · 효능 ▶	맛은 쓰고[苦], 매우며[辛], 성질은 평(平)하다. 청열해독(淸熱解毒), 거담(祛痰), 살충(殺蟲)의 효능이 있다.
약재 특징 ▶	달걀 모양이고, 일부는 둥근 모양도 있다. 바깥 면의 한쪽은 붉은색이고, 다른 한쪽은 검은색이며, 질은 단단하여 부서지기 쉽지 않다. 푸른 풀 냄새가 나며, 맛은 약간 쓰고 떫다.
품질 조건 ▶	전통 경험에 따르면 씨가 크고, 통통하고, 질은 단단하며, 검은색과 붉은색이 뚜렷하고, 밝고 선명한 것이 좋다.

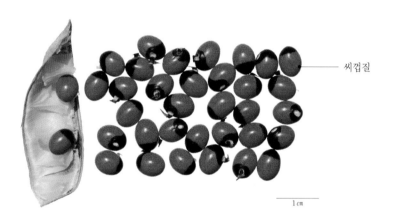

씨껍질

1 cm

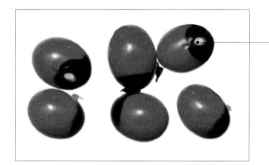

배꼽점은 오목하게 들어가 있고,
흰색이며, 검은 부분의 끝에 있다.

상심자 桑椹

Mori Fructus[42]

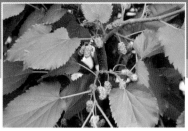

Morus alba L.

기원 ▶	뽕나무과(Moraceae) 식물 뽕나무[桑] *Morus alba* L.의 과수(果穗)를 말린 것이다.
산지 ▶	중국 절강성, 강소성, 안휘성, 호남성 등지에서 주로 생산된다.
채취 · 가공 ▶	4~6월에 열매가 붉은색으로 변할 때 채취하여 햇볕에 말리거나 살짝 쪄서 햇볕에 말린다.
성미 · 효능 ▶	맛은 달고[甘], 시며[酸], 성질은 차다[寒]. 보혈자음(補血滋陰), 생진윤조(生津潤燥)의 효능이 있다.
약재 특징 ▶	취과(聚果)로 작은 수과(瘦果)가 많이 모여 이루어진 긴 원형이다. 황갈색, 진한 붉은색 또는 어두운 자색이다. 냄새는 없고, 맛은 약간 시면서 달콤하다.
품질 조건 ▶	전통 경험에 따르면 크고, 과육은 두껍고, 자적색을 띠며, 설탕 성분이 많은 것이 좋다.

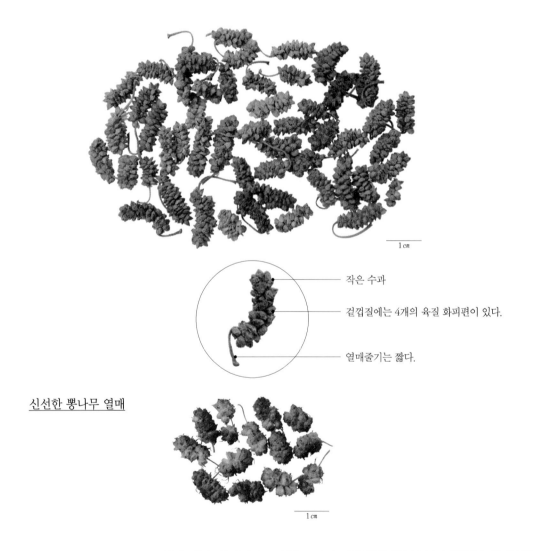

1 cm

작은 수과

겉껍질에는 4개의 육질 화피편이 있다.

열매줄기는 짧다.

신선한 뽕나무 열매

1 cm

참고

《중국약전》에 함께 등재되어 있는 뽕나무의 어린 가지, 뿌리껍질, 잎을 말린 것을 "상지(桑枝)", "상백피(桑白皮)", "상엽(桑葉)"이라 하여 별도로 분류하고 있다. 220쪽의 "상지" 항, 236쪽의 "상백피" 항, 258쪽의 "상엽" 항을 참고할 것

---

42 《대한약전외한약(생약)규격집》(제4개정판)에는 "뽕나무 *Morus alba* Linne 또는 기타 동속근연식물 (뽕나무과 Moraceae)의 완전히 익기 전의 열매"를 "상심자"로 등재하고 있다.

속수자 千金子

Euphorbiae Semen[43]

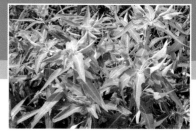

Euphorbia lathyris L.

기원 ▶	대극과(Euphorbiaceae) 식물 속수자(千金子) *Euphorbia lathyris* L.의 잘 익은 씨를 말린 것이다.
산지 ▶	중국 하남성, 절강성, 사천성, 하북성, 길림성, 요녕성 등지에서 주로 생산된다.
채취 · 가공 ▶	여름과 가을에 열매가 잘 익었을 때 채취하여 이물질을 제거하고 말린다.
성미 · 효능 ▶	맛은 맵고[辛], 성질은 따뜻하며[溫], 독성이 있다. 축수소종(逐水消腫), 파혈소징(破血消癥)의 효능이 있다.
약재 특징 ▶	타원형 또는 거꿀달걀 모양이다. 바깥 면은 연한 회갈색 또는 회갈색이다. 씨껍질은 얇고, 잘 부서지며 속씨는 흰색 또는 황백색이고, 기름기가 풍부하다. 냄새는 없고, 맛은 맵다.
품질 조건 ▶	전통 경험에 따르면 통통하고, 속씨가 흰색이며, 기름기가 풍부한 것이 좋다.

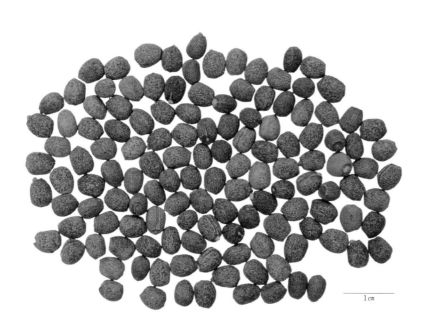

1 cm

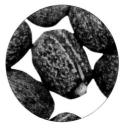

한쪽에 세로 홈 모양의
봉합선이 있다.

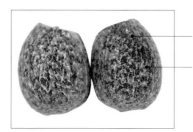

불규칙한 그물 모양의
주름 무늬가 있다.
그물의 함몰된 곳은
회흑색이고, 가느다란
반점을 이룬다.

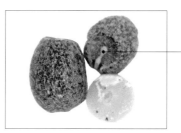

아래쪽에는 유백색 돌기의
씨혹 또는 씨혹이 탈락한
자국이 있다.

참고

1. 《중국약전》에 천금자(千金子)의 포제가공품을 "천금자상(千金子霜)"이라 하여 별도로 등재하고 있다.

2. 속수자는 독성 약재이므로 특별히 관리해야 한다.

---

43 《대한약전외한약(생약)규격집》(제4개정판)에는 "속수자(續隨子) *Euphorbia lathyris* Linne (대극과 Euphorbiaceae)의 씨"를 "속수자"로 등재하고 있다.

수비계 水飛薊

Silybi Fructus

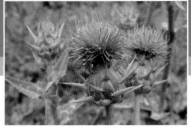

Silybum marianum (L.) Gaertn.

기원 ▶ 국화과(Compositae) 식물 흰무늬엉겅퀴[水飛薊] *Silybum marianum* (L.) Gaertn.의 잘 익은 열매를 말린 것이다.

산지 ▶ 아르헨티나, 중국, 루마니아, 헝가리 등지에서 주로 생산된다.

채취 · 가공 ▶ 가을에 열매가 잘 익었을 때 과서(果序)를 채취하여 햇볕에 말린 후 두드려서 열매를 털어내고 이물질을 제거한 다음 햇볕에 말린다.

성미 · 효능 ▶ 맛은 쓰고[苦], 성질은 서늘하다[涼]. 청열해독(淸熱解毒), 서간이담(舒肝利膽)의 효능이 있다.

약재 특징 ▶ 긴 거꿀달걀 모양 또는 타원형이고, 바깥 면은 연한 회갈색 또는 흑갈색이며 매끄럽다. 질은 매우 단단하다. 씨껍질을 깨뜨리면 기름기가 풍부한 연한 황백색의 떡잎 2장을 볼 수 있다. 냄새가 조금 있고, 맛은 담담하다.

품질 조건 ▶ 전통 경험에 따르면 크고, 통통하며, 흑갈색인 것이 좋다.

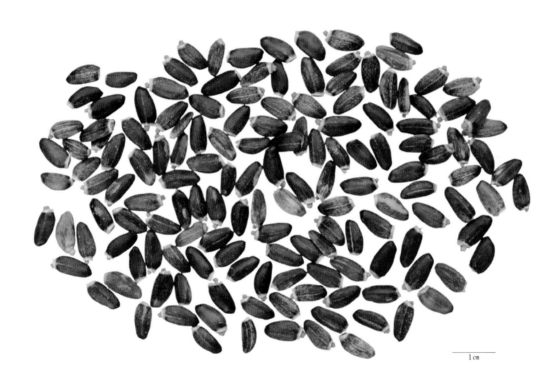

1 cm

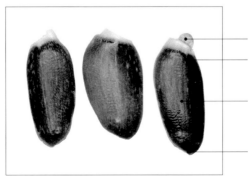

가운데에 점 모양의 암술대 자국이 있다.

정단은 둔한 원형이고 조그맣고 둥그런 1개의 고리로 되어 있다.

바깥 면은 세로로 난 치밀한 꽃무늬가 있다.

아랫부분은 약간 좁다.

수홍화자 水紅花子

Polygoni Orientalis Fructus

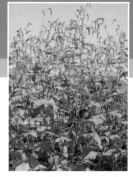

Polygonum orientale L.

기원 ▶ 여뀌과(Polygonaceae) 식물 노인장대[紅蓼] *Polygonum orientale* L.의 잘 익은 열매를 말린 것이다.

산지 ▶ 중국의 동북, 북부 지역 등지에서 주로 생산된다.

채취·가공 ▶ 가을에 열매가 잘 익었을 때 과수(果穗)를 베어 햇볕에 말리고 열매를 털어낸 후 이물질을 제거한다.

성미·효능 ▶ 맛은 짜고[鹹], 성질은 약간 차다[微寒]. 산혈소징(散血消癥), 소적지통(消積止痛)의 효능이 있다.

약재 특징 ▶ 납작한 원형이다. 바깥 면은 갈흑색이나 적갈색이고, 광택이 있다. 안에는 황백색의 씨가 1개씩 들어 있다. 질은 단단하다. 냄새는 없고, 맛은 담담하다.

품질 조건 ▶ 전통 경험에 따르면 크고, 통통하고, 갈흑색인 것이 좋다.

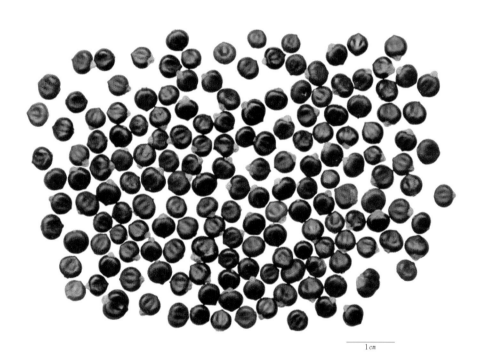

1 cm

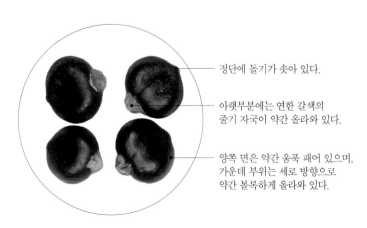

— 정단에 돌기가 솟아 있다.

— 아랫부분에는 연한 갈색의 줄기 자국이 약간 올라와 있다.

— 양쪽 면은 약간 움푹 패어 있으며, 가운데 부위는 세로 방향으로 약간 볼록하게 올라와 있다.

시체 柿蒂

Kaki Calyx[44]

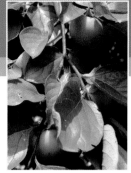

Diospyros kaki Thunb.

기원 ▶	감나무과(Ebenaceae) 식물 감나무[柿] *Diospyros kaki* Thunb.의 꽃받침을 말린 것이다.
산지 ▶	중국 사천성, 광동성, 광서성, 복건성 등지에서 주로 생산된다.
채취 · 가공 ▶	겨울에 열매가 잘 익었을 때 채취하여 감꼭지를 수집하고 깨끗이 씻어서 햇볕에 말린다.
성미 · 효능 ▶	맛은 쓰고[苦], 떫으며[澀], 성질은 평(平)하다. 강역하기(降逆下氣)의 효능이 있다.
약재 특징 ▶	납작한 원형이다. 바깥 면은 황갈색 또는 적갈색이고, 껍질 안쪽은 황갈색이다. 가볍고, 질은 바삭하여 부서지기 쉽다. 냄새는 없고, 맛은 떫다.
품질 조건 ▶	전통 경험에 따르면 크면서 두껍고, 단단하고, 황갈색인 것이 좋다.

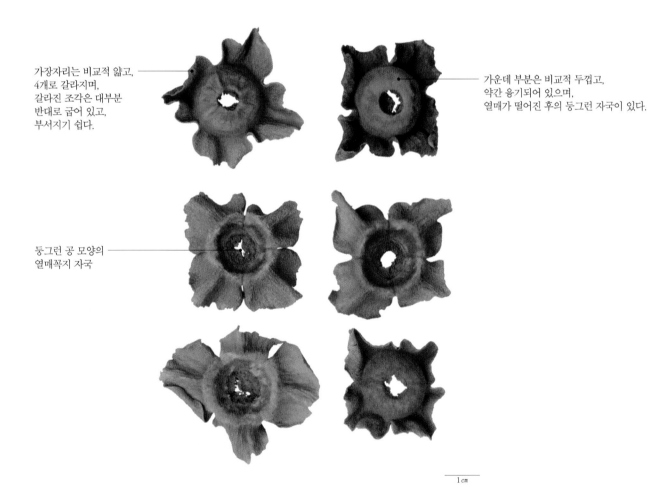

가장자리는 비교적 얇고,
4개로 갈라지며,
갈라진 조각은 대부분
반대로 굽어 있고,
부서지기 쉽다.

가운데 부분은 비교적 두껍고,
약간 융기되어 있으며,
열매가 떨어진 후의 둥그런 자국이 있다.

둥그런 공 모양의
열매꼭지 자국

1 cm

---

44 《대한약전외한약(생약)규격집》(제4개정판)에는 "감나무 *Diospyros kaki* Thunberg (감나무과 Ebenaceae)의 열매에 붙어 있는 꽃받침"을 "시체"로 등재하고 있다.

아담자 鴉膽子

Bruceae Fructus

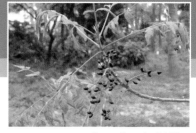

Brucea javanica (L.) Merr.

기원 ▶ 소태나무과(Simaroubaceae) 식물 아담자(鴉膽子) *Brucea javanica* (L.) Merr.의 잘 익은 열매를 말린 것이다.

산지 ▶ 중국 광동성, 광서성, 복건성, 대만 등지에서 주로 생산된다.

채취·가공 ▶ 가을에 열매가 잘 익었을 때 채취하여 이물질을 제거하고 햇볕에 말린다.

성미·효능 ▶ 맛은 쓰고[苦], 성질은 차다[寒]. 독성이 약간 있다. 청열해독(淸熱解毒), 절학(截瘧), 지리(止痢), 부식췌우(腐蝕贅疣)의 효능이 있다.

약재 특징 ▶ 달걀 모양이다. 바깥 면은 흑색 또는 갈색이다. 과각(果殼)의 질은 단단하고 바삭바삭하다. 냄새는 없고, 맛은 매우 쓰다.

품질 조건 ▶ 전통 경험에 따르면 크고, 통통하고, 종인(種仁)은 흰색이며, 기름기가 풍부한 것이 좋다.

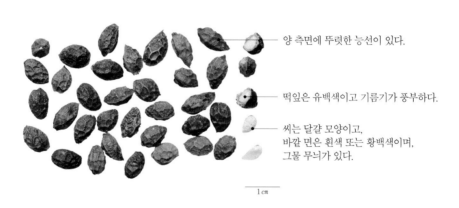

양 측면에 뚜렷한 능선이 있다.

떡잎은 유백색이고 기름기가 풍부하다.

씨는 달걀 모양이고,
바깥 면은 흰색 또는 황백색이며,
그물 무늬가 있다.

1 cm

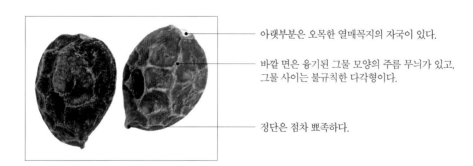

아랫부분은 오목한 열매꼭지의 자국이 있다.

바깥 면은 융기된 그물 모양의 주름 무늬가 있고,
그물 사이는 불규칙한 다각형이다.

정단은 점차 뾰족하다.

앵속각 罌粟殼

Papaveris Pericarpium

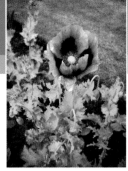

Papaver somniferum L.

기원 ▶ 양귀비과(Papaveraceae) 식물 양귀비[罌粟] *Papaver somniferum* L.의 잘 익은 열매 껍질을 말린 것이다.

산지 ▶ 중국 정부가 지정한 구역에서 재배된다.

채취·가공 ▶ 잘 익은 열매에서 즙액을 채취한 열매를 가을에 수확하여 열매를 벌려서 씨와 줄기를 제거하고 말린다.

성미·효능 ▶ 맛은 시고[酸], 떫으며[澀], 성질은 평(平)하다. 독성이 있다. 렴폐(斂肺), 삽장(澀腸), 지통(止痛)의 효능이 있다.

약재 특징 ▶ 타원형 또는 병처럼 생긴 달걀 모양이고, 납작하게 잘 부서진다. 바깥 면은 황백색 또는 연한 갈색에서 연한 자색이고, 매끄럽다. 가볍고, 질은 바삭하다. 청량감이 약간 있고, 맛은 약간 쓰다.

품질 조건 ▶ 전통 경험에 따르면 온전하고, 잘 발달한 것이 좋다.

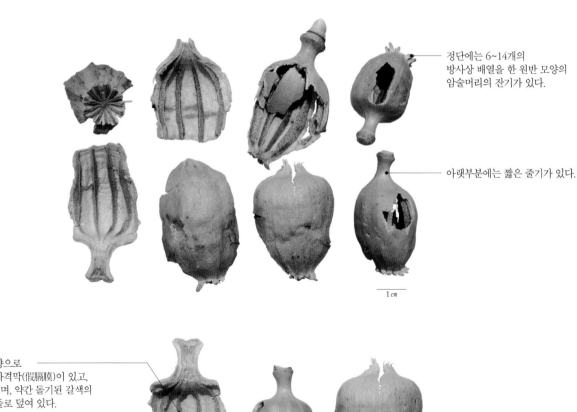

정단에는 6~14개의
방사상 배열을 한 원반 모양의
암술머리의 잔기가 있다.

아랫부분에는 짧은 줄기가 있다.

1 cm

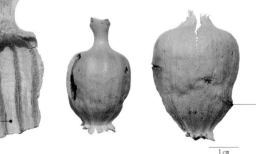

세로 방향으로
배열된 가격막(假膈膜)이 있고,
갈황색이며, 약간 돌기된 갈색의
작은 점들로 덮여 있다.

껍질 안쪽은 연한 노란색이고,
광택이 약간 있다.

바깥 면은 광택이 약간 있고,
세로 방향 또는 가로 방향으로
자른 자국이 있다.

1 cm

참고

현재 감숙성의 무위(武威), 장액(張掖), 금창(金昌), 백은(白銀) 지역에 양귀비의 GAP 재배단지가 조성되어 있다.

여감자 余甘子

Phyllanthi Fructus

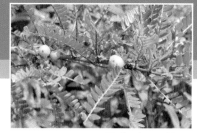

Phyllanthus emblica L.

기원 ▶	대극과(Euphorbiaceae) 식물 여감자(余甘子) *Phyllanthus emblica* L.의 잘 익은 열매를 말린 것이다.
산지 ▶	중국 운남성, 사천성에서 주로 생산되며 광동성, 복건성, 귀주성 등지에서도 생산된다.
채취 · 가공 ▶	겨울부터 이듬해 봄에 열매가 잘 익었을 때 채취하여 이물질을 제거하고 말린다.
성미 · 효능 ▶	맛은 달고[甘], 시며[酸], 떫고[澁], 성질은 서늘하다[涼]. 청열양혈(淸熱涼血), 소식건위(消食健胃), 생진지해(生津止咳)의 효능이 있다.
약재 특징 ▶	구형 또는 납작한 구형이다. 바깥 면은 갈색에서 흑록색이다. 외과피와 중과피의 질은 단단하면서 바삭하다. 냄새는 없고, 맛은 시고 떫으며 달콤함이 감돈다.
품질 조건 ▶	전통 경험에 따르면 건조하고, 통통하며, 열매꼭지가 없는 것이 좋다.

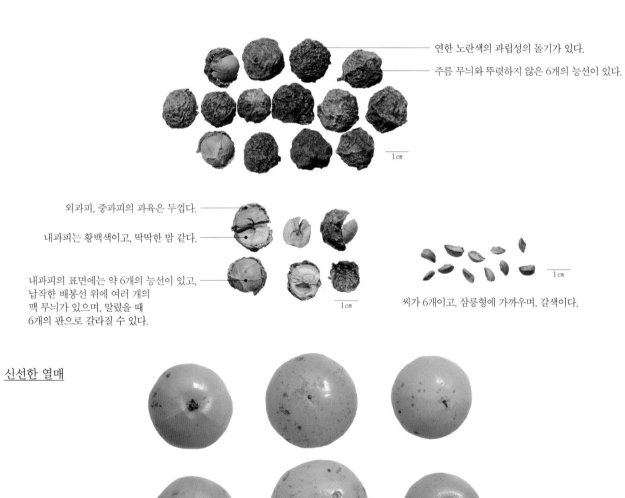

연한 노란색의 과립성의 돌기가 있다.

주름 무늬와 뚜렷하지 않은 6개의 능선이 있다.

1 cm

외과피, 중과피의 과육은 두껍다.

내과피는 황백색이고, 딱딱한 밤 같다.

내과피의 표면에는 약 6개의 능선이 있고, 납작한 배봉선 위에 여러 개의 맥 무늬가 있으며, 말렸을 때 6개의 판으로 갈라질 수 있다.

1 cm

씨가 6개이고, 삼릉형에 가까우며, 갈색이다.

1 cm

<u>신선한 열매</u>

1 cm

참고

여감자라는 이름은 처음에 씹었을 때 맛이 시고 떫으나 후에는 입에 단맛이 나기 때문에 붙여진 이름이다. 또한 신선한 열매는 식용한다.

여정자 女貞子

Ligustri Lucidi Fructus[45]

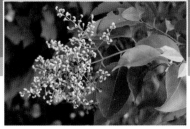

Ligustrum lucidum Ait.

기원 ▶	물푸레나무과(Oleaceae) 식물 당광나무[女貞] *Ligustrum lucidum* Ait.의 열매를 말린 것이다.
산지 ▶	중국 절강성, 강소성, 복건성, 호남성 등지에서 주로 생산된다.
채취 · 가공 ▶	겨울에 열매가 잘 익었을 때 채취해서 가지와 잎을 제거하고 약간 찌거나 끓는 물에 살짝 데쳐서 말리거나 그냥 말린다.
성미 · 효능 ▶	맛은 달고[甘], 쓰며[苦], 성질은 서늘하다[涼]. 자보간신(滋補肝腎), 명목오발(明目烏髮)의 효능이 있다.
약재 특징 ▶	달걀 모양, 타원형 또는 신장형이고, 바깥 면은 흑자색 또는 회흑색이다. 약재는 가볍다. 외과피는 얇고, 중과피는 비교적 말랑말랑하며, 벗겨내기 쉽고, 내과피는 목질이다. 냄새는 없고, 맛은 달며 약간 쓰고 떫다.
품질 조건 ▶	전통 경험에 따르면 크고, 통통하며, 회흑색이고, 질은 단단한 것이 좋다.

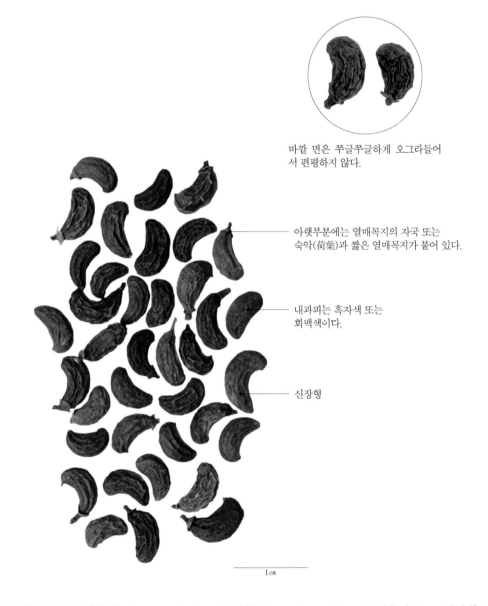

바깥 면은 쭈글쭈글하게 오그라들어서 편평하지 않다.

아랫부분에는 열매꼭지의 자국 또는 숙악(荷萼)과 짧은 열매꼭지가 붙어 있다.

내과피는 흑자색 또는 회백색이다.

신장형

1 cm

45 《대한약전외한약(생약)규격집》(제4개정판)에는 "당광나무 *Ligustrum lucidum* Aiton 또는 광나무 *Ligustrum japonicus* Thunb (물푸레나무과 Oleaceae)의 열매"를 "여정실"로 등재하고 있다.

연교 連翹

Forsythiae Fructus[46]

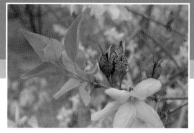

Forsythia suspensa (Thunb.) Vahl

기원 ▶ 물푸레나무과(Oleaceae) 식물 연교(連翹) *Forsythia suspensa* (Thunb.) Vahl의 열매를 말린 것이다.

산지 ▶ 중국 산서성, 섬서성, 하남성 등지에서 주로 생산된다.

채취·가공 ▶ 가을철 열매가 익는 초기에 아직 녹색을 띠고 있을 때 채취하여 이물질을 제거하고 증숙한 후 햇볕에 말린 것을 "청교(靑翹)"라 한다. 열매가 잘 익었을 때 채취하여 햇볕에 말리고 이물질을 제거한 것을 "노교(老翹)"라 한다.

성미·효능 ▶ 맛은 쓰고[苦], 성질은 약간 차다[微寒]. 청열해독(淸熱解毒), 소종산한(消腫散寒)의 효능이 있다.

약재 특징 ▶ 긴 달걀 모양 또는 달걀 모양이고, 조금 납작하다. 청교는 벌어지지 않은 것들이 많고, 바깥 면은 녹갈색이다. 노교의 정단은 저절로 열려 2개의 조각으로 나누어지는데, 바깥 면은 황갈색 또는 붉은 갈색이다. 청교의 질은 단단하며, 씨가 다수 들어 있다. 노교의 질은 바삭바삭하고, 씨는 탈락된 것이 많다. 상큼한 향기가 나며, 맛은 쓰다.

품질 조건 ▶ 전통 경험에 따르면 "청교"는 녹색으로 벌어지지 않은 것이 좋고, "노교"는 비교적 노란색으로 크고 열매껍질이 두꺼운 것이 좋다.

청교

정단이 매우 뾰족하다.

아랫부분에는 열매꼭지가 있거나 자국이 있다.

바깥 면에는 불규칙한 세로 주름 무늬와 여러 개의 돌기된 작은 반점이 있다.

씨는 황록색이고 가늘고 길며 한쪽으로 날개가 있다.

1 cm

노교

양면에 1개의 선명한 세로로 난 홈이 있다.

씨는 갈색이다.

껍질 안쪽은 일반적으로 연한 황갈색이고 매끄러우며 1개의 세로로 된 격막이 있다.

1 cm

46 《대한민국약전》(제11개정판)에는 "의성개나리 *Forsythia viridissima* Lindley 또는 연교(連翹) *Forsythia suspensa* Vahl (물푸레나무과 Oleaceae)의 열매"를 "연교"로 등재하고 있으며, "열매가 막 익기 시작하여 녹색 빛이 남아 있을 때 채취하여 쪄서 말린 것을 청교(靑翹)라 하고, 완전히 익었을 때 채취하여 말린 것을 노교(老翹)라 한다"고 하였다.

연자심 蓮子心

Nelumbinis Plumula[47]

기원 ▶	수련과(Nymphaeaceae) 식물 연꽃[蓮] *Nelumbo nucifera* Gaertn.의 잘 익은 씨 가운데의 어린잎과 어린뿌리를 말린 것이다.
산지 ▶	중국 호남성, 호북성, 복건성, 강소성, 절강성, 강서성 등지에서 주로 생산된다.
채취 · 가공 ▶	연자의 씨를 쪼개서 녹색의 배아를 빼내어 햇볕에 말린다.
성미 · 효능 ▶	맛은 쓰고[苦], 성질은 차다[寒]. 청심안신(淸心安神), 심신교통(交通心腎), 삽정지혈(澀精止血)의 효능이 있다.
약재 특징 ▶	약간 가느다란 원기둥 모양이다. 질은 바삭하고, 자르기 쉽다. 냄새는 없고, 맛은 쓰다.
품질 조건 ▶	전통 경험에 따르면 크고, 비대하고, 단단한 것이 좋다.

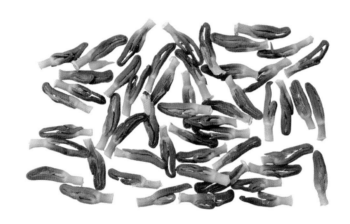

1 cm

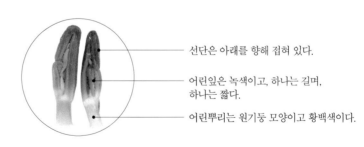

선단은 아래를 향해 접혀 있다.

어린잎은 녹색이고, 하나는 길며,
하나는 짧다.

어린뿌리는 원기둥 모양이고 황백색이다.

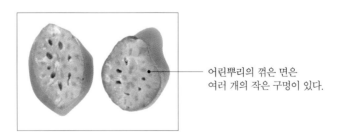

어린뿌리의 꺾은 면은
여러 개의 작은 구멍이 있다.

---

47 《대한약전외한약(생약)규격집》(제4개정판)에는 "연꽃 *Nelumbo nucifera* Gaertner (수련과 Nymphaeaceae)의 잘 익은 씨에 있는 어린잎 및 배근"을 "연자심"으로 등재하고 있다.

연자육 蓮子

Nelumbinis Semen[48]

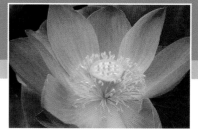

Nelumbo nucifera Gaertn.

기원 ▶ 수련과(Nymphaeaceae) 식물 연꽃[蓮] *Nelumbo nucifera* Gaertn.의 잘 익은 씨를 말린 것이다.

산지 ▶ 중국 호남성, 호북성, 복건성, 강소성, 절강성, 강서성 등지에서 주로 생산된다.

채취 · 가공 ▶ 가을에 열매가 잘 익었을 때 연방을 채취하여 쪼개고 열매를 빼내어 열매껍질을 제거하고 말린다.

성미 · 효능 ▶ 맛은 달고[甘], 떫으며[澀], 성질은 평(平)하다. 보비지사(補脾止瀉), 익신삽정(益腎澀精), 양심안신(養心安神)의 효능이 있다.

약재 특징 ▶ 타원형 또는 구형에 가깝다. 바깥 면은 연한 황갈색에서 적갈색이다. 질은 단단하고, 씨껍질은 얇으며, 벗겨내기 쉽지 않다. 냄새는 없고, 맛은 달며 약간 떫고, 연자심의 맛은 쓰다.

품질 조건 ▶ 전통 경험에 따르면 크고, 통통한 것이 좋다.

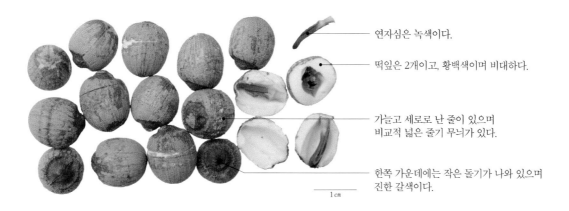

— 연자심은 녹색이다.

— 떡잎은 2개이고, 황백색이며 비대하다.

— 가늘고 세로로 난 줄이 있으며 비교적 넓은 줄기 무늬가 있다.

— 한쪽 가운데에는 작은 돌기가 나와 있으며 진한 갈색이다.

1 cm

연자를 거피한 것

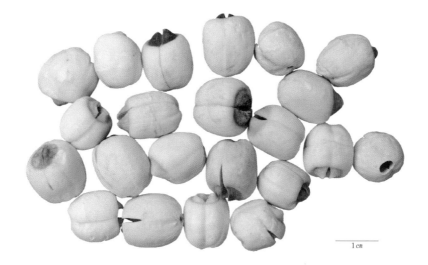

1 cm

참고

1. 연자육은 약용 이외에 식용으로도 사용된다.
2. 《중국약전》에 함께 등재되어 있는 연꽃의 어린잎과 어린뿌리를 "연자심(蓮子心)"이라 하여 별도로 분류하고 있다. 354쪽의 "연자심" 항을 참고할 것
3. 《중국약전》에 함께 등재되어 있는 연꽃의 잎을 말린 것을 "하엽(荷葉)"이라 하여 별도로 분류하고 있다. 266쪽의 "하엽" 항을 참고할 것

---

48   《대한민국약전》(제4개정판)에는 "연꽃 *Nelumbo nucifera* Gaertner (수련과 Nymphaeaceae)의 잘 익은 씨로서 그대로 또는 연심을 제거한 것"을 "연자육"으로 등재하고 있다.

오매 烏梅

Mume Fructus[49]

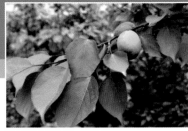

Prunus mume (Sieb.) Sieb. et Zucc.

기원 ▶ 장미과(Rosaceae) 식물 매실나무[梅] *Prunus mume* (Sieb.) Sieb. et Zucc.의 덜 익은 열매를 말린 것이다.

산지 ▶ 중국 사천성, 절강성, 복건성, 광동성 등지에서 주로 생산된다.

채취·가공 ▶ 여름에 열매가 거의 잘 익었을 때 채취하여 저온의 불에 말린 후에 검은색으로 변할 때까지 밀폐한다.

성미·효능 ▶ 맛은 시고[酸], 떫으며[澁], 성질은 평(平)하다. 렴폐(斂肺), 삽장(澁腸), 생진(生津), 안회(安蛔)의 효능이 있다.

약재 특징 ▶ 구형에 가깝거나 납작한 구형이다. 바깥 면은 검은색 또는 갈흑색이다. 과육은 부드럽고, 씨는 단단하다. 냄새는 없고, 맛은 매우 시다.

품질 조건 ▶ 전통 경험에 따르면 크고, 과육은 두꺼우며 부드럽고, 윤기가 있으며, 씨는 작고, 부서진 것이 없으며, 맛은 매우 신 것이 좋다.

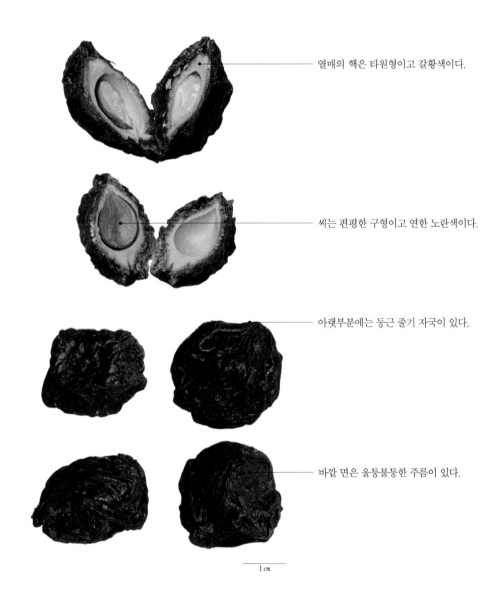

열매의 핵은 타원형이고 갈황색이다.

씨는 편평한 구형이고 연한 노란색이다.

아랫부분에는 둥근 줄기 자국이 있다.

바깥 면은 울퉁불퉁한 주름이 있다.

1 cm

---

49 《대한민국약전》(제11개정판)에는 "매실나무 *Prunus mume* Siebold et Zuccarini (장미과 Rosaceae)의 덜 익은 열매에 연기를 쪼인 것"을 "오매"로 등재하고 있다.

오미자 五味子

Schisandrae Chinensis Fructus[50]

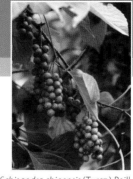

Schisandra chinensis (Turcz.) Baill.

기원 ▶ 오미자과(Schisandraceae) 식물 오미자(五味子) *Schisandra chinensis* (Turcz.) Baill.의 잘 익은 열매를 말린 것이다. 일반적으로 "북오미자(北五味子)"라 부른다.

산지 ▶ 중국 요녕성, 길림성, 흑룡강성 등지에서 주로 생산된다.

채취·가공 ▶ 가을에 열매가 잘 익었을 때 따서 햇볕에 말리거나 쪄서 햇볕에 말린 다음 열매꼭지와 이물질을 제거한다.

성미·효능 ▶ 맛은 시고[酸], 달며[甘], 성질은 따뜻하다[溫]. 수렴고삽(收斂固澁), 익기생진(益氣生津), 보신녕심(補腎寧心)의 효능이 있다.

약재 특징 ▶ 불규칙한 구형 또는 납작한 구형이고, 바깥 면은 붉은색, 자적색 또는 어두운 붉은색이며 어떤 것은 표면이 흑적색을 띠거나 하얀 가루[白霜]가 살짝 덮여 있다. 과육은 부드러우며 기름기가 있다. 맛은 시며 달콤하고, 씨는 깨뜨린 후에 향기가 있고, 맛은 매우며 조금 쓰다.

품질 조건 ▶ 전통 경험에 따르면 크고, 열매껍질이 자적색이며, 과육은 두껍고, 부드러우며, 윤기가 있는 것이 좋다.

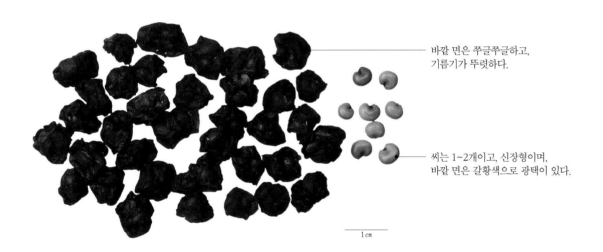

바깥 면은 쭈글쭈글하고, 기름기가 뚜렷하다.

씨는 1~2개이고, 신장형이며, 바깥 면은 갈황색으로 광택이 있다.

_1 cm_

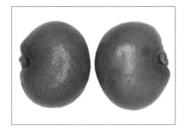

오미자의 씨

참고

1. 현재 요녕성의 신빈(新賓)에 오미자의 GAP 재배단지가 조성되어 있다.

2. 《중국약전》에 함께 등재되어 있는 동속식물 화중오미자(華中五味子) *Schisandra sphenanthera* Rehd. et Wils.의 잘 익은 열매를 말린 것을 "남오미자(南五味子)"라 하여 별도로 분류하고 있다. 358쪽의 "남오미자" 항을 참고할 것

---

50 《대한민국약전》(제11개정판)에는 "오미자 *Schisandra chinensis* Baillon (오미자과 Schisandraceae)의 잘 익은 열매"를 "오미자"로 등재하고 있다.

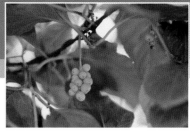

남오미자 南五味子

Schisandrae Sphenantherae Fructus

Schisandra sphenanthera Rehd. et Wils.

기원 ▶ 오미자과(Schisandraceae) 식물 화중오미자(華中五味子) *Schisandra sphenanthera* Rehd. et Wils.의 잘 익은 열매를 말린 것이다.

산지 ▶ 중국 하남성, 섬서성, 감숙성 등지에서 주로 생산된다.

채취·가공 ▶ 가을에 열매가 잘 익었을 때 따서 햇볕에 말린 후 열매꼭지와 이물질을 제거한다.

성미·효능 ▶ 맛은 시고[酸], 달며[甘], 성질은 따뜻하다[溫]. 수렴고삽(收斂固澁), 익기생진(益氣生津), 보신녕심(補腎寧心)의 효능이 있다.

약재 특징 ▶ 구형 또는 납작한 구형이고, 바깥 면은 갈색을 띤 붉은색에서 어두운 갈색이다. 과육의 냄새는, 없고 맛은 약간 시다.

품질 조건 ▶ 전통 경험에 따르면 크고, 열매껍질이 자적색이고, 과육은 두꺼우며, 부드럽고, 윤기가 있는 것이 좋다.

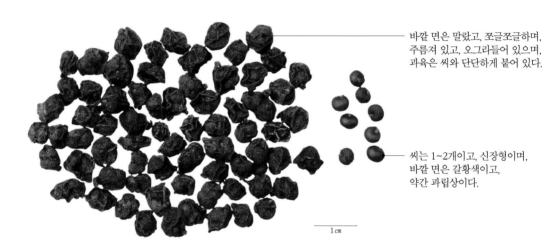

바깥 면은 말랐고, 쪼글쪼글하며,
주름져 있고, 오그라들어 있으며,
과육은 씨와 단단하게 붙어 있다.

씨는 1~2개이고, 신장형이며,
바깥 면은 갈황색이고,
약간 과립상이다.

1 cm

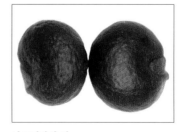

남오미자의 씨

북오미자와 남오미자의 주요 감별점

구분	북오미자(오미자)	남오미자(화중오미자)
모양 및 크기	불규칙한 구형 또는 납작한 구형이고, 지름은 5~8mm이다.	구형 또는 납작한 구형이고, 비교적 작으며, 지름은 4~6mm이다.
바깥 면	붉은색, 자적색 또는 어두운 붉은색이고, 흑적색 또는 "백상(白霜, 하얀 서리)"이 나와 있는 것도 있다.	갈적색에서 어두운 갈색이다.
과육	부드럽고, 기름기가 뚜렷하다.	말랐고, 쪼글쪼글하며, 주름져 있고, 씨와 단단하게 붙어 있다.
씨껍질	광택이 있다.	약간 과립상이다.

오수유 吳茱萸

Euodiae Fructus[51]

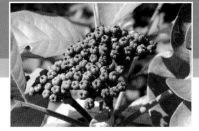

Euodia rutaecarpa (Juss.) Benth.

기원 ▶ 운향과(Rutaceae) 식물 오수유(吳茱萸) *Evodia rutaecarpa* (Juss.) Benth.의 거의 익은 열매를 말린 것이다.

산지 ▶ 중국 광서성, 귀주성, 운남성, 사천성, 호남성 등지에서 주로 생산된다.

채취 · 가공 ▶ 8~10월 사이에 열매가 아직 벌어지지 않았을 때 열매가 붙어 있는 가지를 잘라서 햇볕에 말리거나 저온에서 말린 후 가지와 잎, 열매꼭지 등의 이물질을 제거한다.

성미 · 효능 ▶ 맛은 맵고[辛], 쓰며[苦], 성질은 덥다[熱]. 독성이 약간 있다. 산한지통(散寒止痛), 강역지구(降逆止嘔), 조양지사(助陽止瀉)의 효능이 있다.

약재 특징 ▶ 구형 또는 약간 오각형 모양을 한 납작한 구형이다. 바깥 면은 황록색에서 갈색이다. 질은 단단하면서 바삭하다. 향기가 진하고, 맛은 아주 매우면서 쓰다.

품질 조건 ▶ 전통 경험에 따르면 알갱이가 작고, 통통하고 단단하며, 녹색에, 향기가 매우 진한 것이 좋다.

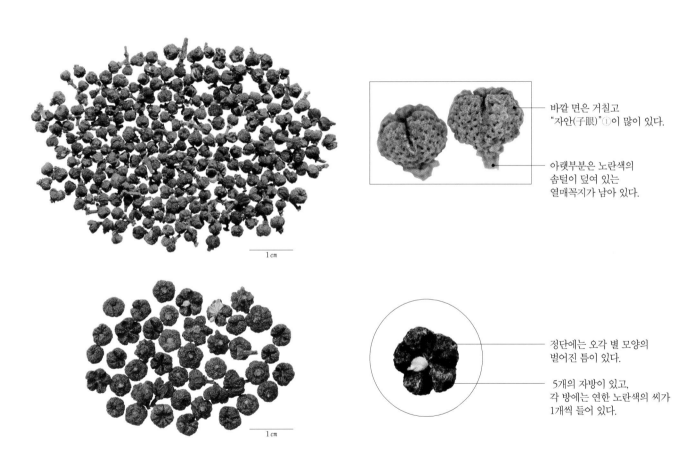

바깥 면은 거칠고 "자안(子眼)"[①]이 많이 있다.

아랫부분은 노란색의 솜털이 덮여 있는 열매꼭지가 남아 있다.

정단에는 오각 별 모양의 벌어진 틈이 있다.

5개의 자방이 있고, 각 방에는 연한 노란색의 씨가 1개씩 들어 있다.

① "자안(子眼)": 오수유 약재 바깥 면에 여러 개의 점 모양의 돌기 또는 아래로 패인 샘점[腺點]을 가리키는 것으로, 기름세포를 말한다.

참고

《중국약전》에 함께 등재되어 있는 동과식물 석호(石虎) *E. rutaecarpa* (Juss.) Benth. var. *officanalis* (Dode) Huang 및 소모오수유(疏毛吳茱萸) *E. rutaecarpa* (Juss.) Benth. var. *bodinier* (Dode) Huang의 거의 익은 열매를 말린 것을 "오수유(吳茱萸)"라 하여 약용한다.

---

51 《대한민국약전》《제11개정판)에는 "오수유(吳茱萸) *Evodia rutaecarpa* Bentham, 석호(石虎) *Evodia rutaecarpa* Bentham var. *officinalis* Huang 또는 소모오수유(疏毛吳茱萸) *Evodia rutaecarpa* Bentham var. *bodinieri* Huang (운향과 Rutaceae)의 열매"를 "오수유"로 등재하고 있으며 "거의 익어 벌어지기 전에 채취한다"고 하였다.

왕불류행 王不留行

Vaccariae Semen[52]

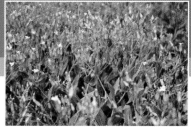

Vaccaria segetalis (Neck.) Garcke

기원 ▶ 석죽과(Caryophyllaceae) 식물 맥람채(麥藍菜) *Vaccaria segetalis* (Neck.) Garcke의 잘 익은 씨를 말린 것이다.

산지 ▶ 중국 하북성, 강소성, 하남성, 섬서성 등지에서 주로 생산된다.

채취 · 가공 ▶ 여름에 열매가 잘 익고 열매껍질이 덜 벌어졌을 때 베어 햇볕에 말린 후 두드려서 종자를 빼내고 이물질을 제거한 후 다시 햇볕에 말린다.

성미 · 효능 ▶ 맛은 쓰고[苦], 성질은 평(平)하다. 활혈경통(活血經痛), 하유소종(下乳消腫)의 효능이 있다.

약재 특징 ▶ 구형이고, 지름은 약 2mm이다. 바깥 면은 검은색이고, 적갈색인 것도 있으며, 광택이 조금 있다. 질은 단단하고, 씨 젖은 흰색이다. 배는 꼬불꼬불하여 고리를 만들고, 떡잎은 2개이다. 냄새는 없고, 맛은 약간 떫고 쓰다.

품질 조건 ▶ 전통 경험에 따르면 알갱이가 통통하고, 검은색인 것이 좋다.

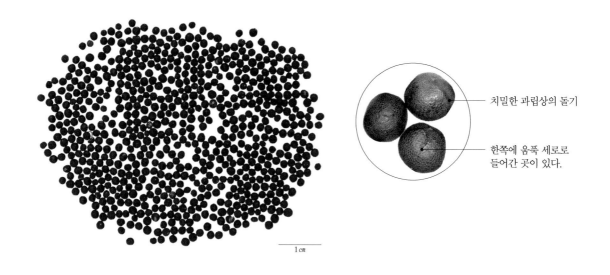

치밀한 과립상의 돌기

한쪽에 움푹 세로로 들어간 곳이 있다.

1 cm

음편 특징 ▶ 대부분 바깥으로 뿜어져 나와 하얀색을 드러낸다.

왕불류행초(炒)

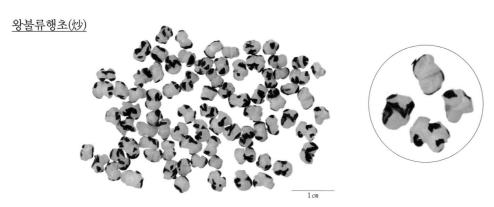

1 cm

---

52 《대한약전외한약(생약)규격집》(제4개정판)에 "장구채 *Melandryum firmum* Rohrbach (석죽과 Caryophyllaceae)의 열매가 익었을 때의 지상부"로 등재되어 있어서, 《중국약전》의 것과는 기원식물명과 사용부위가 다르다.

용안육 龍眼肉

Longan Arillus[53]

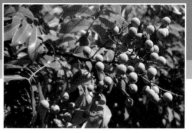

Dimocarpus longan Lour.

기원 ▶ 무환자과(Sapindaceae) 식물 용안(龍眼) *Dimocarpus longan* Lour.의 헛씨껍질이다.

산지 ▶ 중국 복건성, 광서성, 광동성, 운남성 등지에서 주로 생산된다.

채취 · 가공 ▶ 여름과 가을에 잘 익은 열매를 채취하여 말린 다음, 열매껍질과 씨를 제거한 후 점질이 없을 때까지 햇볕에서 잘 말린다.

성미 · 효능 ▶ 맛은 달고[甘], 성질은 따뜻하다[溫]. 보익심비(補益心脾), 양혈안신(養血安神)의 효능이 있다.

약재 특징 ▶ 세로 방향으로 찢어져서 갈라진 불규칙한 얇은 조각으로 항상 여러 조각이 단단히 달라붙어 있다. 갈색이고, 반투명하다. 질은 부드럽고 윤기가 있으며, 점성이 있다. 향기가 약간 있고, 맛은 달콤하다.

품질 조건 ▶ 전통 경험에 따르면 조각이 크고, 육질이 두껍고, 갈황색이며, 반투명하고, 맛은 진하고 달콤한 것이 좋다.

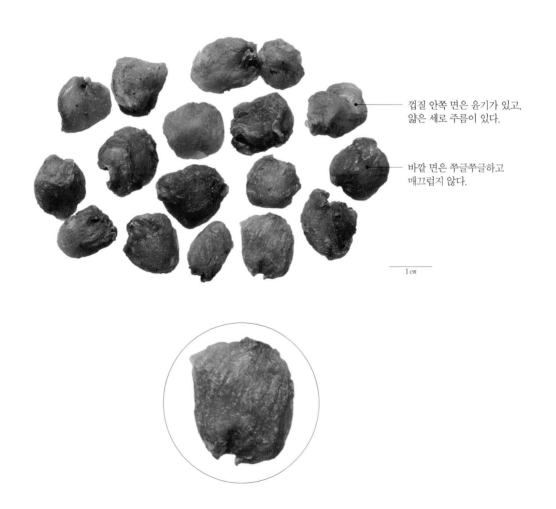

껍질 안쪽 면은 윤기가 있고, 얇은 세로 주름이 있다.

바깥 면은 쭈글쭈글하고 매끄럽지 않다.

1 cm

참고

점성(黏性): 점액을 함유하는 약재의 특유한 성질로서 입으로 씹고, 손가락으로 비비고, 입속에 넣어보고, 물에 불릴 때의 평가 기준이 된다.

53   《대한민국약전》(제11개정판)에는 "용안(龍眼) *Dimocarpus longan* Loureiro (무환자과 Sapindaceae)의 헛씨껍질"을 "용안육"으로 등재하고 있다.

우방자 牛蒡子

Arctii Fructus[54]

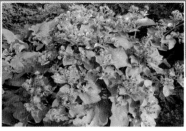

Arctium lappa L.

기원 ▶ 국화과(Compositae) 식물 우엉[牛蒡] *Arctium lappa* L.의 잘 익은 열매를 말린 것이다.

산지 ▶ 중국 동북 지역 및 절강성, 사천성, 호북성 등지에서 주로 생산된다.

채취 · 가공 ▶ 가을에 열매가 잘 익었을 때 과서(果序)를 채취하여 햇볕에 말린 다음, 두드려서 열매를 골라내고 이물질을 제거한 후 다시 햇볕에 말린다.

성미 · 효능 ▶ 맛은 맵고[辛], 쓰며[苦], 성질은 차다[寒]. 소산풍열(疏散風熱), 선폐투진(宣肺透疹), 해독이인(解毒利咽)의 효능이 있다.

약재 특징 ▶ 긴 거꿀달걀 모양이고, 약간 납작하며, 조금 구부러져 있다. 바깥 면은 회갈색이고, 자흑색 반점을 띠고 있다. 열매껍질은 비교적 단단하고, 기름기가 풍부하다. 냄새가 조금 있고, 맛은 약간 쓰면서 조금 맵고, 혀를 조금 마비시킨다.

품질 조건 ▶ 전통 경험에 따르면 알갱이가 크고, 통통하고, 뚜렷한 꽃무늬가 있으며, 회갈색인 것이 좋다.

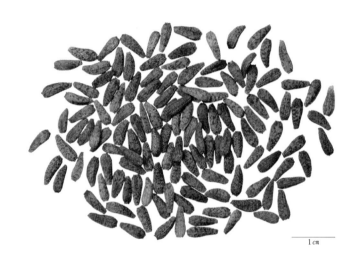

1 cm

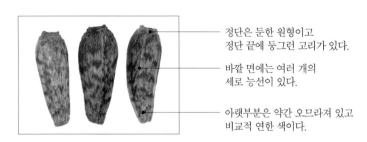

정단은 둔한 원형이고
정단 끝에 둥그런 고리가 있다.

바깥 면에는 여러 개의
세로 능선이 있다.

아랫부분은 약간 오므라져 있고
비교적 연한 색이다.

참고

우방자를 "대력자(大力子)"라고도 하는데, 중국 동북 지역의 생산량이 많아서 일반적으로 "관력자(關力子)"라 한다. 전통 경험에 따르면, 절강성의 "동향(桐鄕)"에서 생산되는 것이 품질이 가장 좋으며 일반적으로 "절력자(浙力子)"라고 한다.

---

54 《대한민국약전》(제11개정판)에는 "우엉 *Arctium lappa* Linne (국화과 Compositae)의 잘 익은 열매"를 "우방자"로 등재하고 있다.

욱리인 郁李仁

Pruni Semen[55]

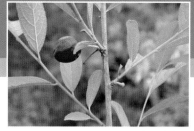

Prunus humilis Bge.

기원 ▶ 장미과(Rosaceae) 식물 양이스라지[歐李] *Prunus humilis* Bge.의 잘 익은 씨를 말린 것이다.

산지 ▶ 중국 요녕성, 흑룡강성, 하북성, 산동성 등지에서 주로 생산된다.

채취·가공 ▶ 여름과 가을에 열매가 잘 익었을 때 채취하여 과육과 핵각(核殼, 속씨를 싸고 있는 단단한 부분)을 제거하고 씨를 빼내어 말린다.

성미·효능 ▶ 맛은 맵고[辛], 쓰며[苦], 달고[甘], 성질은 평(平)하다. 윤조활장(潤燥滑腸), 하기(下氣), 이수(利水)의 효능이 있다.

약재 특징 ▶ 달걀 모양이다. 바깥 면은 황백색 또는 연한 갈색이다. 씨껍질은 얇고, 떡잎은 기름기가 풍부하다. 냄새는 없고, 맛은 약간 쓰다.

품질 조건 ▶ 전통 경험에 따르면 알갱이가 통통하고, 온전하고, 연한 황백색이며, 기름기가 스며 나오지 않은 것이 좋다.

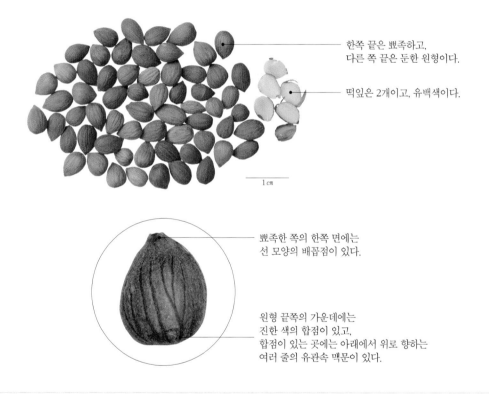

한쪽 끝은 뾰족하고, 다른 쪽 끝은 둔한 원형이다.

떡잎은 2개이고, 유백색이다.

1 cm

뾰족한 쪽의 한쪽 면에는 선 모양의 배꼽점이 있다.

원형 끝쪽의 가운데에는 진한 색의 합점이 있고, 합점이 있는 곳에는 아래에서 위로 향하는 여러 줄의 유관속 맥문이 있다.

참고

《중국약전》에 함께 등재되어 있는 동과식물인 이스라지[郁李] *P. japonica* Thunb. 또는 장병편도(長柄扁桃) *P. pedunculata* Maxim.의 잘 익은 씨를 말린 것을 "욱이인"이라 하여 약용한다. 양이스라지와 이스라지를 "소이인(小李仁)"이라 하고, 장병편도를 "대이인(大李仁)"이라고 한다.

소이인과 대이인의 주요 감별법

구분	소이인(양이스라지와 이스라지)	대이인(장병편도)
길이	5~8mm	6~10mm
지름	3~5mm	5~7mm
바깥 면	황백색 또는 연한 갈색	황갈색

---

55 《대한약전외한약(생약)규격집》(제4개정판)에는 "이스라지 *Prunus japonica* Thunb. 또는 양이스라지나무 *Prunus humillis* Bunge (장미과 Rosaceae)의 씨"를 "욱리인"으로 등재하고 있다.

육두구 肉豆蔻

Myristicae Semen[56]

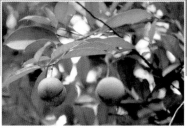

Myristica fragrans Houtt.

기원 ▶ 육두구과(Myristicaceae) 식물 육두구(肉豆蔻) *Myristica fragrans* Houtt.의 속씨를 말린 것이다.

산지 ▶ 말레이시아, 인도네시아, 스리랑카 등지에서 주로 생산된다.

채취·가공 ▶ 매년 5~7월과 10~12월에 열매가 익었을 때 수확하여 열매껍질을 제거하고 헛씨껍질을 벗겨 낸 다음 씨껍질을 부순다. 종인(種仁)은 석회수에 하루 동안 불린 후 저온에서 건조하거나 불리지 않고 바로 저온에서 건조시킨다.

성미·효능 ▶ 맛은 맵고[辛], 성질은 따뜻하다[溫]. 온중행기(溫中行氣), 삽장지사(澁腸止瀉)의 효능이 있다.

약재 특징 ▶ 달걀 모양의 원형 또는 타원형이다. 바깥 면은 황갈색 또는 회황색이고, 때때로 겉껍질이 흰 가루(석회가루의 잔기)로 덮여 있다. 질은 단단하고, 쉽게 부서지지 않으며, 꺾은 면은 편평하지 않다. 자극적인 향기가 있고, 맛은 맵다.

품질 조건 ▶ 전통 경험에 따르면 크고, 무겁고, 단단하며, 바깥 면에 윤기가 나고, 기름기가 풍부하며, 깨서 열었을 때 자극적인 향이 강한 것이 좋다.

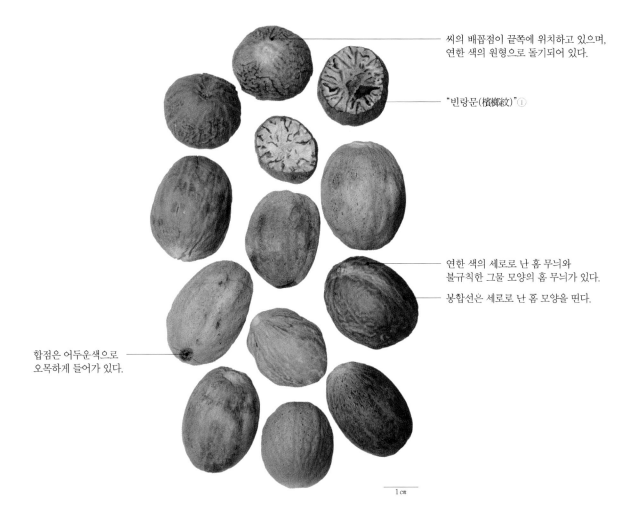

씨의 배꼽점이 끝쪽에 위치하고 있으며, 연한 색의 원형으로 돌기되어 있다.

"빈랑문(檳榔紋)"①

연한 색의 세로로 난 홈 무늬와 불규칙한 그물 모양의 홈 무늬가 있다.

봉합선은 세로로 난 홈 모양을 띤다.

합점은 어두운색으로 오목하게 들어가 있다.

1 cm

① "빈랑문(檳榔紋)": 약재의 바깥 면 또는 꺾은 면에 진하고 연한 색상이 서로 교차되면서 생기는 무늬를 가리키는 것으로, 빈랑의 꺾은 면의 무늬를 "대리석 꽃무늬"라고도 한다.

56 《대한민국약전》(제11개정판)에는 "육두구 *Myristica fragrans* Houttuyn (육두구과 Myristicaceae)의 잘 익은 씨로서 씨껍질을 제거한 것"을 "육두구"로 등재하고 있다.

의이인 薏苡仁

Coicis Semen[57]

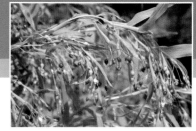

Coix lacryma-jobi L. var. *ma-yuen* (Roman.) Stapf

기원 ▶ 벼과(Gramineae) 식물 율무[薏苡] *Coix lacryma-jobi* L. var. *ma-yuen* (Roman.) Stapf의 잘 익은 종인(種仁)을 말린 것이다.

산지 ▶ 중국 복건성, 하북성, 요녕성, 절강성 등지에서 주로 생산·재배된다.

채취·가공 ▶ 가을에 열매가 익었을 때 지상부를 베어 햇볕에 말린 후 열매를 골라내어 다시 햇볕에 말린 다음, 겉껍질을 제거하고 황갈색의 씨껍질과 이물질을 제거하여 종인을 거둔다.

성미·효능 ▶ 맛은 달고[甘], 담담하며[淡], 성질은 서늘하다[涼]. 건비삼습(健脾滲濕), 제비지사(除痺止瀉), 청열배농(淸熱排膿)의 효능이 있다.

약재 특징 ▶ 넓은 달걀 모양 또는 긴 타원형이다. 바깥 면은 우윳빛 흰색이고, 매끈거린다. 질은 단단하고, 꺾은 면은 흰색이고, 가루성이다. 냄새는 없고, 맛은 약간 달콤하다.

품질 조건 ▶ 전통 경험에 따르면 알갱이가 크고, 통통하고, 흰색이며, 온전한 것의 질은 찹쌀과 비슷한 것이 좋다.

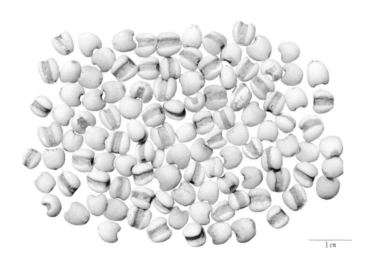

1 cm

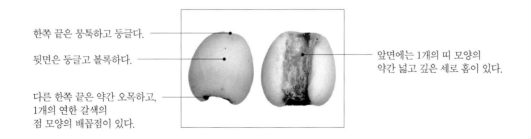

한쪽 끝은 뭉툭하고 둥글다.

뒷면은 둥글고 볼록하다.

다른 한쪽 끝은 약간 오목하고, 1개의 연한 갈색의 점 모양의 배꼽점이 있다.

앞면에는 1개의 띠 모양의 약간 넓고 깊은 세로 홈이 있다.

참고

현재 절강성의 태순(泰順)에 의이인의 GAP 재배단지가 조성되어 있다.

---

57 《대한민국약전》(제11개정판)에는 "율무 *Coix lacryma-jobi* Linne var. *ma-yuen* Stapf (벼과 Gramineae)의 잘 익은 씨로서 씨껍질을 제거한 것"을 "의이인"으로 등재하고 있다.

익지 益智

Alpiniae Oxyphyllae Fructus[58]

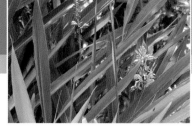

Alpinia oxyphylla Miq.

기원 ▶ 생강과(Zingiberaceae) 식물 익지(益智) *Alpinia oxyphylla* Miq.의 잘 익은 열매를 말린 것이다.

산지 ▶ 중국 해남성, 광동성, 광서성 등지에서 주로 생산된다.

채취 · 가공 ▶ 여름과 가을 사이에 열매가 녹색에서 붉은색으로 변할 때 채취하여 햇볕에 말리거나 저온에서 말린다.

성미 · 효능 ▶ 맛은 맵고[辛], 성질은 따뜻하다[溫]. 온비지사(溫脾止瀉), 섭타연(攝唾涎), 난신(暖腎), 고정축뇨(固精縮尿)의 효능이 있다.

약재 특징 ▶ 타원형이고, 양 끝은 약간 뾰족하다. 바깥 면은 갈색 또는 황갈색이다. 열매껍질은 얇으면서 조금 질기며, 씨는 단단하다. 특유한 향기가 있고, 맛은 맵고 조금 쓰다.

품질 조건 ▶ 전통 경험에 따르면 크고, 통통하고, 향과 맛이 강한 것이 좋다.

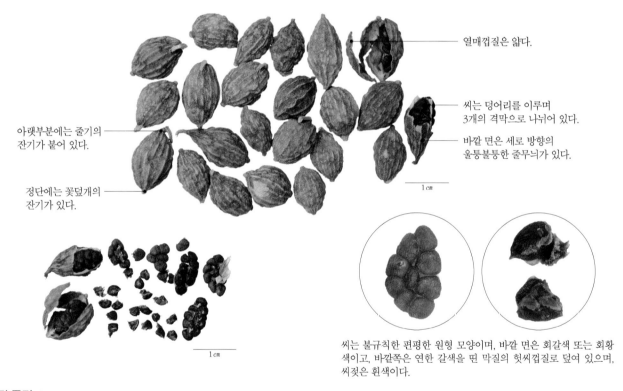

열매껍질은 얇다.

씨는 덩어리를 이루며 3개의 격막으로 나뉘어 있다.

바깥 면은 세로 방향의 울퉁불퉁한 줄무늬가 있다.

아랫부분에는 줄기의 잔기가 붙어 있다.

정단에는 꽃덮개의 잔기가 있다.

1 *cm*

1 *cm*

씨는 불규칙한 편평한 원형 모양이며, 바깥 면은 회갈색 또는 회황색이고, 바깥쪽은 연한 갈색을 띤 막질의 헛씨껍질로 덮여 있으며, 씨젖은 흰색이다.

음편 특징 ▶

일반적으로 조각으로 잘려져 있다.

1 *cm*

---

58 《대한민국약전》(제11개정판)에는 "익지 *Alpinia oxyphylla* Miquel (생강과 Zingiberaceae)의 열매"를 "익지"로 등재하고 있다.

자소자 紫蘇子

Perillae Fructus[59]

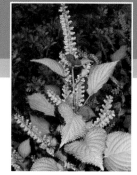

Perilla Frutescens (L.) Britt.

기원 ▶ 꿀풀과(Labiatae) 식물 차즈기[蘇葉] *Perilla frutesense* (L.) Britt.의 잘 익은 열매를 말린 것이다.

산지 ▶ 중국 강소성, 절강성, 하북성, 호북성, 하남성 등지에서 주로 생산된다.

채취 · 가공 ▶ 가을에 잘 익은 열매를 채취하여 이물질을 제거하고 햇볕에 말린다.

성미 · 효능 ▶ 맛은 맵고[辛], 성질은 따뜻하다[溫]. 강기소담(降氣消痰), 평천(平喘), 윤장(潤腸)의 효능이 있다.

약재 특징 ▶ 난원형 또는 구형에 가깝다. 바깥 면은 황갈색 또는 회갈색이다. 열매껍질은 얇으면서 바삭하고, 눌리면 부서지기 쉽다. 씨는 황백색이고, 씨껍질은 막질이다. 떡잎은 2개이고, 흰색에 가깝다. 기름기가 있다. 눌려서 부서진 것은 향기가 있고, 맛은 약간 맵다.

품질 조건 ▶ 전통 경험에 따르면 알갱이가 고르고, 통통하고, 회갈색이며, 기름기가 풍부한 것이 좋다.

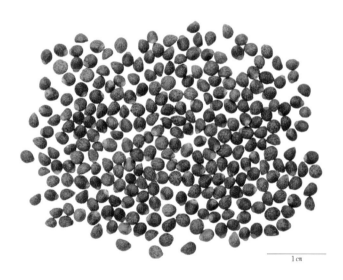

1 *cm*

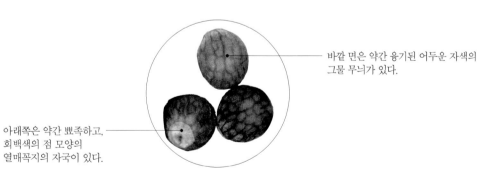

바깥 면은 약간 융기된 어두운 자색의
그물 무늬가 있다.

아래쪽은 약간 뾰족하고,
회백색의 점 모양의
열매꼭지의 자국이 있다.

참고

《중국약전》에 함께 등재되어 있는 차즈기의 잎과 줄기를 "자소엽(紫蘇葉)", "자소경(紫蘇莖)"으로 별도로 분류하고 있다. 263쪽의 "자소엽" 항과 264쪽의 "자소경" 항을 참고할 것

---

59 《대한약전외한약(생약)규격집》(제4개정판)에는 "차즈기 *Perilla frutescens* L. Britton var. *acuta* (Thunb.) Kudo 또는 주름소엽 *Perilla frutescens* Britton var. *crispa* Decne. (꿀풀과 Labiatae)의 열매"를 "자소자"로 등재하고 있다.

저실자 楮實子

Broussonetiae Fructus[60]

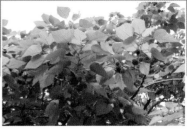

Broussonetia papyrifera (L.) L Her. ex Vent.

기원 ▶ 뽕나무과(Moraceae) 식물 꾸지나무[構樹] *Broussonetia papyrifera* (L.) L Her. ex Vent.의 잘 익은 열매를 말린 것이다.

산지 ▶ 중국 하남성, 호북성, 호남성, 산서성, 감숙성 등지에서 주로 생산된다.

채취·가공 ▶ 가을에 열매가 잘 익었을 때 채취하여 물로 씻어서 햇볕에 말리고 회백색 그물 모양의 꽃받침과 이물질을 제거한다.

성미·효능 ▶ 맛은 달고[甘], 성질은 차다[寒]. 보신청간(補腎淸肝), 명목(明目), 이뇨(利尿)의 효능이 있다.

약재 특징 ▶ 약간 구형 또는 난원형이고, 조금 납작하다. 바깥 면은 적갈색에서 갈색이다. 질은 단단하면서 바삭하고, 눌러서 깨뜨리기 쉽다. 씨젖은 흰색에 가깝고, 기름기가 풍부하다. 냄새는 없고, 맛은 담담하다.

품질 조건 ▶ 전통 경험에 따르면 통통하고, 연한 적갈색이며, 이물질과 열매껍질이 없는 것이 좋다.

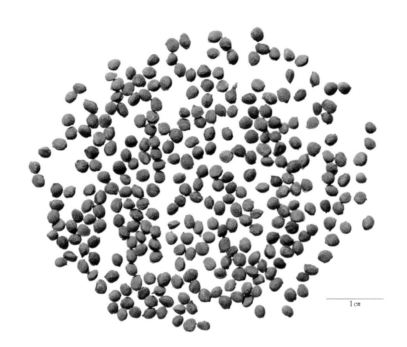

1 *cm*

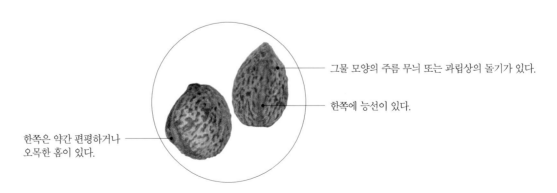

그물 모양의 주름 무늬 또는 과립상의 돌기가 있다.

한쪽에 능선이 있다.

한쪽은 약간 편평하거나 오목한 홈이 있다.

---

60 《대한약전외한약(생약)규격집》(제4개정판)에는 "꾸지나무 *Broussonetia papyrifera* (L.) Ventenat 또는 닥나무 *Broussonetia kazinoki* Siebold (뽕나무과 Moraceae)의 핵과"를 "저실자"로 등재하고 있다.

저아조 猪牙皂

Gleditsiae Fructus Abnormalis

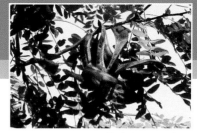

Gleditsia sinensis Lam.

기원 ▶ 콩과(Leguminosae) 식물 조각자나무[皂莢] *Gleditsia sinensis* Lam.의 덜 자란 열매를 말린 것이다.

산지 ▶ 중국 산동성, 사천성, 운남성, 귀주성, 섬서성, 하남성 등지에서 주로 생산된다.

채취 · 가공 ▶ 가을에 채취하여 이물질을 제거하고 말린다.

성미 · 효능 ▶ 맛은 맵고[辛], 떫으며[澁], 성질은 따뜻하다[溫]. 독성이 약간 있다. 거담개규(祛痰開竅), 산결소종(散結消腫)의 효능이 있다.

약재 특징 ▶ 약간 납작하고 구부러져 있는 원기둥 모양이며, 바깥 면은 자갈색 또는 흑갈색이다. 질은 단단하면서 바삭하고, 자르기 쉽다. 발육이 완전치 못한 씨가 많이 있다. 냄새는 약하고, 자극성이 있으며, 맛은 처음에는 달콤하다가 나중에는 아리다.

품질 조건 ▶ 전통 경험에 따르면 작고 통통하며, 색은 자갈색이고, 광택이 나며, 열매꼭지가 없는 것이 좋다.

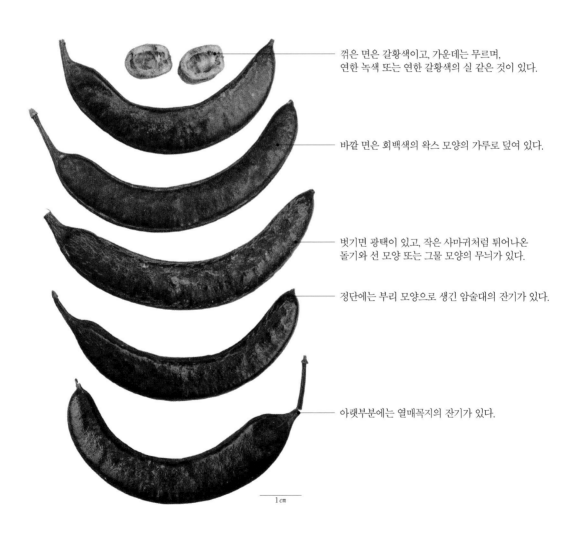

꺾은 면은 갈황색이고, 가운데는 무르며, 연한 녹색 또는 연한 갈황색의 실 같은 것이 있다.

바깥 면은 회백색의 왁스 모양의 가루로 덮여 있다.

벗기면 광택이 있고, 작은 사마귀처럼 튀어나온 돌기와 선 모양 또는 그물 모양의 무늬가 있다.

정단에는 부리 모양으로 생긴 암술대의 잔기가 있다.

아랫부분에는 열매꼭지의 잔기가 있다.

1 cm

참고

1. 가루로 만들면 자극성이 있어서, 흡입하면 재채기를 유발할 수 있다
2. 《중국약전》에 함께 등재되어 있는 조각자나무의 가시를 말린 것을 "조각자(皂角刺)"라 하여 별도로 분류하고 있다. 223쪽의 "조각자" 항을 참고할 것

적소두 赤小豆

Vignae Semen[61]

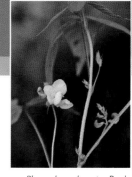

Phaseolus calcaratus Roxb.

기원 ▶	콩과(Leguminosae) 식물 덩굴팥[赤小豆] *Phaseolus calcaratus* Roxb.의 잘 익은 씨를 말린 것이다.
산지 ▶	중국 절강성, 강서성, 호남성, 광동성 등지에서 주로 생산된다.
채취·가공 ▶	가을에 열매가 잘 익었으면서 벌어지지 않았을 때 지상부를 베어서 햇볕에 말리고 두드려서 씨를 털어내어 이물질을 제거하고 다시 햇볕에 말린다.
성미·효능 ▶	맛은 달고[甘], 시며[酸], 성질은 평(平)하다. 이수소종(利水消腫), 해독배농(解毒排膿)의 효능이 있다.
약재 특징 ▶	긴 원형이면서 조금 납작한 모양이다. 바깥 면은 자적색이고, 광택이 없거나 광택이 약간 있다. 질은 단단하고, 깨뜨리기 쉽지 않으며, 씨껍질도 깨뜨리기 쉽지 않다. 냄새는 없고, 맛은 약간 달다.
품질 조건 ▶	전통 경험에 따르면 알갱이가 통통하고, 어두운 빛을 내는 자적색인 것이 좋다.

덩굴팥[赤小豆]

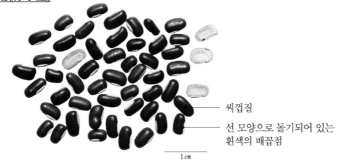

씨껍질

선 모양으로 돌기되어 있는 흰색의 배꼽점

1 *cm*

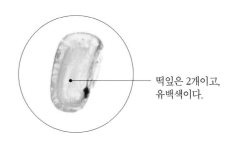

떡잎은 2개이고, 유백색이다.

덩굴팥과 팥의 비교

덩굴팥 ──── ──── 팥

팥[赤豆]

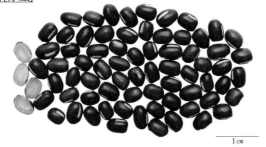

1 *cm*

참고

《중국약전》에 함께 등재되어 있는 동속식물 팥 *P. angularis* Wight의 잘 익은 씨를 말린 것을 "적소두"라 하여 약용한다. 중국 각지에서 고르게 생산된다.

적소두와 적두(赤豆)의 주요 감별법

구분	적소두	적두
모양	긴 원형이면서 조금 납작한 모양이다.	짧은 원기둥 모양이다.
바깥 면 색깔	자적색이고, 광택이 없거나 광택이 약간 있다.	어두운 갈적색이고, 광택이 있다.
지름	3~5mm	4~6mm
배꼽점	선 모양의 돌기	돌기되지 않았다.

---

61 《대한약전외한약(생약)규격집》(제4개정판)에는 "팥 *Vigna angularis* Ohwi & H. Ohashi 또는 덩굴팥 *Vigna umbellata* Ohwi & H. Ohashi (콩과 Leguminosae)의 씨"를 "적소두"로 등재하고 있다.

정력자 葶藶子

Descurainiae Semen / Lepidii Semen[62]

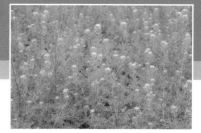

Descurainia sophia (L.) Webb ex Prantl

기원 ▶ 십자화과(Cruciferae) 식물 재쑥[播娘蒿] *Descurainia sophia* (L.) Webb ex Prantl의 잘 익은 씨를 말린 것이다. 일반적으로 남정력자(南葶藶子)라 부른다.

산지 ▶ 중국 화동(華東), 중남(中南) 등지에서 주로 생산된다.

채취 · 가공 ▶ 여름에 열매가 잘 익었을 때 지상부를 베어 햇볕에 말려 씨를 빼내고 이물질을 제거한다.

성미 · 효능 ▶ 맛은 맵고[辛], 쓰며[苦], 성질은 매우 차다[大寒]. 사폐평천(瀉肺平喘), 이수소종(利水消腫)의 효능이 있다.

약재 특징 ▶ 긴 원형으로 약간 납작하다. 바깥 면은 갈색 또는 적갈색이다. 냄새는 없고, 맛은 약간 맵고 쓰며, 약간 점성을 띤다.

품질 조건 ▶ 전통 경험에 따르면 통통하고, 고르며, 적갈색인 것이 좋다.

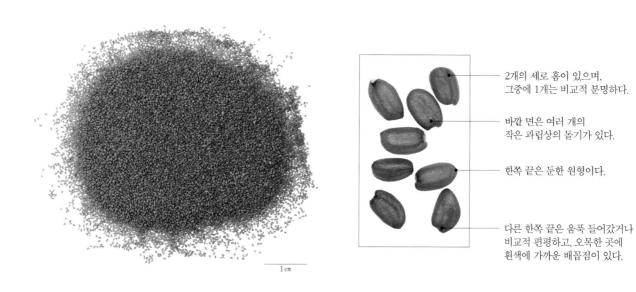

2개의 세로 홈이 있으며, 그중에 1개는 비교적 분명하다.

바깥 면은 여러 개의 작은 과립상의 돌기가 있다.

한쪽 끝은 둔한 원형이다.

다른 한쪽 끝은 움푹 들어갔거나 비교적 편평하고, 오목한 곳에 흰색에 가까운 배꼽점이 있다.

1 cm

참고

《중국약전》에 함께 등재되어 있는 동과식물 독행채(獨行菜) *Lepidium apetalum* Willd.의 잘 익은 씨를 말린 것을 "정력자(葶藶子)"라 하여 약용한다. 일반적으로 "북정력자(北葶藶子)"라 한다.

남정력자와 북정력자의 주요 감별점

구분		남정력자[播娘蒿]	북정력자(독행채)
모양		긴 원형으로 약간 납작하며, 한쪽 끝은 둔한 원형이고, 다른 한쪽 끝은 약간 움푹하게 들어갔거나 약간 편평하다.	납작한 달걀 모양이며, 한쪽 끝은 둔한 원형이고, 다른 한쪽 끝은 움푹 들어갔다.
크기	길이	약 1cm	1~1.5cm
	너비	약 0.5cm	1~1.5cm
맛		조금 맵고 쓰며, 약간 점성을 띤다.	조금 맵고, 점성이 비교적 강하다.

62 《대한약전외한약(생약)규격집》(제4개정판)에는 "다닥냉이 *Lepidium apetalum* Willdenow 또는 재쑥 *Descurainia sophia* Webb ex Prantl (십자화과 Cruciferae)의 씨"를 "정력자"로 등재하고 있다.

지각 枳殼

Aurantii Fructus[63]

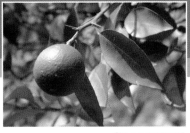

Citrus aurantium L.

기원 ▶ 운향과(Rutaceae) 식물 광귤나무[酸橙] *Citrus aurantium* L.와 그 재배변종의 익은 열매를 말린 것이다.

산지 ▶ 중국 강서성, 사천성, 호남성 등지에서 주로 생산된다.

채취·가공 ▶ 7월경 열매껍질이 아직 녹색일 때 채취하여 가운데 부분을 가로로 잘라 절반으로 나누고 햇볕에 말리거나 저온에서 말린다.

성미·효능 ▶ 맛은 쓰고[苦], 매우며[辛], 시고[酸], 성질은 따뜻하다[溫]. 이기관중(理氣寬中), 행체소창(行滯消脹)의 효능이 있다.

약재 특징 ▶ 반구형이다. 외과피는 어두운 갈색에서 황갈색이고, 과립상의 돌기가 있다. 질은 단단하여 자르기 쉽지 않다. 청량한 향기가 있고, 맛은 쓰고 조금 시다.

품질 조건 ▶ 전통 경험에 따르면 외과피가 녹갈색이고, 과육은 두껍고, 질은 단단하며, 향기가 진한 것이 좋다.

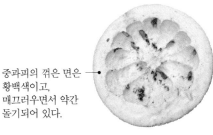

중과피의 꺾은 면은 황백색이고, 매끄러우면서 약간 돌기되어 있다.

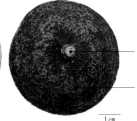

암술대 또는 열매꼭지의 자국이 뚜렷하다.

돌기된 정단에는 오목한 점 모양의 기름세포가 있다.

1 cm

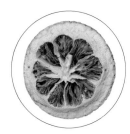

"양(瓤)"①낭은 7~12판이고, 때로는 15판에 달하기도 한다. 즙낭을 말리면 쭈글쭈글하고 갈색에서 어두운 갈색을 띠며, 씨는 안에 보관되어 있다.

음편 특징 ▶

접어서 자른 것

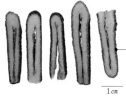

중과피의 가장자리 근처에는 1~2열로 된 점 모양의 기름세포가 있다.

1 cm

불규칙한 활 형태의 띠 모양의 얇은 조각

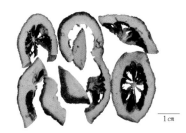

1 cm

참고

《중국약전》에 함께 등재되어 있는 향원(香圓) *C. wilsonii* Tanaka의 성숙한 열매를 말린 것을 "향연(香櫞)"이라 하여 약용한다. 또한 향연의 덜 익은 열매를 "향원지각(香圓枳殼)"이라 한다.

① "양(瓤)": 감귤류 열매의 내과피와 소낭이 가득 채워져 있는 심피(心皮)에 의해서 형성된 주머니 같은 부분을 말한다.

② "금전환(金錢環)": 향연 열매의 끝에 있는 암술대의 아래쪽을 둘러싸고 있는 볼록한 고리를 가리킨다.

향원, 향원지각, 지각의 주요 감별점

구분	향원	향원지각	지각
"금전환(金錢環)"②	있다.	있다.	없다.
외과피의 바깥 면	흑록색 또는 황갈색이고, 오목한 작은 유점과 그물 모양으로 올라온 거친 주름 무늬로 빽빽이 덮여 있다.	회록색 또는 녹갈색이고, 종종 갈황색의 점이 있으며, 거칠다.	어두운 갈색에서 갈색이고, 과립상의 돌기가 있으며, 돌기의 정단에는 오목한 점 모양의 기름세포가 있다.
꺾은 면	거칠고 고르지 않다.	거칠고 고르지 않다.	매끄럽고 약간 융기되어 있다.
지름	4~7cm	4~7cm	3~5cm

---

63 《대한약전외한약(생약)규격집》(제4개정판)에는 "광귤나무 *Citrus aurantium* Linne, 하귤 *Citrus natsudaidai* Hayata 또는 그 재배변종 (운향과 Rutaceae)의 덜 익은 열매"를 "지각"으로 등재하고 있다.

지부자 地膚子

Kochiae Fructus[64]

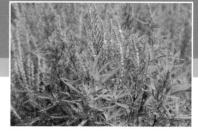

Kochia scoparia (L.) Schrad.

기원 ▶ 명아주과(Chenopodiaceae) 식물 댑싸리[地膚] *Kochia scoparia* (L.) Schrad.의 잘 익은 열매를 말린 것이다.

산지 ▶ 중국 산동성, 강소성, 하남성, 하북성 등지에서 주로 생산된다.

채취 · 가공 ▶ 가을에 열매가 익었을 때 식물체를 채취하여 햇볕에 말리고 두드려서 열매를 털어낸 다음 이물질을 제거한다.

성미 · 효능 ▶ 맛은 맵고[辛], 쓰며[苦], 성질은 차다[寒]. 청열이습(淸熱利濕), 거풍지양(祛風止癢)의 효능이 있다.

약재 특징 ▶ 납작한 공처럼 생긴 오각 별 모양이다. 바깥 면은 회록색 또는 연한 갈색이다. 냄새는 없고, 맛은 약간 쓰다.

품질 조건 ▶ 전통 경험에 따르면 통통하고, 회록색인 것이 좋다.

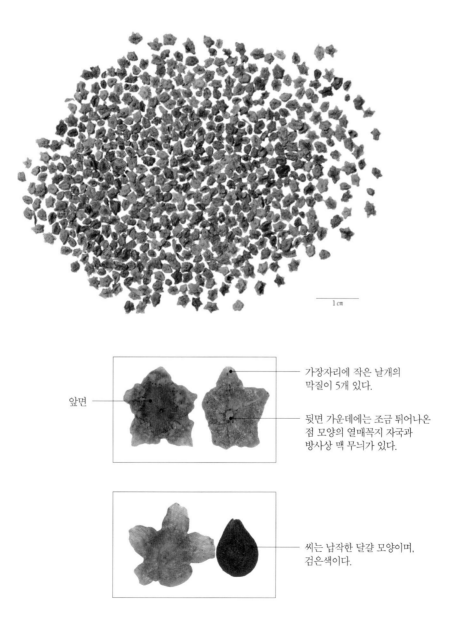

앞면

가장자리에 작은 날개의
막질이 5개 있다.

뒷면 가운데에는 조금 튀어나온
점 모양의 열매꼭지 자국과
방사상 맥 무늬가 있다.

씨는 납작한 달걀 모양이며,
검은색이다.

1 cm

---

64 《대한민국약전》(제11개정판)에는 "댑싸리 *Kochia scoparia* Schrader (명아주과 Chenopodiaceae)의 잘 익은 열매"를 "지부자"로 등재하고 있다.

지실 枳實

Aurantii Immaturus Fructus[65]

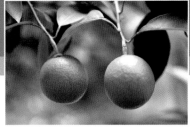

Citrus aurantium L.

기원 ▶ 운향과(Rutaceae) 식물 광귤나무[酸橙] *Citrus aurantium* L.와 그 재배변종의 덜 익은 열매를 말린 것이다.

산지 ▶ 중국 사천성, 호남성, 강서성 등지에서 주로 생산된다.

채취·가공 ▶ 5~6월 저절로 떨어진 열매를 수집하여 이물질을 제거하고 가로로 잘라 둘로 나누어 햇볕에 말리거나 저온에서 말린다. 비교적 작은 열매는 자르지 않고 그대로 햇볕에 말리거나 저온에서 말린다["계안지실(雞眼枳實)"①].

성미·효능 ▶ 맛은 쓰고[苦], 매우며[辛], 시고[酸], 성질은 따뜻하다[溫]. 파기소적(破氣消積), 화담산비(化痰散痞)의 효능이 있다.

약재 특징 ▶ 반구형이고, 일부는 구형도 있다. 외과피는 흑록색 또는 어두운 갈록색이다. 질은 단단하다. 청량감이 있고, 맛은 쓰고 약간 시다.

품질 조건 ▶ 전통 경험에 따르면 바깥 면은 녹갈색이고, 흰색의 육질이 두꺼운 것으로, 낭(囊)은 작고 단단한 것이 좋다.

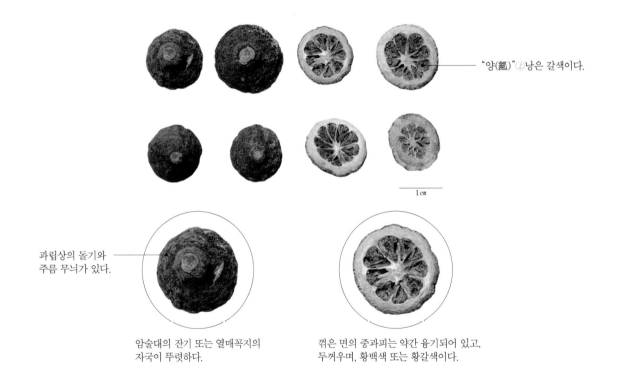

"양(瓤)"②낭은 갈색이다.

1 cm

과립상의 돌기와 주름 무늬가 있다.

암술대의 잔기 또는 열매꼭지의 자국이 뚜렷하다.

꺾은 면의 중과피는 약간 융기되어 있고, 두꺼우며, 황백색 또는 황갈색이다.

① "계안지실(雞眼枳實)": 지실 약재 중에서 작고 둥그런 구형인 것을 가리키는 것으로, 그 모양이 마치 닭의 눈동자처럼 생겼다. 사천성에서 생산되는 가장 작은 품종의 것을 "창자지실(槍子枳實)"이라고 한다.

② "양(瓤)": 감귤류 열매의 내과피와 소낭이 가득 채워져 있는 심피(心皮)에 의해서 형성된 주머니 같은 부분을 말한다.

참고

1. 광귤나무의 재배변종에는 황피산등(黃皮酸橙) *C. aurantium* 'Huangpi', 대대화(代代花) *C. aurantium* 'Daidai', 주란(朱欒) *C. aurantium* 'Chuluan', 당등(塘橙) *C. aurantium* 'Tangcheng' 등이 대부분이다.

2. 《중국약전》에 함께 등재되어 있는 동속식물 첨등(甛橙) *C. sinensis* Osbeck의 어린 열매를 말린 것을 "지실"이라 하여 약용한다.

3. 《중국약전》에 함께 등재되어 있는 광귤나무와 그 재배변종의 덜 익은 열매를 말린 것을 "지각(枳殼)"이라 하여 별도로 분류하고 있다. 372쪽의 "지각" 항을 참고할 것

---

65 《대한민국약전》(제11개정판)에는 "탱자나무 *Poncirus trifoliata* Rafinesque (운향과 Rutaceae)의 익지 않은 열매"를 "지실"로 등재하고 있는데, 《중국약전》에서 규정하고 있는 지실의 기원종과는 다르다.

진피 陳皮

Citri Reticulatae Pericarpium[66]

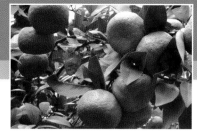

Citrus reticulata Blanco

기원 ▶	운향과(Rutaceae) 식물 귤[橘] *Citrus reticulata* Blanco와 그 재배변종의 잘 익은 열매껍질을 말린 것이다.
산지 ▶	중국 광동성, 중경(重慶), 사천성, 복건성, 절강성, 강서성, 호남성 등지에서 주로 생산된다.
채취·가공 ▶	열매가 잘 익었을 때 따서 열매껍질을 벗겨내고 햇볕에 말리거나 저온에서 말린다.
성미·효능 ▶	맛은 쓰고[苦], 매우며[辛], 성질은 따뜻하다[溫]. 이기건비(理氣健脾), 조습화담(燥濕化痰)의 효능이 있다.
약재 특징 ▶	일반적으로 잘 벗겨지고, 여러 개의 조각으로 이루어져 있으며, 아랫부분은 서로 연결되어 있다. 바깥 면은 붉은색을 띤 노란색 또는 붉은색을 띤 갈색이고, 오래 저장을 하면 어두운색으로 변한다. 질은 조금 단단하나 잘 부러진다. 향기가 있으며, 맛은 맵고 쓰다.
품질 조건 ▶	전통 경험에 따르면 열매껍질이 크고, 온전하고, 신선한 것일 때는 선명한 색을 띠고 습기가 있으며, 기름기가 있는 것이 좋다. 강한 향기가 있으며, 맛은 약간 달고 나중에 쓰다.

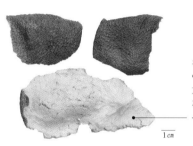

껍질 안쪽은 연한 황백색이고 거칠며 황백색 또는 황갈색의 힘줄 모양의 유관속이 있다.

1 cm

주름 무늬와 "종안(鬃眼)"①이 있다.

광진피(光陳皮)

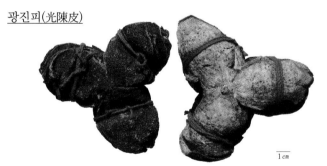

1 cm

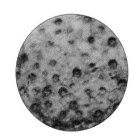

껍질 안쪽의 "종안"

① "종안(鬃眼)": 열매류 약재에 있어서 열매껍질의 바깥 면에 있는 기름세포를 가리키는 것으로, 작고 둥근 점의 모양으로 치밀하게 배열되어 있으며 불빛 아래에서 보면 밝게 비친다.

참고

약재는 "진피"와 "광진피"로 나뉜다. 광진피는 3개의 연결된 조각으로 이루어져 있으며 약 1mm 정도로 두껍다. 점 모양의 기름세포는 비교적 크고, 불빛 아래에서 보면 밝게 비친다. 질은 비교적 부드럽다. 광진피는 광동성의 신회(新會), 광주(廣州), 사회(四會), 강문(江門) 등지에서 주로 생산되는데 품질이 좋으나 생산량은 적은 편이다.

진피와 광진피의 주요 감별점

구분	진피	광진피
모양	아랫부분은 여러 개의 연결된 조각으로 이루어져 있거나 불규칙한 판상이다.	일반적으로 아랫부분은 연결된 3개의 조각으로 이루어져 있고 두껍다.
종안	비교적 작다.	비교적 크며, 빛에 비춰보면 밝게 비친다.
질감	조금 단단하나 잘 부러진다.	비교적 부드럽다.

---

66 《대한민국약전》(제11개정판)에는 "귤나무 *Citrus unshiu* Markovich 또는 귤 *Citrus reticulata* Blanco (운향과 Rutaceae)의 잘 익은 열매껍질"을 "진피"로 등재하고 있다.

질려자 蒺藜

Tribuli Fructus[67]

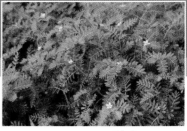

Tribulus terrestris L.

기원 ▶	남가새과(Zygophyllaceae) 식물 남가새[蒺藜] *Tribulus terrestris* L.의 잘 익은 열매를 말린 것이다.
산지 ▶	중국 하남성, 하북성, 산서성 등지에서 주로 생산된다.
채취·가공 ▶	가을에 열매가 잘 익었을 때 지상부를 베어서 햇볕에 말린 후 열매를 아래로 떨어뜨려서 이물질을 제거한다.
성미·효능 ▶	맛은 맵고[辛], 쓰며[苦], 성질은 약간 따뜻하다[溫]. 평간해울(平肝解鬱), 활혈거풍(活血祛風), 명목(明目), 지양(止癢)의 효능이 있다.
약재 특징 ▶	5개의 분과가 방사상으로 배열되어 있다. 보통은 1개의 분과로 갈라지고 도끼 모양이고, 단단하다. 냄새는 없고, 맛은 쓰고 맵다.
품질 조건 ▶	전통 경험에 따르면 입자가 고르고, 단단하고, 통통하고, 회백색인 것이 좋다.

분과

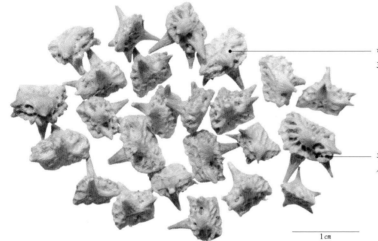

한쪽 면은 거칠고, 그물 무늬가 있으며, 회백색이다.

뒷면은 황록색이고, 융기되어 있으며, 세로 능선과 작은 가시가 있다.

1 cm

온전한 열매

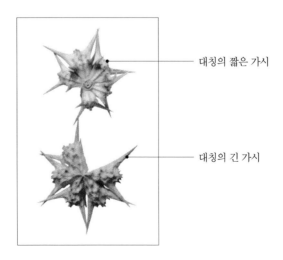

대칭의 짧은 가시

대칭의 긴 가시

---

67 《대한민국약전》(제11개정판)에는 "남가새 *Tribulus terrestris* Linne (남가새과 Zygophyllaceae)의 잘 익은 열매"를 "질려자"로 등재하고 있다.

차전자 車前子

Plantaginis Semen[68]

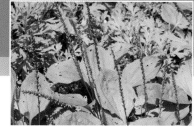

Plantago asiatica L.

기원 ▶	질경이과(Plantaginaceae) 식물 질경이[車前] *Plantago asiatica* L.의 잘 익은 씨를 말린 것이다.
산지 ▶	중국 각지에서 고르게 생산된다.
채취 · 가공 ▶	여름과 가을에 씨가 잘 익었을 때 열매이삭을 채취하여 햇볕에 말린 다음, 열매이삭을 비벼서 씨를 꺼내고 이물질을 제거한다.
성미 · 효능 ▶	맛은 달고[甘], 성질은 약간 차다[微寒]. 청열이뇨(淸熱利尿), 삼습통림(滲濕通淋), 명목(明目), 거담(祛痰)의 효능이 있다.
약재 특징 ▶	타원형, 불규칙한 긴 원형 또는 삼각형의 긴 원형이고, 약간 납작하다. 바깥 면은 황갈색에서 어두운 갈색이다. 질은 단단하다. 냄새는 없고, 맛은 담담하다.
품질 조건 ▶	전통 경험에 따르면 알갱이가 크고["봉안전인(鳳眼前仁)"①], 검은색이고 입자가 통통하며, 광택이 약간 있는 것이 좋다.

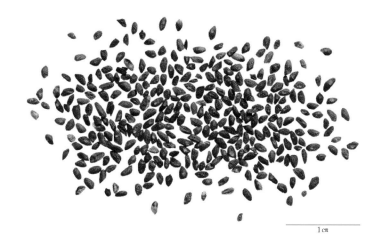

1 cm

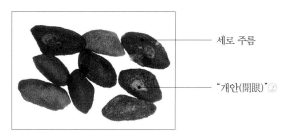

세로 주름

"개안(開眼)"②

참고

1. 《중국약전》에 함께 등재되어 있는 동속식물 털질경이[平車前] *P. depressa* Willd.의 잘 익은 열매를 말린 것을 "차전자"라 하여 약용한다.
2. 《중국약전》에 함께 등재되어 있는 질경이와 털질경이의 전초를 말린 것을 "차전초(車前草)"라 하여 별도로 분류하고 있다. 378쪽의 "차전초" 항을 참고할 것

① "봉안전인(鳳眼前仁)": 질경이의 씨 알갱이가 비교적 크고 긴 타원형으로, 그 모양이 마치 봉안(鳳眼)을 닮아서 이름 붙였다.

② "개안(開眼)": 차전자의 중앙에 약간 볼록하게 나온 회백색의 작고 동그란 점을 가리키는데, 이것이 씨의 배꼽이다.

68 《대한민국약전》(제11개정판)에는 "질경이 *Plantago asiatica* Linne 또는 털질경이 *Plantago depressa* Willdenow (질경이과 Plantaginaceae)의 잘 익은 씨"를 "차전자"로 등재하고 있다.

附 차전초 車前草

Plantaginis Herba

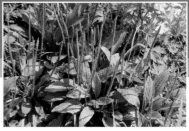

Plantago depressa Willd.

기원 ▶	질경이과(Plantaginaceae) 식물 털질경이[平車前] *Plantago depressa* Willd.의 전초를 말린 것이다.
산지 ▶	중국 각지에서 고르게 생산된다.
채취 · 가공 ▶	가을에 채취하여 이물을 제거하고 햇볕에 말린다.
성미 · 효능 ▶	맛은 달고[甘], 성질은 차다[寒]. 청열이뇨(淸熱利尿), 거담(祛痰), 양혈(涼血), 해독(解毒)의 효능이 있다.
약재 특징 ▶	잎은 주름지고 오그라들어 있다. 바깥 면은 회록색 또는 어두운 녹색이다. 향기가 약간 있고, 맛은 약간 쓰다.
품질 조건 ▶	전통 경험에 따르면 잎이 온전하고, 회록색인 것이 좋다.

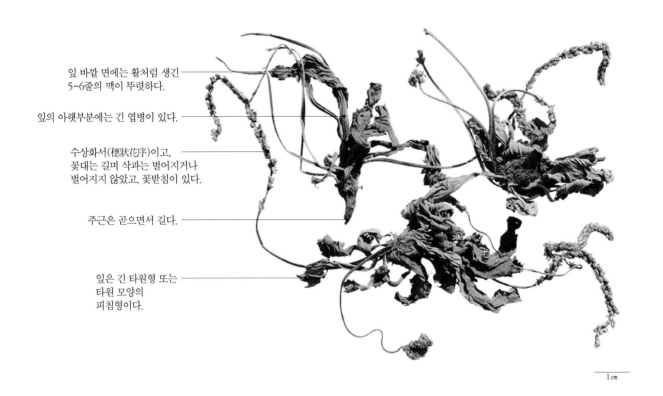

잎 바깥 면에는 활처럼 생긴
5~6줄의 맥이 뚜렷하다.

잎의 아랫부분에는 긴 엽병이 있다.

수상화서(穗狀花序)이고,
꽃대는 길며 삭과는 벌어지거나
벌어지지 않았고, 꽃받침이 있다.

주근은 곧으면서 길다.

잎은 긴 타원형 또는
타원 모양의
피침형이다.

1 cm

참고
《중국약전》에 함께 등재되어 있는 동과식물 질경이[車前] *P. asiatica* L.의 전초를 말린 것을 "차전초"라 하여 약용한다.

털질경이와 질경이의 주요 구별법

구분	털질경이	질경이
뿌리	주근은 곧고 길다.	모여 나고, 수염 모양이다.
잎의 모양	비교적 좁고, 긴 타원형 또는 달걀 모양의 피침형이다.	달걀 모양의 타원형 또는 넓은 달걀 모양이다.
잎의 너비	2~3cm	2.5~8cm

창이자 蒼耳子

Xanthii Fructus[69]

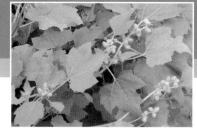

Xanthium sibiricum Patr.

기원 ▶ 국화과(Compositae) 식물 도꼬마리[蒼耳] *Xanthium sibiricum* Patr.의 잘 익은 열매를 말린 것이다.

산지 ▶ 중국 각지에서 고르게 생산된다. 산동성, 강소성의 것이 품질이 좋다.

채취·가공 ▶ 가을에 열매가 잘 익었을 때 채취하여 말려서 줄기, 잎 등 이물질을 제거한다.

성미·효능 ▶ 맛은 맵고[辛], 쓰며[苦], 성질은 따뜻하다[溫]. 독성이 약간 있다. 산풍제습(散風除濕), 통비규(通鼻竅)의 효능이 있다.

약재 특징 ▶ 방추형 또는 난원형이다. 바깥 면은 황갈색 또는 황록색이다. 질은 단단하고 질기다. 씨껍질은 막질이고 연한 회색이다. 떡잎은 2개이고, 기름기가 있다. 냄새는 없고, 맛은 약간 쓰다.

품질 조건 ▶ 전통 경험에 따르면 크고, 통통하고, 갈황색인 것이 좋다.

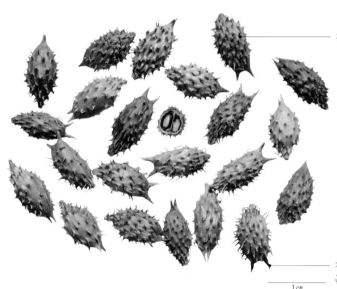

전체는 낚싯바늘로 덮여 있다.

정단에는 2개의 비교적 두꺼운 가시가 있으며, 분리되어 있거나 서로 얽혀 있다.

1 cm

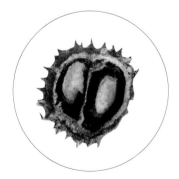

가로로 꺾은 면의 중간에는 세로 격막이 있으며, 2개의 실이 있고, 각 실에는 1개의 수과(瘦果)가 있다.

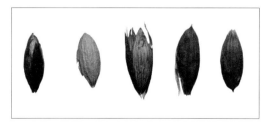

수과는 방추형이고, 열매껍질은 얇으며, 회백색이고 세로무늬가 있다.

---

69 《대한민국약전》(제11개정판)에는 "도꼬마리 *Xanthium strumarium* Linne (국화과 Compositae)의 잘 익은 열매"를 "창이자"로 등재하고 있다.

천련자 川楝子

Toosendan Fructus[70]

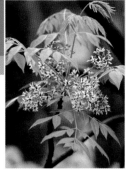

Melia toosendan Sieb. et Zucc.

기원 ▶ 멀구슬나무과(Meliaceae) 식물 천련(川楝) *Melia toosendan* Sieb. et Zucc.의 잘 익은 열매를 말린 것이다.

산지 ▶ 중국 사천성, 감숙성, 운남성, 귀주성, 호북성 등지에서 주로 생산된다.

채취 · 가공 ▶ 겨울에 열매가 잘 익었을 때 채취하여 이물질을 제거하고 말린다.

성미 · 효능 ▶ 맛은 쓰고[苦], 성질은 차다[寒]. 독성이 약간 있다. 서간행기지통(舒肝行氣止痛), 구충(驅蟲)의 효능이 있다.

약재 특징 ▶ 구형에 가깝고, 바깥 면은 금색을 띠는 노란색에서 갈황색이며, 미약한 광택이 있다. 외과피는 가죽질이고, 과육 사이사이에는 일반적으로 작은 구멍이나 빈틈이 있다. 물에 젖으면 뚜렷한 점성을 나타낸다. 특이한 냄새가 있고, 맛은 시고 쓰다.

품질 조건 ▶ 전통 경험에 따르면 크고, 바깥 면은 금색을 띠는 노란색이며, 과육은 황백색이고, 통통하며, 탄성이 있는 것이 좋다.

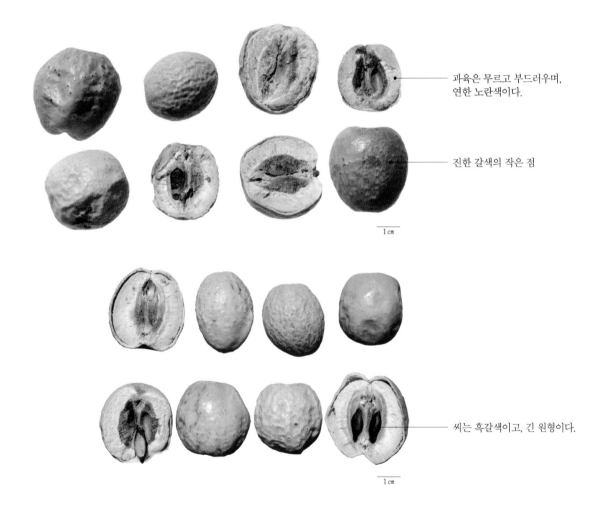

과육은 무르고 부드러우며,
연한 노란색이다.

진한 갈색의 작은 점

1 cm

씨는 흑갈색이고, 긴 원형이다.

1 cm

참고

《중국약전》에 함께 등재되어 있는 천련의 나무껍질 및 뿌리껍질을 "고련피(苦楝皮)"라 하여 별도로 분류하고 있다. 232쪽의 "고련피" 항을 참고할 것

---

70 《대한약전외한약(생약)규격집》(제4개정판)에는 "천련 *Melia toosendan* Siebold et Zuccarini 또는 멀구슬나무 *Melia azedarach* Linne (멀구슬나무과 Meliaceae)의 열매"를 "천련자"로 등재하고 있다.

천선자 天仙子

Hyoscyami Semen

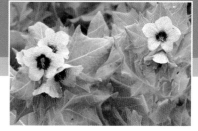

Hyoscyamus niger L.

기원 ▶	가지과(Solanaceae) 식물 사리풀[莨菪] *Hyoscyamus niger* L.의 잘 익은 씨를 말린 것이다.
산지 ▶	중국 하북성, 하남성, 내몽고 및 동북과 서북 등지에서 주로 생산된다.
채취 · 가공 ▶	여름과 가을에 열매껍질이 노란색으로 변하면 열매를 따서 햇볕에 오랫동안 말린 다음, 두드려서 씨를 분리하여 열매껍질과 가지와 줄기를 체로 걸러내고 다시 씨를 햇볕에 말린다.
성미 · 효능 ▶	맛은 쓰고[苦], 매우며[辛], 성질은 따뜻하다[溫]. 독성이 매우 크다. 해경지통(解痙止痛), 안신정천(安神定喘)의 효능이 있다.
약재 특징 ▶	납작한 신장 모양 또는 납작한 달걀 모양이고, 바깥 면은 갈황색 또는 회황색이다. 냄새는 없고, 맛은 약간 맵다.
품질 조건 ▶	전통 경험에 따르면 크고, 통통한 것이 좋다.

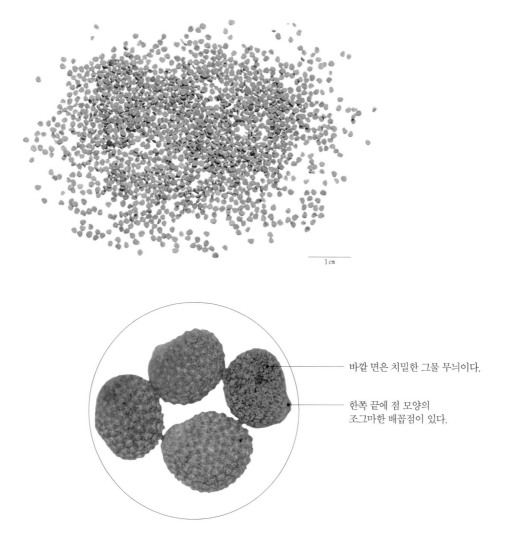

1 cm

바깥 면은 치밀한 그물 무늬이다.

한쪽 끝에 점 모양의
조그마한 배꼽점이 있다.

참고

천선자는 독성 약재이므로 특별히 관리해야 한다.

청과 青果

Canarii Fructus

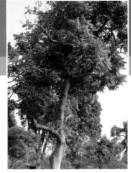

Canarium album Raeusch.

기원 ▶ 감람과(Burseraceae) 식물 감람나무[橄欖] *Canarium album* Raeusch.의 잘 익은 열매를 말린 것이다.

산지 ▶ 중국 복건성, 대만, 해남성, 광동성 등지에서 주로 생산된다.

채취·가공 ▶ 가을에 열매가 잘 익었을 때 채취하여 말린다.

성미·효능 ▶ 맛은 달고[甘], 시며[酸], 성질은 평(平)하다. 청폐이인(淸肺利咽), 생진지해(生津止咳), 해독(解毒)의 효능이 있다.

약재 특징 ▶ 방추형이고, 양쪽 끝이 둔하게 뾰족하다. 바깥 면은 갈황색 또는 흑갈색이다. 과육의 질은 단단하다. 냄새는 없고, 과육의 맛은 떫고, 오래 씹으면 조금 시다.

품질 조건 ▶ 전통 경험에 따르면 크고, 단단하고, 육질이 두꺼우며, 떫은맛 후에 달콤한 맛이 있는 것이 좋다.

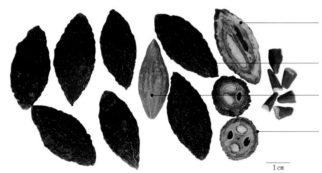

과육은 회갈색 또는 어두운 갈색이다.

바깥 면에는 불규칙한 주름 무늬가 있다.

과핵은 마름모꼴이고, 어두운 적갈색이며, 세로 능선이 있다.

과핵은 3~4개의 실로 나누어져 있고, 각 방은 1개의 씨가 있다.

신선한 감람나무 열매

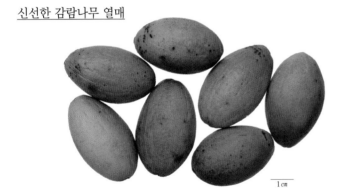

서청과(西靑果)

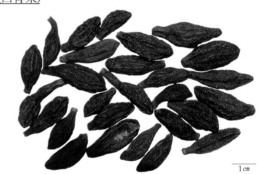

참고

1. 신선한 감람나무의 열매는 식용도 가능하며, 여러 종류의 캔디류에 사용한다.

2. 사군자과 식물 가자(訶子) *Terminalia chebula* Retz. 또는 융모가자(絨毛訶子) *Terminalia chebula* Retz. var. *tomentella* Kurt.의 어린 열매를 말린 것을, "서청과(西靑果)"라 하여 약용한다.

청과와 서청과의 주요 감별법

구분	청과	서청과
모양	방추형이고, 양쪽 끝이 둔하게 뾰족하다.	뾰족한 배(pear) 모양이고, 한쪽 끝은 비교적 크며, 다른 한쪽 끝은 비교적 작다.
바깥 면	갈황색 또는 흑갈색이고, 불규칙한 주름 무늬가 있다.	색은 비교적 짙고, 흑갈색이며, 세로 홈이 있다.

청상자 青箱子

Celosiae Semen[71]

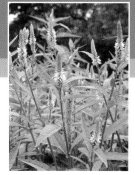

Celosia argentea L.

기원 ▶ 비름과(Amaranthaceae) 식물 개맨드라미[青葙] *Celosia argentea* L.의 잘 익은 씨를 말린 것이다.

산지 ▶ 중국 대부분의 지역에서 고르게 생산된다.

채취·가공 ▶ 가을에 열매가 익었을 때 지상부를 베거나 열매이삭을 따서 햇볕에 말린 후 씨를 수집하고 이물질을 제거한다.

성미·효능 ▶ 맛은 쓰고[苦], 성질은 약간 차다[微寒]. 청설간화(清泄肝火), 명목퇴예(明目退翳) 의 효능이 있다.

약재 특징 ▶ 납작한 원형이고, 일부는 둥근 신장형이다. 바깥 면은 검은색 또는 붉은 검은색이고, 반짝거린다. 씨껍질은 얇으면서 바삭하다. 냄새는 없고, 맛은 없다.

품질 조건 ▶ 전통 경험에 따르면 검은색으로, 반짝거리고, 통통한 것이 좋다.

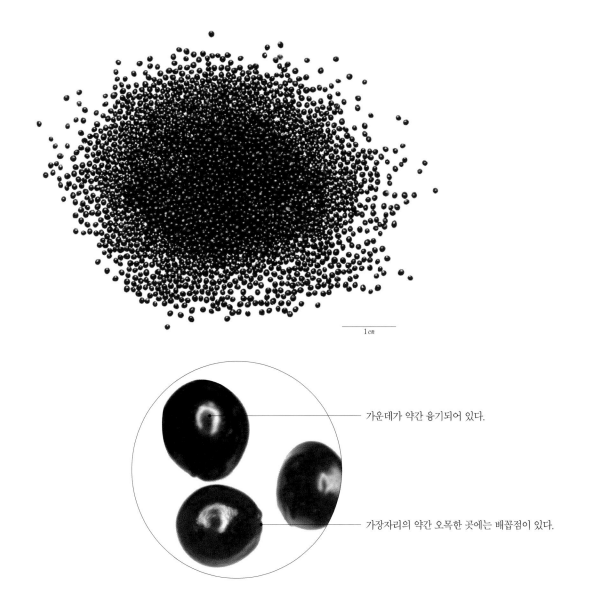

1 cm

가운데가 약간 융기되어 있다.

가장자리의 약간 오목한 곳에는 배꼽점이 있다.

---

71 《대한약전외한약(생약)규격집》(제4개정판)에는 "개맨드라미 *Celosia argentea* Linne (비름과 Amaranthaceae)의 씨"를 "청상자"로 등재하고 있다.

청피 青皮

Citri Reticulatae Pericarpium Viride[72]

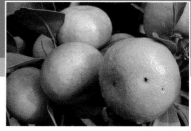

Citrus reticulata Blanco

기원 ▶ 운향과(Rutaceae) 식물 귤(橘) *Citrus reticulata* Blanco와 그 재배변종의 어린 열매나 덜 익은 열매 또는 열매껍질을 말린 것이다.

산지 ▶ 중국 광동성, 복건성, 사천성, 강소성 등지에서 주로 생산된다. 재배되고 있는 품목이다.

채취 · 가공 ▶ 5~6월에 덜 익은 낙과를 채취하여 햇볕에 말린 것을 "개청피(個青皮)"라고 한다. 7~8월에 덜 익은 열매를 채취하여 열매껍질을 세로로 자르되 아랫부분은 연결되게 하고 4개의 조각으로 만든 후 과육을 제거하고 햇볕에 말린 것을 "사화청피(四花青皮)"라 한다.

성미 · 효능 ▶ 맛은 쓰고[苦], 매우며[辛], 성질은 따뜻하다[溫]. 소간파기(疏肝破氣), 소적화체(消積化滯)의 효능이 있다.

개청피

약재 특징 ▶ 구형에 가깝다. 바깥 면은 회록색 또는 흑록색이다. 질은 단단하다. 청량한 향기가 있고, 맛은 시고 쓰고 맵다.

품질 조건 ▶ 전통 경험에 따르면 흑록색으로, 질은 단단하고, 향기가 진한 것이 좋다.

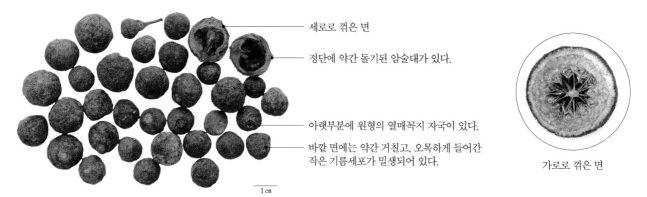

— 세로로 꺾은 면

— 정단에 약간 돌기된 암술대가 있다.

— 아랫부분에 원형의 열매꼭지 자국이 있다.

— 바깥 면에는 약간 거칠고, 오목하게 들어간 작은 기름세포가 밀생되어 있다.

가로로 꺾은 면

1 cm

사화청피

약재 특징 ▶ 4개로 갈라진 조각은 긴 타원형이다. 바깥 면은 회록색 또는 흑록색이고, 껍질 안쪽은 흰색에 가깝거나 황백색이다. 질은 약간 단단하고, 자르기 쉬우며, 꺾은 면은 바깥 가장자리에 1~2줄의 기름 세포가 있다. 향기가 있고, 맛은 쓰고 맵다.

품질 조건 ▶ 전통 경험에 따르면 바깥 면은 흑록색이며, 껍질 안쪽은 황백색이고, 향기가 진한 것이 좋다.

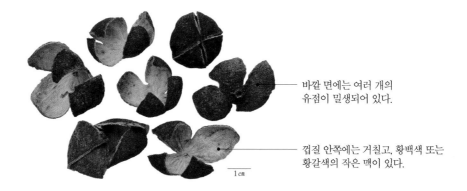

— 바깥 면에는 여러 개의 유점이 밀생되어 있다.

— 껍질 안쪽에는 거칠고, 황백색 또는 황갈색의 작은 맥이 있다.

1 cm

---

72 《대한민국약전》(제11개정판)에는 "귤나무 *Citrus unshiu* Markovich 또는 *Citrus reticulata* Blanco (운향과 Rutaceae)의 덜 익은 열매껍질"을 "청피"로 등재하고 있다.

초과 草果

Tsaoko Fructus[73]

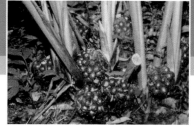

Amomum tsao-ko Crevost et Lemaire

기원 ▶ 생강과(Zingiberaceae) 식물 초과(草果) *Amomum tsao-ko* Crevost et Lemaire의 잘 익은 열매를 말린 것이다.

산지 ▶ 중국 운남성, 광서성, 귀주성 등지에서 주로 생산된다.

채취·가공 ▶ 가을에 열매가 잘 익었을 때 채취하여 이물질을 제거하고 햇볕에 말리거나 저온에서 말린다.

성미·효능 ▶ 맛은 맵고[辛], 성질은 따뜻하다[溫]. 조습온중(燥濕溫中), 제담절학(除痰截虐)의 효능이 있다.

약재 특징 ▶ 긴 타원형이고, 3개의 둔한 모서리가 있다. 바깥 면은 회갈색에서 적갈색이다. 열매껍질의 단단하고 질겨서 세로 방향으로 찢어서 벌리기 쉽다. 씨의 질은 단단하고, 특이한 향기가 있으며, 맛은 맵고 조금 쓰다.

품질 조건 ▶ 전통 경험에 따르면 알갱이가 크고, 통통하고, 적갈색이며, 냄새와 맛이 진한 것이 좋다.

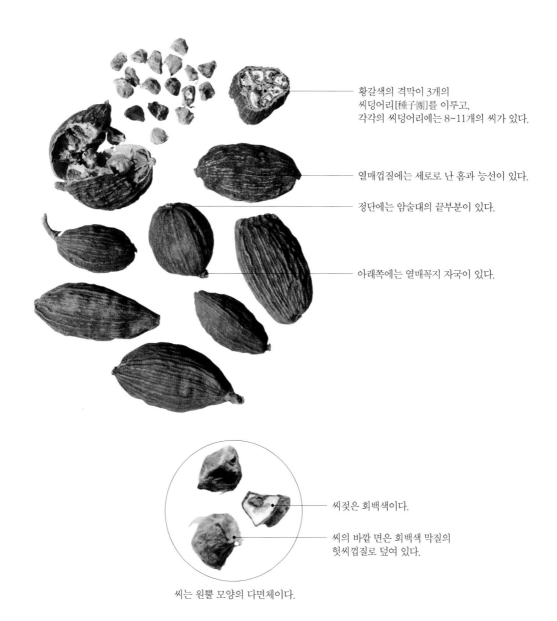

황갈색의 격막이 3개의
씨덩어리[種子團]를 이루고,
각각의 씨덩어리에는 8~11개의 씨가 있다.

열매껍질에는 세로로 난 홈과 능선이 있다.

정단에는 암술대의 끝부분이 있다.

아래쪽에는 열매꼭지 자국이 있다.

씨젖은 회백색이다.

씨의 바깥 면은 회백색 막질의
헛씨껍질로 덮여 있다.

씨는 원뿔 모양의 다면체이다.

73 《대한민국약전》(제11개정판)에는 "초과(草果) *Amomum tsao-ko* Crevost et Lemaire (생강과 Zingiberaceae)의 잘 익은 열매"를 "초과"로 등재하고 있다.

초두구 草豆蔻

Alpiniae katsumadai Semen[74]

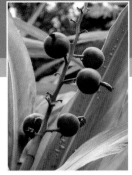

Alpinia katsumadai Hayata

기원 ▶ 생강과(Zingiberaceae) 식물 초두구(草豆蔻) *Alpinia katsumadai* Hayata의 잘 익은 씨를 말린 것이다.

산지 ▶ 중국 해남성, 광동성, 광서성 등지에서 주로 생산된다.

채취 · 가공 ▶ 여름과 가을에 채취하여 햇볕에서 거의 건조될 때까지 말리거나 끓는 물에 살짝 데쳐서 햇볕에 반쯤 말리고 열매껍질을 제거하여 씨덩어리를 골라내서 햇볕에 말린다.

성미 · 효능 ▶ 맛은 맵고[辛], 성질은 따뜻하다[溫]. 조습건비(燥濕健脾), 온위지구(溫胃止嘔)의 효능이 있다.

약재 특징 ▶ 구형에 가까운 씨덩어리[種子團]이다. 바깥 면은 회갈색이다. 질은 단단하고, 씨젖은 회백색이다. 향이 있고, 맛은 매우며 조금 쓰다.

품질 조건 ▶ 전통 경험에 따르면 구형에 가깝고, 씨가 통통하고, 질은 단단하며, 냄새와 맛은 진한 것이 좋다.

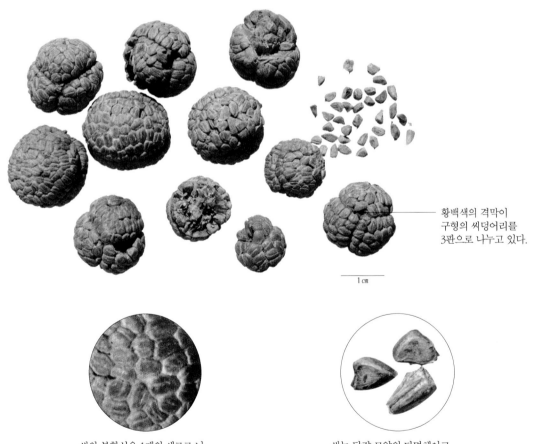

황백색의 격막이
구형의 씨덩어리를
3판으로 나누고 있다.

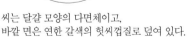

씨의 봉합선은 1개의 세로로 난
홈을 이루고 있다.

씨는 달걀 모양의 다면체이고,
바깥 면은 연한 갈색의 헛씨껍질로 덮여 있다.

참고

전통 경험에 따르면 해남성의 만녕(萬寧)에서 생산된 것이 품질이 가장 좋다.

---

74 《대한민국약전》(제11개정판)에는 "초두구 *Alpinia katsumadai* Hayata (생강과 Zingiberaceae)의 씨로서 열매껍질을 제거한 것"을 "초두구"로 등재하고 있다.

충위자 茺蔚子

Leonuri Fructus[75]

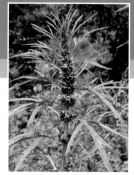

Leonurus japonicus Houtt.

기원 ▶ 꿀풀과(Labiatae) 식물 익모초(益母草) *Leonurus japonicus* Houtt.의 잘 익은 열매를 말린 것이다.

산지 ▶ 중국 각지에서 고르게 생산된다.

채취 · 가공 ▶ 가을에 열매가 잘 익었을 때 지상부를 베어서 햇볕에 말리고 두드려서 열매를 털어내고 이물질을 제거한다.

성미 · 효능 ▶ 맛은 맵고[辛], 쓰며[苦], 성질은 약간 차다[微寒]. 활혈조경(活血調經), 청간명목(清肝明目)의 효능이 있다.

약재 특징 ▶ 삼릉형이다. 바깥 면은 회갈색에서 어두운 회갈색이다. 열매껍질은 얇고, 떡잎은 흰색에 가까우며, 기름기가 풍부하다. 냄새는 없고, 맛은 쓰다.

품질 조건 ▶ 전통 경험에 따르면 알갱이가 크고, 통통한 것이 좋다.

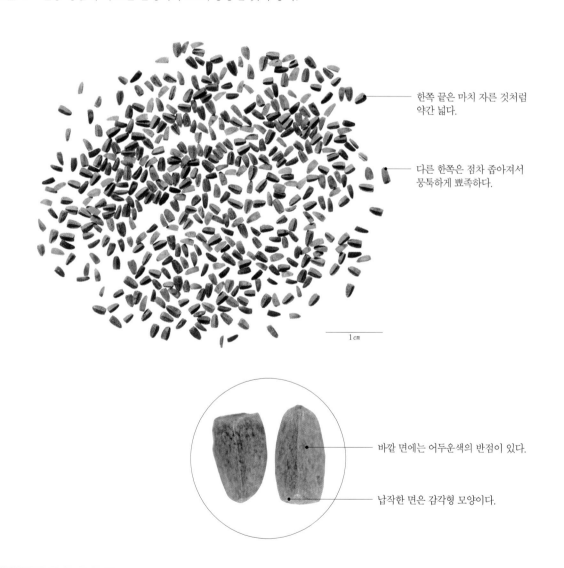

한쪽 끝은 마치 자른 것처럼 약간 넓다.

다른 한쪽은 점차 좁아져서 뭉툭하게 뾰족하다.

1 cm

바깥 면에는 어두운색의 반점이 있다.

납작한 면은 감각형 모양이다.

참고

《중국약전》에 함께 등재되어 있는 익모초(益母草)의 지상부를 "익모초"라 하여 별도로 분류하고 있다. 440쪽의 "익모초" 항을 참고할 것

75 《대한약전외한약(생약)규격집》(제4개정판)에는 "익모초 *Leonurus japonicus* Houtt. (꿀풀과 Labiatae)의 씨"를 "충위자"로 등재하고 있다.

치자 梔子

Gardeniae Fructus[76]

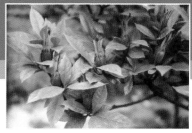

Gardenia jasminoides Ellis

기원 ▶ 꼭두서니과(Rubiaceae) 식물 치자나무[梔子] *Gardenia jasminoides* Ellis의 잘 익은 열매를 말린 것이다.

산지 ▶ 중국 강서성, 호남성, 호북성, 복건성 등지에서 주로 생산된다.

채취·가공 ▶ 9~11월에 잘 익은 열매가 적황색을 나타낼 때 채취하여 열매꼭지와 이물질을 제거하고 김이 오를 때까지 찌거나 끓는 물에 살짝 데친 후 꺼내서 말린다.

성미·효능 ▶ 맛은 쓰고[苦], 성질은 차다[寒]. 사화제번(瀉火除煩), 청열이뇨(淸熱利尿), 양혈해독(涼血解毒)의 효능이 있다.

약재 특징 ▶ 긴 달걀 모양 또는 타원형이고, 길이는 1.5~3.5cm이다. 바깥 면은 적황색 또는 갈적색이다. 껍질 안쪽의 색은 비교적 연하고, 광택이 있다. 열매껍질은 얇으면서 바삭하다. 냄새는 없고, 맛은 약간 시면서 쓰다.

품질 조건 ▶ 전통 경험에 따르면 껍질이 얇고, 통통하며, 적황색인 것이 좋다.

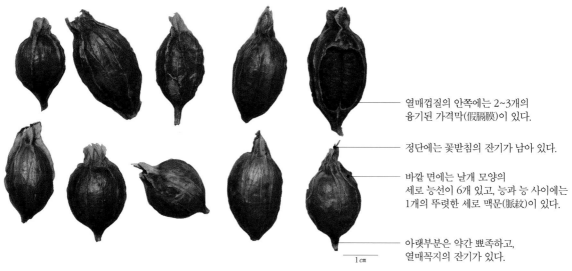

열매껍질의 안쪽에는 2~3개의 융기된 가격막(假膈膜)이 있다.

정단에는 꽃받침의 잔기가 남아 있다.

바깥 면에는 날개 모양의 세로 능선이 6개 있고, 능과 능 사이에는 1개의 뚜렷한 세로 맥문(脈紋)이 있다.

아랫부분은 약간 뾰족하고, 열매꼭지의 잔기가 있다.

1 cm

음편 특징 ▶

부셔시 깨이진 조각

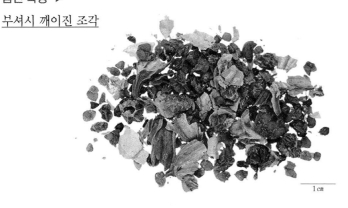

1 cm

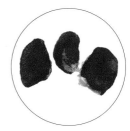

씨는 많고 납작한 달걀 모양이며, 뭉쳐서 덩어리를 이루고, 진한 붉은색 또는 적황색이며, 바깥 면에는 가늘고 작은 사마귀 모양으로 돌기된 것이 있다.

참고

현재 강서성의 장수(樟樹), 신간(新干)에 치자의 GAP 재배단지가 조성되어 있다.

---

76 《대한민국약전》(제11개정판)에는 "치자나무 *Gardenia jasminoides* Ellis (꼭두서니과 Rubiaceae)의 잘 익은 열매로서 그대로 또는 끓는 물에 데치거나 찐 것"을 "치자"로 등재하고 있다.

토사자 菟絲子

Cuscutae Semen[77]

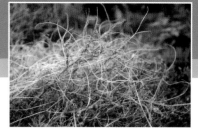

Cuscuta chinensis Lam.

기원 ▶ 메꽃과(Convolvulaceae) 식물 갯실새삼[菟絲子] *Cuscuta chinensis* Lam.의 잘 익은 씨를 말린 것이다.

산지 ▶ 중국 강소성, 요녕성, 길림성, 하북성 등지에서 주로 생산된다.

채취 · 가공 ▶ 가을에 열매가 잘 익었을 때 지상부를 채취하여 햇볕에 말리고 두드려서 씨를 털어내어 이물질을 제거한다.

성미 · 효능 ▶ 맛은 달고[甘], 성질은 따뜻하다[溫]. 자보간신(滋補肝腎), 고정축뇨(固精縮尿), 안태(安胎), 명목(明目), 지사(止瀉)의 효능이 있다.

약재 특징 ▶ 구형에 가깝고, 바깥 면은 회갈색 또는 황갈색이다. 질은 단단하여 손가락으로 눌러서 깨뜨리기 쉽지 않다. 겉껍질이 떨어져 나올 때까지 끓는 물에 깊이 담그면 누에에서 실이 뽑혀 나오는 것 같이 황백색(黃白色)의 배(胚)가 노출된다.

품질 조건 ▶ 전통 경험에 따르면 녹황색으로, 통통한 것이 좋다.

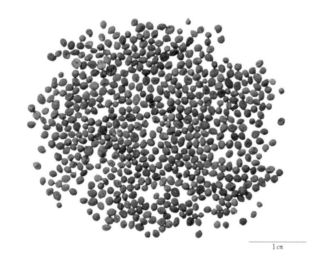

1 cm

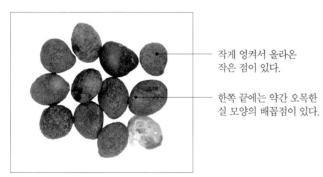

작게 엉켜서 올라온 작은 점이 있다.

한쪽 끝에는 약간 오목한 실 모양의 배꼽점이 있다.

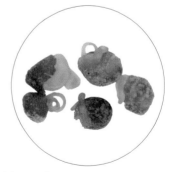

황백색의 둘둘 말려진 배아가 나와 있으며, 그 모양이 마치 "토사(吐絲)"①, 즉 비단실을 짜고 있는 누에와 닮았다.

① "토사(吐絲)": 토사자에 물을 넣고 찌면 씨껍질이 열리면서 황백색의 둘둘 말려진 배아가 나오는데, 그 모양이 비단실을 뱉어 놓은 누에와 같다.

참고

《중국약전》에 함께 등재되어 있는 동속식물 남방토사자(南方菟絲子) *C. australis* R. Br.의 잘 익은 씨를 말린 것을 "토사자"라 하여 약용한다.

---

77 《대한약전외한약(생약)규격집》(제4개정판)에는 "갯실새삼 *Cuscuta chinensis* Lamark (메꽃과 Convolvulaceae)의 씨"를 "토사자"로 등재하고 있다.

파두 巴豆

Crotonis Fructus[78]

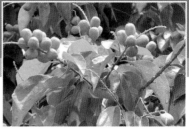

Croton tiglium L.

기원 ▶ 대극과(Euphorbiaceae) 식물 파두(巴豆) *Croton tiglium* L.의 잘 익은 열매를 말린 것이다.

산지 ▶ 중국 사천성, 운남성, 광서성, 귀주성 등지에서 주로 생산되며, 특히 사천성 동부 지역에서 가장 많이 생산된다.

채취·가공 ▶ 가을에 열매가 잘 익었을 때 채취하여 2~3일 쌓아두었다가 고르게 펼쳐서 말린다.

성미·효능 ▶ 맛은 맵고[辛], 성질은 따뜻하다[溫]. 독성이 약간 있다. 식창(蝕瘡)에 효능이 있고 파두상(巴豆霜)은 준하적체(峻下積滯), 축수소종(逐水消腫)의 효능이 있다.

약재 특징 ▶ 난원형이고, 일반적으로 3개의 모서리가 있다. 바깥 면은 회황색 또는 그보다 약간 진한 색이다. 바깥 씨껍질은 얇아서 바삭거리고, 내종피는 흰색의 얇은 막상이다. 속씨는 기름기가 많다. 냄새는 없고, 맛은 맵고 얼얼하다.

품질 조건 ▶ 전통 경험에 따르면 씨가 통통하고, 속씨가 황백색인 것이 좋다.

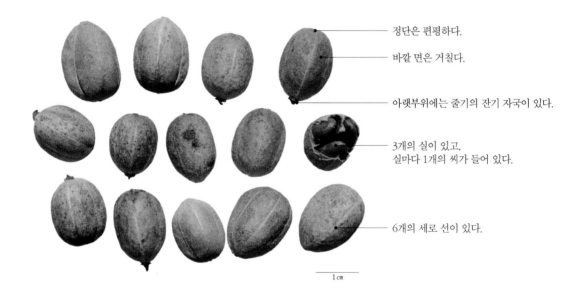

- 정단은 편평하다.
- 바깥 면은 거칠다.
- 아랫부위에는 줄기의 잔기 자국이 있다.
- 3개의 실이 있고, 실마다 1개의 씨가 들어 있다.
- 6개의 세로 선이 있다.

1 cm

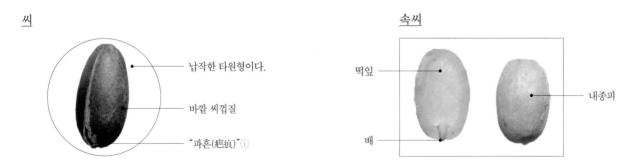

씨
- 납작한 타원형이다.
- 바깥 씨껍질
- "파흔(疤痕)"①

속씨
- 떡잎
- 배
- 내종피

참고

1. 《중국약전》에 함께 등재되어 있는 파두의 포제품, 즉 파두의 속씨를 갈아서 대부분의 기름을 제거한 후 성기게 만든 분말을 "파두상(巴豆霜)"이라 하여 별도로 분류하고 있다.

2. 파두는 독성 약재이므로 특별히 관리해야 한다. 임상에서는 파두상을 많이 쓴다.

① "파흔(疤痕)": 열매 또는 종자류 약재에서의 배꼽점을 가리키는 것으로, "종부(種阜)" 또는 "합점(合點)"이라고 한다.

---

78 《대한민국약전》(제11개정판)에는 "파두 *Croton tiglium* Linne (대극과 Euphorbiaceae)의 씨"를 "파두"로 등재하고 있으며, "씨껍질을 제거하여 쓴다"고 하였다.

팔각회향 八角茴香

Anisi Stellati Fructus[79]

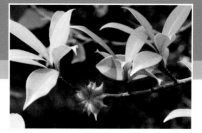

Illicium verum Hook. f.

기원 ▶ 붓순나무과(Illiciaceae) 식물 팔각회향(八角茴香) *Illicium verum* Hook. f.의 잘 익은 열매를 말린 것이다.

산지 ▶ 중국 광서성, 운남성 등지에서 주로 생산된다.

채취·가공 ▶ 가을과 겨울에 열매가 녹색에서 노란색으로 변할 때 채취하여 끓는 물에 약간 데친 후에 말리거나 바로 말린다.

성미·효능 ▶ 맛은 맵고[辛], 성질은 따뜻하다[溫]. 온양산한(溫陽散寒), 이기지통(理氣止痛)의 효능이 있다.

약재 특징 ▶ 취과(聚果)로서, 8개의 골돌과(蓇葖果)로 이루어진 것이 많으며, 방사상으로 배열되어 있다. 바깥 면은 적갈색이다. 골돌과의 질은 단단하면서 잘 부서진다. 씨는 기름기가 풍부하고, 향기가 있으며, 맛은 맵고 달콤하다.

품질 조건 ▶ 전통 경험에 따르면 열매가 크고, 온전하며, 붉은 갈색이고, 기름기가 많으며, 향기가 진한 것이 좋다.

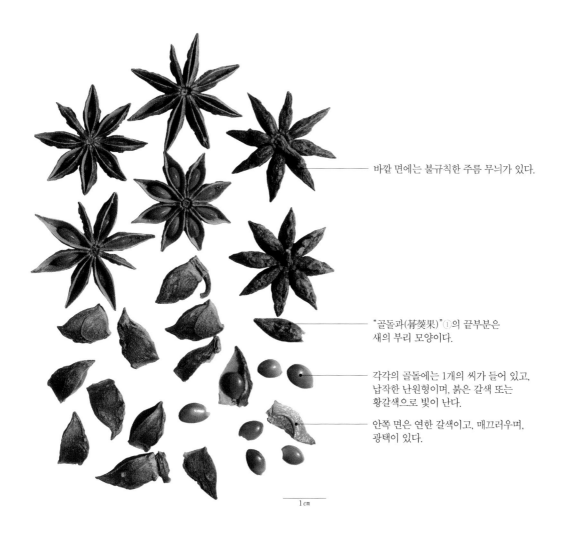

바깥 면에는 불규칙한 주름 무늬가 있다.

"골돌과(蓇葖果)"①의 끝부분은 새의 부리 모양이다.

각각의 골돌에는 1개의 씨가 들어 있고, 납작한 난원형이며, 붉은 갈색 또는 황갈색으로 빛이 난다.

안쪽 면은 연한 갈색이고, 매끄러우며, 광택이 있다.

1 cm

① "골돌과(蓇葖果)": 단심피 또는 단자방인 암술군이 발육하면서 생긴 여러 개의 씨를 가진 열매를 가리키는 것으로, 성숙하면 배봉선(背縫線)이나 복봉선(腹縫線)의 한쪽만이 열려 있다.

---

79 《대한민국약전》(제11개정판)에는 "팔각회향 *Illicium verum* Hook. fil. (붓순나무과 Illiciaceae)의 열매로서 그대로 또는 끓는 물에 데쳐서 말린 것"을 "팔각회향"으로 등재하고 있다.

피마자 蓖麻子

Ricini Semen[80]

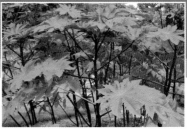

Ricinus communis L.

기원 ▶ 대극과(Euphorbiaceae) 식물 피마자[蓖麻] *Ricinus communis* L.의 잘 익은 씨를 말린 것이다.

산지 ▶ 중국 각지에서 고르게 생산된다.

채취 · 가공 ▶ 가을에 열매가 잘 익었을 때 채취하여 햇볕에 말린 후 열매껍질을 제거하고 씨를 채취한다.

성미 · 효능 ▶ 맛은 달고[甘], 매우며[辛], 성질은 평(平)하다. 독성이 있다. 소종발독(消腫拔毒), 사하통체(瀉下通滯)의 효능이 있다.

약재 특징 ▶ 타원형 또는 달걀 모양이며, 조금 납작하다. 바깥 면은 매끈매끈하다. 씨젖은 두껍고, 기름기가 있다. 냄새는 없고, 맛은 약간 쓰고 맵다.

품질 조건 ▶ 전통 경험에 따르면 크고, 통통하며, 광택이 나는 것이 좋다.

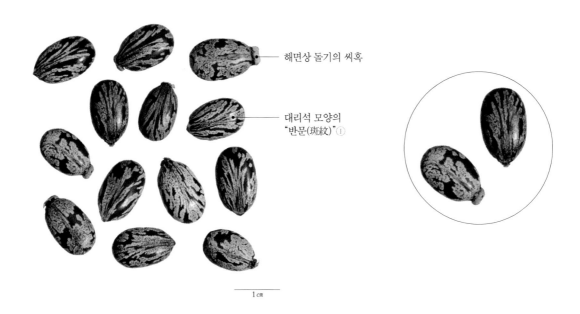

해면상 돌기의 씨혹

대리석 모양의 "반문(斑紋)"①

1 cm

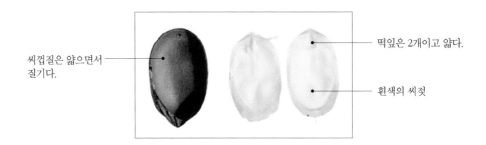

씨껍질은 얇으면서 질기다.

떡잎은 2개이고 얇다.

흰색의 씨젖

① "반문(斑紋)": 열매류 또는 종자류 약재의 바깥 면에 있는 꽃무늬를 가리킨다.

80 《대한약전외한약(생약)규격집》(제4개정판)에는 "피마자 *Ricinus communis* Linne (대극과 Euphorbiaceae)의 씨"를 "피마자"로 등재하고 있다.

필발 蓽茇

Piperis Longi Fructus[81]

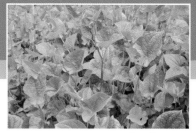

Piper longum L.

기원	▶	후추과(Piperaceae) 식물 필발(蓽茇) *Piper longum* L.의 덜 익은 또는 잘 익은 열매이삭을 말린 것이다.
산지	▶	인도네시아의 수마트라, 필리핀, 베트남이 원산이다. 중국에서는 운남성, 광동성, 해남성 등지에서 주로 생산된다.
채취 · 가공	▶	열매이삭이 녹색에서 검은색으로 변할 때 채취하여 이물질을 제거하고 햇볕에 말린다.
성미 · 효능	▶	맛은 맵고[辛], 성질은 덥다[熱]. 온중산한(溫中散寒), 하기지통(下氣止痛)의 효능이 있다.
약재 특징	▶	원기둥 모양이고, 약간 굽어 있으며, 여러 개의 작은 장과(漿果)가 모여 만들어져 있다. 바깥 면은 흑갈색 또는 갈색이다. 질은 단단하면서 바삭거려 자르기 쉽고, 꺾은 면은 일정하지 않다. 특이한 향기가 있고, 맛은 아주 맵다.
품질 조건	▶	전통 경험에 따르면 비대하고 통통하며, 흑갈색이고, 질은 단단하며, 꺾은 면은 연한 붉은색이고, 냄새와 맛은 진한 것이 좋다.

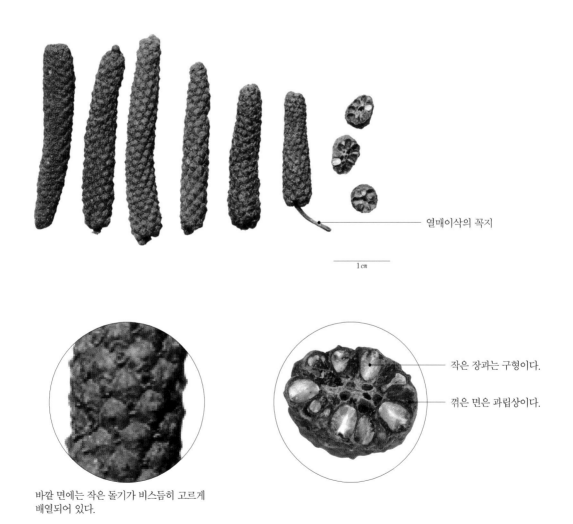

열매이삭의 꼭지

1 cm

바깥 면에는 작은 돌기가 비스듬히 고르게 배열되어 있다.

작은 장과는 구형이다.

꺾은 면은 과립상이다.

---

81 《대한약전외한약(생약)규격집》(제4개정판)에는 "필발 *Piper longum* Linne (후추과 Piperaceae)의 덜 익은 열매"를 "필발"로 등재하고 있다.

학슬 鶴虱

Carpesii Fructus[82]

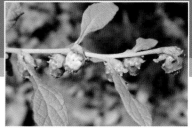

Carpesium abrotanoides L.

기원 ▶ 국화과(Compositae) 식물 담배풀[天名精] *Carpesium abrotanoides* L.의 잘 익은 열매를 말린 것이다. 일반적으로 "북학슬(北鶴虱)"이라 부른다.

산지 ▶ 중국 하남성, 산서성, 섬서성, 감숙성 등지에서 주로 생산된다.

채취 · 가공 ▶ 가을에 잘 익은 열매를 채취하여 햇볕에 말리고 이물질을 제거한다.

성미 · 효능 ▶ 맛은 쓰고[苦], 매우며[辛], 성질은 평(平)하다. 독성이 약간 있다. 살충소적(殺蟲消積)의 효능이 있다.

약재 특징 ▶ 원기둥 모양이고, 얇고 작으며, 지름은 1mm가 되지 않는다. 바깥 면은 황갈색 또는 어두운 갈색이다. 가볍고, 질은 바삭하다. 특이한 냄새가 있고, 맛은 약간 쓰다.

품질 조건 ▶ 전통 경험에 따르면 알갱이가 고르고, 통통하고, 씹었을 때 알갱이가 있으며, 광택이 있는 것이 좋다.

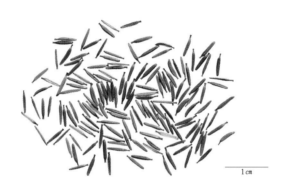

1 *cm*

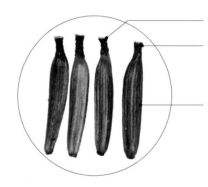

끝은 회백색 고리를 형성하여 넓게 퍼져 있다.

정단은 수축되어서 얇고 부리 같은 모양이다.

바깥 면은 여러 개의 세로 능선이 있다.

참고

《중국약전》에 함께 등재되어 있는 산형과(Umbelliferae) 식물 야호라포(野胡蘿葡) *Daucus carota* L.의 잘 익은 열매를 말린 것으로 "남학슬(南鶴虱)"이라 하여 별도로 분류하고 있다. 395쪽 "남학슬" 항을 참고할 것

학슬과 남학슬의 주요 감별점

구분	학슬	남학슬
모양	수과(瘦果)는 가늘고 긴 원기둥 모양이고, 지름은 1mm 이내이다.	쌍현과이고 달걀 모양이며, 여러 개로 갈라져서 분과를 나타낸다.
구부러진 거스러미	없다.	있다.

---

82 《대한약전외한약(생약)규격집》(제4개정판)에는 "담배풀 *Carpesium abrotanoides* Linne (국화과 Compositae)의 열매"를 "학슬"로 등재하고 있다.

附 남학슬 南鶴虱
Carotae Fructus

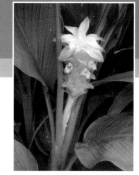

Daucus carota L.

기원 ▶ 산형과(Umbelliferae) 식물 산당근[野胡蘿蔔] *Daucus carota* L.의 잘 익은 열매를 말린 것이다.

산지 ▶ 중국 강소성, 절강성, 안휘성, 호북성 등지에서 주로 생산된다.

채취 · 가공 ▶ 가을에 열매가 잘 익었을 때 열매가 달린 가지를 베어 햇볕에 말린 후 열매를 떨어뜨려 이물질을 제거한다.

성미 · 효능 ▶ 맛은 쓰고[苦], 매우며[辛], 성질은 평(平)하다. 독성이 약간 있다. 살충소적(殺蟲消積)의 효능이 있다.

약재 특징 ▶ 쌍현과이고, 달걀 모양이며, 여러 개로 갈라져서 분과를 나타낸다. 바깥 면은 연한 녹갈색 또는 갈황색이다. 종인(種仁)은 흰색에 가깝고, 기름기가 있다. 가볍다. 비벼서 부술 때 특이한 향기가 있고, 맛은 약간 맵고, 쓰다.

품질 조건 ▶ 전통 경험에 따르면 알갱이가 크고, 통통한 것이 좋다.

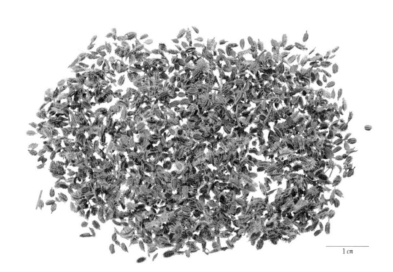

1 cm

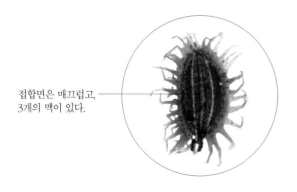

접합면은 매끄럽고, 3개의 맥이 있다.

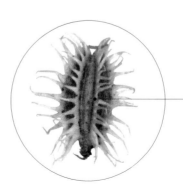

뒷면은 약간 올라와 있고, 4개의 좁은 날개 모양의 능이 있으며, 각각은 1열로 된 황백색의 구부러진 거스러미가 있다.

행인 苦杏仁

Armeniacae Amarum Semen[83]

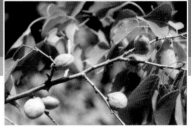

Prunus armeniaca L. var. *ansu* Maxim.

기원 ▶ 장미과(Rosaceae) 식물 살구나무[山杏] *Prunus armeniaca* L. var. *ansu* Maxim.의 잘 익은 씨를 말린 것이다.

산지 ▶ 중국 요녕성, 하북성, 내몽고, 산동성 등지에서 주로 생산된다.

채취·가공 ▶ 여름에 열매가 잘 익었을 때 채취하여 과육과 핵각(核殼, 속씨를 싸고 있는 단단한 부분)을 제거하고 씨를 빼내어 햇볕에 말린다.

성미·효능 ▶ 맛은 쓰고[苦], 성질은 약간 따뜻하다[微溫]. 독성이 약간 있다. 강기지해평천(降氣止咳平喘), 윤장통변(潤腸通便)의 효능이 있다.

약재 특징 ▶ 납작한 심장형이다. 바깥 면은 황갈색에서 진한 갈색이다. 씨껍질은 얇고, 떡잎은 2개이며, 유백색이고, 기름기가 풍부하다. 냄새는 없고, 맛은 쓰다.

품질 조건 ▶ 전통 경험에 따르면 알갱이가 고르고, 통통하고, 온전하며, 맛은 쓴 것이 좋다.

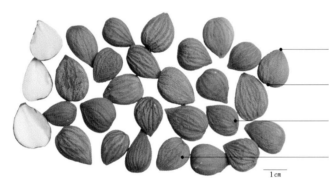

정단은 뾰족하고, 짧은 선형의 배꼽점이 있다.

아랫부분은 둔한 원형이고, 두껍고 비대하며, 좌우 비대칭이다.

위를 향하고 있는 아랫부분은 여러 개의 진한 갈색의 맥문이 있다.

"고두자(鼓肚子)"①

1 *cm*

① "고두자(鼓肚子)": 고행인은 납작한 심장 또는 복숭아 모양이고 정단은 약간 뾰족하며 아랫부분은 좌우 비대칭이고 가운데 부분은 팽대하여, 마치 배불뚝이처럼 보인다.

첨행인(甜杏仁): 비교적 크고, 좌우가 약간 대칭이며, 바깥 면은 연한 갈색에서 진한 갈색이다.

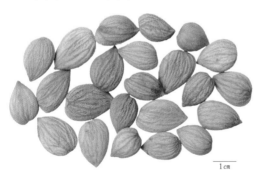

1 *cm*

고행인(苦杏仁)

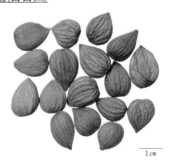

1 *cm*

참고

1. 《중국약전》에 함께 등재되어 있는 동과식물인 시베리아살구 *P. sibirica* L., 동북살구(東北杏) *P. mandshurica* (Maxim.) Koehne 또는 아르메니아살구[杏] *P. armeniaca* L.의 잘 익은 씨를 말린 것을, "고행인"이라 하여 약용한다. 시베리아살구는 중국의 동북, 화북 지역에서 주로 생산되고, 동북살구는 중국 동북 각지에서 주로 생산되며, 아르메니아살구는 동북, 화북 및 서북 등지에서 주로 생산된다.

2. 행인은 약용 외에도 식용으로 사용 가능하며 남행인과 북행인으로 나누기도 한다. 북행인은 야생품종이 대부분인 반면, 남행인은 재배품종이 대부분이다. 북행인은 비교적 작고 약간 쓴 냄새가 있다. 남행인은 비교적 크고 약간 넓적하며 쓰지 않고 약간 달다. 그래서 북행인을 "고행인"이라 하고, 남행인을 "첨행인(甜杏仁)"이라 한다. 첨행인은 식용으로 많이 쓴다.

---

83 《대한민국약전》(제11개정판)에는 "살구나무 *Prunus armeniaca* Linne var. *ansu* Maximowicz, 개살구나무 *Prunus mandshurica* Koehne var. *glabra* Nakai, 시베리아살구 *Prunus sibirica* Linne 또는 아르메니아살구 *Prunus armeniaca* Linne (장미과 Rosaceae)의 잘 익은 씨"를 "행인"으로 등재하고 있다.

향연 香櫞

Citri Fructus

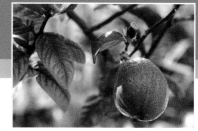

Citrus medica L.

기원 ▶	운향과(Rutaceae) 식물 구연(枸櫞) *Citrus medica* L.의 잘 익은 열매를 말린 것이다.
산지 ▶	중국 운남성, 사천성, 복건성 등지에서 주로 생산된다.
채취·가공 ▶	가을에 잘 익은 열매를 채취하여 신선한 것을 얇게 썰어서 햇볕에 말리거나 저온에서 말린다.
성미·효능 ▶	맛은 맵고[辛], 쓰며[苦], 시고[酸], 성질은 따뜻하다[溫]. 소간이기(疏肝理氣), 관중(寬中), 화담(化痰)의 효능이 있다.
약재 특징 ▶	원형 또는 긴 원형 조각이다. 가로로 자른 것의 외과피는 황색 또는 황록색이고, 중과피는 황백색이며, 양낭(瓤囊)은 10~17개이다. 세로로 자른 것의 중심주는 비교적 굵다. 질은 부드러우면서 질기다. 청량감이 있고, 맛은 약간 달콤하면서 쓰고 맵다.
품질 조건 ▶	전통 경험에 따르면 노란색이고, 향기가 진한 것이 좋다.

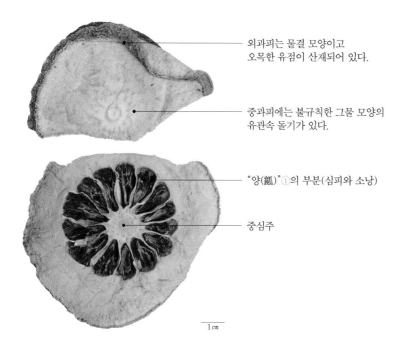

외과피는 물결 모양이고 오목한 유점이 산재되어 있다.

중과피에는 불규칙한 그물 모양의 유관속 돌기가 있다.

"양(瓤)"①의 부분(심피와 소낭)

중심주

1 cm

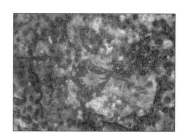

향원의 "금전환(金錢環)"②

① "양(瓤)": 감귤류 열매의 내과피와 소낭이 가득 채워져 있는 심피(心皮)에 의해서 형성된 주머니 같은 부분을 말한다.

② "금전환(金錢環)": 향연 열매의 끝에 있는 암술대의 아래쪽을 둘러싼 볼록한 고리를 가리킨다.

참고

《중국약전》에 함께 등재되어 있는 동속식물 향원(香圓) *C. wilsonii* Tanaka의 잘 익은 열매를 말린 것을 "향연"이라 하여 약용한다. 강소성, 절강성, 안휘성, 호북성 등지에서 주로 생산된다. 수확·가공 시에 통째로 쓰거나 둘로 잘라서 햇볕에 말리거나 저온에서 말린다. 전통 경험에 따르면 크고, 껍질이 두꺼우며, 흑록색이고, 질은 단단하며, 향기가 진한 것이 좋다.

구연과 향원의 주요 감별점

구분	구연	향원
모양	원형 또는 긴 원형의 조각이다.	구형 또는 반구형에 가깝고("금전환"이 있다), 둥근 조각이다.
중과피	1~3cm	약 0.5cm
심피(心皮)	10~17개	9~11개
질감, 냄새와 맛	부드럽고, 청량감이 있으며, 맛은 약간 달콤하면서 쓰고 맵다.	단단하고, 냄새가 있으며, 맛은 시고 쓰다.

호도 核桃仁

Juglandis Semen[84]

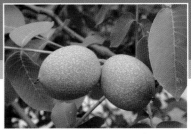

Juglans regia L.

기원 ▶ 가래나무과(Juglandaceae) 식물 호두나무[胡桃] *Juglans regia* L.의 잘 익은 씨를 말린 것이다. 일반적으로 "호도인(胡桃仁)"으로 부른다.

산지 ▶ 중국 하북성, 산서성, 산동성 등지에서 주로 생산된다.

채취 · 가공 ▶ 가을에 열매가 잘 익었을 때 채취하여 육질인 열매껍질을 제거하고 햇볕에 말리고 다시 핵각(核殼, 속씨를 싸고 있는 단단한 부분)과 목질인 격막(膈膜)을 제거한다.

성미 · 효능 ▶ 맛은 달고[甘], 성질은 따뜻하다[溫]. 보신(補腎), 온폐(溫肺), 윤장(潤腸)의 효능이 있다.

약재 특징 ▶ 온전한 것은 구형에 가깝고, 부서진 것은 불규칙한 덩어리 모양이다. 질은 무르고, 기름기가 풍부하다. 냄새는 없고, 맛은 달며, 씨껍질의 맛은 떫고 약간 쓰다.

품질 조건 ▶ 전통 경험에 따르면 크고 통통하며, 꺾은 면은 흰색이고, 기름기가 풍부한 것이 좋다.

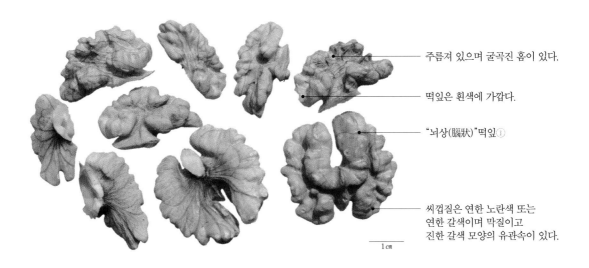

— 주름져 있으며 굴곡진 홈이 있다.

— 떡잎은 흰색에 가깝다.

— "뇌상(腦狀)"떡잎①

— 씨껍질은 연한 노란색 또는 연한 갈색이며 막질이고 진한 갈색 모양의 유관속이 있다.

1 cm

호도

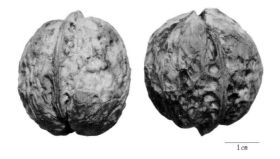

1 cm

참고

1. 호도는 약용 외에도 식용한다.
2. 중국 임상약에서는 일반적으로 "호도인"이라 한다. 호도의 또 다른 이름으로는 "핵도(核桃)"가 있으며,《중국약전》에는 현재 "핵도인"으로 등재되어 있다.

① "뇌상(腦狀)"떡잎: 호도의 온전한 것을 가리키는 것으로, 뇌 모양을 형성하고 있는 2개의 주름지고 굴곡된 대칭의 떡잎을 말한다.

84 《대한약전외한약(생약)규격집》(제4개정판)에는 "호도나무 *Juglans regia* Linne (가래나무과 Juglandaceae)의 씨"를 "호도"로 등재하고 있다.

호로파 胡蘆巴

Trigonellae Semen[85]

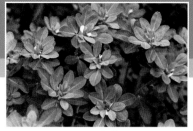

Trigonella foenum-graecum L.

기원 ▶ 콩과(Leguminosae) 식물 호로파(胡蘆巴) *Trigonella foenum-graecum* L.의 잘 익은 씨를 말린 것이다.

산지 ▶ 중국 안휘성, 사천성, 하남성 등지에서 주로 생산된다.

채취·가공 ▶ 가을에 열매가 잘 익었을 때 지상부를 베어서 햇볕에 말리고 두드려서 씨를 털어내고, 이물질을 제거한다.

성미·효능 ▶ 맛은 쓰고[苦], 성질은 따뜻하다[溫]. 온신(溫腎), 거한(祛寒), 지통(止痛)의 효능이 있다.

약재 특징 ▶ 약간 비뚤어진 사각형 또는 직사각형이다. 바깥 면은 황록색에서 적갈색이고, 매끈하다. 질은 아주 단단하고, 깨뜨리기 쉽지 않다. 씨젖은 점성이 있다. 향이 있고, 맛은 약간 쓰다.

품질 조건 ▶ 전통 경험에 따르면 알갱이가 크고, 통통한 것이 좋다.

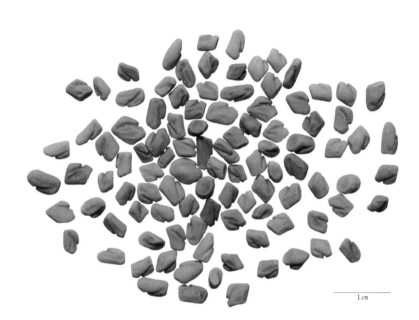

1 *cm*

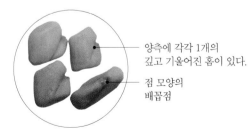

— 양측에 각각 1개의 깊고 기울어진 홈이 있다.

— 점 모양의 배꼽점

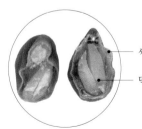

— 씨껍질은 얇고 씨젖은 반투명한 모양을 띤다.

— 떡잎은 2개이고, 연한 노란색이다.

---

85 《대한약전외한약(생약)규격집》(제4개정판)에는 "호로파 *Trigonella foenum-graecum* Linne (콩과 Leguminosae)의 씨"를 "호로파"로 등재하고 있다.

호미카 馬錢子

Strychni Semen[86]

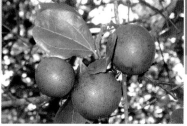

Strychnos nux-vomica L.

기원 ▶ 마전과(Loganiaceae) 식물 마전(馬錢) *Strychnos nux-vomica* L.의 잘 익은 씨를 말린 것이다.

산지 ▶ 인도, 베트남, 태국 등지에서 주로 생산되며, 중국의 해남도에도 시험 재배되고 있다.

채취 · 가공 ▶ 겨울에 잘 익은 열매를 채취하여 씨를 빼서 햇볕에 말린다.

성미 · 효능 ▶ 맛은 쓰고[苦], 성질은 따뜻하다[溫]. 독성이 약간 있다. 통락지통(通絡止痛), 산결소종(散結消腫)의 효능이 있다.

약재 특징 ▶ 단추 모양 또는 원판 모양이고, 항상 한쪽 면이 올라와 있으며, 다른 면은 조금 들어가 있다. 바깥 면은 회갈색 또는 회록색의 비단실 같은 솜털이 빽빽이 덮여 있다. 떡잎은 심장형이고, 질은 단단하다. 냄새는 거의 없고, 맛은 매우 쓰다.

품질 조건 ▶ 전통 경험에 따르면 크고, 두껍고, 과육이 통통하며, 바깥 면이 약간 녹색을 띠는 회갈색이고, 솜털이 빽빽하며, 질이 단단하고 파손되지 않은 것이 좋다.

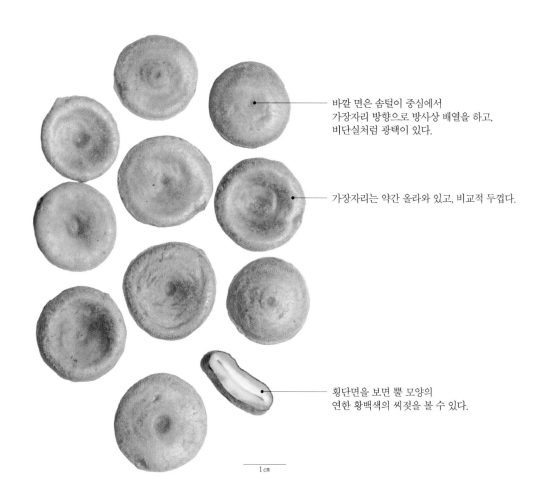

바깥 면은 솜털이 중심에서 가장자리 방향으로 방사상 배열을 하고, 비단실처럼 광택이 있다.

가장자리는 약간 올라와 있고, 비교적 두껍다.

횡단면을 보면 뿔 모양의 연한 황백색의 씨젖을 볼 수 있다.

1 ㎝

---

86 《대한민국약전》(제11개정판)에는 "마전(馬錢) *Strychnos nux-vomica* Linne (마전과 Loganiaceae)의 잘 익은 씨"를 "호미카"로 등재하고 있다.

음편 특징 ▶ 팽창해서 갈색에서 진한 갈색이 될 때까지 모래를 넣고 그슬린다.

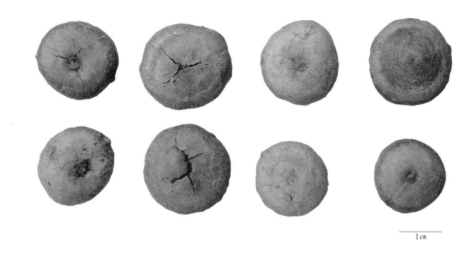

1 cm

운남마전자(*S. wallichiana*)

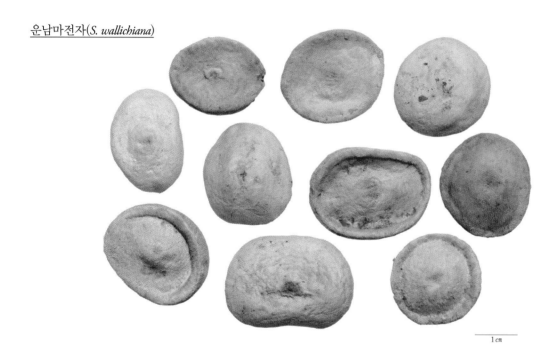

1 cm

참고

1. 생마전자는 독극물 약재에 속하므로 특별히 관리해야 한다.

2. 동속식물 장자마전(長籽馬錢) *S. wallichiana* Steud. ex DC.(운남마전이라고도 부름)의 잘 익은 씨를 말린 것을 "마전자(馬錢子)"라 하여 약용한다. 운남성이 주 산지이다.

마전자와 운남마전자의 주요 감별점

구분	마전자	운남마전자
모양	원판형 또는 단추형이다.	약간 굽어 있는 불규칙하고 납작한 긴 원형이다.
가장자리	약간 올라와 있고 비교적 두껍다.	비교적 얇고 위로 약간 구부려져 있다.
솜털	회갈색 또는 회록색이다.	노란색 또는 연한 회갈색이다.

홍두구 紅豆蔻

Galangae Fructus

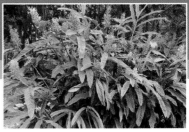

Alpinia galanga Willd.

기원 ▶ 생강과(Zingiberaceae) 식물 대고량강(大高良薑) *Alpinia galanga* Willd.의 잘 익은 열매를 말린 것이다.

산지 ▶ 중국 광동성, 해남성 등지에서 주로 생산된다.

채취 · 가공 ▶ 가을에 열매가 붉은색으로 변할 때 채취하여 이물질을 제거하고 그늘에서 말린다.

성미 · 효능 ▶ 맛은 맵고[辛], 성질은 따뜻하다[溫]. 조습산한(燥濕散寒), 성비소식(醒脾消食)의 효능이 있다.

약재 특징 ▶ 긴 구형이고, 가운데가 약간 쪼그라들어 있다. 바깥 면은 적갈색 또는 어두운 붉은색이다. 열매껍질은 얇아서 부서지기 쉽다. 향기가 있고, 맛은 아주 맵다.

품질 조건 ▶ 전통 경험에 따르면 열매가 크고 통통하고, 바깥 면은 적갈색이고, 파쇄되지 않았으며, 향기가 있고, 맛은 매우 매운 것이 좋다.

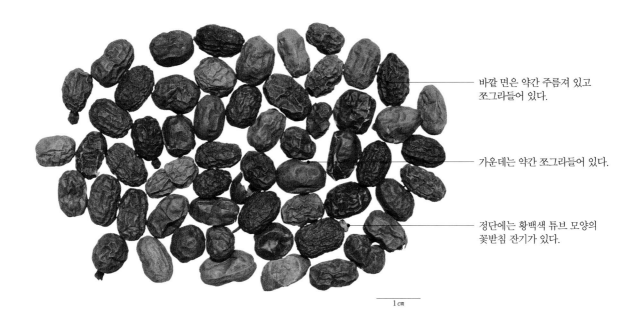

바깥 면은 약간 주름져 있고
쪼그라들어 있다.

가운데는 약간 쪼그라들어 있다.

정단에는 황백색 튜브 모양의
꽃받침 잔기가 있다.

1 cm

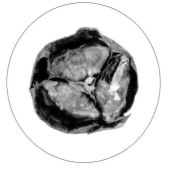

3실로 되어 있고,
실마다 2개의 씨가 들어 있다.

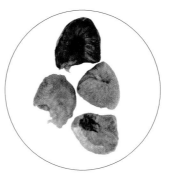

씨는 납작한 원형 또는
삼각형의 다면체 모양이다.

화귤홍 化橘紅

Citri Grandis Exocarpium

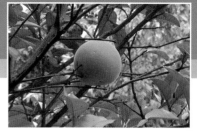

Citrus grandis 'Tomentosa'

기원 ▶ 운향과(Rutaceae) 식물 화주유(化州柚) *Citrus grandis* 'Tomentosa'의 덜 익은 또는 거의 익은 열매의 외과피를 말린 것이다. 일반적으로 "모귤홍(毛橘紅)"이라 부른다.

산지 ▶ 중국 광동성 화주(化州), 염강(廉江) 등지에서 주로 생산된다.

채취·가공 ▶ 여름에 열매가 덜 익었을 때 채취하여 끓는 물에 약간 데치고 열매껍질을 5개 또는 7개의 갈래로 자르고 과양(果瓤)과 부분적으로 남아 있는 중과피를 제거하고 눌러서 모양을 만들어 말린다.

성미·효능 ▶ 맛은 맵고[辛], 쓰며[苦], 성질은 따뜻하다[溫]. 산한(散寒), 조습(燥濕), 이기(利氣), 소담(消痰)의 효능이 있다.

약재 특징 ▶ 반쯤 자른 일곱 갈래 또는 완전하게 펼쳐진 다섯 갈래의 별 모양이고, 1개의 조각은 버드나무 잎 모양이다. 바깥 면은 황록색이다. 질은 바삭거려 부러지기 쉽고, 꺾은 면은 반듯하지 않으며, 안쪽은 약간 유연하면서 탄성이 있다. 향기가 있고, 맛은 쓰고 약간 맵다.

품질 조건 ▶ 전통 경험에 따르면 녹색의 얇고 일정한 모양을 갖추고 있으며, 섬모가 많고, 향기가 진한 것이 좋다.

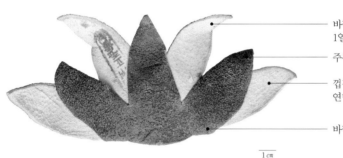

바깥 가장자리에는 아래로 오목한 유실이 1열로 가지런하지 않게 늘어서 있다.

주름 무늬가 있고 작은 기름세포가 있다.

껍질 안쪽은 황백색 또는 연한 갈황색이고, 맥 무늬가 있다.

바깥 면에는 섬모가 조밀하게 덮여 있다.

1 cm

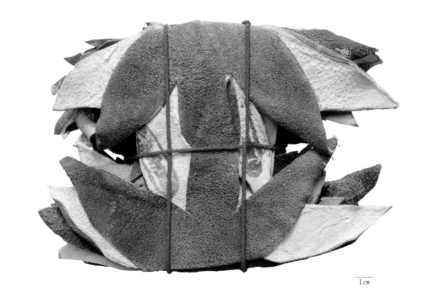

1 cm

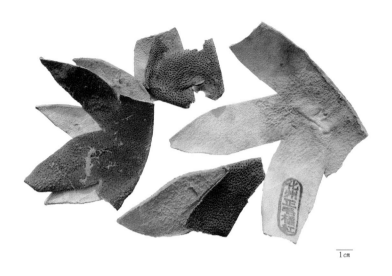

화귤홍(化橘紅)

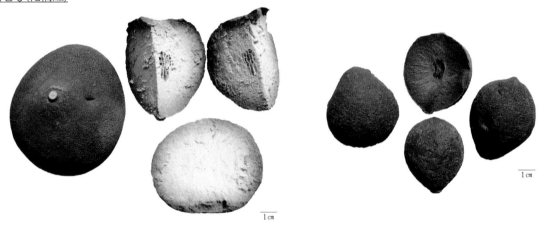

참고

1. 《중국약전》에 함께 등재되어 있는 동속식물 유(柚) *C. grandis* (L.) Osbeck의 덜 익은 또는 거의 익은 열매의 외과피를 말린 것을 "화귤홍"이라 하여 약용한다. 바깥 표면은 황록색에서 황갈색이고, 털이 없으므로 일반적으로 "광귤홍(光橘紅)"이라 한다. 가공 모양에 따라 유(柚)를 "광오조(光五爪)", "광칠조(光七爪)"로 나뉜다.

2. 화주유(化州柚) *C. grandis* 'Tomentosa'의 열매를 말린 것을 "화귤홍태(化橘紅胎)" 또는 "귤홍주(橘紅珠)"라 하여 약용하며, 효능은 "화귤홍"과 같다.

3. 《중국약전》에 함께 등재되어 있는 동속식물 귤나무 *C. reticulata* Blanco 및 그 재배변종의 열매의 외과피를 말린 것을 "귤홍(橘紅)"이라 하여 별도로 분류하고 있다.

화귤홍과 귤홍의 주요 감별점

구분	화귤홍	귤홍
모양	접혀서 7개의 꼭지를 이루거나 펼치면 5각 별 모양이고, 1개의 조각은 버들잎 모양을 띤다.	긴 띠 모양 또는 불규칙하고 얇은 조각 모양이다.
바깥 면의 색깔	황록색이다.	황갈색 또는 등적색이고, 저장한 후에는 갈색을 띤다.
껍질 안쪽 면	맥 무늬가 있다.	오목하고, 밝으며, 작고 둥근 점이 빽빽이 분포되어 있다.

회향 小茴香

Foeniculi Fructus[87]

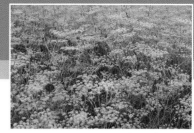

Foeniculum vulgare Mill.

기원 ▶ 산형과(Umbelliferae) 식물 회향(茴香) *Foeniculum vulgare* Mill.의 잘 익은 열매를 말린 것이다.

산지 ▶ 유럽이 원산이다. 중국에서는 산서성, 내몽고, 감숙성, 사천성 등지에서 주로 생산된다.

채취·가공 ▶ 가을에 열매가 처음 익으면 베어서 햇볕에 말리고 두드려서 열매를 골라내어 이물질을 제거한다.

성미·효능 ▶ 맛은 맵고[辛], 성질은 따뜻하다[溫]. 산한지통(散寒止痛), 이기화위(利氣和胃)의 효능이 있다.

약재 특징 ▶ 쌍현과이고, 원기둥 모양이며, 어떤 것은 조금 굽어 있다. 바깥 면은 황록색 또는 연한 노란색이다. 특이한 향기가 있고, 맛은 약간 달콤하고 맵다.

품질 조건 ▶ 전통 경험에 따르면 크고, 통통하며, 황록색이고, 냄새와 맛이 진한 것이 좋다.

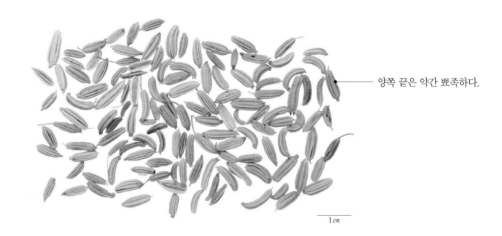

양쪽 끝은 약간 뾰족하다.

1 cm

분과

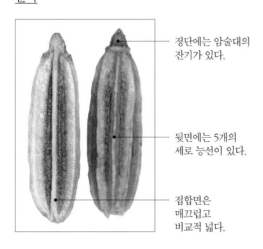

정단에는 암술대의 잔기가 있다.

뒷면에는 5개의 세로 능선이 있다.

접합면은 매끄럽고 비교적 넓다.

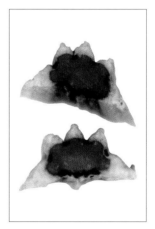

가로로 꺾은 면은 약간 오각형 모양이다.

참고

회향은 약용 이외에도 식물성 조미료로 사용되며, 신선한 어린 것의 지상부는 식용한다.

---

87 《대한민국약전》(제11개정판)에는 "회향 *Foeniculum vulgare* Miller (산형과 Umbelliferae)의 잘 익은 열매"를 "회향"으로 등재하고 있다.

후추 胡椒

Piperis Fructus[88]

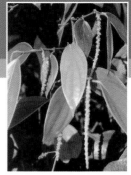

Piper nigrum L.

기원 ▶ 후추과(Piperaceae) 식물 후추[胡椒] *Piper nigrum* L.의 덜 익은 열매 또는 잘 익은 열매를 말린 것이다.

산지 ▶ 동남아시아 원산이다. 중국에서는 운남성, 광서성, 해남성 등지에서 주로 생산된다.

채취 · 가공 ▶ 늦가을에서 이듬해 봄까지 열매가 어두운 갈색을 띨 때 채취하여 햇볕에 말린 것을 "흑후추[黑胡椒]"라 하고, 열매가 붉은색으로 변할 때 채취하여 며칠간 물속에 담가두었다가 과육을 제거하고 햇볕에 말린 것을 "백후추[白胡椒]"라 한다.

성미 · 효능 ▶ 맛은 맵고[辛], 성질은 덥다[熱]. 온중산한(溫中散寒), 하기(下氣), 소담(消痰)의 효능이 있다.

약재 특징 ▶ 흑후추: 둥그런 구형에 가깝다. 바깥 면은 흑갈색이다. 질은 단단하고, 외과피는 벗겨져 나갈 수 있다. 꺾은 면은 가루성이고, 가운데에는 작은 구멍이 있다. 향기가 있고, 맛은 매우 맵다.

품질 조건 ▶ 전통 경험에 따르면 흑후추는 알갱이가 크고, 통통하고, 검은색이며, 바깥 면은 주름져 있고, 냄새와 맛이 매우 진한 것이 좋다. 백후추는 알갱이가 크고, 구형이고, 단단하며, 흰색이고, 냄새와 맛은 매우 강한 것이 좋다.

<u>흑후추</u>

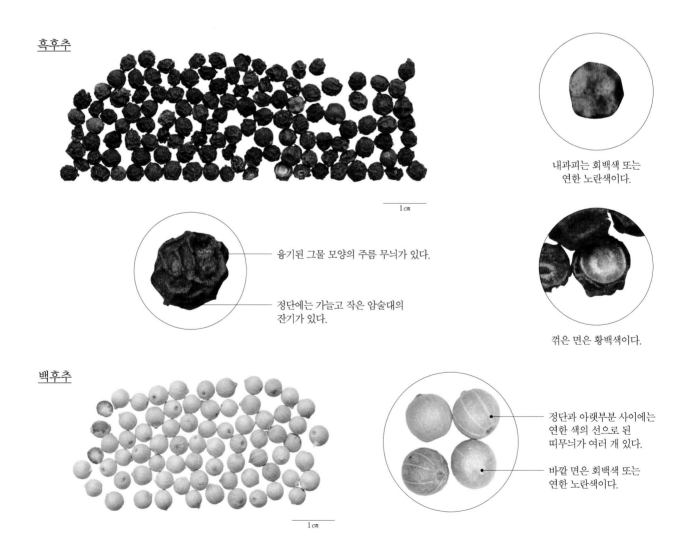

1 cm

내과피는 회백색 또는 연한 노란색이다.

융기된 그물 모양의 주름 무늬가 있다.

정단에는 가늘고 작은 암술대의 잔기가 있다.

꺾은 면은 황백색이다.

<u>백후추</u>

1 cm

정단과 아랫부분 사이에는 연한 색의 선으로 된 띠무늬가 여러 개 있다.

바깥 면은 회백색 또는 연한 노란색이다.

---

88 《대한약전외한약(생약)규격집》(제4개정판)에는 "후추 *Piper nigrum* Linne (후추과 Piperaceae)의 채 익기 전의 열매"를 "후추"로 등재하고 있다.

7

전초류
全草類

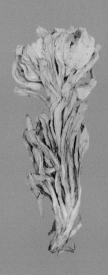

Whole herbs

계골초 雞骨草

Abri Herba

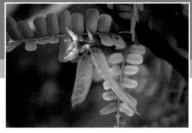

Abrus cantoniensis Hance

기원 ▶ 콩과(Leguminosae) 식물 광주상사자(廣州相思子) *Abrus cantoniensis* Hance의 전초를 말린 것이다.

산지 ▶ 중국 광동성, 광서성에서 주로 생산된다.

채취 · 가공 ▶ 연중 채취가 가능하고 열매와 이물질을 제거하고 햇볕에 말린다.

성미 · 효능 ▶ 맛은 달고[甘], 약간 쓰며[微苦], 성질은 서늘하다[涼]. 청열해독(清熱解毒), 소간지통(疏肝止痛)의 효능이 있다.

약재 특징 ▶ 다발로 묶인 것이 대부분이다. 뿌리의 질은 단단하다. 냄새는 없고, 맛은 약간 쓰다.

품질 조건 ▶ 전통 경험에 따르면 뿌리줄기는 마디를 이루고 있고, 줄기와 잎이 온전하게 붙어 있는 것이 좋다.

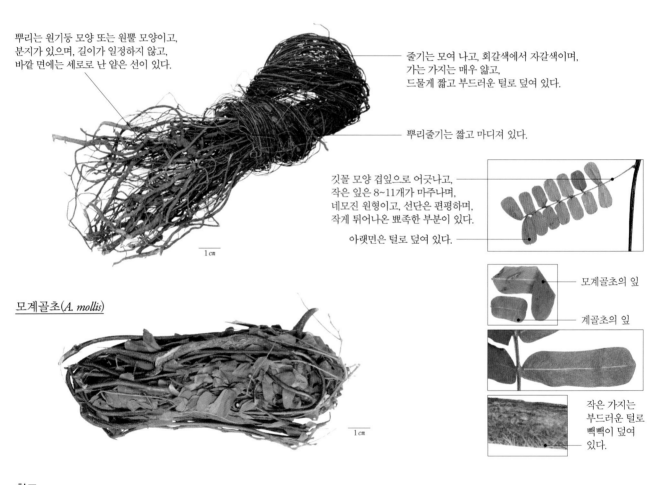

뿌리는 원기둥 모양 또는 원뿔 모양이고, 분지가 있으며, 길이가 일정하지 않고, 바깥 면에는 세로로 난 얕은 선이 있다.

줄기는 모여 나고, 회갈색에서 자갈색이며, 가는 가지는 매우 얇고, 드물게 짧고 부드러운 털로 덮여 있다.

뿌리줄기는 짧고 마디져 있다.

깃꼴 모양 겹잎으로 어긋나고, 작은 잎은 8~11개가 마주나며, 네모진 원형이고, 선단은 편평하며, 작게 튀어나온 뾰족한 부분이 있다.

아랫면은 털로 덮여 있다.

모계골초의 잎

계골초의 잎

작은 가지는 부드러운 털로 빽빽이 덮여 있다.

모계골초(*A. mollis*)

참고

1. 계골초의 씨는 독성이 있어서 약으로 사용할 수 없고, 사용 시에는 씨를 완전히 제거해야 한다.

2. 모계골초는 계골초의 동속식물 모상사자 *A. mollis* Hance의 뿌리를 포함한 전초를 말린 것을 가리키는데, 일부 지방에서 약재로 사용한다.

계골초와 모계골초의 주요 감별점

구분	계골초(*A. cantoniensis*)	모계골초(*A. mollis*)
작은 가지의 섬모	드물게 덮여 있다.	빽빽이 덮여 있다.
잎의 특징	작은 잎의 길이 8~12mm이고, 아랫면은 털로 덮여 있다.	작은 잎의 길이 12~24mm이고, 양면에 길고 부드러운 털로 빽빽이 덮여 있다.

곡기생 槲寄生

Visci Herba[1]

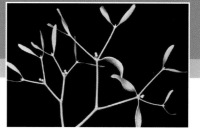

Viscum coloratum (Komar) Nakai

기원 ▶ 겨우살이과(Loranthaceae) 식물 겨우살이[槲寄生] *Viscum coloratum* (Komar) Nakai의 잎, 줄기, 가지를 말린 것이다.

산지 ▶ 중국 동북, 북부 지역에서 주로 생산된다.

채취 · 가공 ▶ 겨울부터 이듬해 봄까지 채취하여 두꺼운 줄기를 제거하고 잘라서 말리거나 찐 다음 말린다.

성미 · 효능 ▶ 맛은 쓰고[苦], 성질은 평(平)하다. 거풍습(祛風濕), 보간신(補肝腎), 강근골(强筋骨), 안태(安胎)의 효능이 있다.

약재 특징 ▶ 줄기는 원기둥 모양이고, 바깥 면은 녹황색, 금황색 또는 황갈색이다. 잎은 보통 탈락되어 있다. 줄기는 가볍고, 잘 바삭거리며 자르기 쉽고, 꺾은 면은 고르지 않다. 잎은 가죽질이다. 냄새는 없고, 맛은 약간 쓰며, 씹어보면 점성이 있다.

품질 조건 ▶ 전통 경험에 따르면 줄기는 부드럽고, 황록색이며, 잎이 많은 것이 좋다.

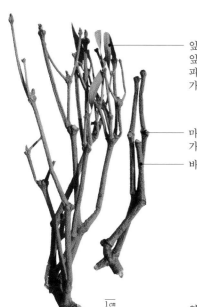

잎은 마주나고,
잎 조각은 긴 타원 모양의,
피침형이며, 5개의 주맥이 있고,
가운데 3개가 뚜렷하다.

마디는 팽대하고, 마디 위에 분지 또는
가지의 자국이 있다.

바깥 면에 세로 주름 무늬가 있다.

1 cm

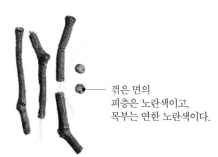

꺾은 면의
피층은 노란색이고,
목부는 연한 노란색이다.

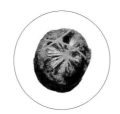

옆으로 난 선은 방사상을 이루고,
수부(髓部)는 흔히 한쪽을 향하고 있다.

음편 특징 ▶

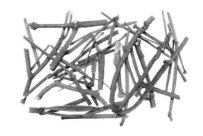

참고

1. 임상에서 중의(中醫) 처방에는 "기생(寄生)"이라 나오는데 "기생"은 곡기생과 상기생으로 구별한다.

2. 《중국약전》에 함께 등재되어 있는 동과식물 상기생(桑寄生) *Taxillus chinensis* (DC.) Danser의 잎이 달린 줄기가지[莖枝]를 말린 것을 "상기생"이라 하여 약용한다. 429쪽 "상기생" 항을 참고할 것

곡기생과 상기생의 주요 감별점

구분	곡기생	상기생
줄기 표면 색깔	황록색, 금황색 또는 갈황색이다.	적갈색 또는 회갈색이다.
줄기 표면 특징	세로 주름과 마디가 뚜렷하다.	갈색의 피공이 있다.
줄기 질감	가볍고, 바삭하다.	단단하다.
잎 모양	긴 타원형의 피침형으로, 5개의 주맥이 있고, 가운데 3개의 줄은 뚜렷하다.	달걀 모양 또는 타원형이다.

1 《대한약전외한약(생약)규격집》(제4개정판)에는 "겨우살이 *Viscum album* L. var. *coloratum* Ohwi (겨우살이과 Loranthaceae)의 잎, 줄기, 가지"를 "곡기생"으로 등재하고 있다.

광곽향 廣藿香

Pogostemonis Herba[2]

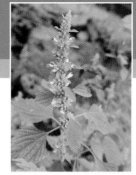

Pogostemon cablin (Blanco) Benth.

기원 ▶ 꿀풀과(Labiatae) 식물 광곽향(廣藿香) *Pogostemon cablin* (Blanco) Benth.의 지상부를 말린 것이다.

산지 ▶ 중국 광동성 및 해남성에서 주로 생산된다.

채취 · 가공 ▶ 잎이 무성할 때 채취하여 햇볕에 말리기를 여러 날 반복하고 밤에는 봉해두며 완전히 마를 때까지 반복한다.

성미 · 효능 ▶ 맛은 맵고[辛], 성질은 약간 따뜻하다[微溫]. 방향화탁(芳香化濁), 개위지구(開胃止嘔), 발표해서(發表解暑)의 효능이 있다.

약재 특징 ▶ 줄기는 사각기둥 모양과 비슷하고, 오래된 줄기는 원기둥 모양에 가깝다. 회갈색의 코르크층으로 덮여 있다. 질은 잘 부러지고, 자르기 쉬우며, 꺾은 면의 가운데에는 수(髓)가 있다. 특이한 향이 나며, 맛은 약간 쓰다.

품질 조건 ▶ 전통 경험에 따르면 잎이 많고, 회록색이며, 향기가 진한 것이 좋다.

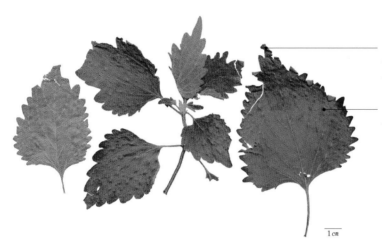

잎의 끝은 뾰족하거나 둔한 원형이고, 아래쪽은 쐐기 모양 또는 둔한 원형이며, 가장자리는 크고 작은 불규칙한 거치가 있다.

잎은 마주나고, 주름져서 덩어리를 이루며, 편평하게 폈을 때 달걀 모양 또는 타원형이고, 양쪽 면은 회백색의 솜털로 고르게 덮여 있다.

1 cm

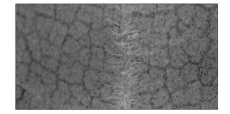

잎 표면은 부드러운 털로 덮여 있다.

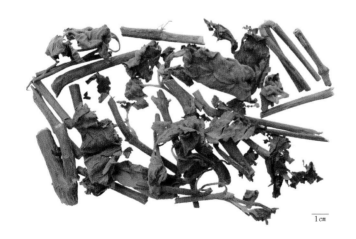

1 cm

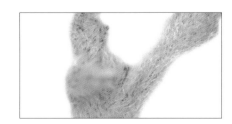

잎자루는 얇고 부드러운 털로 덮여 있다.

참고

1. 원래 광주(廣州)의 석패(石牌)에서 생산되어 "광(廣)"이란 글자가 붙여졌다.
2. 현재 광동성의 광주, 수계(遂溪) 지역에 광곽향의 GAP 재배단지가 조성되어 있다.

---

2 《대한민국약전》(제11개정판)에는 "광곽향 *Pogostemon cablin* Bentham (꿀풀과 Labiatae)의 지상부"를 "광곽향"으로 등재하고 있다.

광금전초 廣金錢草

Desmodii Styracifolii Herba[3]

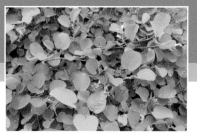

Desmodium styracifolium (Osb.) Merr.

기원 ▶ 콩과(Leguminosae) 식물 광금전초(廣金錢草) *Desmodium styracifolium* (Osb.) Merr.의 지상부를 말린 것이다.

산지 ▶ 중국 광동성, 광서성, 복건성, 호남성 등지에서 주로 생산된다.

채취 · 가공 ▶ 여름과 가을에 베어서 이물질을 제거하고 햇볕에 말린다.

성미 · 효능 ▶ 맛은 달고[甘], 담담하며[淡], 성질은 서늘하다[涼]. 청열제습(淸熱除濕), 이뇨통림(利尿通淋)의 효능이 있다.

약재 특징 ▶ 줄기는 원기둥 모양이고, 길이는 1m에 달한다. 질은 부서지기 쉬우며, 꺾은 면의 가운데에는 수(髓)가 있다. 향기가 조금 있고, 맛은 약간 달다.

품질 조건 ▶ 전통 경험에 따르면 잎이 많고, 녹색인 것이 좋다.

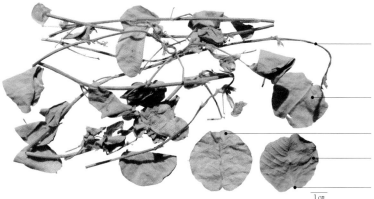

줄기의 표면은 노란색의
짧고 부드러운 털로 덮여 있다.

잎은 돌려나고 원형 또는
짧은 원형이다.

잎 뒷면은 회백색의 솜털로 빽빽이 덮여 있다.

잎 위쪽 면은 황록색 또는 회록색이고 털이 없다.

1 cm

잎의 끝은 조금 움푹 들어가 있으며,
아래쪽은 심장형 또는
둔한 원형이고 가장자리는 톱니가 없다.

음편 특징 ▶

일반적으로 잘려져 있다.

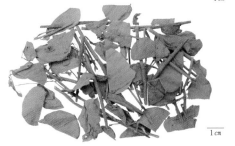

1 cm

참고

《중국약전》에 함께 등재되어 있는 앵초과(Primulaceae) 식물 과로황(過路黃) *Lysimachia christinae* Hance의 전초를 말린 것을 "금전초(金錢草)"라 하여 별도로 나누어 기재하고 있다. 415쪽의 "금전초" 항을 참고할 것

광금전초와 금전초의 주요 감별점

구분	광금전초	금전초
줄기	노란색의 짧고 부드러운 털로 빽빽이 덮여 있다.	얽혀서 덩어리를 이루고, 털이 없거나 부드러운 털이 성기게 나 있다.
잎	잎은 돌려나고, 소엽이 1개 또는 3개 있으며, 원형 또는 단원형이다.	잎은 마주나고, 일반적으로 주름져서 쪼그라져 있으며, 편평하게 폈을 때 넓은 달걀 모양 또는 심장형이다.
잎 표면	잎 위쪽 면은 털이 없고, 뒷면은 회백색의 솜털로 빽빽이 덮여 있다.	뒷면에는 주맥이 뚜렷하게 돌기되어 있다.

3 《대한약전외한약(생약)규격집》(제4개정판)에는 "광금전초 *Desmodium styracifolium* (Osbeck) Merrill (콩과 Leguminosae)의 지상부"를 "광금전초"로 등재하고 있다.

교고람 絞股藍

Gynostemmae Pentaphylli Herba

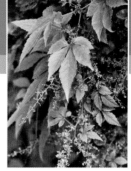

Gynostemma pentaphyllum
(Thunb.) Makino

기원 ▶ 박과(Cucurbitaceae) 식물 교고람(絞股藍) *Gynostemma pentaphyllum* (Thunb.) Makino의 전초를 말린 것이다.

산지 ▶ 중국 장강(長江) 이남의 각지에서 생산된다.

채취·가공 ▶ 여름과 가을에 3~4번 채취하여 물로 씻어서 햇볕에 말린다.

성미·효능 ▶ 맛은 쓰고[苦], 약간 달며[微甘], 성질은 서늘하다[凉]. 청열(淸熱), 보허(補虛), 해독(解毒)의 효능이 있다.

약재 특징 ▶ 전초는 쭈글쭈글하여 오그라들어 있다. 줄기는 가늘고, 회갈색 또는 어두운 갈색이다. 맛은 쓰고, 풀냄새가 난다.

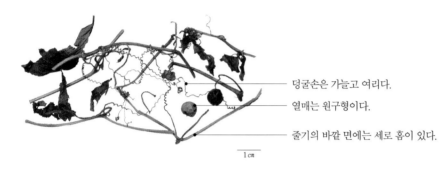

— 덩굴손은 가늘고 여리다.

— 열매는 원구형이다.

— 줄기의 바깥 면에는 세로 홈이 있다.

1 cm

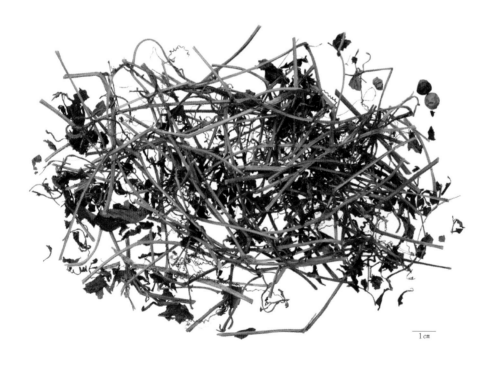

1 cm

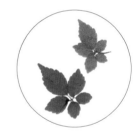

잎은 겹잎이고, 소엽은 막질이며,
거친 털로 덮여 있다.

참고

1. 교고람은 재배지역과 품종에 따라서 쓴맛의 강도가 다양하며, 심지어 어떤 것은 단맛을 띠는 것도 있다.

2. 현재 섬서성의 평리(平利)에 교고람의 GAP 재배단지가 조성되어 있다.

구맥 瞿麥

Dianthi Herba[4]

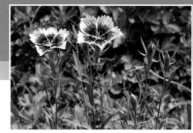

Dianthus chinensis L.

기원 ▶	석죽과(Caryophyllaceae) 식물 패랭이꽃[瞿麥] *Dianthus chinensis* L.의 지상부를 말린 것이다.
산지 ▶	중국 동북 지역, 하북성, 하남성 등지에서 주로 생산된다.
채취 · 가공 ▶	여름과 가을에 꽃이 필 때 베어서 이물질을 제거하고 말린다.
성미 · 효능 ▶	맛은 쓰고[苦], 성질은 차다[寒]. 이뇨통림(利尿通淋), 파혈통경(破血通經)의 효능이 있다.
약재 특징 ▶	줄기는 원기둥 모양이며, 상부는 분지가 있고, 바깥 면은 연한 녹색 또는 황록색이다. 잎은 마주나고, 쭈글쭈글한 것이 많다. 가지의 끝에는 꽃과 열매가 달려 있다. 가볍고, 냄새는 없고, 맛은 담담하다.
품질 조건 ▶	전통 경험에 따르면 청록색이며, 꽃이 피지 않은 것이 좋다.

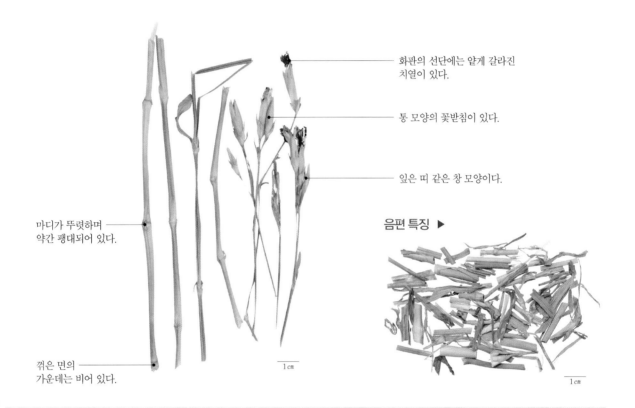

화판의 선단에는 얕게 갈라진 치열이 있다.

통 모양의 꽃받침이 있다.

잎은 띠 같은 창 모양이다.

마디가 뚜렷하며 약간 팽대되어 있다.

음편 특징 ▶

꺾은 면의 가운데는 비어 있다.

1 cm

1 cm

참고
《중국약전》에 함께 등재되어 있는 동속식물 구맥(瞿麥) *D. superbus* L.의 지상부를 말린 것으로 "구맥"이라 하며 약용한다.

석죽과 구맥의 주요 감별점

구분	석죽	구맥
꽃받침 길이	1.4~1.8cm	2.7~3.7cm
꽃받침 길이에 비례하는 꽃봉오리의 길이	약 1/2	약 1/4
화판의 선단	얕게 갈라진 치열이 있다.	깊게 갈라져서 실 모양을 이룬다.

4 《대한약전외한약(생약)규격집》(제4개정판)에는 "술패랭이꽃 *Dianthus superbus* var. *longicalycinus* Williams 또는 패랭이꽃 *Dianthus chinensis* Linne (석죽과 Caryophyllaceae)의 지상부"를 "구맥"으로 등재하고 있다.

권백 卷柏

Selaginellae Herba[5]

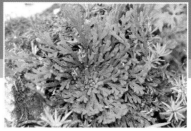

Selaginella tamariscina (Beauv.) Spring

기원 ▶ 부처손과(Selaginellaceae) 식물 부처손[卷柏] *Selaginella tamariscina* (Beauv.) Spring의 전초를 말린 것이다.

산지 ▶ 중국 호남성, 광서성, 복건성, 사천성 등지에서 주로 생산된다.

채취 · 가공 ▶ 연중 채취가 가능하고 수염뿌리와 토사를 제거하고 햇볕에 말린다.

성미 · 효능 ▶ 맛은 맵고[辛], 성질은 평(平)하다. 활혈통경(活血通經)의 효능이 있다.

약재 특징 ▶ 말려서 쭈글쭈글하며 주먹 모양을 닮았다. 가지는 모여 나고, 납작하면서 분지가 있으며, 녹색 또는 갈황색이고, 안쪽을 향하여 말려 있다. 질은 바삭하여 자르기 쉽다. 냄새는 없고, 맛은 담담하다.

품질 조건 ▶ 전통 경험에 따르면 잎이 많고, 온전하면서, 부서지지 않은 것이 좋다.

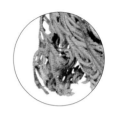

가지 위에 비늘 모양의 작은 잎이 밀생되어 있다.

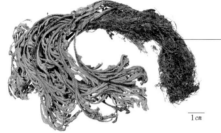

아랫부분에는 갈색에서 어두운 갈색의 수염뿌리가 있고, 짧은 줄기 모양을 이루어 흩어져 있거나 무리 지어 있다.

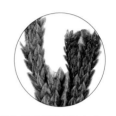

권백의 중간 잎은 2열로 나고, 달걀 모양이며, 위를 향해 있고, 잎의 가장자리는 막질이며, 불규칙한 가는 톱니가 있다.

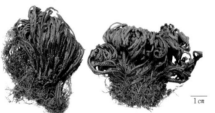

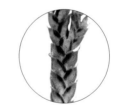

잎의 뒤쪽은 막질이고 가장자리는 대부분 갈흑색을 띤다.

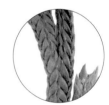

점상권백의 잎은 2열로 나고, 달걀 모양의 피침형이며, 위를 향하여 곧게 있고, 잎의 좌우 양쪽이 같지 않으며, 안쪽은 비교적 편평하고 곧으며, 바깥쪽은 안으로 접혀서 두껍기 때문에 전체가 가장자리처럼 나타난다.

점상권백(*S. pulvinata*)

수염뿌리는 대부분 흩어져 있다.

참고

《중국약전》에 함께 등재되어 있는 동속식물 점상권백(墊狀卷柏) *S. pulvinata* (Hook. et Grev.) Maxim.의 전초를 말린 것을 "권백"이라 하여 약용한다.

부처손[卷柏]과 점상권백의 주요 감별점

구분	부처손[卷柏]	점상권백
뿌리	수염뿌리는 흩어나거나 무리 지어 나서 짧은 줄기 모양을 이룬다.	수염뿌리는 대부분 흩어난다.
잎	2열로 나고 달걀 모양이며, 위를 향해 있다.	2열로 나고, 달걀 모양의 피침형이며, 위를 향하여 곧게 있다.

---

5 《대한약전외한약(생약)규격집》(제4개정판)에는 "부처손 *Selaginella tamariscina* Spring 또는 점상권백(墊狀卷柏) *Selaginella pulvinata* (Hook. Et Grev.) Maxim. (부처손과 Selaginellaceae)의 전초"를 "권백"으로 등재하고 있다.

금전초 金錢草

Lysimachiae Herba[6]

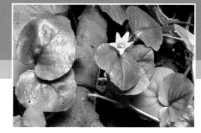

Lysimachia christinae Hance

기원 ▶ 앵초과(Primulaceae) 식물 과로황(過路黃) *Lysimachia christinae* Hance의 전초를 말린 것이다.

산지 ▶ 중국 사천성, 운남성, 귀주성 등지에서 주로 생산된다.

채취·가공 ▶ 여름과 가을에 채취하여 이물질을 제거하고 햇볕에 말린다.

성미·효능 ▶ 맛은 달고[甘], 짜며[鹹], 성질은 약간 차다[微寒]. 청리습열(淸利濕熱), 통림(通淋), 소종(消腫)의 효능이 있다.

약재 특징 ▶ 서로 얽혀 하나로 뭉쳐서 덩어리를 이룬다. 털이 없거나 어린 털이 드문드문 덮여 있다. 질은 부서지기 쉽다. 잎을 물에 담갔다가 빛에 비춰보면 검은색 또는 갈색의 줄무늬를 볼 수 있다. 냄새는 없고, 맛은 담담하다.

품질 조건 ▶ 전통 경험에 따르면 잎이 크고, 녹색인 것이 좋다.

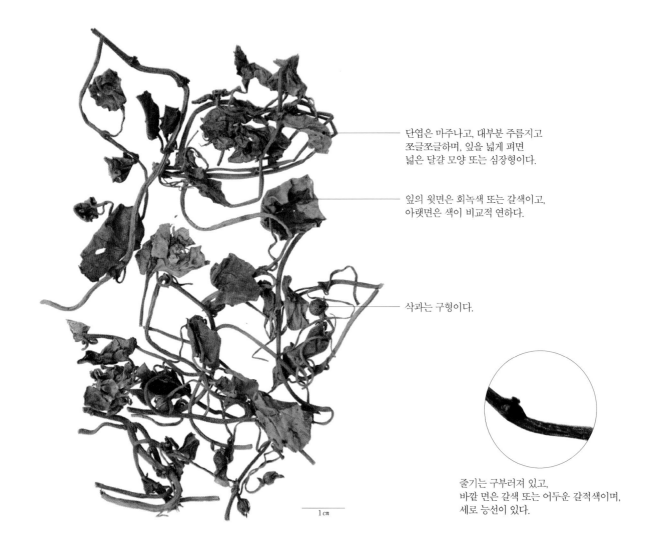

단엽은 마주나고, 대부분 주름지고 쪼글쪼글하며, 잎을 넓게 펴면 넓은 달걀 모양 또는 심장형이다.

잎의 윗면은 회녹색 또는 갈색이고, 아랫면은 색이 비교적 연하다.

삭과는 구형이다.

1 cm

줄기는 구부러져 있고, 바깥 면은 갈색 또는 어두운 갈적색이며, 세로 능선이 있다.

참고

《중국약전》에 함께 등재되어 있는 콩과식물 광금전초(廣金錢草) *Desmodium styracifolium* (Osb.) Merr.의 지상부를 말린 것을 "광금전초"라 하여 별도로 분류하고 있다. 411쪽 "광금전초" 항을 참고할 것

---

6 《대한약전외한약(생약)규격집》(제4개정판)에는 "과로황(過路黃) *Lysimachia christinae* Hance (앵초과 Primulaceae)의 전초"를 "금전초"로 등재하고 있다.

노관초 老鸛草

Erodii Herba / Geranii Herba

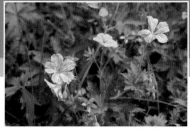

Geranium wilfordii Maxim.

기원 ▶ 쥐손이풀과(Geraniaceae) 식물 세잎쥐손이[老鸛草] *Geranium wilfordii* Maxim.의 지상부를 말린 것이다. 일반적으로 "단취노관초(短嘴老鸛草)"로 부른다.

산지 ▶ 중국 산동성, 하북성, 사천성, 운남성 등지에서 주로 생산된다.

채취 · 가공 ▶ 여름과 가을에 열매가 잘 익었을 때 베어 다발로 묶어서 햇볕에 말린다.

성미 · 효능 ▶ 맛은 맵고[辛], 쓰며[苦], 성질은 평(平)하다. 거풍습(祛風濕), 통경락(通經絡), 지사리(止瀉痢)의 효능이 있다.

약재 특징 ▶ 잎은 마주나고, 가늘고 긴 잎자루가 있다. 잎은 쭈글쭈글하게 주름져 있고, 온전한 것은 원형이며, 3~5개로 깊게 갈라져 있고, 갈라진 조각은 비교적 넓으며, 가장자리는 깊이 갈라져 있다. 가볍고, 질은 바삭하다. 냄새는 없고, 맛은 담담하다.

품질 조건 ▶ 전통 경험에 따르면 꽃과 열매가 많은 것이 좋다.

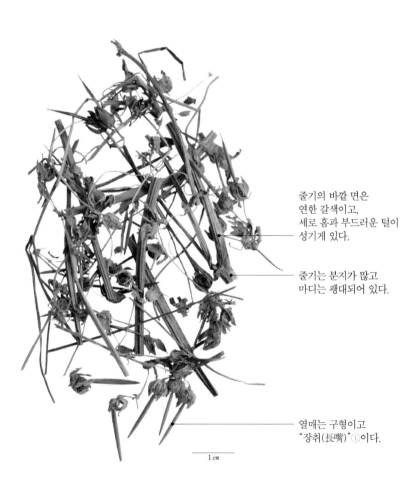

줄기의 바깥 면은 연한 갈색이고, 세로 홈과 부드러운 털이 성기게 있다.

줄기는 분지가 많고 마디는 팽대되어 있다.

1 *cm*

열매는 구형이고 "장취(長嘴)"①이다.

① "장취(長嘴)": 노관초 약재의 열매 위에 오래 남는 암술대를 가리키는 것으로, 그 모양이 황새의 긴 부리와 비슷하다.

참고

《중국약전》에 함께 등재되어 있는 동과식물 방우아묘(牻牛兒苗) *Erodium stephanianum* Willd., 야노관초(野老鸛草) *G. carolinianum* L.의 지상부를 말린 것을 "노관초(老鸛草)"라 하여 약용한다. 전자를 일반적으로 "장취노관초(長嘴老鸛草)", 후자를 "단취노관초(短嘴老鸛草)"라 한다.

장취노관초와 단취노관초의 주요 감별점

구분	장취노관초(방우아묘)	단취노관초(세잎쥐손이, 야노관초)
열매	긴 원형이고, 길이는 0.5~1cm이다.	구형이고, 길이는 0.3~0.5cm이다.
오래 남는 암술대 (宿存花柱)	길이 2.5~4cm이고, 5개의 잎이 나선 모양으로 말려 있다.	길이 1~1.5cm이고, 5개의 잎이 위로 향해 말려서 굽어 있는 우산 모양이다.

녹제초 鹿銜草

Pyrolae Herba[7]

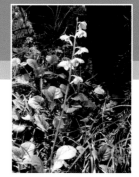

Pyrola calliantha H. Andres

기원 ▶ 노루발과(Pyrolaceae) 식물 녹제초(鹿銜草) *Pyrola calliantha* H. Andres의 전초를 말린 것이다.

산지 ▶ 중국 하남성, 감숙성, 섬서성, 절강성, 안휘성 등지에서 주로 생산된다.

채취 · 가공 ▶ 연중 채취하여 이물질을 제거하고 잎이 부드러울 정도로 햇볕에 말려서 잎이 자갈색으로 될 때까지 햇볕에 말린다.

성미 · 효능 ▶ 맛은 달고[甘], 쓰며[苦], 성질은 따뜻하다[溫]. 거풍습(祛風濕), 강근골(强筋骨), 지혈(止血)의 효능이 있다.

약재 특징 ▶ 줄기는 원기둥 모양 또는 세로로 마름모꼴이다. 총상화서(總狀花序)이고, 정단에 둥글게 돌기된 주두는 편평하며, 꼬투리는 납작한 구형이고, 세로 방향으로 5개로 갈라진다. 냄새는 없고, 맛은 담담하고 약간 쓰다.

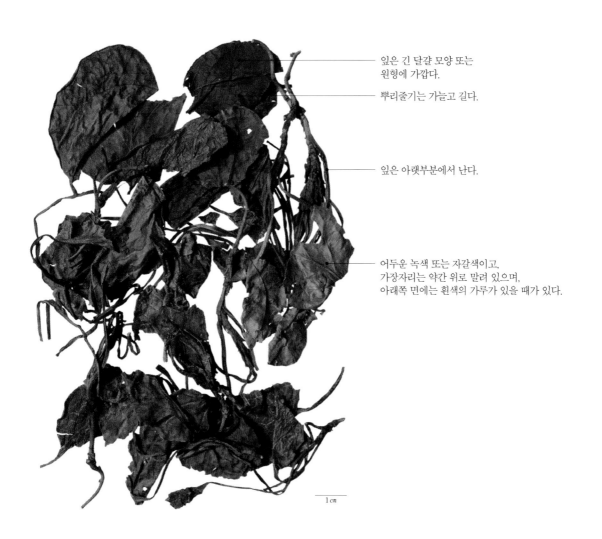

잎은 긴 달걀 모양 또는 원형에 가깝다.

뿌리줄기는 가늘고 길다.

잎은 아랫부분에서 난다.

어두운 녹색 또는 자갈색이고, 가장자리는 약간 위로 말려 있으며, 아래쪽 면에는 흰색의 가루가 있을 때가 있다.

1 cm

참고

《중국약전》에 함께 등재되어 있는 동속식물 보통녹제초(普通鹿蹄草) *P. decorata* H. Andres의 전초(全草)를 말린 것을 녹함초(鹿銜草)라 하여 약용한다.

---

7 《대한약전외한약(생약)규격집》(제4개정판)에는 "노루발풀 *Pyrola japonica* Klenze ex Alefeld 또는 기타 동속식물 (노루발과 Pyrolaceae)의 전초"를 "녹제초"로 등재하고 있다.

담죽엽 淡竹葉

Lophatheri Herba[8]

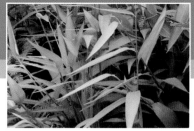

Lophatherum gracile Brongn.

기원 ▶ 벼과(Gramineae) 식물 조릿대풀[淡竹葉] *Lophatherum gracile* Brongn.의 줄기와 잎을 말린 것이다.

산지 ▶ 중국 절강성, 강소성, 호남성, 호북성 등지에서 주로 생산된다.

채취·가공 ▶ 가을에 꽃대가 나오기 전에 베어서 햇볕에 말린다.

성미·효능 ▶ 맛은 달고[甘], 담담하며[淡], 성질은 차다[寒]. 청열제번(淸熱除煩), 이뇨(利尿)의 효능이 있다.

약재 특징 ▶ 줄기는 원기둥 모양이고, 마디가 있다. 바깥 면은 연한 황록색이다. 잎은 피침형이고, 쭈글쭈글하며 말아져 굽어 있고, 연한 녹색 또는 황록색이다. 가볍고, 질은 부드러우면서 질기다. 냄새는 없고, 맛은 담담하다.

품질 조건 ▶ 전통 경험에 따르면 잎이 많고, 청록색인 것이 좋다.

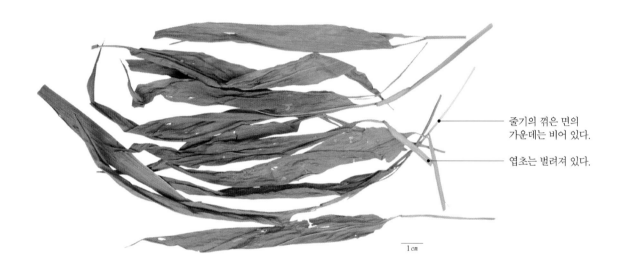

줄기의 꺾은 면의
가운데는 비어 있다.

엽초는 벌려져 있다.

1 cm

음편 특징 ▶

대부분 잘려져 있다.

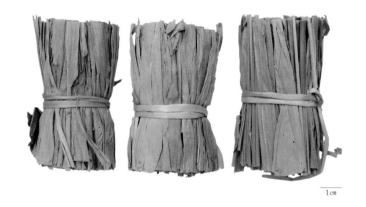

1 cm

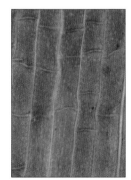

엽맥은 세로로 작은 맥이
평행으로 있으며, 자라면서
긴 네모난 모양을 이룬다.

참고

담죽엽은 동과식물 담죽(淡竹) *Phyllostachys nigra* (Lodd.) Munro var. *henonis* (Mitf.) Stapf ex Rendle의 잎이 아니다.

---

8 《대한약전외한약(생약)규격집》《제4개정판》에는 "조릿대풀 *Lophatherum gracile* Bronghiart (벼과 Gramineae)의 꽃피기 전의 지상부"를 "담죽엽"으로 등재하고 있다.

대계 大薊

Cirsii Japonici Herba[9]

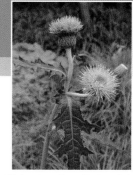

Cirsium japonicum Fisch. ex DC.

기원 ▶ 국화과(Compositae) 식물 엉겅퀴[薊] *Cirsium japonicum* Fisch. ex DC.의 지상부와 뿌리를 말린 것이다.

산지 ▶ 중국 강소성, 절강성, 사천성 등지에서 주로 생산된다.

채취 · 가공 ▶ 여름과 가을에 꽃이 피었을 때 지상부를 베거나 늦가을에 뿌리를 캐어 이물질을 제거하고 햇볕에 말린다.

성미 · 효능 ▶ 맛은 달고[甘], 쓰며[苦], 성질은 서늘하다[涼]. 양혈지혈(涼血止血), 거어소종(祛瘀消腫)의 효능이 있다.

약재 특징 ▶ 지상부의 냄새는 없고, 맛은 담담하다. 뿌리는 방추형 또는 긴 타원형이고, 여러 개의 뿌리가 모여 나며 굽어 있다. 바깥 면은 어두운 갈색이다. 질은 단단하면서 바삭하고, 꺾은 면은 비교적 매끄럽다. 냄새는 없고, 맛은 달고 쓰다.

품질 조건 ▶ 전통 경험에 따르면 지상부는 회록색에, 잎이 많은 것이 좋고, 뿌리는 굵고, 마른 것이 좋다.

<u>지상부</u>

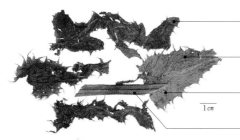

— 잎 가장자리는 길이가 같지 않은 긴 가시가 뚜렷하다.

— 온전한 잎은 거꿀피침형 또는 거꿀달걀 모양의 타원형이고, 깃꼴로 심하게 갈라져 있다.

— 잎의 윗면은 회록색 또는 황록색이고, 아랫면은 비교적 연하다.

— 줄기는 원기둥 모양이고, 녹갈색이며, 세로로 능선이 있다.

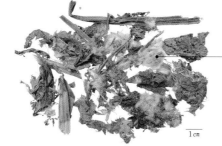

— 두상화서(頭狀花序)는 끝에서 나고, 깃꼴 모양의 회백색의 솜털이 있다.

<u>뿌리</u>

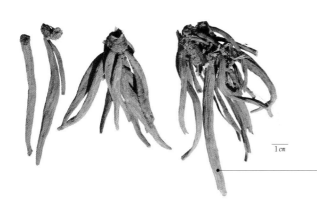

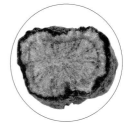

꺾은 면은 황백색이고, 약간 과립상이다.

— 불규칙하게 세로로 주름져 있거나 가로로 얕게 주름져 있다.

참고

《중국약전》에 함께 등재되어 있는 국화과 식물 자아채(刺兒菜) *C. setosum* (Willd.) MB.의 지상부를 말린 것을 "소계(小薊)"라 하여 별도로 분류하고 있다. 420쪽 의 "소계" 항을 참고할 것

---

9 《대한약전외한약(생약)규격집》(제4개정판)에는 "엉겅퀴 *Cirsium japonicum* DC. var. *ussuriense* (Regel) Kitamura 또는 기타 동속근연식물 (국화과 Compositae)의 전초"를 "대 계"로 등재하고 있다.

附 소계 小薊

Cirsii Herba[10]

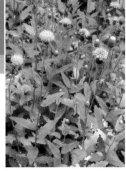

Cirsium setosum (Willd.) MB.

기원 ▶ 국화과(Compositae) 식물 자아채(刺兒菜) *Cirsium setosum* (Willd.) MB.의 지상부를 말린 것이다.

산지 ▶ 중국 대부분의 지역에서 고르게 생산된다.

채취 · 가공 ▶ 여름과 가을에 꽃이 피었을 때 베어서 이물질을 제거하고 햇볕에 말린다.

성미 · 효능 ▶ 맛은 달고[甘], 쓰며[苦], 성질은 서늘하다[涼]. 양혈지혈(涼血止血), 거어소종(祛瘀消腫)의 효능이 있다.

약재 특징 ▶ 줄기는 바삭하고, 쉽게 부서지며, 꺾은 면은 구멍이 있다. 냄새는 없고, 맛은 약간 쓰다.

품질 조건 ▶ 전통 경험에 따르면 황록색의 잎이 많은 것이 좋다.

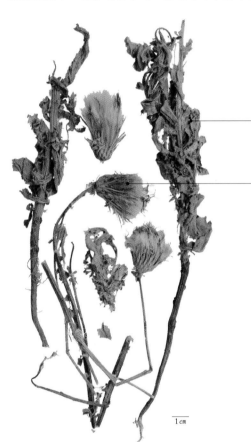

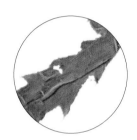

줄기는 원기둥 모양이고, 회록색 또는 자색을 띠고, 세로 능선과 흰색의 부드러운 털이 있다.

잎 가장자리의 거치는 뾰족하며 가시가 있다.

두상화서는 끝에서 나고, 총포는 종 모양이다.

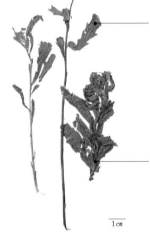

잎이 온전한 것은 긴 타원형 또는 긴 원 모양의 피침형이고, 가장자리는 매끄럽거나 톱니 모양으로 갈라졌거나 깃꼴 모양으로 깊게 갈라졌다.

잎의 윗면은 녹갈색이고, 아랫면은 회록색이며, 양면에는 흰색의 부드러운 털이 고르게 있다.

1 cm

1 cm

대계와 소계의 주요 감별점

구분	대계	소계
줄기	비교적 두껍고, 지름은 1.2cm에 달한다.	지름 0.2~0.5cm
잎	온전한 것은 비교적 크다.	온전한 것은 비교적 작다.
잎 가장자리	깃꼴 모양으로 깊게 갈라졌고, 길이가 같지 않은 긴 가시가 뚜렷하다.	가장자리는 매끄럽거나 톱니 모양으로 갈라졌거나 깃꼴 모양으로 깊게 갈라졌고, 가시가 있으며, 뚜렷하지 않다.
관모	비교적 길다.	비교적 짧다.

---

10 《대한약전외한약(생약)규격집》(제4개정판)에는 "조뱅이 *Breea segeta* Kitamura 또는 큰조뱅이 *Breea setosa* Kitamura (국화과 Compositae)의 전초"를 "소계"로 등재하고 있다.

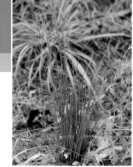

등심초 燈心草

Junci Medulla[11]

Juncus effusus L.

기원 ▶	골풀과(Juncaceae) 식물 골풀[燈心草] *Juncus effusus* L.의 줄기의 수(髓)를 말린 것이다.
산지 ▶	중국 강소성, 사천성, 복건성, 귀주성 등지에서 주로 생산된다.
채취·가공 ▶	늦여름부터 가을까지 줄기를 채취하여 햇볕에 말려서 수(髓)를 빼내서 가지런하게 다발로 묶는다.
성미·효능 ▶	맛은 달고[甘], 담담하며[淡], 성질은 약간 차다[微寒]. 청심화(淸心火), 이소변(利小便)의 효능이 있다.
약재 특징 ▶	가느다란 원기둥 모양이고, 바깥 면은 흰색 또는 연한 황백색이다. 가볍고, 유연하며, 약간의 탄성이 있고, 자르기 쉽다. 냄새는 없고, 맛은 없다.
품질 조건 ▶	전통 경험에 따르면 흰색이고, 길며, 고르게 두껍고, 탄성이 있는 것이 좋다.

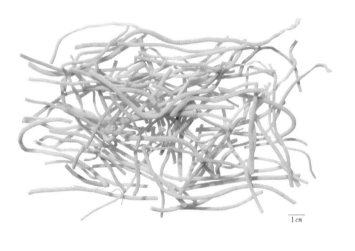

1 cm

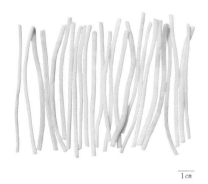

1 cm

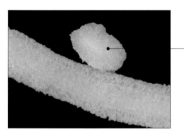

세로로 꺾은 면은 황백색이고, 무늬는 뚜렷하지 않다.

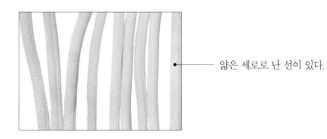

얇은 세로로 난 선이 있다.

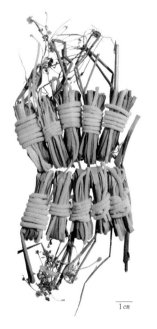

1 cm

참고

중국 남부의 여러 지역에서 줄기의 수(髓)와 전초를 함께 약재로 사용하고 있다.

11 《대한민국약전》(제11개정판)에는 "골풀 *Juncus effusus* Linne (골풀과 Juncaceae)의 줄기의 수(髓)"를 "등심초"로 등재하고 있다.

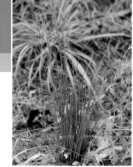

마황 麻黃

Ephedrae Herba[12]

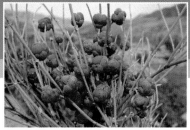

Ephedra sinica Stapf

기원 ▶ 마황과(Ephedraceae) 식물 초마황(草麻黃) *Ephedra sinica* Stapf의 초질경을 말린 것이다.

산지 ▶ 중국 산서성, 내몽고, 신강성 등지에서 주로 생산된다.

채취·가공 ▶ 가을에 녹색의 초질경을 베어서 햇볕에 말린다.

성미·효능 ▶ 맛은 맵고[辛], 약간 쓰며[微苦], 성질은 따뜻하다[溫]. 발한해표(發汗解表), 선폐평천(宣肺平喘), 이수소종(利水消腫)의 효능이 있다.

약재 특징 ▶ 가늘고 긴 원기둥 모양이고, 분지는 적다. 바깥 면은 연한 녹색에서 황록색이다. 가볍고, 질은 바삭거려 자르기 쉽다. 향이 조금 있고, 맛은 떫으며 조금 쓰다.

품질 조건 ▶ 전통 경험에 따르면 연한 녹색 또는 황록색으로, 수부(髓部)는 적갈색이고, 쓰며 톡 쏘는 맛이 나고, 잡아당기면 끊어지지 않는 것이 좋다.

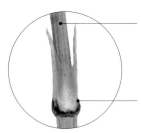

바깥 면에는 가늘게 세로로 돋아있는
선이 있고, 약간 거칠다.

마디가 뚜렷하고, 마디 위에 막질 비늘잎이
2개 있으며, 윗부분은 회백색이고,
뾰족한 삼각형이며, 끝부분은 반대로 굽어 있다.

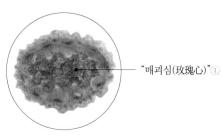

"매괴심(玫瑰心)"①

꺾은 면은 섬유성이 약간 있고,
가장자리는 녹황색이며,
가운데 수부(髓部)는 붉은색에 가깝다.

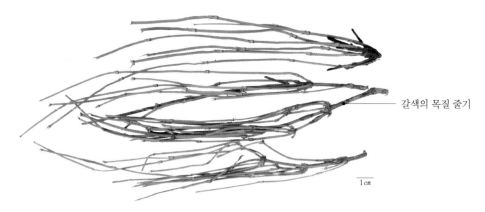

갈색의 목질 줄기

1 cm

음편 특징 ▶ 대부분 잘게 썰어져 있다.

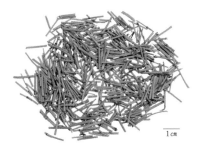

1 cm

① "매괴심(玫瑰心)": 마황 초질경 수부의 장밋빛
붉은색 특징을 가리키는 것으로, 마황류 알칼로
이드의 주요분포를 나타낸다.

---

12 《대한민국약전》(제11개정판)에는 "초마황(草麻黃) *Ephedra sinica* Stapf, 중마황(中麻黃) *Ephedra intermedia* Schrenk et C. A. Meyer 또는 목적마황(木賊麻黃) *Ephedra equisetina* Bunge (마황과 Ephedraceae)의 초질경"을 "마황"으로 등재하고 있다.

중마황

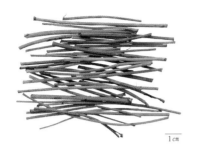

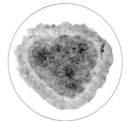

꺾은 면의 수부

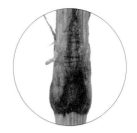

막질 비늘잎

목적마황

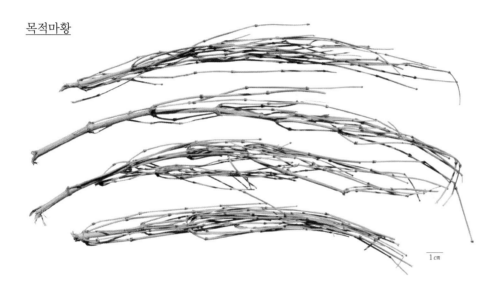

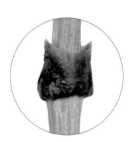

막질 비늘잎

참고

1. 《중국약전》에 함께 등재되어 있는 동속식물 중마황(中麻黃) *E. intermedia* Schrenk et C.A.Mey 또는 목적마황(木賊麻黃) *E. equisetina* Bge.의 초질경을 말린 것을 "마황"이라 하여 약용한다.

2. 마황은 초마황의 생산량이 가장 많고, 중마황이 그다음이고, 목적마황의 생산량은 비교적 적은 편이다. 약재의 종에 따라 알칼로이드의 함량도 달라지는데, 어떤 종의 경우에는 알칼로이드의 함량이 두 배 이상 차이가 나기도 하다. 마황은 3종이 흔히 혼용되기 때문에 사용할 때 기원종과 품질에 주의해야 한다.

3. 《중국약전》에 함께 등재되어 있는 초마황, 중마황의 뿌리와 뿌리줄기를 말린 것을 "마황근(麻黃根)"이라 하여 별도로 분류하고 있다. 마황의 뿌리와 뿌리줄기에 는 고표렴한(固表斂汗)의 효능이 있다.

3종 마황의 주요 감별점

구분	초마황(*E. sinica*)	중마황(*E. intermedia*)	목적마황(*E. equisetina*)
모양	분지가 적다.	분지가 많다.	비교적 분지가 많다.
바깥 면	약간 거칠다.	거칠다.	거칠지 않다.
막질 비늘잎	2개(드물게 3개)가 있고, 예리한 삼각형이다.	3개(드물게 2개)가 있고, 끝은 매우 뾰족하다.	2개가 있고, 윗부분은 둔한 삼각형이다.
수부 단면	원형에 가깝다.	삼각형 모양의 원형이다.	원형에 가깝다.

목적 木賊

Equiseti Hiemalis Herba[13]

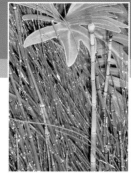

Equisetum hyemale L.

기원 ▶ 속새과(Equisetaceae) 식물 속새[木賊] *Equisetum hyemale* L.의 지상부를 말린 것이다.

산지 ▶ 중국 요녕성, 길림성, 흑룡강성, 섬서성, 호북성 등지에서 주로 생산된다.

채취·가공 ▶ 여름과 가을에 베어서 이물질을 제거하고 햇볕에 말리거나 그늘에서 말린다.

성미·효능 ▶ 맛은 달고[甘], 쓰며[苦], 성질은 평(平)하다. 산풍열(散風熱), 퇴목예(退目翳)의 효능이 있다.

약재 특징 ▶ 긴 관 모양이고, 분지가 없다. 바깥 면은 회록색 또는 황록색이다. 가볍고, 질은 바삭하여 자르기 쉽다. 냄새는 없고, 맛은 달고 담담하며 약간 떫고, 씹으면 모래알갱이의 느낌이 있다.

품질 조건 ▶ 전통 경험에 따르면 줄기가 두껍고 긴 것으로, 녹색이고, 질은 두꺼우며, 온전한 마디를 이루고 있는 것이 좋다.

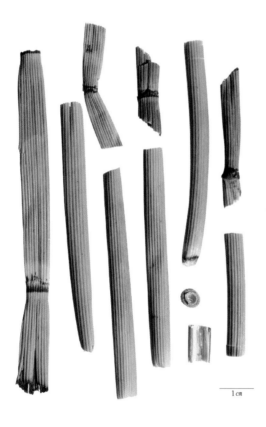

1 cm

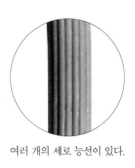

여러 개의 세로 능선이 있다.

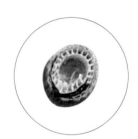

꺾은 면의 가운데는 비어 있고, 가장자리에는 여러 개의 원형의 작은 구멍이 있다.

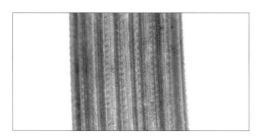

능선 위에는 여러 개의 가늘고, 작으며, 매끄러운 혹 모양의 돌기가 있다.

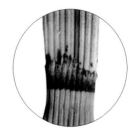

마디는 뚜렷하고, 마디 위에 착생한 통 모양의 비늘잎이 있고, 엽초의 아래쪽과 마디를 싸고 있는 부분은 흑갈색이다.

---

13 《대한약전외한약(생약)규격집》(제4개정판)에는 "속새 *Equisetum hyemale* Linne (속새과 Equisetaceae)의 지상부"를 "목적"으로 등재하고 있다.

박하 薄荷

Menthae Herba[14]

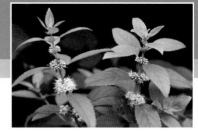

Mentha haplocalyx Briq.

기원 ▶ 꿀풀과(Labiatae) 식물 박하(薄荷) *Mentha haplocalyx* Briq.의 지상부를 말린 것이다.

산지 ▶ 중국 강소성, 강서성, 사천성, 하남성, 절강성, 안휘성 등지에서 주로 생산된다.

채취 · 가공 ▶ 여름과 가을의 맑은 날에 줄기와 잎이 무성하거나 꽃이 세 번 돌려나기 했을 때 햇볕이나 그늘에서 말린다.

성미 · 효능 ▶ 맛은 맵고[辛], 성질은 서늘하다[涼]. 소산풍열(疏散風熱), 청리두목(淸利頭目), 이인(利咽), 투진(透疹), 소간해울(疏肝解鬱)의 효능이 있다.

약재 특징 ▶ 줄기는 네모난 기둥 모양이고, 마주난 갈라진 가지가 있다. 바깥 면은 자갈색 또는 연한 녹색이다. 윤산화서(輪傘花序)로 액생(腋生)한다. 질은 잘 부서지고 자르기 쉽다. 계속해서 비비면 특이하게 청량한 향기가 나며, 맛은 맵고 서늘하다.

품질 조건 ▶ 전통 경험에 따르면 잎이 많고, 연한 녹색이며, 맛과 향이 진한 것이 좋다. 잎은 30% 이상이어야 한다.

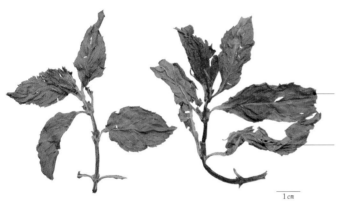

잎이 온전한 것은
넓은 피침형,
긴 타원형 또는
달걀 모양이며,
윗면은 연한 녹색이고,
아랫면은 회록색이다.

잎은 마주나고,
쭈글쭈글하며 말려 있다.

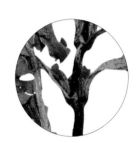

마디와 능이 있고,
능각이 있는 곳에는 솜털이 있다.

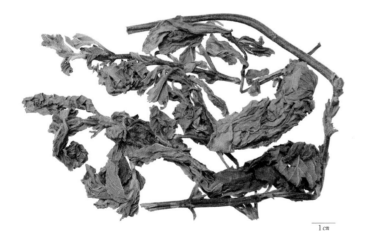

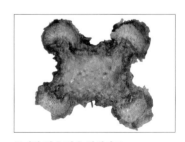

줄기의 꺾은 면은 흰색이고,
수부(髓部)의 가운데는 비어 있다.

참고

박하는 강소성에서 가장 많이 생산되며, 이 지역에서 생산되는 것이 품질이 가장 좋아 태창박하(太倉薄荷)를 일반적으로 "소박하(蘇薄荷)"라 한다. 강서성 길안(吉安)에서 생산되는 것을 "강서박하(江西薄荷)"라 하는데 비교적 유명하다. 사천성 중강(中江)에서 생산되는 것을 "중강박하(中江薄荷)"라 하며 음편처방 전용으로 사용된다.

---

14 《대한민국약전》(제11개정판)에는 "박하 *Mentha arvensis* Linne var. *piperascens* Malinvaud ex Holmes (꿀풀과 Labiatae)의 지상부"를 "박하"로 등재하고 있다.

반변련 半邊蓮

Lobeliae Chinensis Herba[15]

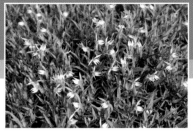

Lobelia chinensis Lour.

기원 ▶ 초롱꽃과(Campanulaceae) 식물 수염가래꽃[半邊蓮] *Lobelia chinensis* Lour.의 전초를 말린 것이다.

산지 ▶ 중국 안휘성, 강소성, 절강성 등지에서 주로 생산된다.

채취 · 가공 ▶ 여름에 채취하여 토사를 제거하고 물로 씻어서 햇볕에 말린다.

성미 · 효능 ▶ 맛은 맵고[辛], 성질은 평(平)하다. 이뇨소종(利尿消腫), 청열해독(淸熱解毒)의 효능이 있다.

약재 특징 ▶ 대부분 얽혀서 덩어리를 이룬다. 특이한 냄새가 조금 있고, 맛은 약간 달면서 맵다.

품질 조건 ▶ 전통 경험에 따르면 줄기와 잎은 녹색이고, 뿌리는 노란 것이 좋다.

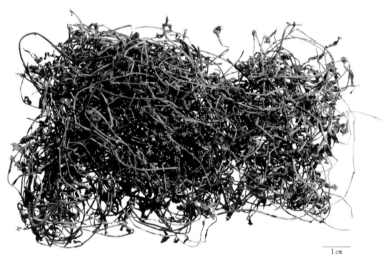

1 cm

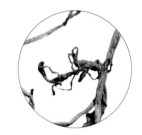

뿌리는 가늘고 작으며, 노란색이고,
얇은 섬유성 수염뿌리가 있다.

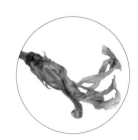

꽃은 작고, 잎겨드랑이에 1개로 피며, 꽃부리의
아래쪽은 통 모양이고, 윗부분은 5개로 갈라져
있으며, 한쪽으로 기울여 있고, 연한 자적색이며,
꽃부리 안에는 흰색의 부드러운 털이 있다.

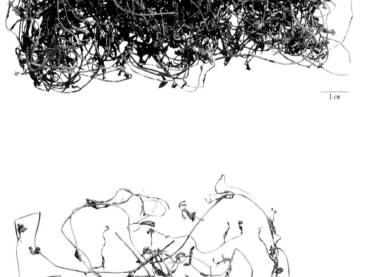

잎은 어긋나고,
잎자루는 없다.

1 cm

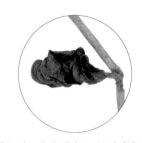

잎을 반듯하게 펴면, 좁은 피침형이고
가장자리는 얕은 이가 성기게 있다.

---

15 《대한약전외한약(생약)규격집》(제4개정판)에는 "수염가래꽃 *Lobelia chinensis* Lour. (초롱꽃과 Campanulaceae)의 전초"를 "반변련"으로 등재하고 있다.

반지련 半枝蓮

Scutellariae Barbatae Herba[16]

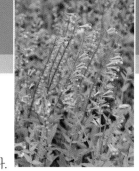

Scutellaria barbata D. Don

기원 ▶ 꿀풀과(Labiatae) 식물 반지련(半枝蓮) *Scutellaria barbata* D. Don의 전초를 말린 것이다.

산지 ▶ 중국 하북성, 하남성, 산서성, 섬서성 등지에서 주로 생산된다.

채취 · 가공 ▶ 여름과 가을에 줄기와 잎이 무성할 때 베어서 물로 씻어서 햇볕에 말린다.

성미 · 효능 ▶ 맛은 맵고[辛], 쓰며[苦], 성질은 차다[寒]. 청열해독(淸熱解毒), 화어이뇨(化瘀利尿)의 효능이 있다.

약재 특징 ▶ 냄새는 없고, 맛은 약간 쓰다.

품질 조건 ▶ 전통 경험에 따르면 잎은 녹색이며, 맛은 쓴 것이 좋다.

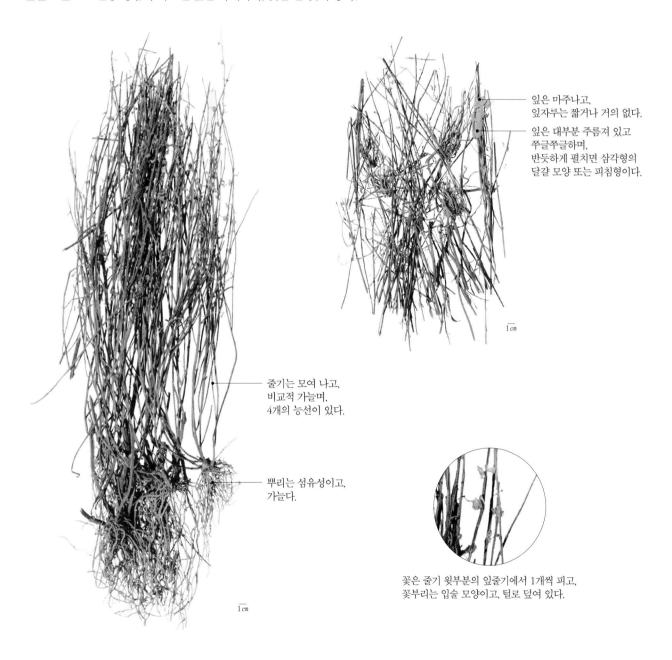

잎은 마주나고,
잎자루는 짧거나 거의 없다.

잎은 대부분 주름져 있고
쭈글쭈글하며,
반듯하게 펼치면 삼각형의
달걀 모양 또는 피침형이다.

줄기는 모여 나고,
비교적 가늘며,
4개의 능선이 있다.

뿌리는 섬유성이고,
가늘다.

꽃은 줄기 윗부분의 잎줄기에서 1개씩 피고,
꽃부리는 입술 모양이고, 털로 덮여 있다.

---

16 《대한약전외한약(생약)규격집》(제4개정판)에는 "반지련 *Scutellaria barbata* D. Don (꿀풀과 Labiatae)의 전초"를 "반지련"으로 등재하고 있다.

백화사설초 白花蛇舌草

Oldenlandiae Herba[17]

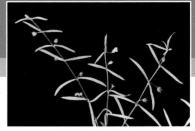

Oldenlandia diffusa (Willd.) Roxb.

기원 ▶	꼭두서니과(Rubiaceae) 식물 두잎갈퀴[白花蛇舌草] *Oldenlandia diffusa* (Willd.) Roxb.의 전초를 말린 것이다.
산지 ▶	중국 복건성, 광동성, 광서성의 장강(長江) 이남의 각 지역에서 주로 생산된다.
채취 · 가공 ▶	여름과 가을에 채취하여 물로 씻어서 햇볕에 말리거나 신선한 것을 그대로 사용한다.
성미 · 효능 ▶	맛은 약간 쓰고[微苦], 달며[甘], 성질은 차다[寒]. 청열해독(淸熱解毒), 이습통림(利濕通淋)의 효능이 있다.
약재 특징 ▶	전초는 엉켜서 덩어리를 이룬다. 바깥 면은 회록색 또는 회갈색이다. 줄기의 질은 바삭하고, 자르기 쉬우며, 가운데에는 흰색의 수(髓)가 있고, 잎은 마주나며, 대부분 부서져 있고, 매우 주름져서 쭈글쭈글하며, 탈락하기 쉽고, 온전한 잎은 선 모양이다. 꽃은 작고, 잎겨드랑이에서 1~2개가 마주난다. 냄새는 없고, 맛은 담담하다.
품질 조건 ▶	전통 경험에 따르면 줄기와 잎이 온전하고, 회록색이고, 열매가 통통한 것이 좋다.

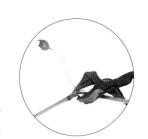

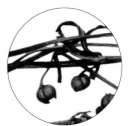

삭과는 납작한 구형이고, 끝에 4개의 숙악(宿萼)이 있다.

백화사설초(*Oldenlandia diffusa*)

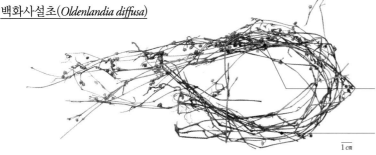

줄기는 가늘고 굽어 있으며, 세로 능선이 있다.

주근은 가늘고 길며, 수염뿌리는 섬유성이고 가늘다.

수선초(水線草, *O. corymbosa*)

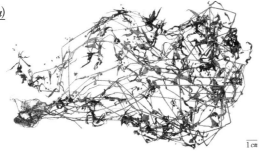

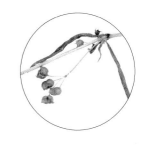

참고

1. 백화사설초는 시중에 야생품과 재배품이 혼재되어 판매되고 있다.
2. 동속식물 산방화이초(傘房花耳草) *O. corymbosa* (L.) Lam.는 중국 남부지방에서 백화사설초의 지방 변종으로 사용되고 있다. 일반적으로 "수선초"라고 한다.

백화사설초와 산방화이초의 주요 감별점

구분	백화사설초	산방화이초
꽃, 열매	꽃과 열매는 잎겨드랑이에서 1~2개가 마주난다.	꽃과 열매는 3~5개가 산방화서를 이룬다.
화편	비교적 짧다.	비교적 길다.

17 《대한약전외한약(생약)규격집》(제4개정판)에는 "두잎갈퀴 *Hedyotis diffusa* Willdenow (꼭두서니과 Rubiaceae)의 전초"를 "백화사설초"로 등재하고 있다.

상기생 桑寄生

Taxilli Herba[18]

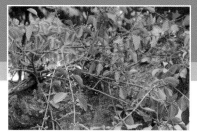

Taxillus chinensis (DC.) Danser

기원 ▶ 겨우살이과(Loranthaceae) 식물 상기생(桑寄生) *Taxillus chinensis* (DC.) Danser의 잎, 줄기 및 가지를 말린 것이다.

산지 ▶ 중국 광동성, 광서성, 복건성 등지에서 주로 생산된다.

채취 · 가공 ▶ 겨울에서 이듬해 봄 사이에 채취하여 두꺼운 줄기는 제거하고 잘라서 말린다. 또는 쪄서 말린다.

성미 · 효능 ▶ 맛은 쓰고[苦], 달며[甘], 성질은 평(平)하다. 거풍습(祛風濕), 보간신(補肝腎), 강근골(强筋骨), 안태(安胎)의 효능이 있다.

약재 특징 ▶ 줄기와 가지는 원기둥 모양이고, 바깥 면은 적갈색 또는 회갈색이다. 잎은 구부러져 말려 있는 것이 많다. 줄기의 질은 단단하고, 꺾은 면은 매끄럽지 않다. 잎은 가죽질이다. 냄새는 없고, 맛은 떫다.

품질 조건 ▶ 전통 경험에 따르면 가지는 가늘고 부드러우며, 적갈색이고, 잎이 많은 것이 좋다.

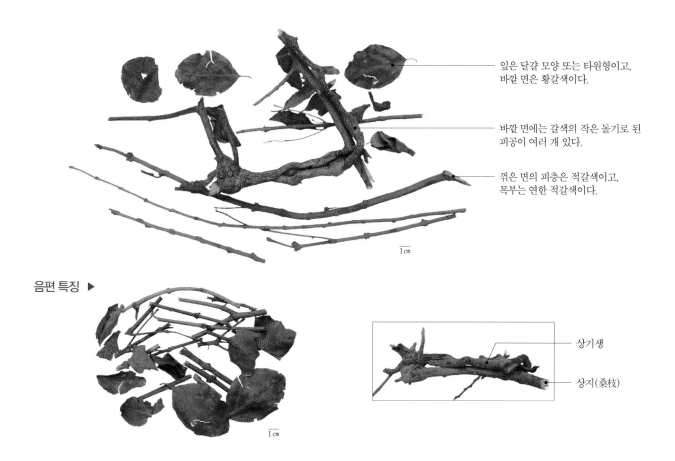

잎은 달걀 모양 또는 타원형이고, 바깥 면은 황갈색이다.

바깥 면에는 갈색의 작은 돌기로 된 피공이 여러 개 있다.

꺾은 면의 피층은 적갈색이고, 목부는 연한 적갈색이다.

음편 특징 ▶

상기생

상지(桑枝)

참고

1. 《중국약전》에 함께 등재되어 있는 동과식물 곡기생(槲寄生) *Viscum coloratum* (Komar.) Nakai의 잎이 달려 있는 줄기와 가지를 말린 것을 "곡기생"이라 하여 별도로 분류하고 있다. 409쪽 "곡기생" 항을 참고할 것. 두 품목 모두 "기생(寄生)"이라는 이름으로 임상적으로 사용되지만, 구별에 주의해서 사용해야 한다.

2. "기생"의 품질과 안전성은 기주 식물과 관련이 있다. 예를 들면 유독식물인 마상(馬桑) *Coriaria nepalensis* Wall.을 기주식물로 자란 기생식물 역시 독성을 가지고 있으므로 주의해야 한다.

18 《대한약전외한약(생약)규격집》(제4개정판)에는 "뽕나무겨우살이 *Loranthus parasticus* Merr. 또는 상기생(桑寄生) *Loranthus chinensis* Danser (겨우살이과 Loranthaceae)의 잎, 줄기 및 가지"를 "상기생"으로 등재하고 있다.

석곡 石斛

Dendrobii Caulis[19]

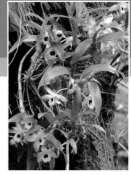

Dendrobium nobile Lindl.

기원 ▶ 난초과(Orchidaceae) 식물 금채석곡(金釵石斛) *Dendrobium nobile* Lindl.의 신선한 줄기 또는 줄기를 말린 것이다.

산지 ▶ 중국 운남성, 절강성, 광서성, 광동성, 귀주성, 사천성 등지에서 주로 생산된다.

채취 · 가공 ▶ 연중 채취가 가능하고 신선한 것을 사용하는 것은 뿌리와 토사를 제거하고, 말린 것을 사용하는 것은 이물질을 제거하고 물에 잠시 데치거나 부드러워질 때까지 건조기에서 말린다. 엽초가 깨끗해질 때까지 반복해서 문질러서 건조기에 말리거나 햇볕에 말린다.

성미 · 효능 ▶ 맛은 달고[甘], 성질은 약간 차다[微寒]. 익위생진(益胃生津), 자음청열(滋陰清熱)의 효능이 있다.

약재 특징 ▶ 납작한 원기둥 모양이다. 바깥 면은 금황색 또는 가운데 녹색을 띠는 노란색이다. 질은 단단하면서 바삭하고, 꺾은 면은 비교적 매끄럽다. 맛은 쓰다.

품질 조건 ▶ 전통 경험에 따르면 마른 것은 금황색으로, 광택이 있고, 질은 부드럽고 질기며, "화사(化渣)"①가 있는 것이 좋다.

<u>신선한 석곡:</u> 원기둥 모양 또는 납작한 원기둥 모양이고, 바깥 면은 황록색이다.

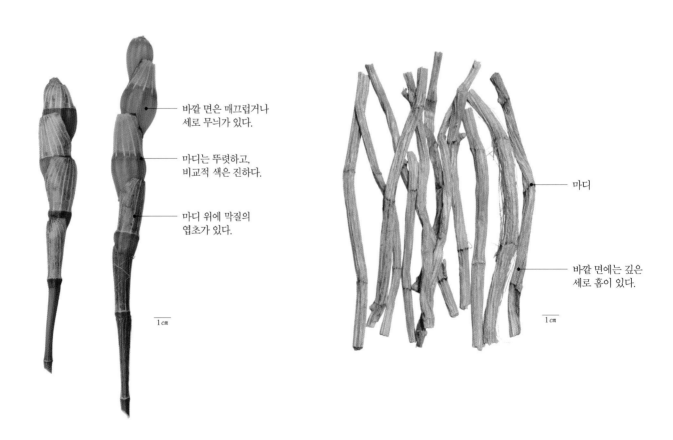

바깥 면은 매끄럽거나 세로 무늬가 있다.

마디는 뚜렷하고, 비교적 색은 진하다.

마디 위에 막질의 엽초가 있다.

1 cm

마디

바깥 면에는 깊은 세로 홈이 있다.

1 cm

---

19 《대한약전외한약(생약)규격집》(제4개정판)에는 "금채석곡(金釵石斛) *Dendrobium nobile* Lindley, 환초석곡(環草石斛) *Dendrobium loddigesii* Rolfe., 마편석곡(馬鞭石斛) *Dendrobium fimbriatum* Hook. var. *oculatum* Hook., 황초석곡(黃草石斛) *Dendrobium chrysanthum* Wall. ex Lindley 또는 철피석곡(鐵皮石斛) *Dendrobium candidum* Wall. ex Lindley (난초과 Orchidaceae)의 줄기"를 "석곡"으로 등재하고 있다.

"풍문(楓門)"②

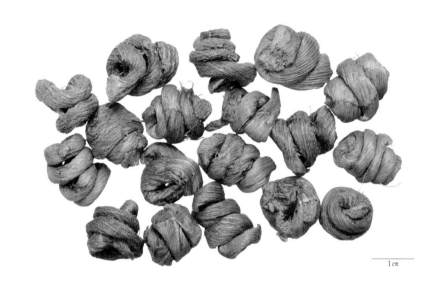

1 cm

음편 특징 ▶

가로로 썬 조각

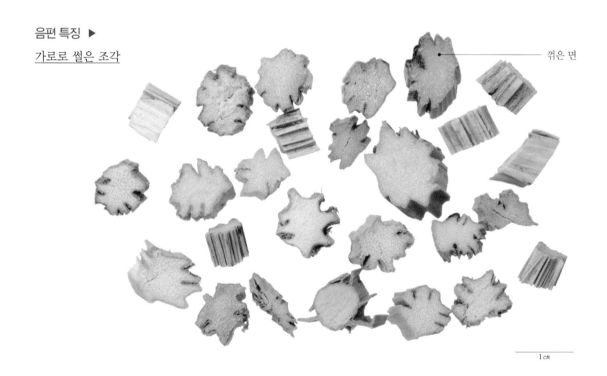

꺾은 면

1 cm

① "화사(化渣)": 약재를 씹었을 때 입안에 남는 것이 거의 없는 것을 가리킨다.

② "풍문(楓門)": 철피석곡의 수염뿌리가 제거된 부분을 가리키는 것으로, 불에 말리기 전에 볶거나 비틀어서 나선 모양이나 용수철 모양으로 만든 것이다. 일반적으로 "철피풍문(鐵皮楓門)", "이환석곡(耳環石斛)"이라고 부른다.

참고

1. 《중국약전》에 함께 등재되어 있는 동속식물 고추석곡(鼓槌石斛) *D. chrysotoxum* Lindl., 유소석곡(流蘇石斛) *D. fimbriatum* Hook.의 재배품 및 그 동속근연식물의 신선한 줄기 또는 말린 줄기를 "석곡"이라 하여 약용한다.

2. 현재 절강성의 천태(天台)에 고추석곡의 GAP 재배단지가 조성되어 있다.

쇄양 鎖陽

Cynomorii Herba[20]

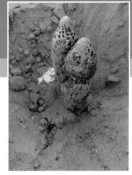

Cynomorium songaricum Rupr.

기원 ▶ 쇄양과(Cynomoriaceae) 식물 쇄양(鎖陽) *Cynomorium songaricum* Rupr.의 육질경을 말린 것이다.

산지 ▶ 중국 내몽고, 영하(寧夏), 신강성, 감숙성 등지에서 주로 생산된다.

채취 · 가공 ▶ 봄에 땅을 파고 채취하여 꽃대를 제거하고 육질경을 잘라서 햇볕에 말린다.

성미 · 효능 ▶ 맛은 달고[甘], 성질은 따뜻하다[溫]. 보신양(補腎陽), 익정혈(益精血), 윤장통변(潤腸通便)의 효능이 있다.

약재 특징 ▶ 납작한 원기둥 모양이고, 약간 구불구불하다. 바깥 면은 갈색 또는 어두운 갈색이고, 거칠다. 무겁고, 단단하여 자르기 쉽지 않다. 냄새는 없고, 맛은 달면서 떫다.

품질 조건 ▶ 전통 경험에 따르면 굵고, 무겁고, 질은 단단하며, 꺾은 면은 기름기가 있는 것이 좋다.

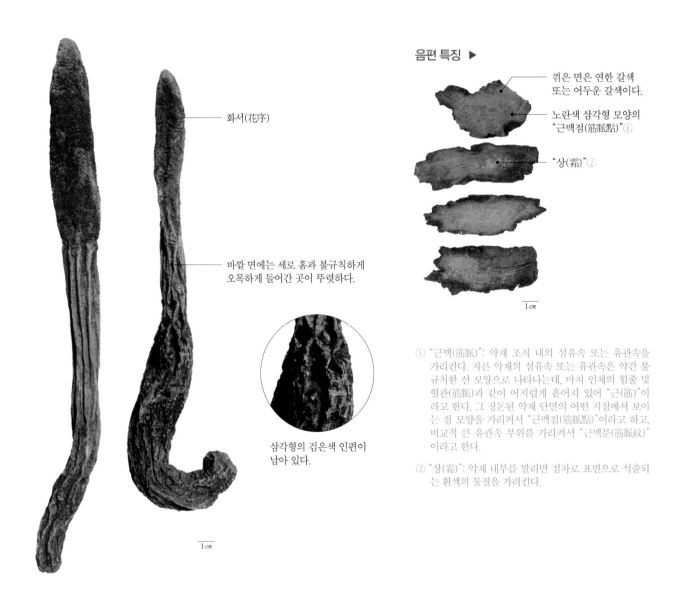

화서(花序)

바깥 면에는 세로 홈과 불규칙하게 오목하게 들어간 곳이 뚜렷하다.

삼각형의 검은색 인편이 남아 있다.

음편 특징 ▶

꺾은 면은 연한 갈색 또는 어두운 갈색이다.

노란색 삼각형 모양의 "근맥점(筋脈點)" ①

"상(霜)" ②

① "근맥(筋脈)": 약재 조직 내의 섬유속 또는 유관속을 가리킨다. 자른 약재의 섬유속 또는 유관속은 약간 불규칙한 선 모양으로 나타나는데, 마치 인체의 힘줄 및 혈관(筋脈)과 같이 어지럽게 흩어져 있어 "근(筋)"이라고 한다. 그 정돈된 약재 단면의 어떤 지점에서 보이는 점 모양을 가리켜서 "근맥점(筋脈點)"이라고 하고, 비교적 큰 유관속 부위를 가리켜서 "근맥문(筋脈紋)"이라고 한다.

② "상(霜)": 약재 내부를 말리면 점차로 표면으로 석출되는 흰색의 물질을 가리킨다.

20 《대한민국약전》(제11개정판)에는 "쇄양 *Cynomorium songaricum* Ruprecht (쇄양과 Cynomoriaceae)의 육질경"을 "쇄양"으로 등재하고 있다.

수분초 垂盆草

Sedi Herba

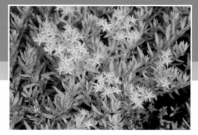

Sedum sarmentosum Bge.

기원 ▶ 돌나물과(Crassulaceae) 식물 수분초(垂盆草) *Sedum sarmentosum* Bge.의 신선한 것 또는 전초를 말린 것이다.

산지 ▶ 중국 호북성, 강소성, 절강성, 안휘성 등지에서 주로 생산된다.

채취 · 가공 ▶ 여름과 가을에 채취하여 이물질을 제거하고 신선한 것 또는 말린 것을 사용한다.

성미 · 효능 ▶ 맛은 달고[甘], 담담하며[淡], 성질은 서늘하다[涼]. 이습퇴황(利濕退黃), 청열해독(淸熱解毒)의 효능이 있다.

약재 특징 ▶ 냄새는 없고, 맛은 약간 쓰다.

품질 조건 ▶ 전통 경험에 따르면 줄기와 잎이 온전하고, 잎의 색이 황록색인 것이 좋다.

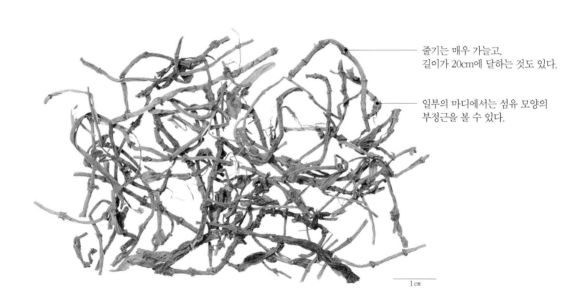

줄기는 매우 가늘고, 길이가 20cm에 달하는 것도 있다.

일부의 마디에서는 섬유 모양의 부정근을 볼 수 있다.

1 cm

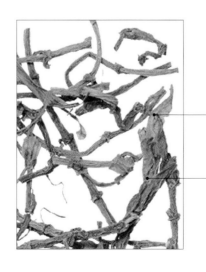

3개의 잎이 돌려나고, 잎 조각은 거꿀피침형 또는 모가 난 원형이다.

잎 조각은 녹색이고, 가죽질이며, 선단은 매우 뾰족하고, 아래쪽은 매우 좁으며, 양 끝 사이에는 간격이 있다.

신근초 伸筋草

Lycopodii Herba[21]

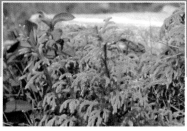

Licopodium japonicum Thunb.

기원	▶	석송과(Lycopodiaceae) 식물 석송(石松) *Licopodium japonicum* Thunb.의 전초를 말린 것이다.
산지	▶	중국 절강성, 호북성, 강소성 등지에서 주로 생산된다.
채취 · 가공	▶	여름과 가을에 줄기와 잎이 무성할 때 채취해서 이물질을 제거하고 햇볕에 말린다.
성미 · 효능	▶	맛은 약간 쓰고[微苦], 매우며[辛], 성질은 따뜻하다[溫]. 거풍제습(祛風除濕), 서경활락(舒經活絡)의 효능이 있다.
약재 특징	▶	줄기는 가늘고 긴 원기둥 모양이며, 약간 굽어 있다. 질은 부드러우면서 질기고, 자르기 쉽지 않다. 냄새는 없고, 맛은 담담하다.
품질 조건	▶	전통 경험에 따르면 줄기가 가늘고 길며, 황록색인 것이 좋다.

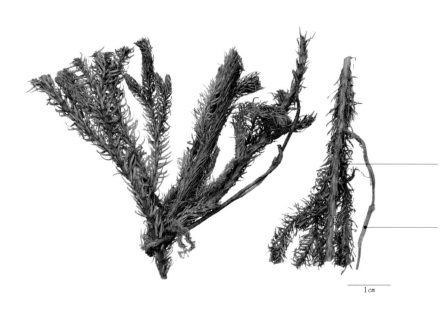

부드러운 줄기는 황록색의 작은 비늘이 나선 모양으로 배열되어 있다.

뿌리의 겉껍질은 대부분 탈락되어 있고, 노출된 부분은 황백색의 목심이다.

1 cm

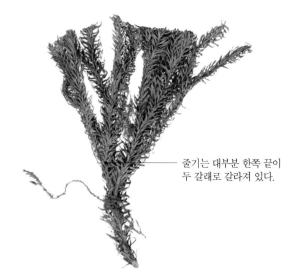

줄기는 대부분 한쪽 끝이 두 갈래로 갈라져 있다.

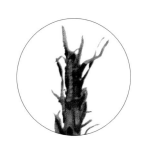

잎의 끝은 점점 뾰족한 칼끝 모양이다.

---

21 《대한약전외한약(생약)규격집》(제4개정판)에는 "석송 *Lycopodium clavatum* Linne (석송과 Lycopodiaceae)의 전초"를 "신근초"로 등재하고 있다.

어성초 魚腥草

Houttuyniae Herba[22]

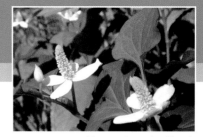

Houttuynia cordata Thunb.

기원 ▶ 삼백초과(Saururaceae) 식물 약모밀[蕺荣] *Houttuynia cordata* Thunb.의 신선한 전초 또는 지상부를 말린 것이다.

산지 ▶ 중국 장강(長江) 이남의 각 성에서 주로 생산되며 홍콩에도 분포하고 있다.

채취·가공 ▶ 신선한 것은 연중 채취가 가능하다. 말리는 것은 여름에 줄기와 잎이 무성하고 꽃이삭이 많이 나왔을 때 채취하여 이물질을 제거하고 햇볕에 말린다.

성미·효능 ▶ 맛은 맵고[辛], 성질은 약간 차다[微寒]. 청열해독(淸熱解毒), 소옹배농(消癰排膿), 이뇨통림(利尿通淋)의 효능이 있다.

약재 특징 ▶ 바삭하고, 자르기 쉽다. 문지르거나 비볐을 때 생선비린내가 있고, 맛은 떫다.

품질 조건 ▶ 전통 경험에 따르면 말라 있고, 줄기와 잎은 온전하고, 이물질이 없는 것이 좋다.

<u>말린 어성초:</u> 줄기는 납작한 원기둥 모양이고, 말려서 굽어 있다. 바깥 면은 갈황색이다. 잎의 윗면은 어두운 황록색에서 어두운 갈색이고, 잎의 아랫면은 회록색 또는 회갈색이다.

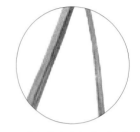

줄기의 바깥 면은 세로 능선이 여러 개 있다.

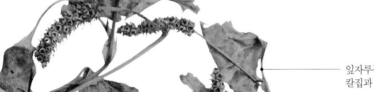

잎자루는 가늘고 길며, 아랫부분과 꽃받침 합해져서 칼집과 같은 모양을 이룬다.

수상화서(穗狀花序)는 위를 향해 나며, 황갈색이다.

잎은 말려서 주름져 있고, 반듯하게 펴면 심장형이며, 끝은 점점 뾰족해지고, 가장자리는 거치가 없다.

1 cm

참고

1. 생선비린내가 나기 때문에 이름 붙여진 어성초는 신선하고 부드러운 것은 가끔 식용하기도 한다.

2. 현재 사천성의 아안(雅安)에 어성초의 GAP 재배단지가 조성되어 있다.

---

22 《대한약전외한약(생약)규격집》(제4개정판)에는 "약모밀 *Houttuynia cordata* Thunberg (삼백초과 Saururaceae)의 지상부"를 "어성초"로 등재하고 있다.

용아초 仙鶴草

Agrimoniae Herba[23]

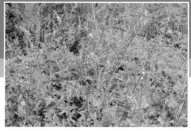

Agrimonia pilosa Ledeb.

기원 ▶ 장미과(Rosaceae) 식물 짚신나물[仙鶴草] *Agrimonia pilosa* Ledeb.의 지상부를 말린 것이다.

산지 ▶ 중국 절강성, 강소성 등지에서 주로 생산된다.

채취 · 가공 ▶ 여름과 가을에 줄기와 잎이 무성할 때 베어서 이물질을 제거하고 말린다.

성미 · 효능 ▶ 맛은 쓰고[苦], 떫으며[澁], 성질은 평(平)하다. 수렴지혈(收斂止血), 절학(截瘧), 지리(止痢), 해독(解毒)의 효능이 있다.

약재 특징 ▶ 전체가 흰색의 부드러운 털로 덮여 있다. 가볍고, 질은 단단하며, 자르기 쉽고, 꺾은 면의 가운데는 비어 있으며, 잎의 질은 바삭하고, 부서지기 쉽다. 냄새는 없고, 맛은 약간 쓰다.

품질 조건 ▶ 전통 경험에 따르면 줄기는 자적색이고, 잎은 청록색이고, 온전한 것이 많으며, 이물질이 없는 것이 좋다.

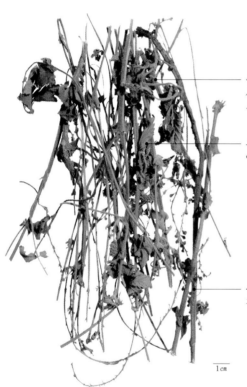

줄기의 윗부분은 네모난 기둥 모양이고, 사면은 약간 오목하며, 녹갈색이고, 세로 홈과 능선이 있다.

홀수깃꼴겹잎으로 어긋나고, 어두운 녹색이며, 쭈글쭈글하게 말려 있다.

줄기의 아랫부분은 원기둥 모양이고, 적갈색이다.

1 cm

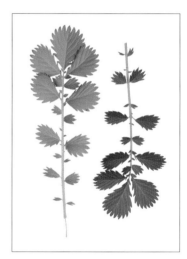

작은 잎의 크기는 2종류로, 크고 작은 잎이 잎줄기의 사이사이에 난다.

음편 특징 ▶
<u>대부분 썰어져 있다.</u>

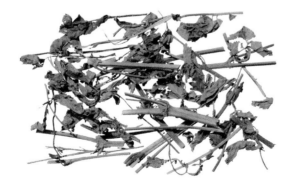

1 cm

---

23 《대한약전외한약(생약)규격집》(제4개정판)에는 "짚신나물 *Agrimonia pilosa* Ledebour 또는 기타 동속식물 (장미과 Rosaceae)의 전초"를 "용아초"로 등재하고 있다.

위릉채 委陵菜

Potentillae Chinensis Herba[24]

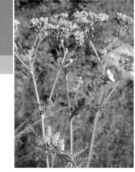

Potentilla chinensis Ser.

기원 ▶	장미과(Rosaceae) 식물 딱지꽃[委陵菜] *Potentilla chinensis* Ser.의 전초를 말린 것이다.
산지 ▶	중국 산동성, 요녕성, 길림성, 안휘성 등지에서 주로 생산된다.
채취 · 가공 ▶	봄에 줄기가 나오지 않았을 때 채취하여 토사를 제거하고 햇볕에 말린다.
성미 · 효능 ▶	맛은 쓰고[苦], 성질은 차다[寒]. 청열해독(淸熱解毒), 양혈지리(凉血止痢)의 효능이 있다.
약재 특징 ▶	뿌리의 질은 단단하고, 자르기 쉽다. 냄새는 없고, 맛은 떫고 약간 쓰다.
품질 조건 ▶	전통 경험에 따르면 꽃대가 없고, 회백색이고, 이물질이 없는 것이 좋다.

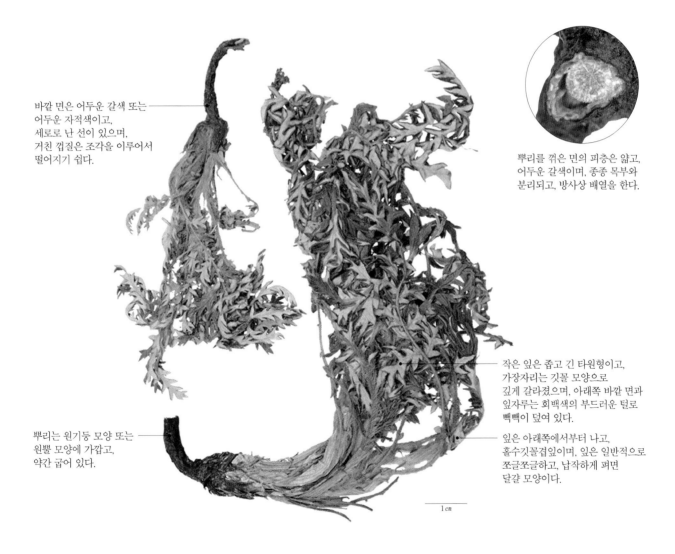

바깥 면은 어두운 갈색 또는
어두운 자적색이고,
세로로 난 선이 있으며,
거친 껍질은 조각을 이루어서
떨어지기 쉽다.

뿌리를 꺾은 면의 피층은 얇고,
어두운 갈색이며, 종종 목부와
분리되고, 방사상 배열을 한다.

작은 잎은 좁고 긴 타원형이고,
가장자리는 깃꼴 모양으로
깊게 갈라졌으며, 아래쪽 바깥 면과
잎자루는 회백색의 부드러운 털로
빽빽이 덮여 있다.

뿌리는 원기둥 모양 또는
원뿔 모양에 가깝고,
약간 굽어 있다.

잎은 아래쪽에서부터 나고,
홀수깃꼴겹잎이며, 잎은 일반적으로
쪼글쪼글하고, 납작하게 펴면
달걀 모양이다.

1 cm

참고

위릉채는 일부 지역에서 "백두옹(白頭翁)"으로 약용한다. 99쪽의 "백두옹" 항을 참고할 것

---

24 《대한약전외한약(생약)규격집》(제4개정판)에는 "딱지꽃 *Potentilla chinensis* Seringe (장미과 Rosaceae)의 전초"를 "위릉채"로 등재하고 있다.

육종용 肉蓯蓉

Cistanches Herba[25]

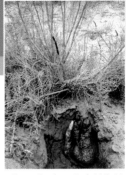

Cistanche deserticola Y. C. Ma

기원 ▶ 열당과(Orobanchaceae) 식물 육종용(肉蓯蓉) *Cistanche deserticola* Y. C. Ma의 비늘잎이 붙어 있는 육질경(肉質莖)을 말린 것이다.

산지 ▶ 중국 내몽고, 신강성, 섬서성, 감숙성 등지에서 주로 생산된다.

채취·가공 ▶ 일반적으로 봄철 싹이 아직 땅 위로 나오지 않았거나 땅으로 막 나올 무렵에 채취하여 개화된 것은 제거하고 잘라서 햇볕에 말린다.

성미·효능 ▶ 맛은 달고[甘], 짜며[鹹], 성질은 따뜻하다[溫]. 보신양(補腎陽), 익정혈(益精血), 윤장통변(潤腸通便)의 효능이 있다.

약재 특징 ▶ 납작한 원기둥 모양이고, 약간 굽어 있다. 바깥 면은 어두운 갈색 또는 회갈색이다. 무겁고, 질은 단단하며, 약간 부드러우나 자르기 쉽지 않다. 냄새는 없고, 맛은 달콤하며 약간 쓰다.

품질 조건 ▶ 전통 경험에 따르면 굵고 단단하며, 비늘잎이 빽빽이 덮여 있고, 어두운 갈색이며, 질은 습윤한 것이 좋다.

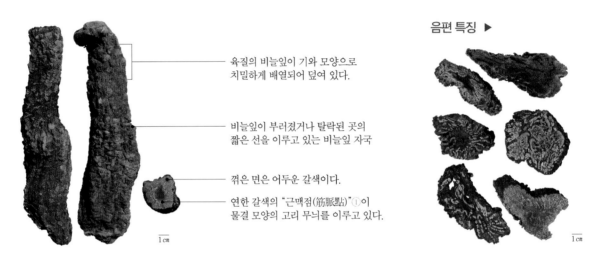

육질의 비늘잎이 기와 모양으로 치밀하게 배열되어 덮여 있다.

비늘잎이 부러졌거나 탈락된 곳의 짧은 선을 이루고 있는 비늘잎 자국

꺾은 면은 어두운 갈색이다.

연한 갈색의 "근맥점(筋脈點)"①이 물결 모양의 고리 무늬를 이루고 있다.

음편 특징 ▶

① "근맥(筋脈)": 약재 조직 내의 섬유속 또는 유관속을 가리킨다. 자른 약재의 섬유속 또는 유관속은 약간 불규칙한 선 모양으로 나타나는데, 마치 인체의 힘줄 및 혈줄(筋脈)과 같이 어지럽게 흩어져 있어 "근(筋)"이라고 한다. 그 정돈된 약재 단면의 어떤 지점에서 보이는 점 모양을 가리켜서 "근맥점(筋脈點)"이라고 하고, 비교적 큰 유관속 부위를 가리켜서 "근맥문(筋脈紋)"이라고 한다.

참고

《중국약전》에 함께 등재되어 있는 동속식물 관화육종용(管花肉蓯蓉) *C. tubulosa* (Schrenk) Wight 의 비늘잎이 붙어 있는 육질경을 말린 것을 "육종용"이라 하여 약용한다.

육종용과 관하육종용의 주요 감별점

구분	육종용(*C. deserticola*)	관하육종용(*C. tubulosa*)
모양	납작한 원기둥 모양이다.	방추형에 가깝거나 납작한 방추형 또는 납작한 기둥 모양이다.
표면	어두운 갈색 또는 회갈색이다.	어두운 갈색 또는 흑갈색이다.
꺾은 면	연한 갈색의 근맥점이 물결 모양의 고리 무늬를 이루고 있다.	과립상이고, 유관속이 점 모양으로 흩어져 있다.

25 《대한약전외한약(생약)규격집》(제4개정판)에는 "육종용 *Cistanche deserticola* Y. C. Ma 또는 기타 동속근연식물 (열당과 Orobanchaceae)의 육질경(肉質莖)"을 "육종용"으로 등재하고 있다.

음양곽 淫羊藿

Epimedii Folium[26]

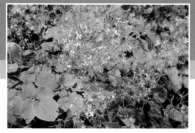

Epimedium brevicornum Maxim.

기원	▶	매자나무과(Berberidaceae) 식물 음양곽(淫羊藿) *Epimedium brevicornum* Maxim.의 잎을 말린 것이다.
산지	▶	중국 섬서성, 호북성, 절강성, 안휘성 등지에서 주로 생산된다.
채취 · 가공	▶	여름과 가을에 줄기와 잎이 무성할 때 베어서 굵은 줄기와 이물질을 제거하고 햇볕에 말리거나 그늘에서 말린다.
성미 · 효능	▶	맛은 맵고[辛], 달며[甘], 성질은 따뜻하다[溫]. 보신양(補腎陽), 강근골(强筋骨), 거풍습(祛風濕)의 효능이 있다.
약재 특징	▶	줄기는 가는 원기둥 모양이고, 바깥 면은 황록색이며, 광택이 있다. 잎은 가죽질에 가깝다. 냄새는 없고, 맛은 약간 쓰다.
품질 조건	▶	전통 경험에 따르면 잎이 많고, 황록색이고, 부서지지 않은 것이 좋다.

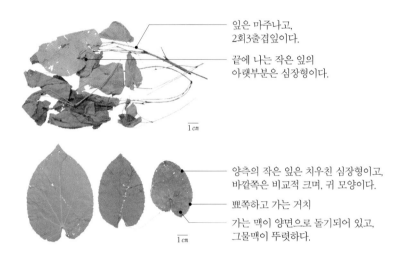

잎은 마주나고,
2회3출겹잎이다.

끝에 나는 작은 잎의
아랫부분은 심장형이다.

양측의 작은 잎은 치우친 심장형이고,
바깥쪽은 비교적 크며, 귀 모양이다.

뾰족하고 가는 거치

가는 맥이 양면으로 돌기되어 있고,
그물맥이 뚜렷하다.

음편 특징 ▶

<u>가는 띠 모양이다.</u>

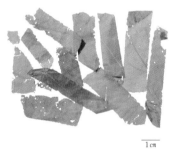

참고

《중국약전》에 함께 등재되어 있는 동속식물 전엽음양곽(箭葉淫羊藿) *E. sagittatum* (Sieb. et Zucc.) Maxim., 유모음양곽(有毛淫羊藿) *E. pubescens* Maxim. 무산음양곽(巫山淫羊藿) *E. wushanense* T. S. Ying, 조선음양곽(朝鮮淫羊藿) *E. koreanum* Nakai의 잎을 말린 것을 "음양곽"이라 하여 약용한다.

5종 음양곽의 주요 감별점

구분		음양곽	전엽음양곽	유모음양곽	무산음양곽	조선음양곽
형태		2회3출겹잎이고, 작은 잎은 난원형이다.	1회3출겹잎이고, 작은 잎은 긴 원형에서 달걀 모양의 피침형이다.	1회3출겹잎이고, 작은 잎은 피침형에서 좁은 피침형이다.	2회3출겹잎이고, 작은 잎은 비교적 넓고 크다.	1회3출겹잎이고, 작은 잎의 아래 표면과 잎자루는 부드러운 섬모로 덮여 있다.
곁에서 나는 작은 잎의 아랫부분		한쪽으로 치우친 심장형이고, 바깥쪽은 비교적 크고 귀 모양이다.	한쪽으로 기울어진 것이 뚜렷하고, 바깥쪽은 화살 모양이다.	기울어졌고, 안쪽은 작으며, 원형이고, 바깥쪽은 크며, 삼각형이다.		
질감		가죽질에 가깝다.	가죽질이다.		비교적 얇다.	
작은 잎의 크기	길이	3~8cm	4~12cm	9~23cm	4~10cm	
	너비	2~6cm	2.5~5cm	1.8~4.5cm	3.5~7cm	

---

26 《대한민국약전》(제11개정판)에는 "삼지구엽초 *Epimedium koreanum* Nakai, 음양곽 *Epimedium brevicornum* Maximowicz, 유모음양곽(柔毛淫羊藿) *Epimedium pubescens* Maximowicz, 무산음양곽 (巫山淫羊藿) *Epimedium wushanense* T. S. Ying 또는 전엽음양곽 (箭葉淫羊藿) *Epimedium sagittatum* Maximowicz (매자나무과 Berberidaceae)의 지상부"를 "음양곽"으로 등재하고 있다.

익모초 益母草

Leonuri Herba[27]

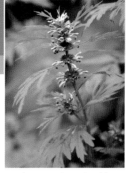

Leonurus japonicus Houtt.

기원 ▶ 꿀풀과(Labiatae) 식물 익모초(益母草) *Leonurus japonicus* Houtt.의 지상부의 신선한 것
또는 말린 것이다.

산지 ▶ 중국 각지에서 고르게 생산된다.

채취·가공 ▶ 신선한 것으로 사용할 경우에는 봄부터 여름까지 꽃이 피기 전 여린 싹이 나올 때 채취한다. 말려서 사용할 경우에
는 여름에 잎이 무성하고 꽃이 피기 시작할 무렵에 채취하여 햇볕에 그대로 말리거나 잘라서 말린다.

성미·효능 ▶ 맛은 쓰고[苦], 매우며[辛], 성질은 약간 차다[微寒]. 활혈조경(活血調經), 이수소종(利水消腫)의 효능이 있다.

약재 특징 ▶ 줄기는 네모진 기둥 모양이고, 윗부분에는 분지가 많다. 바깥 면은 회녹색 또는 황록색이다. 잎은 마주나면서 돌려
나고, 회녹색이며, 주름이 많고, 부서져 있다. 가볍고, 질은 질기다. 냄새는 없고, 맛은 약간 쓰다.

품질 조건 ▶ 전통 경험에 따르면 마르고, 줄기는 부드럽고, 황록색이며, 잎과 꽃이 붙어 있는 것이 좋다.

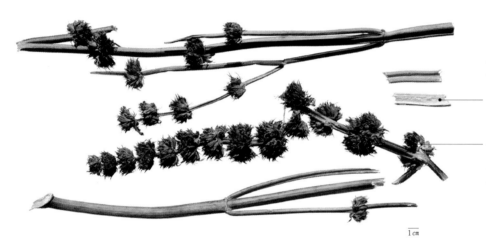

사면은 세로 홈을 이루어
오목하게 들어가 있고,
꺾은 면의 가운데에는
흰색의 수(髓)가 있다.

윤산화서(輪散花序)는
액생(腋生)하고,
꽃봉오리는 가시 모양이며,
꽃받침은 둥근 통 모양이다.

1 cm

음편 특징 ▶ 전초가 썰어져 있거나 부서져 있는 것이 많고, 줄기는 네모난 모양이며, 굵기는 고르지 않고, 가장자리는 청록색 또는
황백색이며, 수(髓)는 흰색으로 뚜렷하고, 꽃과 잎은 부서져 있다.

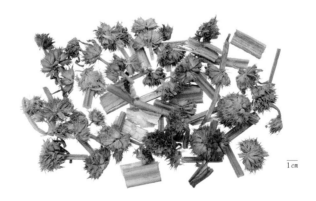

1 cm

참고

《중국약전》에 함께 등재되어 있는 익모초의 잘 익은 열매를 말린 것을 "충위자(茺蔚子)"라 하여 별도로 분류하고 있다. 387쪽의 "충위자" 항을 참고할 것

---

27 《대한민국약전》(제11개정판)에는 "익모초 *Leonurus japonicus* Houttuyn (꿀풀과 Labiatae)의 지상부로서 꽃이 피기 전 또는 꽃이 필 때 채취한 것"을 "익모초"로 등재하고 있다.

인진호 茵陳

Artemisiae Scopariae Herba[28]

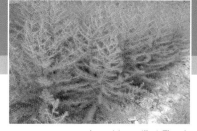

Artemisia capillaris Thunb.

기원 ▶ 국화과(Compositae) 식물 사철쑥[茵陳蒿] *Artemisia capillaris* Thunb.의 지상부를 말린 것이다.

산지 ▶ 중국 섬서성, 산서성, 안휘성 등지에서 주로 생산된다.

채취·가공 ▶ 봄에 어린싹이 6~10cm 정도 나왔을 때 채취하거나 가을에 꽃봉오리가 익었을 때 채취하여 이물질과 오래된 줄기를 제거하고 햇볕에 말린다. 봄에 채취한 것을 일반적으로 "면인진(綿茵陳)", 가을에 채취한 것을 "인진호(茵陳蒿)"라고 부른다.

성미·효능 ▶ 맛은 쓰고[苦], 매우며[辛], 성질은 약간 차다[微寒]. 청습열(淸濕熱), 퇴황달(退黃疸)의 효능이 있다.

약재 특징 ▶ 줄기의 질은 바삭하고, 자르기 쉽다. 청량한 향기가 있고 맛은 약간 쓰다.

품질 조건 ▶ 전통 경험에 따르면 질은 연하고 부드러우며, 회백색이고, 향기가 진한 것이 좋다.

<u>면인진</u>: 말아져 굽어 있어 덩어리를 이루고, 회백색 또는 회녹색이며, 솜털처럼 부드럽다.

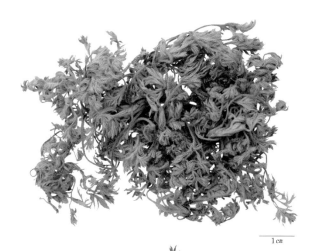

1 cm

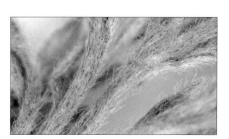

전체는 흰색의 잔털로 덮여 있다.

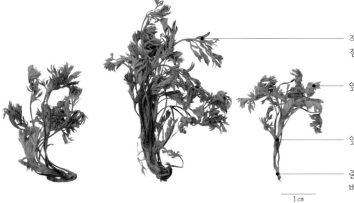

— 작은 잎 조각은 달걀 모양 또는 점점 거꿀피침형을 갖춘다.

— 잎은 1~3회 깃꼴 모양으로 갈라진다.

— 잎자루

— 줄기는 가늘고 작으며, 바깥 면에는 흰색의 솜털이 있다.

1 cm

참고

《중국약전》에 함께 등재되어 있는 동속식물 빈호(濱蒿) *A. scoparia* Waldst. et Kit.의 지상부를 말린 것을 "인진(茵陳)"이라 하여 약용한다.

---

28 《대한약전외한약(생약)규격집》(제4개정판)에는 "사철쑥 *Artemisia capillaris* Thunberg (국화과 Compositae)의 지상부"를 "인진호(茵蔯蒿)"로 등재하고 있으며, "봄에 채취한 것을 '면인진(綿茵蔯)'이라 하고, 가을에 채취한 것을 '인진호'라 한다"고 하였다.

종절풍 腫節風

Sarcandrae Herba

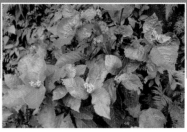

Sarcandra glabra (Thunb.) Nakai

기원 ▶ 홀아비꽃대과(Chloranthaceae) 식물 죽절초[草珊瑚] *Sarcandra glabra* (Thunb.) Nakai의 전초를 말린 것이다.

산지 ▶ 중국 강서성, 사천성, 절강성, 광서성 등지에서 주로 생산된다.

채취 · 가공 ▶ 여름과 가을에 채취하여 이물질을 제거하고 햇볕에 말린다.

성미 · 효능 ▶ 맛은 쓰고[苦], 매우며[辛], 성질은 평(平)하다. 청열양혈(淸熱涼血), 활혈소반(活血消斑), 거풍통락(祛風通絡)의 효능이 있다.

약재 특징 ▶ 뿌리줄기는 비교적 굵고 크며, 가는 뿌리가 빽빽하게 나 있다. 수상화서(穗狀花序)는 정생한다. 줄기의 질은 바삭하여 자르기 쉽고, 꺾은 면은 수(髓)가 있거나 비어 있다. 향기는 약간 있고, 맛은 약간 맵다.

품질 조건 ▶ 전통 경험에 따르면 줄기와 잎이 녹색인 것이 좋다.

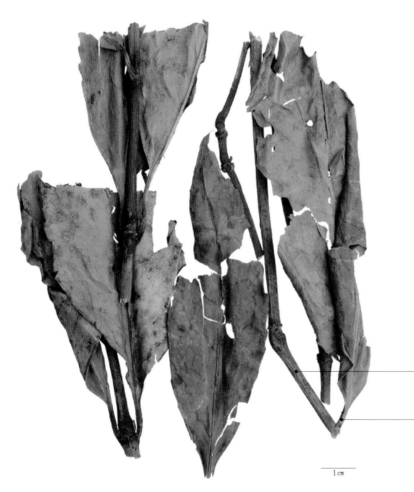

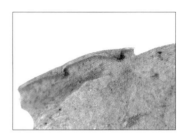

가장자리는 거치가 거칠고, 끝단에는 흑갈색의 샘점[腺體]이 있다.

줄기는 원기둥 모양이고, 가는 세로무늬가 뚜렷하며, 세로 방향으로 피공이 산재해 있고, 마디는 팽대되어 있다.

잎은 마주나고, 달걀 모양의 피침형에서 달걀 모양의 타원형이다.

1 cm

참고

1. 잎은 뿌리보다 항균력이 강하고, 신선품은 건조품에 비해 항균력이 강해서, 종종 경구용 정제에서 주요 원료로 사용된다.

2. 종절풍(문자적으로는 "바람과 더불어서 부풀어 오름")이란 이름은 약재가 관절을 확장시키고 바람을 없애줘서 혈관망을 자유롭게 해준다는 데서 비롯된 것이다. 그래서 종종 최종 제품에는 초책호(草珊瑚)라는 원식물명이 붙이기도 한다.

천산설련 天山雪蓮

Saussureae Involucratae Herba

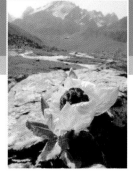

Saussurea involucrate
(Kar. et Kir) Sch. Bip.

기원 ▶	국화과(Compositae) 식물 천산설련(天山雪蓮) *Saussurea involucrate* (Kar. et Kir) Sch. Bip.의 지상부를 말린 것이다.
산지 ▶	중국 신강성, 청해성, 감숙성 등지에서 주로 생산된다.
채취 · 가공 ▶	여름과 가을에 꽃이 피었을 때 베어서 그늘에서 말린다.
성미 · 효능 ▶	맛은 약간 쓰고[微苦], 성질은 따뜻하다[溫]. 온신조양(溫腎助陽), 거풍승습(祛風勝濕), 통경활혈(通經活血)의 효능이 있다.
약재 특징 ▶	줄기는 원기둥 모양이고, 세로 능선이 있다. 바깥 면은 황록색 또는 황갈색이고, 어떤 것은 연한 자색을 띤다. 가볍고, 질은 무르다. 향기가 조금 있고, 맛은 약간 쓰다.

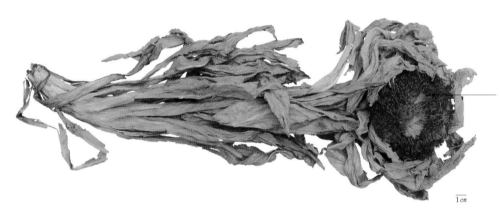

두상화서(頭狀花序)는
끝에서 나고,
10~42개가 밀집되어
원구형을 이룬다.

1 cm

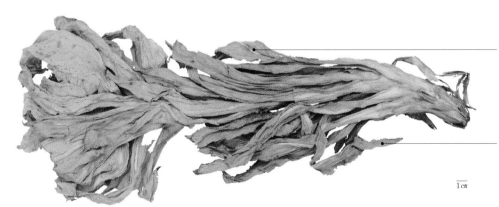

잎은 밀집해 배열되고,
온전한 잎은 달걀 모양의
긴 원형 또는 넓은 피침형이다.

잎의 양면은
부드러운 털로 덮여 있고,
가장자리는 거치와 털이 있으며,
주맥이 뚜렷하다.

1 cm

<u>서장설련</u>: 거꿀원뿔 모양에 가깝고, 바깥 면은 흰색 또는 연한 노란색의 섬모로 치밀하게 덮여 있으며, 면화처럼 구형이다.

뿌리줄기는 가늘고 길며,
띠 모양이다.

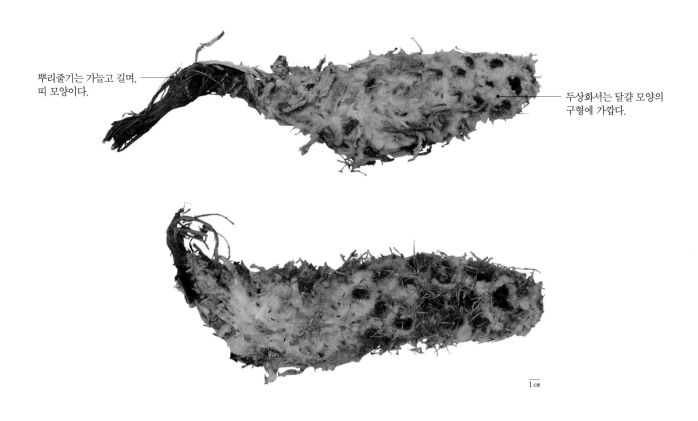

두상화서는 달걀 모양의
구형에 가깝다.

1 cm

참고

1. 천산설련은 신강성에 주로 분포되어 있으며, 위구르족이 습관적으로 사용하는 약재로 "신강설련(新疆雪蓮)"이라고도 한다.

2. 서장설련(西藏雪蓮)은 국화과 식물 수모설련화(水母雪蓮花) *S. medusa* Maxim.의 지상부를 말린 것으로 "수모설련(水母雪蓮)"이라고도 한다. 서장(西藏) 지역에 주로 분포되어 있고 위구르족이 약용하며, 온보신양(溫補腎陽), 통경지혈(通經止血)의 효능이 있다. 천산설련의 임상효과와 유사하다.

천산설련과 서장설련의 주요 감별점

구분	천산설련	서장설련
모양	잎은 줄기에서 나서 치밀하게 배열되고, 황록색 또는 황갈색이다.	전초는 목화꽃 모양과 비슷하다.
두상화서	끝에서 나고, 밀집되어 원구형을 띤다.	줄기 위에 배열되어 있고, 달걀 모양의 수상꽃차례이다.
포엽	크고, 긴 달걀 모양 또는 달걀 모양이고, 막질이다.	작고, 피침형이다.

천심련 穿心蓮

Andrographis Herba

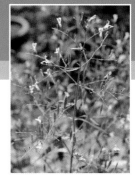

Andrographis paniculata
(Burn. f.) Nees

기원 ▶ 쥐꼬리망초과(Acanthaceae) 식물 천심련(穿心蓮) *Andrographis paniculata* (Burn. f.) Nees의 지상부를 말린 것이다.

산지 ▶ 중국 광동성, 광서성, 복건성, 운남성 등지에서 주로 생산된다.

채취 · 가공 ▶ 초가을 잎과 줄기가 무성할 때 채취하여 햇볕에 말린다.

성미 · 효능 ▶ 맛은 쓰고[苦], 성질은 차다[寒]. 청열해독(淸熱解毒), 양혈(涼血), 소종(消腫)의 효능이 있다.

약재 특징 ▶ 줄기는 네모난 기둥 모양으로 분지가 많다. 잎은 주름져 있고 쪼글쪼글하며, 부서지기 쉽다. 질은 바삭해서 자르기 쉽다. 냄새는 없고, 맛은 매우 쓰다.

품질 조건 ▶ 전통 경험에 따르면 녹색에 잎이 많은 것이 좋다.

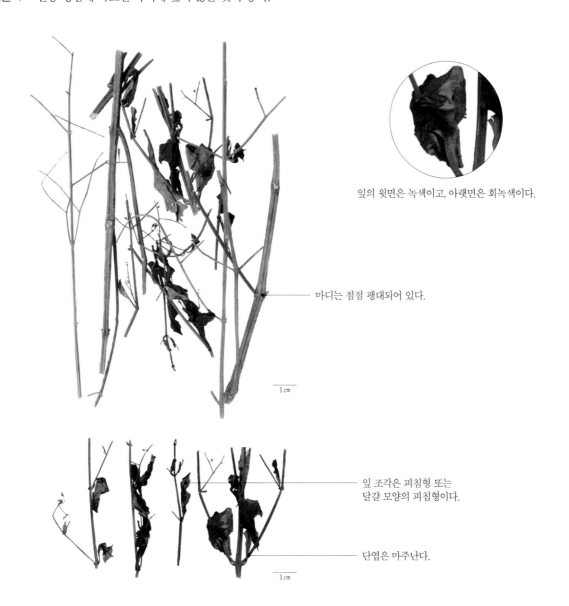

잎의 윗면은 녹색이고, 아랫면은 회녹색이다.

마디는 점점 팽대되어 있다.

잎 조각은 피침형 또는
달걀 모양의 피침형이다.

단엽은 마주난다.

참고
현재 광동성의 영덕(英德)에 천심련의 GAP 재배단지가 조성되어 있다.

청호 青蒿

Artemisiae Annuae Herba[29]

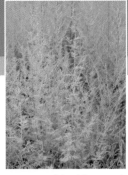

Artemisia annua L.

기원 ▶	국화과(Compositae) 식물 개똥쑥[黃花蒿] *Artemisia annua* L.의 지상부를 말린 것이다.
산지 ▶	중국 각지에서 고르게 생산된다.
채취·가공 ▶	가을에 꽃이 무성하게 피었을 때 채취하여 오래된 줄기를 제거하고 말린다.
성미·효능 ▶	맛은 쓰고[苦], 매우며[辛], 성질은 차다[寒]. 청열해서(淸热解暑), 제증(除蒸), 절학(截瘧)의 효능이 있다.
약재 특징 ▶	줄기는 원기둥 모양이며, 윗부분은 분지가 많고, 바깥 면은 황록색 또는 갈황색이다. 잎은 어두운 녹색 또는 갈녹색이고, 구부러지고 쪼글쪼글하여 부서지기 쉽다. 잎은 어긋나고, 온전한 잎을 넓게 펴면 3회 깃꼴 모양으로 깊게 갈라진 것을 볼 수 있고, 잎의 양쪽 면은 짧은 털이 덮여 있다. 가볍고, 질은 약간 단단하고, 자르기 쉽다. 특이한 향이 있고, 맛은 약간 쓰다.
품질 조건 ▶	전통 경험에 따르면 마르고, 줄기는 굵고, 녹색이며, 씨는 통통한 것이 좋다.

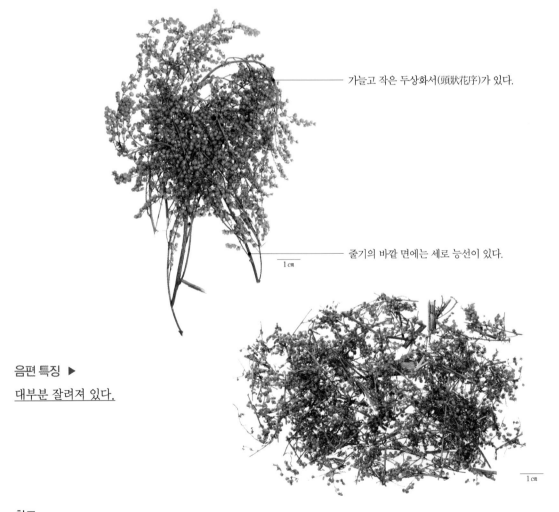

가늘고 작은 두상화서(頭狀花序)가 있다.

1 cm

줄기의 바깥 면에는 세로 능선이 있다.

음편 특징 ▶

<u>대부분 잘려져 있다.</u>

1 cm

참고

현재 중경(重慶)의 유양(酉陽)에 청호의 GAP 재배단지가 조성되어 있다. 이 약재는 아르테미시닌(artemisinin)을 추출하는 데 사용된다.

---

29 《대한약전외한약(생약)규격집》(제4개정판)에는 "개똥쑥 *Artemisia annua* Linne 또는 개사철쑥 *Artemisia apiacea* Hance (국화과 Compositae)의 지상부"를 "청호"로 등재하고 있다.

택란 澤蘭

Lycopi Herba[30]

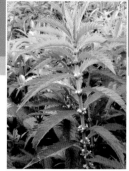

Lycopus lucidus Turcz.
var. *hirtus* Regel

기원 ▶ 꿀풀과(Labiatae) 식물 모엽지과아묘(毛葉地瓜兒苗) *Lycopus lucidus* Turcz. var. *hirtus* Regel의 지상부를 말린 것이다.

산지 ▶ 중국 대부분의 지역에서 고르게 생산된다.

채취·가공 ▶ 여름과 가을에 줄기와 잎이 무성할 때 채취하여 햇볕에 말린다.

성미·효능 ▶ 맛은 쓰고[苦], 매우며[辛], 성질은 약간 따뜻하다[溫]. 활혈화어(活血化瘀), 행수소종(行水消腫)의 효능이 있다.

약재 특징 ▶ 줄기는 사각기둥 모양이고, 분지는 적으며, 바깥 면은 황록색 또는 자색을 띤다. 잎 조각은 대부분 쭈글쭈글하고, 윗면은 흑록색, 아랫면은 회록색이다. 줄기는 부서지기 쉽고 꺾은 면은 황백색이며, 수부(髓部)는 비어 있다. 냄새가 조금 있고, 맛은 담담하다.

품질 조건 ▶ 전통 경험에 따르면 부드럽고, 잎이 많으며, 녹색의 것이 좋다.

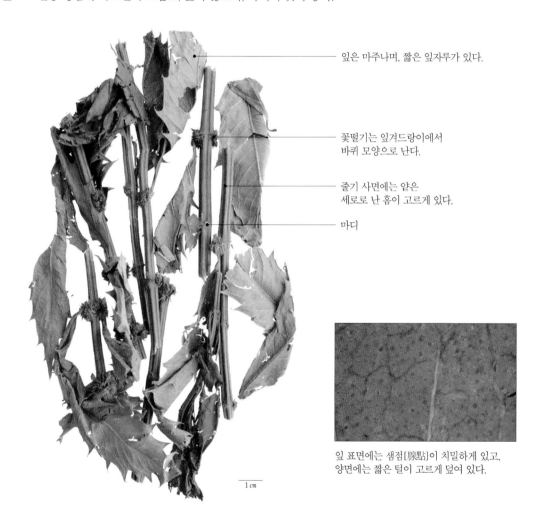

잎은 마주나며, 짧은 잎자루가 있다.

꽃떨기는 잎겨드랑이에서 바퀴 모양으로 난다.

줄기 사면에는 얕은 세로로 난 홈이 고르게 있다.

마디

1 cm

잎 표면에는 샘점[腺點]이 치밀하게 있고, 양면에는 짧은 털이 고르게 덮여 있다.

참고

《중국약전》에 함께 등재되어 있는 국화과 식물 패란(佩蘭) *Eupatorium fortunei* Turcz.의 지상부를 말린 것을 "패란"이라 하여 별도로 구분하고 있다. 448쪽의 "패란" 항을 참고할 것

---

30 《대한민국약전》(제11개정판)에는 "쉽싸리 *Lycopus lucidus* Turczaininov (꿀풀과 Labiatae)의 꽃이 피기 전의 지상부"를 "택란"으로 등재하고 있다.

패란 佩蘭

Eupatorii Herba[31]

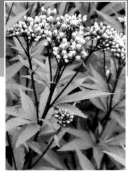

Eupatorium fortunei Turcz.

기원 ▶ 국화과(Compositae) 식물 벌등골나물[佩蘭] *Eupatorium fortunei* Turcz.의 지상부를 말린 것이다.

산지 ▶ 중국 강소성, 하북성, 안휘성, 산동성 등지에서 주로 생산된다.

채취·가공 ▶ 여름과 가을에 2번에 걸쳐 베어서 이물질을 제거하고 햇볕에 말린다.

성미·효능 ▶ 맛은 맵고[辛], 성질은 평(平)하다. 방향화습(芳香化湿), 성비개위(醒脾开胃), 발표해서(發表解暑)의 효능이 있다.

약재 특징 ▶ 줄기는 원기둥 모양이다. 바깥 면은 황갈색 또는 황록색이고, 자색을 띠는 것도 있다. 잎은 대부분 쭈글쭈글하게 주름져 있고, 부서져 있으며, 녹갈색이다. 줄기의 질은 바삭하다. 향기가 있고, 맛은 약간 쓰다.

품질 조건 ▶ 전통 경험에 따르면 질은 부드럽고, 잎이 많고, 녹색이며, 향기가 진한 것이 좋다.

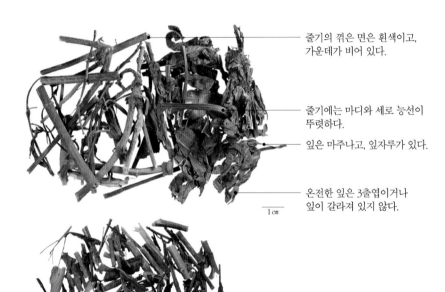

줄기의 꺾은 면은 흰색이고, 가운데가 비어 있다.

줄기에는 마디와 세로 능선이 뚜렷하다.

잎은 마주나고, 잎자루가 있다.

온전한 잎은 3출엽이거나 잎이 갈라져 있지 않다.

1 cm

음편 특징 ▶

대부분 잘려져 있다.

1 cm

참고

《중국약전》에 함께 등재되어 있는 꿀풀과(Labiatae) 식물 모엽지과아묘(毛葉地瓜兒苗) *Lycopus lucidus* Turcz. var. *hirtus* Regel의 지상부를 말린 것을 "택란(澤蘭)"이라 하여 별도로 분류하고 있다. 447쪽 "택란" 항을 참고할 것. 사용 시 잘 구분해야 한다.

패란과 택란의 주요 감별점

구분	패란	택란
줄기	원기둥 모양이다.	네모난 기둥 모양이다.
꽃은 잎겨드랑이에서 뭉쳐나고 바퀴 모양이다.	없다.	있다.
잎의 양쪽 면은 짧은 털로 덮여 있다.	없다.	있다.
냄새와 맛	향기가 있고, 맛은 약간 쓰다.	냄새는 없고, 맛은 담담하다.

31 《대한약전외한약(생약)규격집》(제4개정판)에는 "벌등골나물 *Eupatorium fortunei* Turcz. (국화과 Compositae)의 지상부"를 "패란"으로 등재하고 있다.

포공영 蒲公英

Taraxaci Herba[32]

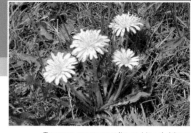

Taraxacum mongolicum Hand.-Mazz.

기원 ▶ 국화과(Compositae) 식물 털민들레[蒲公英] *Taraxacum mongolicum* Hand.-Mazz.의 전초를 말린 것이다.

산지 ▶ 중국 산서성, 하북성, 산동성 및 동북 지역에서 주로 생산된다.

채취 · 가공 ▶ 봄에서 가을에 걸쳐 꽃이 피기 시작할 무렵에 채취하여 이물질을 제거하고 물로 씻어서 햇볕에 말린다.

성미 · 효능 ▶ 맛은 쓰고[苦], 달며[甘], 성질은 차다[寒]. 청열해독(淸熱解毒), 소종산결(消腫散結), 이뇨통림(利尿通淋)의 효능이 있다.

약재 특징 ▶ 주름지고 말려 있어서 덩어리를 이룬다. 냄새는 없고, 맛은 약간 쓰다.

품질 조건 ▶ 전통 경험에 따르면 잎은 녹갈색이고, 꽃이 붙어 있고, 말라 있는 것이 좋다.

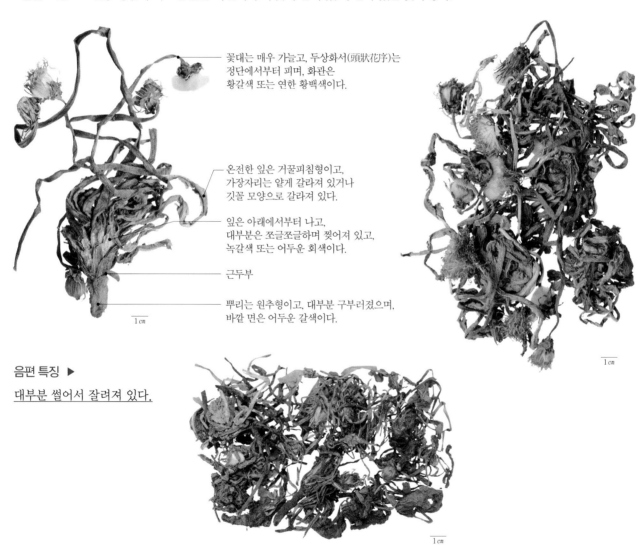

꽃대는 매우 가늘고, 두상화서(頭狀花序)는
정단에서부터 피며, 화관은
황갈색 또는 연한 황백색이다.

온전한 잎은 거꿀피침형이고,
가장자리는 얕게 갈라져 있거나
깃꼴 모양으로 갈라져 있다.

잎은 아래에서부터 나고,
대부분은 쪼글쪼글하며 찢어져 있고,
녹갈색 또는 어두운 회색이다.

근두부

뿌리는 원추형이고, 대부분 구부러졌으며,
바깥 면은 어두운 갈색이다.

1cm

1cm

음편 특징 ▶

대부분 썰어서 잘려져 있다.

1cm

참고

《중국약전》에 함께 등재되어 있는 동속식물 감지포공영(鹼地蒲公英) *T. sinicum* Kitag. 또는 동속식물의 전초를 말린 것을 "포공영"이라 하여 약용한다.

---

32 《대한약전외한약(생약)규격집》(제4개정판)에는 "민들레 *Taraxacum platycarpum* H. Dahlstedt, 서양민들레 *Taraxacum officinale* Weber, 털민들레 *Taraxacum mongolicum* Handel-Mazzetti, 흰민들레 *Taraxacum coreanum* Nakai (국화과 Compositae)의 전초"를 "포공영"으로 등재하고 있다.

향유 香薷

Moslae Herba[33]

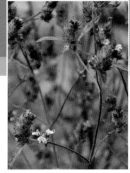

Mosla chinensis Maxim.

기원 ▶ 꿀풀과(Labiatae) 식물 향유[石香薷] *Mosla chinensis* Maxim.의 지상부를 말린 것이다. 일반적으로 "청향유(青香薷)"라고 부른다.

산지 ▶ 중국 광동성, 광서성, 복건성, 호남성 등지에서 주로 생산된다.

채취·가공 ▶ 여름철 맑은 날에 줄기와 잎이 무성하고 꽃이 풍성할 때 채취하여 이물질을 제거하고 그늘에서 말린다.

성미·효능 ▶ 맛은 맵고[辛], 성질은 약간 따뜻하다[微溫]. 발한해표(發汗解表), 화중이습(和中利濕)의 효능이 있다.

약재 특징 ▶ 길이는 30~50cm이다. 아래쪽은 자적색이고, 위쪽은 황록색 또는 연한 노란색이다. 잎은 마주나고, 오그라들었거나 탈락한 것들이 많다. 수상화서(穗狀花序)는 정생(頂生) 또는 액생(腋生)한다. 줄기의 질은 바삭하여 자르기 쉽다. 맑은 향이 진하고, 맛은 약간 맵고 시원하다.

품질 조건 ▶ 전통 경험에 따르면 가지가 연하고, 이삭이 많고, 향기가 진한 것이 좋다.

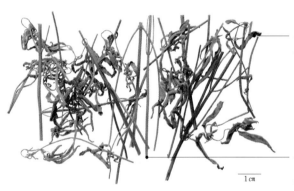

전체는 흰색의 솜털로 치밀하게 덮여 있다.

줄기는 네모난 기둥 모양이고, 마디는 뚜렷하다.

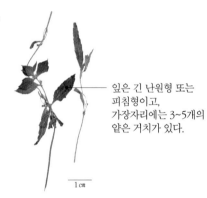

잎은 긴 난원형 또는 피침형이고, 가장자리에는 3~5개의 얕은 거치가 있다.

음편 특징 ▶ 일반적으로 썰어져 있다.

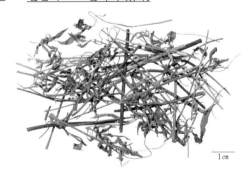

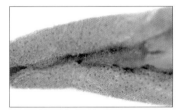

솜털과 샘점[腺點]

참고
《중국약전》에 함께 등재되어 있는 향유의 변종 강향유(江香薷) *Mosla chinensis* 'Jiangxiangru' 의 지상부를 말린 것을 "향유"라 하여 약용한다. 일반적으로 "강향유"라 하며 강서성, 절강성에서 주로 생산된다.

청향유와 강향유의 주요 감별점

구분	청향유	강향유
길이	30~50cm	55~65cm
잎 가장자리 거치의 수	3~5개	5~9개
열매의 지름	0.7~1.1mm	0.9~1.4mm
열매 바깥 면의 무늬	그물 무늬이다.	분산된 그물 무늬이다.

---

33 《대한약전외한약(생약)규격집》(제4개정판)에는 "향유 *Elsholtzia ciliata* Hylander 또는 기타 동속식물 (꿀풀과 Labiatae)의 꽃필 때의 전초"를 "향유"로 등재하고 있다.

형개 荊芥

Schizonepetae Herba[34]

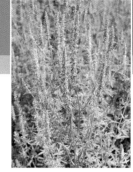

Schizonepeta tenuifolia Briq.

기원	▶	꿀풀과(Labiatae) 식물 형개(荊芥) *Schizonepeta tenuifolia* Briq.의 지상부를 말린 것이다.
산지	▶	중국 강소성, 절강성, 하남성, 하북성, 산동성 등지에서 주로 생산된다.
채취 · 가공	▶	여름과 가을에 꽃대 끝까지 꽃이 피고 꽃이삭이 푸른색일 때 베어서 이물질을 제거하고 말린다.
성미 · 효능	▶	맛은 맵고[辛], 성질은 약간 차다[微寒]. 해표산풍(解表散風), 투진(透疹)의 효능이 있다.
약재 특징	▶	줄기는 사각기둥 모양이고, 윗부분에 가지가 갈라져 있으며, 바깥 면은 연한 황록색 또는 연한 자적색이다. 줄기는 가볍고, 질은 바삭하다. 방향성 향기가 있고, 맛은 약간 떫으면서 맵고 시원하다.
품질 조건	▶	전통 경험에 따르면 연한 황록색으로, 이삭은 길고 치밀하며, 향기가 진한 것이 좋다.

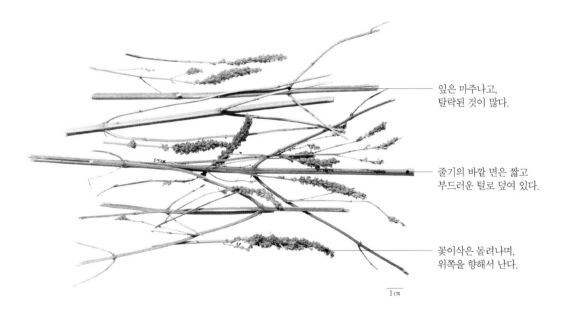

잎은 마주나고,
탈락된 것이 많다.

줄기의 바깥 면은 짧고
부드러운 털로 덮여 있다.

꽃이삭은 돌려나며,
위쪽을 향해서 난다.

1 cm

형개수(荊芥穗): 이삭 모양의 돌려나기는 원기둥 모양에 가깝다.
꽃부리는 대부분 탈락되었다.

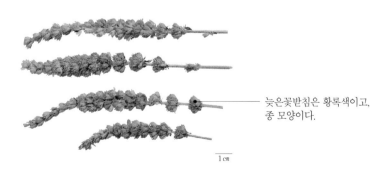

늦은꽃받침은 황록색이고,
종 모양이다.

1 cm

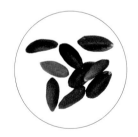

갈흑색의 작은 견과이다.

참고

1. 《중국약전》에 함께 등재되어 있는 형개의 화수를 말린 것을 "형개수(荊芥穗)"라 하여 별도로 분류하고 있다.

2. 현재 하북성의 옥전(玉田)에 형개의 GAP 재배단지가 조성되어 있다.

---

34 《대한민국약전》(제11개정판)에는 "형개 *Schizonepeta tenuifolia* Briquet (꿀풀과 Labiatae)의 꽃이삭[花穗]"을 "형개"로 등재하고 있다.

희렴 豨薟草

Siegesbeckiae Herba[35]

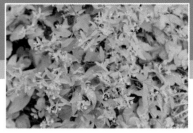

Siegesbeckia orientalis L.

기원 ▶ 국화과(Compositae) 식물 희렴(豨薟) *Siegesbeckia orientalis* L.의 지상부를 말린 것이다.

산지 ▶ 중국 장강(長江) 이남에서 주로 생산된다.

채취 · 가공 ▶ 여름과 가을에 꽃이 피기 전 또는 꽃이 피었을 때 채취하여 이물질을 제거하고 물로 씻어서 햇볕에 말린다.

성미 · 효능 ▶ 맛은 맵고[辛], 쓰며[苦], 성질은 차다[寒]. 거풍습(祛風濕), 이관절(利關節), 해독(解毒)의 효능이 있다.

약재 특징 ▶ 줄기는 약간 네모기둥 모양이고, 분지가 많으며, 바깥 면은 회록색, 황갈색 또는 자갈색이다. 잎은 마주나고, 잎 조각은 대부분 쭈글쭈글하게 말려서 굽어 있다. 줄기의 질은 바삭하여 자르기 쉽다. 냄새는 없고, 맛은 약간 쓰다.

품질 조건 ▶ 전통 경험에 따르면 잎이 많고, 질은 부드럽고, 녹색인 것이 좋다.

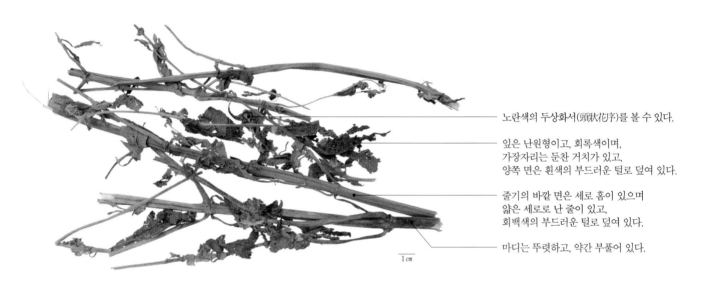

노란색의 두상화서(頭狀花序)를 볼 수 있다.

잎은 난원형이고, 회록색이며,
가장자리는 둔찬 거치가 있고,
양쪽 면은 흰색의 부드러운 털로 덮여 있다.

줄기의 바깥 면은 세로 홈이 있으며
얇은 세로로 난 줄이 있고,
회백색의 부드러운 털로 덮여 있다.

마디는 뚜렷하고, 약간 부풀어 있다.

1 cm

음편 특징 ▶ 대부분 썰어서 잘려져 있다.

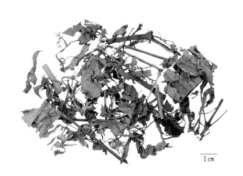

1 cm

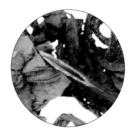

꺾은 면은 황백색이고, 녹색의 띠를 볼 수 있으며,
수부(髓部)는 넓고, 흰색에 가까우며, 가운데가 비어 있다.

참고

《중국약전》에 함께 등재되어 있는 동속식물 선경희렴(腺梗豨薟) *S. pubescens* Makino, 또는 모경희렴(毛梗豨薟) *S. glabrescen* Makino의 지상부를 말린 것을 "희렴초(豨薟草)"라 하여 약용한다.

---

35 《대한약전외한약(생약)규격집》(제4개정판)에는 "털진득찰 *Siegesbeckia pubescens* Makino 또는 진득찰 *Siegesbeckia glabrescens* Makino (국화과 Compositae)의 지상부"를 "희렴"으로 등재하고 있다.

8

조류, 균류, 수지류 및 기타

藻類, 菌類, 樹脂類 및 其他

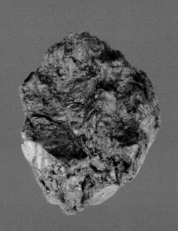

Seaweeds, fungi and resins

곤포 昆布

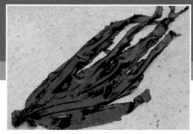

Laminaria japonica Aresch.

Laminariae Thallus / Eckloniae Thallus[1]

기원 ▶ 다시마과(Laminariaceae) 식물 다시마[*海帶*] *Laminaria japonica* Aresch.의 엽상체를 말린 것이다.

산지 ▶ 중국 요녕성, 산동성 등지에서 주로 생산된다.

채취 · 가공 ▶ 여름과 가을에 채취하여 햇볕에 말린다.

성미 · 효능 ▶ 맛은 짜고[鹹], 성질은 차다[寒]. 연견산결(軟堅散結), 소담(消痰), 이수(利水)의 효능이 있다.

약재 특징 ▶ 구부러지고 잘린 것들이 겹쳐서 덩어리 모양을 이루거나 둘둘 휘감겨서 다발을 이룬다. 전체는 흑갈색 또는 녹갈색을 띤다. 물에 담그면 연해지면서 즉시 팽창한다. 가죽질에 가깝다. 비린내가 나고, 맛은 짜다.

품질 조건 ▶ 전통 경험에 따르면 조각이 크고, 몸체가 두껍고, 청록색인 것이 좋다.

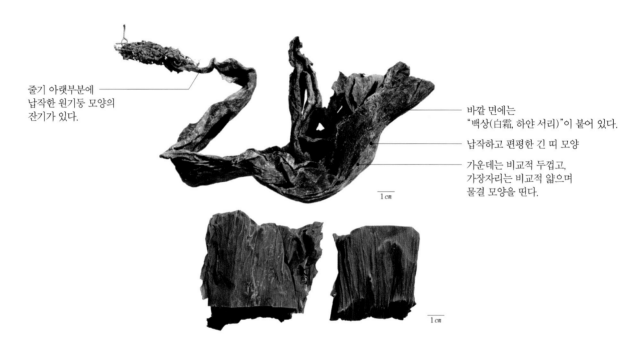

줄기 아랫부분에
납작한 원기둥 모양의
잔기가 있다.

바깥 면에는
"백상(白霜, 하얀 서리)"이 붙어 있다.

납작하고 편평한 긴 띠 모양

가운데는 비교적 두껍고,
가장자리는 비교적 얇으며
물결 모양을 띤다.

참고

1. 《중국약전》에 함께 등재되어 있는 시조과(翅藻科, Lessoniaceae) 식물 곤포 *Ecklonia kurome* Okam.의 엽상체(葉狀體)를 말린 것을 "곤포"라 하여 약용한다.
2. 해대(海帶)는 약용 이외에도 식용이 가능하다.

해대와 곤포의 주요 감별점

구분	해대	곤포
바깥 면	흑갈색 또는 녹갈색	검은색
모양	단엽은 넓고 길며, 가운데는 비교적 두껍고, 가장자리는 비교적 얇다.	잎의 양측은 날개 모양으로 깊이 갈라져 있고, 열편(裂片)은 혀 모양을 띠며, 비교적 얇다.
질감	가죽질에 가깝다.	부드럽고 매끄럽다.
물에 잠긴 후 손으로 문질렀을 때	층이 분리되어 있지 않다.	층이 분리되어 있다.

1 《대한약전외한약(생약)규격집》《제4개정판》에는 "다시마 *Laminaria japonica* Areschoung (다시마과 Laminariaceae)의 전조(全藻)"를 "곤포"로 등재하고 있다.

노회 蘆薈

Aloe[2]

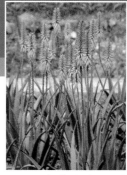

Aloe barbadensis Mill.

기원 ▶ 백합과(Lilliaceae) 식물 큐라소노회[庫拉索蘆薈] *Aloe barbadensis* Mill.의 잎의 즙액을 농축, 말린 것이다. 일반적으로 "노노회(老蘆薈)"라고 한다.

산지 ▶ 아프리카 북부, 남미의 서인도제도 등지에서 주로 생산된다.

채취 · 가공 ▶ 연중 채취가 가능하다. 신선한 잎을 아래 방향으로 잘라 벌려서 용기에 담아서 떨어져 나온 액을 건조한다. 또한 잎을 씻어 수평으로 자른 다음, 같은 양의 물과 섞어서 끓인 후 채로 쳐서 농축하여 건조기에 말리거나 햇볕에 말린다.

성미 · 효능 ▶ 맛은 쓰고[苦], 성질은 차다[寒]. 청간열(淸肝熱), 통변(通便)의 효능이 있다.

약재 특징 ▶ 불규칙한 덩어리 모양이고, 항상 깨져 있는 다각형으로 크기가 일정하지 않다. 바깥 면은 어두운 적갈색 또는 진한 갈색을 띤다. 가볍고, 질은 단단하여 깨뜨리기 쉽지 않다. 흡습성이 강하다. 특수한 냄새가 있고, 맛은 매우 쓰다.

품질 조건 ▶ 전통 경험에 따르면 흑록색으로, 질은 바삭하고, 광택이 있으며, 냄새와 맛은 진한 것이 좋다.

큐라소노회(*A. barbadensis*)

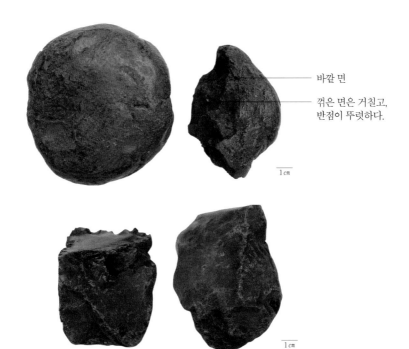

바깥 면

꺾은 면은 거칠고, 반점이 뚜렷하다.

1 cm

호망각노회(*A. ferox*)

1 cm

참고

《중국약전》에 함께 등재되어 있는 동속식물 호망각노회(好望角蘆薈) *A. ferox* Mill. 또는 기타 동속근연식물의 잎의 즙액을 농축 말린 것으로 "노회"라며 약용한다. 호망각노회를 일반적으로 "신노회(新蘆薈)"라 한다.

큐라소노회와 호망각노회의 주요 감별점

구분	큐라소노회[老蘆薈]	호망각노회[新蘆薈]
바깥 면	어두운 적갈색 또는 진한 갈색이고, 광택이 없다.	어두운 갈색, 약간 녹색을 띠고, 광택이 있다.
질감과 꺾은 면	단단하고, 쉽게 부서지지 않으며, 꺾은 면은 거칠다.	무르고, 쉽게 부서지며, 꺾은 면은 유리면과 같고 층 무늬가 있다.

---

2 《대한약전외한약(생약)규격집》(제4개정판)에는 "*Aloe barbadensis* Linne, *Aloe ferox* Miller, *Aloe africana* Miller 또는 *Aloe spicata* Baker의 잡종(백합과 Lilliaceae)의 잎에서 얻은 액즙(液汁)을 건조한 것"을 "노회"로 등재하고 있다.

동충하초 冬蟲夏草

Cordyceps[3]

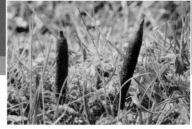

Cordyceps sinensis (Berk.) Sacc.

기원 ▶	맥각균과(Hypocreaceae) 진균 동충하초균(冬蟲夏草菌) *Cordyceps sinensis* (Berk.) Sacc.이 박쥐나방과(Hepialidae) 곤충의 유충에 기생하여 자란 자실체와 죽은 유충의 몸체이다.
산지 ▶	중국 청해성, 서장, 사천성, 운남 등지에서 주로 생산된다.
채취 · 가공 ▶	초여름에 자좌(子座)가 땅 위로 올라와서 포자가 퍼지기 전에 반건조 상태가 될 때까지 햇볕에서 말린 후, 섬유상의 물질이나 이물질을 제거하고 햇볕이나 저온에서 말린다.
성미 · 효능 ▶	맛은 달고[甘], 성질은 평(平)하다. 보폐익신(補肺益腎), 지혈(止血), 화담(化痰)의 효능이 있다.
약재 특징 ▶	충체와 충체의 머리 부분에서 세로로 길게 뻗어 나온 진균의 자좌(子座)가 서로 연결되어 이루어져 있다. 충체는 누에와 비슷하고, 바깥 면은 진한 노란색에서 황갈색이다. 자좌는 가늘고 긴 원기둥 모양으로, 바깥 면은 진한 갈색에서 어두운 갈색이고, 윗부분은 조금 팽대해 있다. 충체의 질은 바삭하고, 자르기 쉬우며, 꺾은 면은 약간 매끄럽다. 자좌의 질은 부드럽다. 약한 비린내가 있고, 맛은 약간 쓰다.
품질 조건 ▶	전통 경험에 따르면 온전하고, 충체가 통통하고 크며, 바깥 면은 밝은 노란색이고, 꺾은 면은 흰색이며, 자좌가 짧은 것이 좋다.

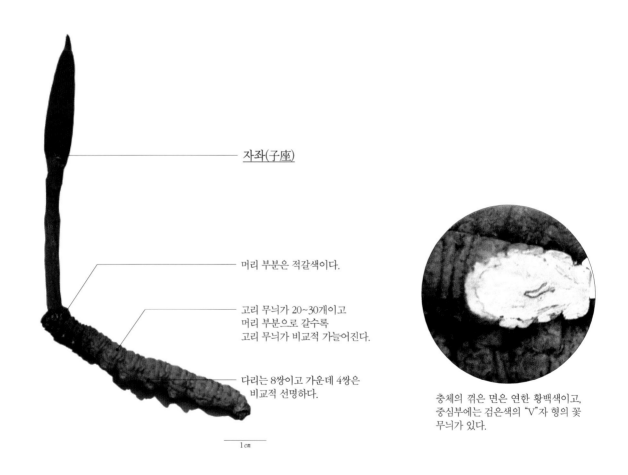

자좌(子座)

머리 부분은 적갈색이다.

고리 무늬가 20~30개이고 머리 부분으로 갈수록 고리 무늬가 비교적 가늘어진다.

다리는 8쌍이고 가운데 4쌍은 비교적 선명하다.

1 cm

충체의 꺾은 면은 연한 황백색이고, 중심부에는 검은색의 "V"자 형의 꽃 무늬가 있다.

---

3 《대한약전외한약(생약)규격집》(제4개정판)에는 "동충하초균(冬蟲夏草菌) *Cordyceps sinensis* Sacc (매각균과 Hypocreaceae)이 박쥐나방과(Hepialidae) 곤충의 유충에서 기생하여 자란 자실체(子實體)와 유충의 몸체"를 "동충하초"로 등재하고 있다.

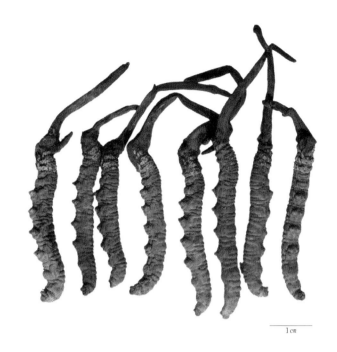

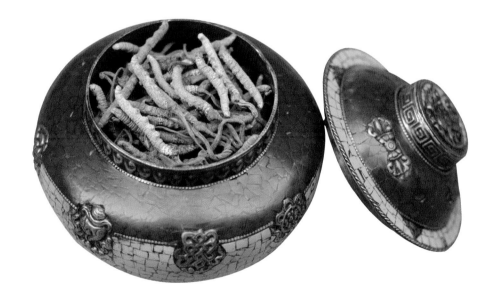

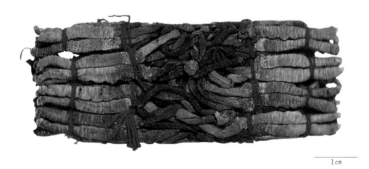

참고

동충하초는 약용 외에 식용도 가능하다.

마발 馬勃

Calvatis Lasiosphaera[4]

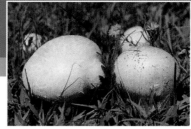

Calvatia lilavina (Mont. et Berk.) Lloyd

기원 ▶	마발과(Lycoperdaceae) 진균으로 자색마발(紫色馬勃) *Calvatia lilavina* (Mont. et Berk.) Lloyd의 자실체(子實體)를 말린 것이다.
산지 ▶	중국 내몽고, 하북성, 감숙성, 섬서성 등지에서 주로 생산된다.
채취·가공 ▶	여름과 가을에 자실체가 성숙했을 때 즉시 채취하여 토사를 제거하고 말린다.
성미·효능 ▶	맛은 맵고[辛], 성질은 평(平)하다. 청폐이인(淸肺利咽), 지혈(止血)의 효능이 있다.
약재 특징 ▶	팽이 모양 또는 납작하게 눌린 원형이다. 포피(包皮)의 질감은 종이와 같다. 포체(包體)는 손으로 만지는 즉시 포자가 먼지 같이 날리고, 손으로 비볐을 때 부드러운 감촉이 있다. 냄새는 먼지와 비슷하고, 맛은 없다.
품질 조건 ▶	전통 경험에 따르면 크고, 포피가 얇고, 통통하며, 부드럽고, 탄성이 있는 것이 좋다.

자색마발

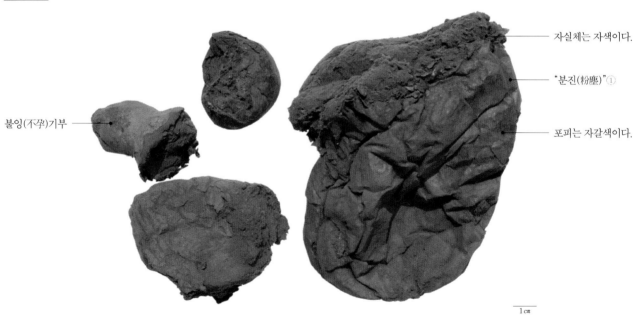

불잉(不孕)기부

자실체는 자색이다.

"분진(粉塵)"①

포피는 자갈색이다.

1 *cm*

---

4 《대한약전외한약(생약)규격집》(제4개정판)에는 "탈피마발(脫皮馬勃) *Lasiosphaera fenzlii* Reich, 대마발(大馬勃) *Calvatia gigantea* Lloyd 또는 자색마발(紫色馬勃) *Calvatia lilacina* Lloyd (마발과 Lycoperdaceae)의 자실체(子實體)"를 "마발"로 등재하고 있다.

세모체(細毛體)와 포자

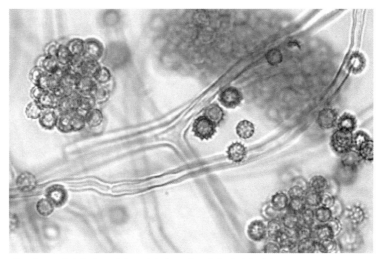

세모체는 분지되어 있고, 막은 두꺼우며, 포자는 작은 가시가 있다.

① "분진(粉塵)": 넓은 의미로 약재를 자르거나 파쇄할 때 날리는 가루 물질을 말한다.

참고

《중국약전》에 함께 등재되어 있는 동과진균 대마발(大馬勃) *C. gigantea* (Batsch ex Pers.) Lloyd, 탈피마발(脫皮馬勃) *Lasiosphaera fenzlii* Reich.의 자실체(字實體)를 말린 것을 "마발"이라 하여 약용한다.

3종 마발의 주요 감별점

구분	자색마발	탈피마발	대마발
모양	팽이 모양 또는 납작하게 눌린 원형	납작한 구형 또는 구형에 가깝다.	"탈피마발"과 같다.
불잉기부	발달하였다.	없다.	작거나 없다.
포피	얇고, 2층이며, 자갈색이고, 거칠며, 주름져 있고, 원형으로 오목하며, 바깥으로 뒤집혀 있다.	회갈색에서 황갈색이다.	황갈색의 막상 외포피와 비교적 두꺼운 노란색 내포피로 구성되어 있고, 매끄러우며, 질은 단단하면서 바삭하고, 덩어리째 탈락된다.
자실체 색깔	자색	회갈색 또는 진한 갈색	진한 청갈색

몰약 沒藥

Myrrha[5]

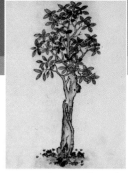

Commiphora myrrha Engler
(*C. molmol* Engler)
《보유뢰공포제편람
(補遺雷公炮製便覽)》

기원 ▶	감람나무과(Burseraceae) 식물 몰약수(沒藥樹) *Commiphora myrrha* Engler (*C. molmol* Engler) 또는 그 동속식물의 수간피 부위에서 삼출된 점착성 수지이다.
산지 ▶	소말리아, 에티오피아, 아라비아반도 및 인도 등지에서 주로 생산된다.
채취·가공 ▶	11월에서 이듬해 2월에 채취하는데, 수지가 상처 난 곳이나 갈라진 틈에서 자연적으로 스며 나온다. 처음에는 연한 황백색의 점성 유액이 차츰 공기와 만나 굳어서 적갈색의 딱딱한 덩어리가 된다. 그것을 모아서 이물질을 제거한다.
성미·효능 ▶	맛은 쓰고[苦], 성질은 평(平)하다. 파혈(破血), 소종(消腫), 생기(生肌), 지통(止痛)의 효능이 있다.
약재 특징 ▶	불규칙한 과립상 또는 달라붙어 뭉쳐진 덩어리 모양이고, 크기는 일정하지 않다. 바깥 면은 적갈색 또는 황갈색이다. 질은 단단하면서 푸석거리고, 얇은 조각의 반투명 또는 거의 투명하다. 특이한 향이 있고, 맛은 쓰면서 약간 맵다.
품질 조건 ▶	전통 경험에 따르면 덩어리가 크고, 적갈색이고, 반투명하며, 손에 약간 달라붙고, 진한 향이 오래 지속되며, 이물질이 적은 것이 좋다.

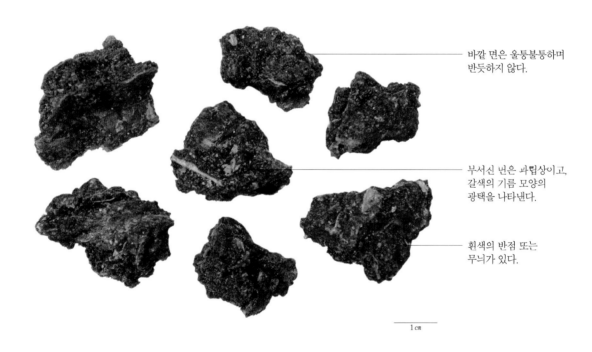

바깥 면은 울퉁불퉁하며
반듯하지 않다.

부서신 변은 과립상이고,
갈색의 기름 모양의
광택을 나타낸다.

흰색의 반점 또는
무늬가 있다.

1 cm

---

5 《대한민국약전》(제11개정판)에는 "몰약수(沒藥樹) *Commiphora myrrha* Engler 또는 합지수(哈地樹) *Commiphora molmol* Engler (감람나무과 Burseraceae)에서 얻은 고무수지"를 "몰약"으로 등재하고 있으며, "전자를 천연몰약(天然沒藥) Gum Myrrh이라 하고, 후자를 교질몰약(膠質沒藥) Gum Opoponax이라 한다"고 하였다.

복령 茯笭

Poria[6]

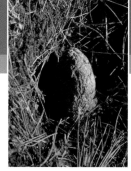

Poria cocos (Schw.) Wolf

기원 ▶ 구멍장이버섯과(Polyporaceae) 진균으로 복령(茯笭) *Poria cocos* (Schw.) Wolf의 균핵을 말린 것이다.

산지 ▶ 중국 운남성, 호북성, 안휘성, 귀주 등지에서 주로 생산된다.

채취·가공 ▶ 일반적으로 7~9월에 땅을 파서 채취한 후 토사를 제거하고 포개 쌓아서 발한(發汗)을 시킨다. 겉면이 마를 정도로 펼쳐서 말린 다음 발한을 반복한다. 이 과정을 내부의 물기가 모두 말라서 주름이 생길 때까지 여러 번 반복하여 그늘에서 말린다. 이것을 "복령개(茯笭個)"라 한다. 또한 신선한 복령을 부위에 따라 잘라서 그늘에서 말리며 "복령피(茯笭皮)"와 "복령괴(茯笭槐)"로 분류한다.

성미·효능 ▶ 맛은 쓰고[苦], 담담하며[淡], 성질은 평(平)하다. 이수삼습(利水滲濕), 건비녕심(健脾寧心)의 효능이 있다.

약재 특징 ▶ 복령개는 구형, 타원형, 납작한 원형에 가깝거나 불규칙한 덩어리 모양이다. 바깥 면은 흑갈색 또는 어두운 갈색이다. 무겁고, 단단하며, 잘 부서지지 않는다. 냄새는 없고, 맛은 담담하며, 씹으면 이에 달라붙는다.

품질 조건 ▶ 전통 경험에 따르면 무겁고 단단하며, 바깥 면은 어두운 갈색이고, 껍질에는 가는 선이 있으며, 갈라진 곳이 없으며, 꺾은 면은 흰색이고 부드러우며, 씹었을 때 이에 달라붙는 것이 좋다.

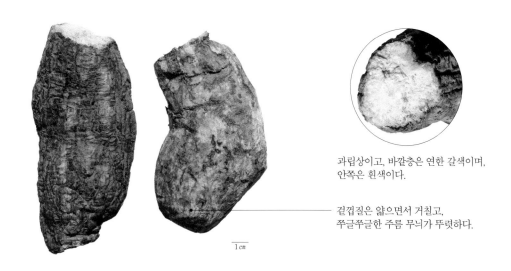

과립상이고, 바깥층은 연한 갈색이며, 안쪽은 흰색이다.

겉껍질은 얇으면서 거칠고, 쭈글쭈글한 주름 무늬가 뚜렷하다.

1 cm

"복신(茯神)"①   복신 덩어리

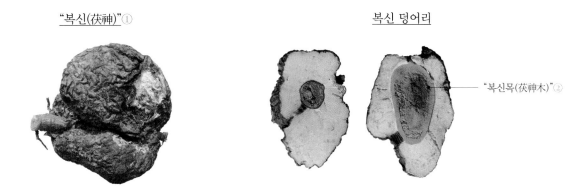

"복신목(茯神木)"②

---

6 《대한민국약전》(제11개정판)에는 "복령 *Poria cocos* Wolf (구멍장이버섯과 Polyporaceae)의 균핵"을 "복령"으로 등재하고 있다.

음편 특징 ▶

<u>복령피</u>: 복령의 껍질을 깎은 것이다. 긴 띠 모양이고, 크기가 일정하지 않다. 질은 비교적 푸석하고 부드러우며, 약간 탄력성이 있다.

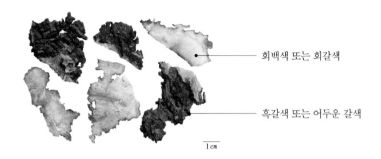

— 회백색 또는 회갈색

— 흑갈색 또는 어두운 갈색

1 cm

<u>복령괴</u>: 복령 덩어리 껍질을 제거하고 잘라 놓은 복령이다. 덩어리 모양의 조각으로 크기는 일정하지 않다. 표피에 가까운 곳의 색은 연한 붉은색 또는 연한 갈색이고, 내부는 흰색이다.

"적복령(赤茯苓)"③

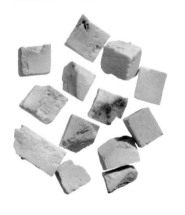

"백복령(白茯苓)"④

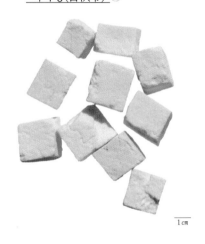

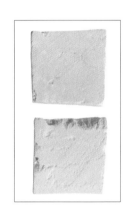

1 cm

복령권(말린 것)

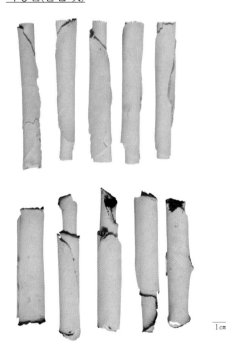

1 cm

① "복신(茯神)": 소나무의 뿌리를 둘러싸고 있는 복령의 가운데 부분을 가리키는 것이다.

② "복신목(茯神木)": 복신 중간의 소나무 뿌리를 가리킨다.

③ "적복령(赤茯苓)": 복령개 바깥 면에 가까운 연한 붉은색 부분을 가리킨다.

④ "백복령(白茯苓)": 복령개에서 적복령 부분을 제거하고 남은 복령의 흰색 부분을 가리킨다.

참고

복령의 재배품 또는 야생품에 대하여, 재배품은 호북성, 안휘성에서 생산량이 많고, 야생품은 운남성에서 생산되는 것이 품질이 우수하여 일반적으로 "운령(雲苓)"이라 부른다.

빙편 冰片

Borneolum Syntheticum

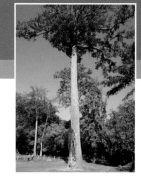

용뇌향나무

기원 ▶ 테레빈유와 장뇌(樟腦)를 원료로 한 합성가공품이다.

산지 ▶ 중국 광동성의 광주(廣州), 호남성의 주주(株州), 강소성의 남경(南京), 천진(天津)
등지에서 주로 생산된다.

성미 · 효능 ▶ 맛은 맵고[辛], 쓰며[苦], 성질은 약간 차다[微寒]. 개규성신(開竅醒神), 청열지통(淸熱止痛)의 효능이 있다.

약재 특징 ▶ 무색투명하거나 흰색 반투명한 조각 모양의 무른 결정이다. 청량한 향기가 있고, 맛은 맵고 시원하다. 휘발성이고,
불에 태우면 진한 연기가 발생함과 동시에 밝은 불꽃을 낸다.

품질 조건 ▶ 전통 경험에 따르면 조각이 크고, 새하얗고, 질은 무르고 바삭하며, 청량한 향기가 있고, 반짝반짝하며 반투명한 결
정의 것이 좋다.

빙편

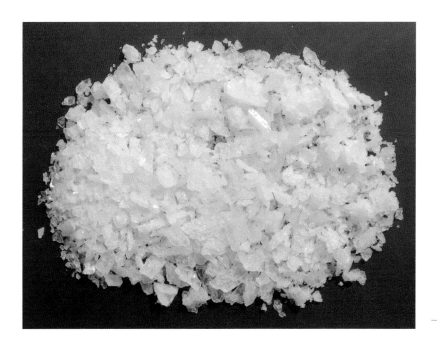

1 cm

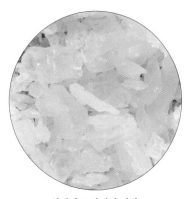

흰색이고 광택이 있다.

매화빙편(梅花冰片): 반투명한 조각 모양, 덩어리 모양 또는 과립상의 결정이다.

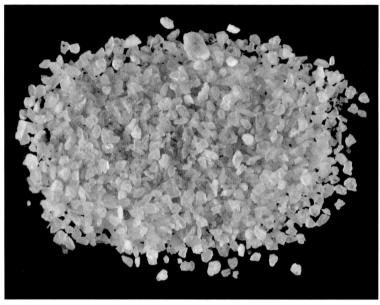

1 cm

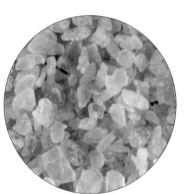

황백색에서 연한 노란색 또는
연한 회갈색

참고

1. 《중국약전》에 등재되어 있는 빙편은 합성용뇌로부터 만들어진 것으로, "기제빙편(機製冰片)"이라고도 한다.

2. 상품으로 유통되고 있는 빙편에는 매화빙편, 기제빙편(機製冰片), 애편(艾片)의 3종이 있다. "매화빙편"은 용뇌향과 식물 용뇌향수 *Dryobalanops aromatica* Gaertn. f.의 수지가 석출된 천연 결정성 화합물로 일반적으로 "용뇌편(龍腦片)", "매편(梅片)"이라 부른다. 인도네시아에서 주로 생산된다. 태우면 검은 약간의 검은 연기가 나거나 연기가 없다. "애편"은 국화과 식물 애납향(艾纳香) *Blumea balsamifera* (L.) DC.의 잎에서 추출한 결정이다.

3. 매화빙편은 주로 D-borneol 성분으로 이루어져 있으며 눈 질환에 사용되고, 합성빙편은 사용할 수 없다.

3종 빙편의 주요 감별점

구분	매화빙편	기제빙편	애편
모양	조각 모양, 덩어리 모양 또는 과립상의 결정이다.	조각 모양의 무른 결정이다.	약간 두꺼운 조각 모양의 결정이다.
색깔	흰색에서 연한 회갈색이고 반투명하다.	무색투명 또는 흰색 반투명하다.	반투명하다.
불에 태웠을 때	약간의 검은 연기가 나거나 연기가 없다.	진한 연기가 발생함과 동시에 밝은 불꽃을 낸다.	진한 연기가 나고, 자국이 남지 않는다.

아위 阿魏

Ferulae Resina[7]

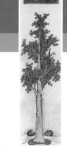

Ferula assafoetida L.
《보유뢰공포제편람(補遺雷公炮製便覽)》

기원 ▶ 산형과(Umbelliferae) 식물 아위(阿魏) *Ferula assafoetida* L.의 수지이다.

산지 ▶ 중앙아시아 및 이란, 아프가니스탄 등지에서 주로 생산된다.

채취 · 가공 ▶ 겨울에 가지와 줄기를 채취하여 외피층을 제거하고 큰 덩어리로 잘라서 물에 끓인 후 농축하여 말린다.

성미 · 효능 ▶ 맛은 쓰고[苦], 매우며[辛], 성질은 따뜻하다[溫]. 소적(消積), 산비(散痞), 살충(殺蟲)의 효능이 있다.

약재 특징 ▶ 구형의 알갱이가 뭉쳐서 덩어리를 이루고, 크기는 일정하지 않다. 바깥 면에는 흰색, 노란색, 갈색 또는 적갈색의 것이 서로 엉겨 붙어 있다. 질은 밀납과 비슷하고, 신선한 것의 꺾은 면의 색깔은 비교적 연하고, 방치하면 색은 점점 진해진다. 강렬하면서 오래된 마늘의 특이한 냄새가 있고, 맛은 약간 아리고 쓰며, 씹으면 점성이 있다.

품질 조건 ▶ 전통 경험에 따르면 덩어리가 크고, 마늘 냄새가 강렬하고, 꺾은 면은 우윳빛 또는 약간 붉은색을 띠는 것이 좋다.

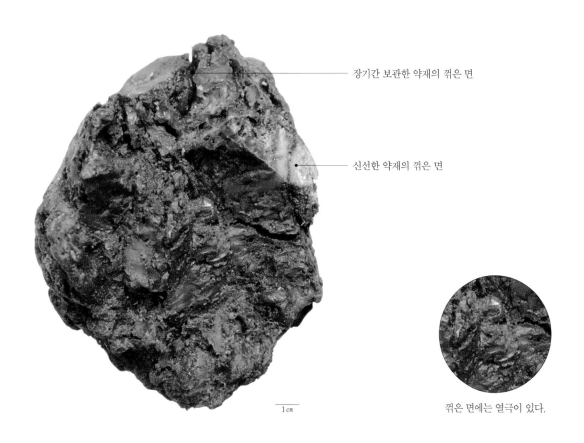

장기간 보관한 약재의 꺾은 면

신선한 약재의 꺾은 면

1 cm

꺾은 면에는 열극이 있다.

참고

《중국약전》에 함께 등재되어 있는 동속식물 신강아위(新疆阿魏) *F. sinkiangensis* K.M.Shen 또는 부강아위(阜康阿魏) *F. fukanensis* K.M.Shen의 수지를 "아위"라 하여 약용한다.

---

7 《대한약전외한약(생약)규격집》(제4개정판)에는 "아위 *Ferula assafoetida* Linne 또는 기타 동속근연식물 (산형과 Umbelliferae)의 줄기를 자른 부위에서 삼출된 수지"를 "아위"로 등재하고 있다.

아차 兒茶

Catechu

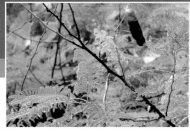

Acacia catechu (L. f.) Willd.

기원 ▶ 콩과(Leguminosae) 식물 아차(兒茶) *Acacia catechu* (L. f.) Willd.의 껍질을 벗긴 가지와 목부를 달여 만든 농축액을 건조한 것이다.

산지 ▶ 중국 운남성의 면전(緬甸), 인도 등지에서 주로 생산된다.

채취 · 가공 ▶ 겨울에 가지와 줄기를 채취하여 겉껍질을 제거하고 큰 덩어리로 잘라서 물에 끓인 후 농축하여 건조한다.

성미 · 효능 ▶ 맛은 쓰고[苦], 떫으며[澁], 성질은 약간 차다[微寒]. 활혈요상(活血療傷), 지혈생기렴창(止血生肌斂瘡)의 효능이 있다.

약재 특징 ▶ 네모난 모양 또는 불규칙한 덩어리 모양이고, 크기는 일정하지 않다. 바깥 면은 어두운 갈색 또는 흑갈색이다. 질은 단단하고, 부서지기 쉬우며, 꺾은 면은 반듯하지 않고, 습기에 노출되었을 때 끈적끈적한 점성이 있다. 냄새는 없고, 맛은 떫고 쓰며 나중에는 약간 달콤한 맛이 돈다.

품질 조건 ▶ 전통 경험에 따르면 갈색을 약간 띤 검은색으로, 누글누글하지 않고 부서지지 않았으며, 수렴성이 강한 것이 좋다.

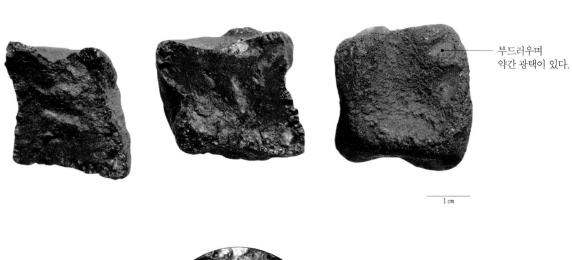

부드러우며
약간 광택이 있다.

1 cm

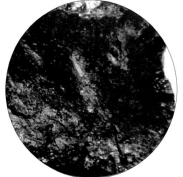

꺾은 면: 광택이 있고, 작은 구멍이 있다.

영지 靈芝

Ganoderma[8]

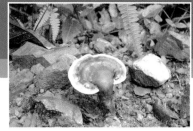

Ganoderma lucidum (Leyss.ex Fr.) Karst.

기원 ▶	구멍장이버섯과(Polyporaceae) 진균으로 영지(靈芝) *Ganoderma lucidum* (Leyss.ex Fr.) Karst.의 자실체를 말린 것이다.
산지 ▶	중국의 화동(華東), 서남(西南) 지역과 하북성, 산서성, 강서성, 광서성 등지에서 주로 생산된다. 현재 인공재배가 대부분이다.
채취·가공 ▶	가을에 채취하여 토사와 이물질을 제거하고 그늘에서 말리거나 햇볕에서 말린다.
성미·효능 ▶	맛은 달고[甘], 성질은 평(平)하다. 보기안신(補氣安神), 지해평천(止咳平喘)의 효능이 있다.
약재 특징 ▶	우산 모양이고, 버섯의 가장 윗부분은 신장형, 반원형 또는 거의 원형이다. 바깥 면은 황갈색에서 적갈색이다. 균육(菌肉)은 흰색에서 연한 갈색이다. 향기가 약간 있고, 맛은 쓰고 떫다.
품질 조건 ▶	전통 경험에 따르면 크고, 균육이 두껍고, 광택이 뚜렷한 것이 좋다.

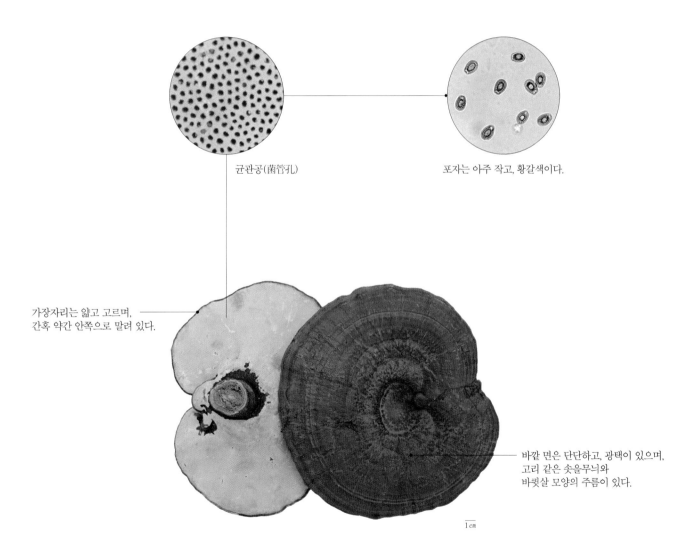

균관공(菌管孔)

포자는 아주 작고, 황갈색이다.

가장자리는 얇고 고르며,
간혹 약간 안쪽으로 말려 있다.

바깥 면은 단단하고, 광택이 있으며,
고리 같은 솟을무늬와
바퀏살 모양의 주름이 있다.

1 cm

---

8 《대한약전외한약(생약)규격집》(제4개정판)에는 "영지 *Ganoderma lucidum* Karsten 또는 기타 근연종 (구멍장이버섯과 Polyporaceae)의 자실체"를 "영지"로 등재하고 있다.

음편 특징 ▶

조각 모양

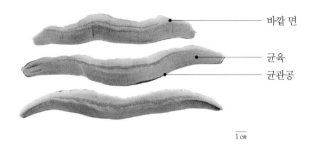

바깥 면
균육
균관공

$\overline{1\,cm}$

자지(紫芝, *G. sinense*): 절강성, 강서성, 호남성, 광서성, 복건성, 광동성 등지에서 주로 생산된다. 자지의 야생품과 재배품은 모두 적지(赤芝) *G. lucidum*의 생산량보다는 비교적 적은 편이다.

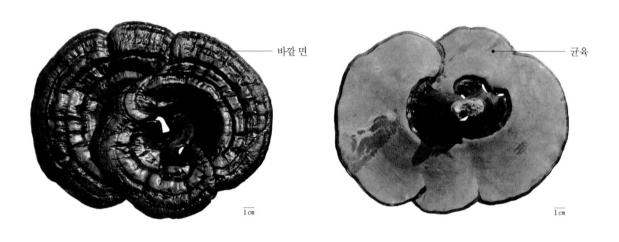

바깥 면   균육

$\overline{1\,cm}$ $\overline{1\,cm}$

재배품: 자실체는 비교적 두껍고 편평하다. 바깥 면에는 가루성의 황갈색 포자가 간혹 다량 붙어 있다.

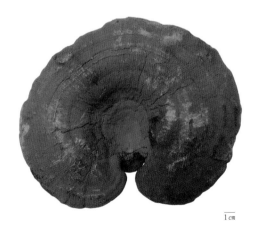

$\overline{1\,cm}$

참고

《중국약전》에 함께 등재되어 있는 동속진균 *G. sinense* Zhao, Xu et Zhang의 말린 자실체를 "영지"라 하여 약용한다. "자지"의 바깥 면은 자흑색이고, 옻칠한 것 같은 광택이 있으며, 균육은 녹이 슨 것 같은 갈색이다.

오배자 五倍子

Galla Chinensis[9]

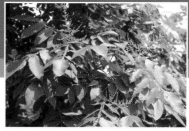

Rhus chinensis Mill.

기원 ▶ 옻나무과(Anacardiaceae) 식물 붉나무[鹽膚木] *Rhus chinensis* Mill.의 잎사귀 위에 오배자면충 *Melaphis chinensis* (Bell) Baker이 기생하여 만든 벌레집이다.

산지 ▶ 중국 사천성, 귀주성, 운남성, 섬서성 등지에서 주로 생산된다.

채취·가공 ▶ 가을에 채취하여 끓는 물에 삶거나 바깥 면이 회색을 띨 때까지 쪄서, 진딧물을 죽인 후에 꺼내서 말린다.

성미·효능 ▶ 맛은 시고[酸], 떫으며[澁], 성질은 차다[寒]. 염폐강화(斂肺降火), 삽장지사(澁腸止瀉), 염한지혈(斂汗止血), 수습염창(收濕斂瘡)의 효능이 있다.

약재 특징 ▶ 모양에 따라 "두배(肚倍)"와 "각배(角倍)"로 나뉜다. 질은 단단하면서 바삭하고, 깨뜨리기 쉽다. 특이한 냄새가 있고, 맛은 떫다.

품질 조건 ▶ 전통 경험에 따르면 크기가 크고 고르며, 온전하고, 껍질이 두꺼우며, 회갈색의 것이 좋다.

두배: 긴 원형 또는 방추형 주머니 모양이다. 바깥 면은 진한 회갈색 또는 회갈색이고, 부드러운 털이 조금 있다.

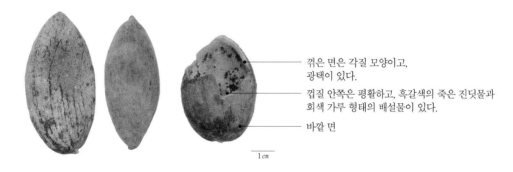

꺾은 면은 각질 모양이고, 광택이 있다.
껍질 안쪽은 평활하고, 흑갈색의 죽은 진딧물과 회색 가루 형태의 배설물이 있다.
바깥 면

1 cm

각배: 산등성이처럼 솟아있는 모양이고, 불규칙한 무딘 뿔 모양의 분지가 있으며, 바깥 면은 부드러운 털이 비교적 뚜렷하다.

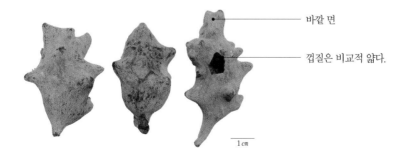

바깥 면
껍질은 비교적 얇다.

1 cm

참고
《중국약전》에 함께 등재되어 있는 동속식물 청부양(青麩楊) *R. potaninii* Maxim. 또는 홍부양(紅麩楊) *R. punjabensis* Stew. var. *sinica* (Diels) Rhed. et Wils.의 잎사귀 위에 있는 벌레집으로 "오배자"라 하여 약용한다. 모양에 따라 "두배"와 "각배"로 나뉜다.

9 《대한민국약전》(제11개정판)에는 "붉나무 *Rhus javanica* Linne, 청부양 *Rhus potaninii* Maximowicz 또는 홍부양 *Rhus punjabensis* Stew. var. *sinica* Rehder et Wilson (옻나무과 Anacardiaceae)의 잎 위에 주로 오배자면충 *Schlechtendalia chinensis* Bell (면충과 Pemphigidae)이 기생하여 만든 벌레집"을 "오배자"로 등재하고 있으며, "외형에 따라 두배(肚倍)와 각배(角倍)로 나뉜다"라고 하였다.

유향 乳香

Olibanum[10]

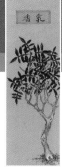

Boswellia carterii Birdw.
《본초품회정요(本草品匯精要)》

기원 ▶ 감람과(Burseraceae) 식물 유향나무[乳香樹] *Boswellia carterii* Birdw. 또는 기타 동속근연식물의 점착성 수지이다.

산지 ▶ 소말리아, 리비아 및 아라비아반도의 남부에서 주로 생산된다.

채취 · 가공 ▶ 봄과 여름에 채취 가능하며 봄에 가장 많이 생산된다. 수확 시기에 가지 부위에 위아래로 계속해서 상처를 내면 좁은 홈이 생겨서 상처 낸 부위에서 수지가 흘러나온다. 며칠 후에 수지가 딱딱한 덩어리로 굳으면 그것을 모은다. 간혹 땅에 떨어진 조각들에는 흙과 이물질이 붙어 있을 수가 있는데 상대적으로 품질이 떨어진다.

성미 · 효능 ▶ 맛은 맵고[辛], 쓰며[苦], 성질은 약간 따뜻하다[溫]. 조기활혈(調氣活血), 서근지통(舒筋止痛), 생기소종(生肌消腫)의 효능이 있다.

약재 특징 ▶ 긴 달걀 모양의 젖꼭지형, 원형에 가까운 알갱이 또는 불규칙한 작은 덩어리 모양이다. 연한 노란색, 때로는 연한 녹색 또는 갈적색이다. 질은 단단하면서 바삭하고, 향기가 조금 있으며, 맛은 약간 쓰고, 씹으면 처음에는 부서져 작은 덩어리가 되고, 계속 씹으면 부드러워져서 우윳빛의 끈적끈적한 덩어리가 된다.

품질 조건 ▶ 전통 경험에 따르면 연한 노란색으로, 과립상이고, 반투명하며, 이물질이 없고, 가루는 손에 붙으며, 향기가 있는 것이 좋다.

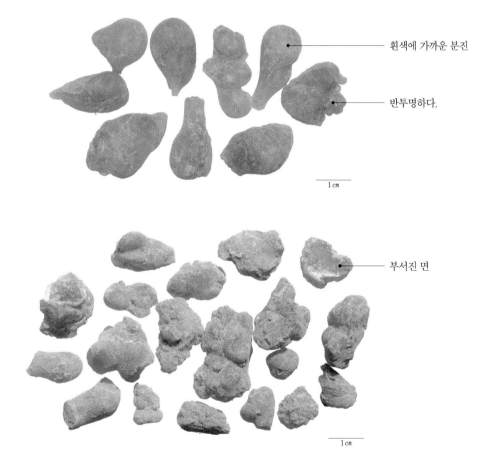

흰색에 가까운 분진

반투명하다.

부서진 면

1 cm

1 cm

---

10 《대한약전외한약(생약)규격집》(제4개정판)에는 "유향나무 *Boswellia carterii* Birdwood 또는 기타 동속근연식물 (감람과 Burseraceae)의 줄기에 상처를 내어 얻은 수지"를 "유향"으로 등재하고 있다.

저령 豬苓

Polyporus[11]

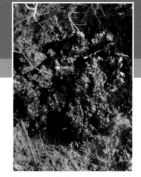

Polyporus umbellatus (Pers.) Fries

기원 ▶ 구멍장이버섯과(Polyporaceae) 진균으로 저령(豬苓) *Polyporus umbellatus* (Pers.) Fries의 균핵을 말린 것이다.

산지 ▶ 중국 섬서성, 운남성, 하남성, 산서성 등지에서 주로 생산된다.

채취·가공 ▶ 봄과 가을에 채취하여 토사를 제거하고 말린다.

성미·효능 ▶ 맛은 달고[甘], 담담하며[淡], 성질은 평(平)하다. 이수삼습(利水滲濕)의 효능이 있다.

약재 특징 ▶ 띠 모양이고, 원형 또는 납작한 덩어리 모양에 가깝다. 바깥 면은 검은색, 회흑색 또는 갈흑색이다. 질은 치밀하면서 단단하지 않고, 물에 뜨는 연한 나무와 비슷하다. 꺾은 면은 매끄럽고 누르면 상대적으로 연해진다. 냄새는 없고, 맛은 담담하다. 씹으면 부드러우면서 쉽게 부서지지 않는다.

품질 조건 ▶ 전통 경험에 따르면 크고, 마디져 있으며, 무겁고, 바깥 면은 밝은 검은색을 띠고, 자른 면은 흰색이고 가루성인 것이 좋다.

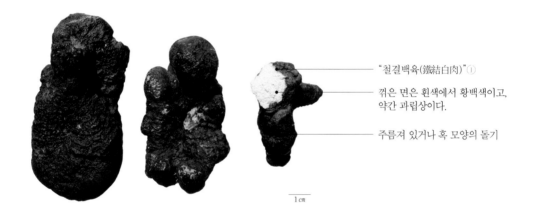

"철결백육(鐵結白肉)" ①

꺾은 면은 흰색에서 황백색이고, 약간 과립상이다.

주름져 있거나 혹 모양의 돌기

1 cm

음편 특징 ▶ 불규칙하게 어슷썰기한 조각 또는 두꺼운 조각

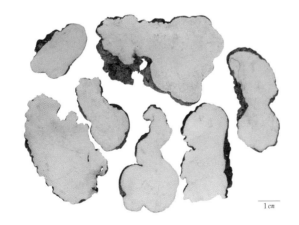

① "철결백육(鐵結白肉)": 마디져 있고, 무거우며, 바깥 면은 검고, 자른 면은 흰색인 것을 가리킨다.

1 cm

참고

섬서성 생산품인 "서북저령(西北豬苓)"은 품질이 좋고, 운남성에서 생산되어 이름 붙여진 "운남저령(雲南豬苓)"은 생산량이 많다.

---

11   《대한민국약전》(제11개정판)에는 "저령 *Polyporus umbellatus* Fries (구멍장이버섯과 Polyporaceae)의 균핵"을 "저령"으로 등재하고 있다.

천축황 天竺黃

Bambusae Concretio Silicea[12]

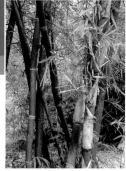

Bambusa textilis McClure

기원 ▶ 벼과(Gramineae) 식물 청피죽(靑皮竹) *Bambusa textilis* McClure의 마디 속에 생긴 분비액이 마른 후의 덩어리이다.

산지 ▶ 중국 운남성, 광동성, 광서성 등지에서 주로 생산된다.

채취 · 가공 ▶ 가을과 겨울에 채취한다.

성미 · 효능 ▶ 맛은 달고[甘], 성질은 차다[寒]. 청열활담(淸熱豁痰), 양심정경(涼心定驚)의 효능이 있다.

약재 특징 ▶ 불규칙한 조각 덩어리 또는 알갱이이고, 크기는 일정하지 않다. 바깥 면은 회남색, 회황색 또는 회백색이고, 어떤 것은 새하얀 것도 있으며, 반투명하고, 약간의 광택을 띤다. 가볍고, 질은 단단하면서 바삭하여 부서지기 쉽고, 흡습성이 강하다. 냄새는 없고, 맛은 담담하며, 혀에 대면 달라붙는다.

품질 조건 ▶ 전통 경험에 따르면 덩어리가 크고 회백색이며, 가볍고, 단단하며 흡습력이 강한 것이 좋다.

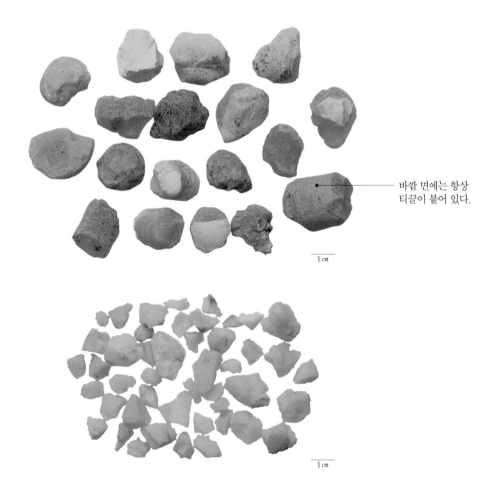

바깥 면에는 항상 티끌이 붙어 있다.

1 cm

1 cm

참고

《중국약전》에 함께 등재되어 있는 동과식물 화사노죽(華思勞竹) *Schizostachyum chinense* Rendle의 마디 사이의 분비액을 말려서 얻은 덩어리 물질을 천축황이라 하여 약용한다.

---

12 《대한약전외한약(생약)규격집》(제4개정판)에는 "왕대 *Phyllostachys bambusoides* Siebold et Zuccarinii, 청피죽(靑皮竹) *Bambusus textilis* 또는 화사노죽(華思勞竹) *Schizostachyrum chinense* Rendle (벼과 Gramineae)의 마디 속에 생긴 덩어리이거나 작은 알맹이"를 "천축황"으로 등재하고 있다.

청대 靑黛

Indigo Naturalis[13]

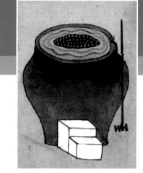

Baphicacanthus cusia
(Nees) Bremek.
《보유뢰공포제편람(補遺雷公炮製便覽)》

기원 ▶ 여뀌과(Polygonaceae) 식물 마람(馬藍) *Baphicacanthus cusia* (Nees) Bremek.의 잎 또는 줄기와 잎을 가공하여 얻은 건조분말 또는 덩어리이다.

산지 ▶ 중국 복건성, 하북성, 강소성, 운남성 등지에서 주로 생산된다.

채취 · 가공 ▶ 여름과 가을에 줄기와 잎을 채취하여 큰 통이나 나무통에 넣고 물을 채운다. 잎이 분해되고 줄기껍질이 떨어질 때까지 2~3일 동안 밤낮으로 놓아둔다. 줄기와 잎의 찌꺼기들을 제거하고 매번 잎과 줄기 0.5kg 분량에 0.5kg의 석회를 넣어 완전히 섞어서 색깔이 흑록색에서 진한 자적색으로 변할 때까지 담가둔 다음, 물의 표면에서 청색 거품 모양의 물질이 형성되면 그 물을 떠서 햇볕에 말린다.

성미 · 효능 ▶ 맛은 짜고[鹹], 성질은 차다[寒]. 청열해독(淸熱解毒), 양혈(涼血), 정경(定驚)의 효능이 있다.

약재 특징 ▶ 진한 남색의 가루이다. 가볍고, 날리기 쉽다. 또는 불규칙한 다공성 덩어리 모양이고, 손으로 비비면 즉시 고운 가루가 된다. 풀 비린내가 조금 있고, 맛은 담담하다.

품질 조건 ▶ 전통 경험에 따르면 남색이 고른 것으로, 가벼워서 물에 뜨며, 불에 태웠을 때 자적색의 연기가 비교적 오랫동안 지속되는 것이 좋다.

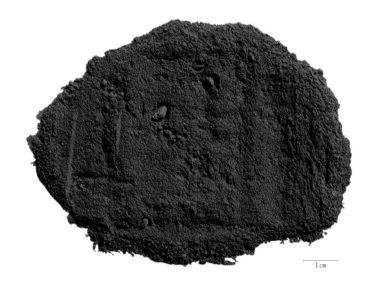

1 cm

연소시험 ▶ 소량의 청대를 태우면, 자적색의 연기가 난다.

참고

《중국약전》에 함께 등재되어 있는 여뀌과(Polygonaceae) 식물 요람(蓼藍) *Polygonum tinctorium* Ait. 또는 십자화과(Cruciferae) 식물 숭람(崧藍) *Isatis indigotica* Fort.의 잎 또는 줄기와 잎을 가공하여 얻은 건조 분말과 덩어리를 "청대"라 하여 약용한다.

---

13 《대한약전외한약(생약)규격집》(제4개정판)에는 "쪽 *Persicaria tinctoria* H. Gross 또는 마람(馬藍) *Baphicacanthus cusia* (Nees) Bremek. (여뀌과 Polygonaceae)의 잎을 발효시켜 얻은 가루"를 "청대"로 등재하고 있다.

풍향지 楓香脂

Liquidambaris Resina

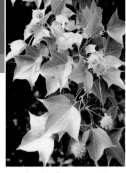

Liquidambar formosana Hance

기원 ▶ 조록나무과(Hamamelidaceae) 식물 풍향수(楓香樹) *Liquidambar formosana* Hance의 수지를 말린 것이다.

산지 ▶ 중국 절강성, 강서성, 복건성, 운남성 등지에서 주로 생산된다.

채취·가공 ▶ 7~8월에 나뭇가지 사이를 베어서 벌려 놓아 수지가 흘러나오게 한 다음 10월부터 이듬해 4월까지 채취하여 그늘에서 말린다.

성미·효능 ▶ 맛은 맵고[辛], 약간 쓰며[微苦], 성질은 평(平)하다. 활혈지통(活血止痛), 해독(解毒), 생기(生肌), 양혈(涼血)의 효능이 있다.

약재 특징 ▶ 불규칙한 덩어리 모양이다. 진한 노란색에서 황갈색이고, 반투명 또는 불투명하다. 질은 연하다. 향기가 있으며, 맛은 담담하다.

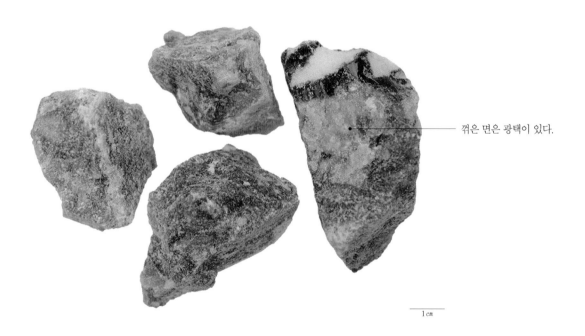

꺾은 면은 광택이 있다.

1 cm

참고

《중국약전》에 함께 등재되어 있는 풍향수의 잘 익은 과서(果序)를 말린 것을 "노로통(路路通)"이라 한다. 310쪽의 "노로통" 항을 참고할 것

해금사 海金沙

Lygodii Spora[14]

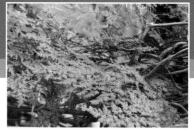

Lygodium japonicum (Thunb.) Sw.

기원 ▶ 실고사리과(Schizaeaceae) 식물 실고사리[海金沙] *Lygodium japonicum* (Thunb.) Sw.의 잘 익은 포자를 말린 것이다.

산지 ▶ 중국 광동성, 절강성, 강소성, 호북성, 호남성 등지에서 주로 생산된다.

채취 · 가공 ▶ 늦가을에 포자가 탈락하지 않았을 때 덩굴줄기를 채취하여 햇볕에 말린다. 덩굴줄기를 문지르고 쳐서 포자를 떨어낸 다음 덩굴줄기를 버린다.

성미 · 효능 ▶ 맛은 달고[甘], 짜며[鹹], 성질은 차다[寒]. 청리습열(淸利濕熱), 통림지통(通淋止痛)의 효능이 있다.

약재 특징 ▶ 가루 형태이고, 갈황색 또는 연한 노란색이다. 가볍고, 손으로 비벼보면 매끈거리는 느낌이 있고, 손바닥 위에 쏟아놓으면 손가락 사이로 흘러내리기 쉽다. 냄새는 없고, 맛은 담담하다.

품질 조건 ▶ 전통 경험에 따르면 가는 입자로, 가볍고, 매끄러운 감촉이 있는 것이 좋다.

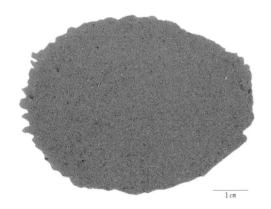

1 cm

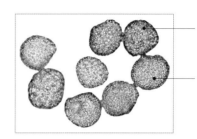

포자는 사면체, 삼각형 또는 원뿔 모양이다.

외벽에는 과립상으로 새겨진 선이 있다.

연소시험 ▶ 해금사를 불꽃 위에 흩뿌리면, 폭죽과 같은 연한 폭발음을 내면서 빛을 발한다.

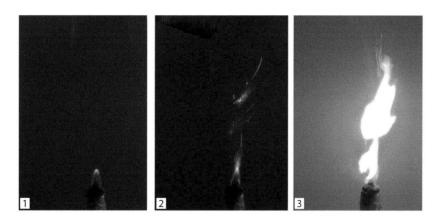

참고

해금사를 물 위에 뿌리면 수면 위에 뜨는데, 열을 가하면 점점 가라앉는다.

---

14 《대한약전외한약(생약)규격집》(제4개정판)에는 "실고사리 *Lygodium japonicum* Swartz (실고사리과 Schizaeaceae)의 포자"를 "해금사"로 등재하고 있다.

해조 海藻

Sargassum[15]

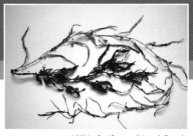

Hijikia fusiforme (Harv.) Setch.

기원 ▶ 해마조과(Sargassaceae) 식물 톳[羊栖菜] *Hijikia fusiforme* (Harv.) Setch.의 전조(全藻)를 말린 것이다. 일반적으로 "소엽해조(小葉海藻)"라고 부른다.

산지 ▶ 중국 요녕, 산동성 연해 등지에서 주로 생산된다.

채취·가공 ▶ 여름과 가을에 채취하여 이물질을 제거하고 물로 씻어서 햇볕에 말린다.

성미·효능 ▶ 맛은 쓰고[苦], 짜며[鹹], 성질은 차다[寒]. 연견산결(軟堅散結), 소담(消痰), 이수 (利水)의 효능이 있다.

약재 특징 ▶ 쭈글쭈글하고 말아져 굽어 있으며, 흑갈색이고, 어떤 것은 하얀 가루[白霜]가 덮여 있다. 질은 비교적 단단하다. 비린내가 나고, 맛은 약간 짜다.

품질 조건 ▶ 전통 경험에 따르면 흑갈색으로, 하얀 서리가 거의 없으며, 줄기가 부드러운 것이 좋다.

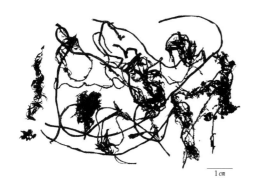

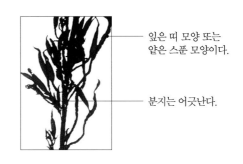

잎은 띠 모양 또는 얇은 스푼 모양이다.

분지는 어긋난다.

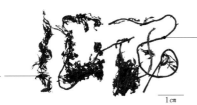

가운데 줄기는 원기둥 모양이다.

공기주머니는 방추형 또는 구형이다.

참고

《중국약전》에 함께 등재되어 있는 동속식물 해호자(海蒿子) *S. pallidum* (Harv.) C. Ag.의 전조를 말린 것을 "해조"라 하여 약용하며, 일반적으로 "대엽해조(大葉海藻)"라 부른다.

톳과 해호자의 주요 감별점

구분	톳	해호자
크기	길이 15~40cm	길이 30~60cm
돌기의 유무	없다.	있다.
잎 모양	띠 모양 또는 얇은 스푼 모양이고, 선단은 약간 팽대해 있다.	비교적 크고, 처음 나온 잎은 피침형 또는 거꿀달걀 모양이며, 그다음에 나오는 잎은 띠 모양 또는 피침형이다.
공기주머니	방추형 또는 구형이다.	원구형 또는 달걀 모양의 원형이고, 정단에는 짧고 작은 가시 모양의 돌기가 있다.

---

15 《대한약전외한약(생약)규격집》(제4개정판)에는 "톳 *Hijikia fusiforme* Okamura 또는 알쏭이모자반 *Sargassum pallidum* C. Agardh (해마조과 Sargassaceae)의 전조(全藻)"를 "해조"로 등재하고 있다.

혈갈 血竭

Draconis Sanguis[16]

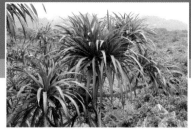

Daemonorops draco Bl.

기원 ▶	종려과(Palmae) 식물 기린갈(麒麟竭) *Daemonorops draco* Bl.의 열매에서 삼출된 수지를 가공하여 만든 것이다.
산지 ▶	인도네시아, 인도, 말레이시아 등에서 주로 생산된다.
채취 · 가공 ▶	기린갈의 잘 익은 열매(딱딱한 인편으로 덮여 있으며 인편 사이에는 붉은 수지 분비물이 채워져 있고 전 부위를 인편이 덮고 있음)를 채취하여 햇볕에서 충분히 말린 후 뚜껑이 달린 상자에 넣고 수지가 잘 부스러지도록 강하게 흔든다. 이물질을 제거하고 포대 안에 넣어 수지가 부드러워져서 덩어리가 되도록 뜨거운 물과 찬물에 번갈아 넣었다가 꺼낸다.
성미 · 효능 ▶	맛은 달고[甘], 짜며[鹹], 성질은 평(平)하다. 거어정통(祛瘀定痛), 지혈생기(止血生肌)의 효능이 있다.
약재 특징 ▶	원형에 가까운 네모난 모양 또는 네모난 벽돌 모양이다. 바깥 면은 어두운 붉은색이다. 질은 단단하면서 푸석푸석하다. 냄새는 없고, 맛은 담담하다. 물속에 넣으면 녹지 않고, 끓는 물 속에 넣으면 부드러워진다.
품질 조건 ▶	전통 경험에 따르면 바깥 면이 철과 같은 어두운색으로, 가루로 만들었을 때 피와 같은 색이다. 태웠을 때 코를 자극하고 벤조산과 비슷한 향이 있는 것이 좋다.

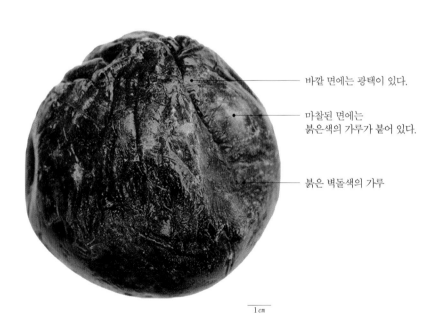

바깥 면에는 광택이 있다.

마찰된 면에는
붉은색의 가루가 붙어 있다.

붉은 벽돌색의 가루

1 cm

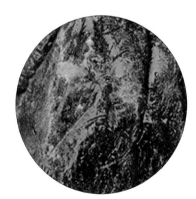

부쉈을 때의 색은 붉은색이다.

---

16 《대한약전외한약(생약)규격집》(제4개정판)에는 "기린갈(麒麟竭) *Daemonorops draco* Blume 또는 기타 동속식물 (종려과 Palmae)의 열매에서 삼출된 수지를 가열 압착하여 만든 덩어리"를 "혈갈"로 등재하고 있다.

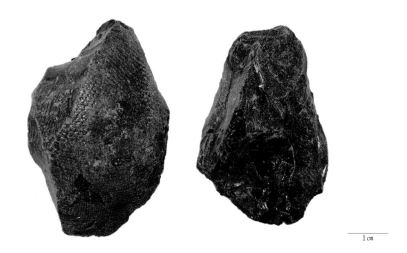

중국산 혈갈

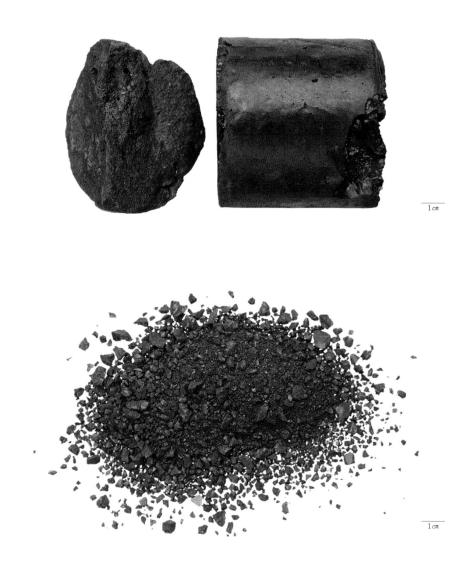

참고

1. "중국산혈갈"은 백합과 식물 검엽용혈수(劍葉龍血樹) *Dracaena cochichinensis* (Lour.) S. C. Chen의 수지를 말하며, 또한 "용혈갈(龍血竭)"이라고도 한다.

2. 수입되는 약재로서, 옛날 사람들은 혈갈을 단순히 식물의 줄기와 가지로부터 스며 나온 수지로 잘못 알고 있었다.

9

동물류

動物類

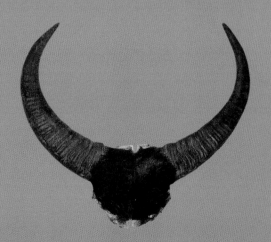

Zoological substances

계내금 雞內金

Galli Gigerii Endothelium Corneum[1]

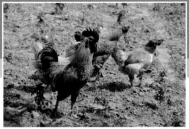

Gallus gallus domesticus Brisson

기원 ▶ 꿩과(Phasianidae) 동물로 닭[家鷄] *Gallus gallus domesticus* Brisson의 모래주머니 내막(內膜)을 말린 것이다.

산지 ▶ 중국 각지에서 고르게 생산된다.

채취·가공 ▶ 닭을 죽인 후 모래주머니를 꺼내어 내벽을 긁어내고 모아서 깨끗이 씻은 후 말린다.

성미·효능 ▶ 맛은 달고[甘], 성질은 평(平)하다. 건위소식(健胃消食), 삽정지유(澁精止遺)의 효능이 있다.

약재 특징 ▶ 불규칙하게 쭈글쭈글한 주머니 모양의 조각이다. 바깥 면은 노란색, 황록색 또는 황갈색이고, 얇으며 반투명하다. 질은 바삭거리고, 부서지기 쉬우며, 꺾은 면은 각질 모양이고, 광택이 있다. 비린내가 약간 있고, 맛은 약간 쓰다.

품질 조건 ▶ 전통 경험에 따르면 노란색으로, 온전하고, 부서져 있지 않은 것이 좋다.

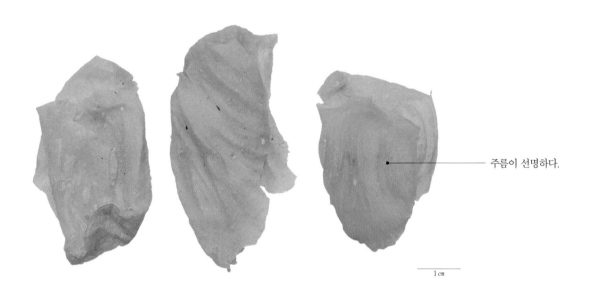

주름이 선명하다.

1 cm

---

1 《대한약전외한약(생약)규격집》(제4개정판)에는 "닭 *Gallus domesticus* Brisson (꿩과 Phasianidae)의 모래주머니의 내막(內膜)"을 "계내금"으로 등재하고 있다.

귀판 龜甲

Testudinis Carapax Et Plastrum[2]

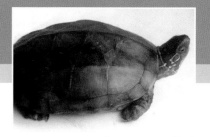

Chinemys reevesii (Gray)

기원 ▶ 남생이과(Emydidae) 동물로 남생이[烏龜] *Chinemys reevesii* (Gray)의 배딱지[腹甲] 또는 등딱지[背甲]이다.

산지 ▶ 중국 절강성, 안휘성, 호북성, 호남성 등지에서 주로 생산된다.

채취 · 가공 ▶ 연중 채집이 가능하며 가을과 겨울에 많이 잡는다. 잡은 후에 바로 죽이거나 끓는 물에 넣어 죽인 다음, 등딱지와 배딱지를 조각내어 육질을 제거한 후 껍질을 햇볕에 말린다. 죽이는 방법에 따라서 "혈판(血板, 직접 죽인 것)" 또는 "탕판(燙板, 끓는 물에 넣어 죽인 것)"이라고 한다.

성미 · 효능 ▶ 맛은 짜고[鹹], 달며[甘], 성질은 약간 차다[微寒]. 자음잠양(滋陰潛陽), 익신강골(益腎強骨), 양혈보심(養血補心)의 효능이 있다.

약재 특징 ▶ 등딱지와 배딱지는 서로 연결되어 있으며, 등딱지는 배딱지보다 약간 더 길고, 등딱지와 배딱지는 항상 분리된다. 질은 매우 단단하다. 비린내가 약간 있고, 맛은 약간 짜다.

품질 조건 ▶ 전통 경험에 따르면 덩어리가 크고, 육질이 남아 있지 않으며, 판에 핏자국이 있는 것이 좋다.

등딱지[腹甲]
긴 타원형이고, 바깥 면은 갈색 또는 흑갈색이다.

배딱지[背甲]
판 모양이고, 거의 네모난 타원형이며, 바깥 면은 연한 갈황색에서 갈흑색이다.

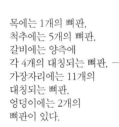

목에는 1개의 뼈판, 척추에는 5개의 뼈판, 갈비에는 양측에 각 4개의 대칭되는 뼈판, 가장자리에는 11개의 대칭되는 뼈판, 엉덩이에는 2개의 뼈판이 있다.

3개의 척추 능선이 있다.

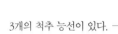
1 cm

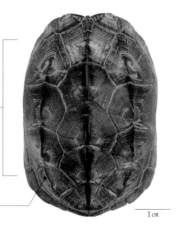

12개의 뼈판이 있고, 각 판에는 방사상 무늬가 있다.

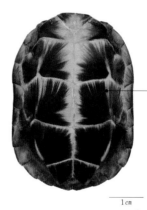
1 cm

음편 특징 ▶

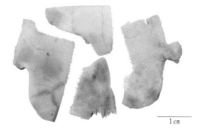
1 cm

참고

1. 전통적으로는 배딱지를 사용하지만, 연구를 통해 배딱지와 등딱지가 동일한 효능이 있는 것으로 밝혀져 현재 《중국약전》에서는 두 부위를 모두 등재하고 있다.

2. 시판되고 있는 귀갑의 종류가 많으므로 사용 시 감별에 주의해야 한다.

3. 옛날 본초서 중에서 "진귀(秦龜)"라는 이름이 언급되었는데, 이것은 "진지(秦地)"라는 지역에서 생산되는 거북의 일종을 말하는 것이다.

---

2 《대한약전외한약(생약)규격집》(제4개정판)에는 "남생이 *Chinemys reevesii* Gray (남생이과 Emydidae)의 배딱지 또는 등딱지"를 "귀판(龜板)"으로 등재하고 있다.

금전백화사 金錢白花蛇

Bungarus Parvus

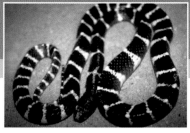

Bungarus multicinctus Blyth

기원 ▶ 은환사과(Elapidae) 동물로 은환사(銀環蛇) *Bungarus multicinctus* Blyth의 어린 뱀의 몸체를 말린 것이다.

산지 ▶ 중국 광동성, 광서성 등지에서 주로 생산된다.

채취·가공 ▶ 여름과 가을에 잡아 배를 갈라 내장을 제거하고 몸체의 피를 씻어 알코올에 담근 다음, 둥근 모양으로 말아 대나무로 고정시킨 후 말린다.

성미·효능 ▶ 맛은 달고[甘], 짜며[鹹], 성질은 따뜻하다[溫]. 독성이 있다. 거풍(祛風), 통락(通絡), 지경(止痙)의 효능이 있다.

약재 특징 ▶ 원반 모양이고, 그 지름은 3~6cm이다. 비린내가 약간 있고, 맛은 약간 짜다.

품질 조건 ▶ 전통 경험에 따르면 머리와 꼬리가 온전하고, 육질은 황백색이고, 그 반경이 작은 것이 좋다.

등 부위

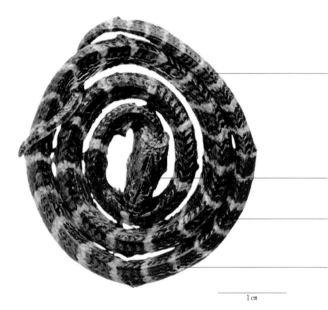

검은색과 흰색이 번갈아 있다.

머리는 원반의 가운데에 있고, 꼬리는 가늘며, 간혹 입 안에 들어가 있다.

등 부위의 한가운데에는 1개의 척추 능선이 뚜렷하게 돌기되어 있다.

등 부위에 흰색의 고리 무늬는 너비가 1~2줄의 인편으로 되어 있고, 검은색 고리 무늬는 너비가 3~5줄의 인편으로 되어 있다.

1 cm

배 부위

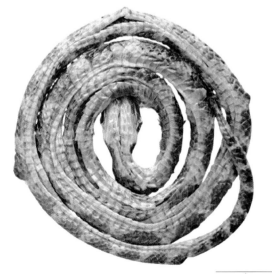

1 cm

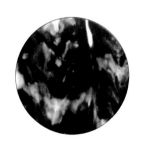

척추의 넓은 인편은 육각형 모양과 비슷하다..

기사 蘄蛇

Agkistrodon

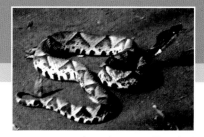

Agkistrodon acutus (Güenther)

기원 ▶ 살모사과(Viperidae) 동물로 오보사(五步蛇) *Agkistrodon acutus* (Güenther)의 내장을 제거한 몸체를 말린 것이다.

산지 ▶ 중국 강서성, 절강성, 복건성, 호남성, 광동성 등지에서 주로 생산된다.

채취 · 가공 ▶ 여름과 가을에 잡아서 복부를 가르고 내장을 제거하여 몸체의 피를 닦아내고 알코올에 담근 다음, 둥글게 말아서 대나무에 올려 말린다.

성미 · 효능 ▶ 맛은 달고[甘], 짜며[鹹], 성질은 따뜻하다[溫]. 독성이 있다. 거풍통락(祛風通絡), 정경지경(定驚止痙)의 효능이 있다.

약재 특징 ▶ 원반 모양이고, 몸의 길이는 2m에 달한다. 비린내가 있고, 맛은 약간 짜다.

품질 조건 ▶ 전통 경험에 따르면 크고, 머리부터 꼬리까지 온전하고, 큰 얼룩점이 뚜렷하며, 안쪽 면이 깨끗한 것이 좋다.

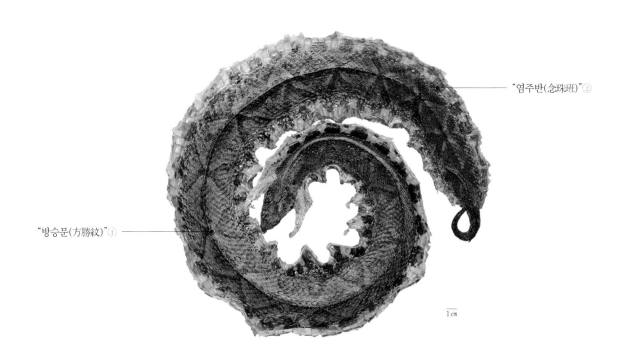

"염주반(念珠班)"②

"방승문(方勝紋)"①

1㎝

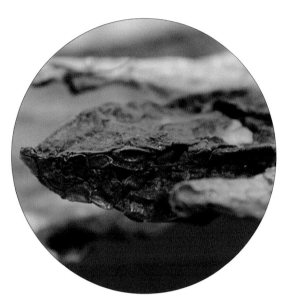

"용두호구(龍頭虎口)"③

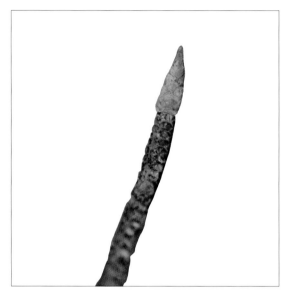

"불지갑(佛指甲)"④

① "방승문(方勝紋)": 기사의 등 부위 양측에 각각 흑갈색과 연한 갈색으로 V자 모양의 큰 무늬가 17~24개 있는 것을 가리키는 것으로, 그 반점의 정단은 등 쪽 가운데 선에 서로 이어져 있는데, 그 모양이 마치 옛 시대 학자가 썼던 모자의 장식품인 "방승(方勝)"과 비슷해서 이름 붙여졌다.

② "염주반(念珠班)": 기사의 흰색 복부에 보이는 여러 개의 검은색 반원 모양의 반점을 가리키는 것으로, "연주반(連珠班)"이라고도 한다.

③ "용두호구(龍頭虎口)": 기사의 머리 부분이 삼각형으로 납작하고 코는 뾰족하며 그 끝은 위를 향하고 입은 비교적 넓고 커서 그 모양이 마치 용의 머리와 호랑이의 입을 닮았다고 하여 이름 붙여졌다. "교비두(翹鼻頭, 코와 머리가 올라와 있는 것)"라고도 한다. 명대(明代) 이전에는 기사를 "반비(反鼻, 위로 향한 코)"라고 불렸으며, 현재도 일본에서는 한자로 쓸 때 이 명칭을 계속해서 사용하고 있다.

④ "불지갑(佛指甲)": 기사의 꼬리 부분이 점차 가늘어지고 그 끝이 납작하며 세모진 것을 가리킨다. 각질상이고 단단한 것이 부처의 손톱 모양을 닮아서 이름 붙여졌다.

참고

백화사를 《뇌공포자론(雷公炮炙論)》에서 약재 "기사"로 처음 등재하였다.

녹용 鹿茸

Cervi Cornu Pantotrichum[3]

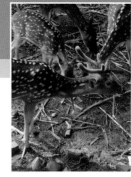

Cervus nippon Temminck

기원 ▶ 사슴과(Cervidae) 동물로 매화록(梅花鹿) *Cervus nippon* Temminck 수컷의 털이 밀생되고 아직 골질화되지 않은 상태의 어린 뿔이다. 일반적으로 "화녹용(花鹿茸)"이라고 부른다.

산지 ▶ 중국 길림성, 요녕성, 하북성 등지에서 주로 생산된다.

채취 · 가공 ▶ 여름과 가을에 뿔을 잘라 가공하여 그늘에서 말리거나 건조기에서 말린다.

성미 · 효능 ▶ 맛은 달고[甘], 짜며[鹹], 성질은 따뜻하다[溫]. 장신양(壯腎陽), 익정혈(益精血), 강근골(强筋骨), 조충임(調沖任), 탁창독(托瘡毒)의 효능이 있다.

약재 특징 ▶ 원기둥 모양이며 분지되어 있다. 바깥 표피는 적갈색 또는 갈색이다. 톱니처럼 생긴 거구(鋸口)는 황백색이고, 그 가장자리는 골질이 없으며, 가운데 부분은 가느다란 구멍이 빽빽하게 있다. 몸체는 가볍고, 약한 비린내가 있으며, 맛은 약간 짜다.

품질 조건 ▶ 전통 경험에 따르면 굵고 단단하며, 정단은 통통하고, 털은 가늘고 부드러우며, 적황색이고, 피부는 적갈색이며, 기름기가 있어서 광택이 있는 것이 좋다.

화록용(花鹿茸): "이강(二杠)"①

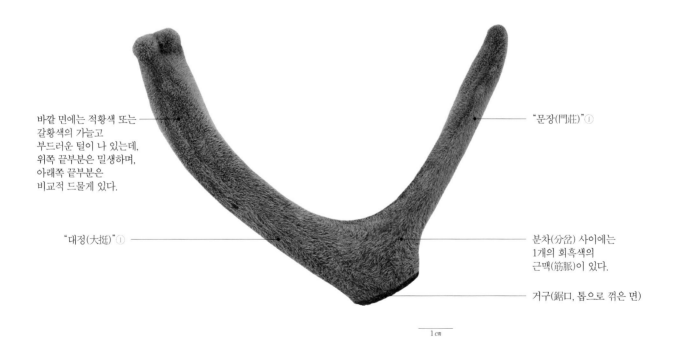

바깥 면에는 적황색 또는 갈황색의 가늘고 부드러운 털이 나 있는데, 위쪽 끝부분은 밀생하며, 아래쪽 끝부분은 비교적 드물게 있다.

"문장(門莊)"①

"대정(大挺)"①

분차(分岔) 사이에는 1개의 회흑색의 근맥(筋脈)이 있다.

거구(鋸口, 톱으로 꺾은 면)

1 cm

---

3 《대한약전외한약(생약)규격집》(제4개정판)에는 "매화록(梅花鹿) *Cervus nippon* Temminck, 마록(馬鹿) *Cervus elaphus* Linne 또는 대록(大鹿) *Cervus canadensis* Erxleben (사슴과 Cervidae)의 수사슴의 털이 밀생되고 아직 골질화되지 않았거나 약간 골질화된 어린 뿔을 자른 다음 말린 것"을 "녹용"으로 등재하고 있다.

음편 특징 ▶ "혈편(血片)"은 적황색 또는 적갈색을 띠고, "단황편(蛋黃片)"은 황백색을 띠며, "골편(骨片)"은 회황색을 띠고, 골질화가 약간 뚜렷하다.

<u>혈편</u>

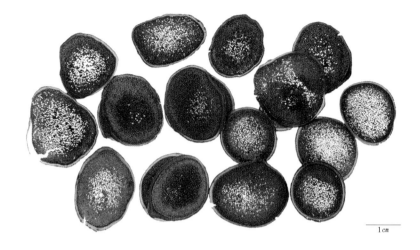

1 cm

<u>단황편</u>

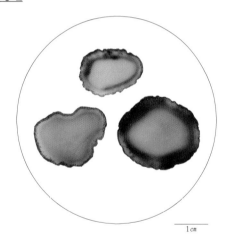

1 cm

<u>마녹용(馬鹿茸)</u>

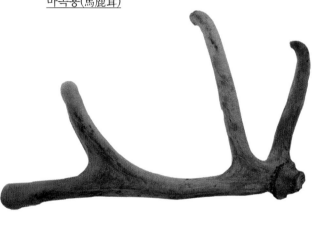

5 cm

① "이강(二杠)", "대정(大挺)", "문장(門莊)": 매화록 녹용에 1개의 분지가 있는 것을 "이강(二杠)"이라 하고, 중심이 되는 가운데 뿔을 일반적으로 "대정(大挺)"이라 한다. 톱으로 꺾은 면으로부터 1cm 정도 튀어나온 측지를 "문장(門莊)"이라 하고, 두 번째 가지가 나온 것을 삼차(三岔)라 한다.

참고

1. "용편(茸片)": 꽃사슴 뿔의 꼭대기 부위를 자른 것을 "혈편"이라 하고, 중상부를 자른 것을 "단황편", 하부를 자른 것을 "골편"이라 한다.

2. 두 번째 자른 뿔은 첫 번째 것의 모양과 비슷하지만, "대정"의 길이가 길고 둥글지 않거나 아랫부위는 굵지만 윗부분은 가늘고, 아랫부위는 세로로 볼록한 맥이 있다. 피부는 회황색이고, 털은 비교적 거칠며, 거구는 골질화되었다. 비교적 몸체가 무겁고, 비린내는 없다.

3. 《중국약전》에 동일하게 등재되어 있는 동속동물 마록(馬鹿) *C. elaphus* Linnaeus 수사슴의 아직 골질화되지 않고 솜털이 빽빽이 나 있는 어린 뿔을 "녹용"이라 하여 약용한다. 일반적으로 "마록용"이라고 한다. 매화록에 비하여 비교적 굵고 크며, 분지가 비교적 많다. 통통하고 가볍고, 털은 회갈색이고, 아랫부위에 능선이 없는 동마녹용(東馬鹿茸)이 좋다.

모려 牡蠣

Ostreae Concha[4]

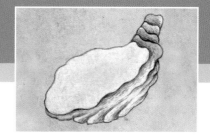

Ostrea rivularis Gould
《보유뢰공포제편람(補遺雷公炮製便覽)》

기원 ▶ 조개과(Ostreidae) 동물로 근강모려(近江牡蠣) *Ostrea rivularis* Gould의 껍데기다.

산지 ▶ 중국 산동성, 복건성, 광동성 연안해안 등지에서 주로 생산된다.

채취·가공 ▶ 연중 채취하여 육질을 제거하고 물로 씻어서 햇볕에 말린다.

성미·효능 ▶ 맛은 짜고[鹹], 성질은 약간 차다[微寒]. 중진안신(重鎭安神), 잠양보음(潛陽補陰), 연견산결(軟堅散結)의 효능이 있다.

약재 특징 ▶ 원형에 가깝거나 달걀 모양의 원형 또는 삼각형이다. 질은 단단하다. 냄새는 없고, 맛은 약간 짜다.

품질 조건 ▶ 전통 경험에 따르면 단단하고, 안쪽은 광택이 나며 깨끗하고, 흰색인 것이 좋다.

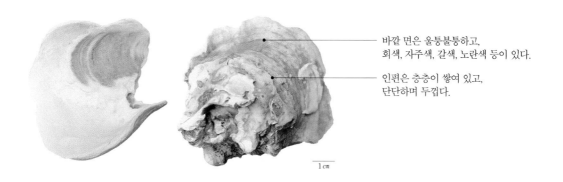

바깥 면은 울퉁불퉁하고,
회색, 자주색, 갈색, 노란색 등이 있다.

인편은 층층이 쌓여 있고,
단단하며 두껍다.

1 cm

음편 특징 ▶

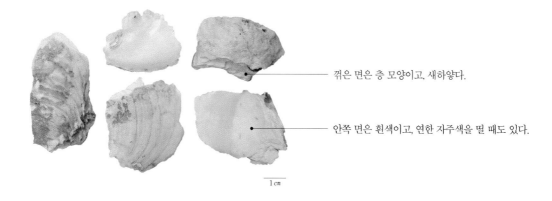

꺾은 면은 층 모양이고, 새하얗다.

안쪽 면은 흰색이고, 연한 자주색을 띨 때도 있다.

1 cm

참고

《중국약전》에 함께 등재되어 있는 동속동물 대연만모려(大連灣牡蠣) *O. talienwhanensis* Crosse, 장모려(長牡蠣) *O. gigas* Thunberg의 패각을 "모려"라 하여 약용한다.

3종 모려의 주요 감별점

구분	근강모려	대연만모려	장모려
모양	원형에 가깝거나 달걀 모양의 원형 또는 삼각형이다.	삼각형이다.	길고 납작한 모양이다.
인편	층층이 쌓여 있다.	파도 모양이다.	층상 또는 층 무늬로 배열되어 있다.

---

4 《대한민국약전》(제11개정판)에는 "굴 *Ostrea gigas* Thunberg, 대련만모려(大連灣牡蠣) *Ostrea talienwhanensis* Crosse 또는 근강모려(近江牡蠣) *Ostrea rivularis* Gould (조개과 Ostreidae)의 껍데기"를 "모려"로 등재하고 있다.

문합 蛤殼

Meretricis Concha / Cyclinae Concha[5]

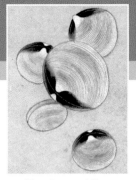

Meretrix meretrix Linnaeus
《보유뢰공포제편람(補遺雷公炮製便覽)》

기원 ▶ 백합과(Veneridae) 동물로 문합(文蛤) Meretrix meretrix Linnaeus의 껍데기다.

산지 ▶ 중국 광동성, 해남성, 산동성, 강소성, 복건성 등지에서 주로 생산된다.

채취 · 가공 ▶ 여름과 가을에 잡아서 육질을 제거하고 물로 씻어서 햇볕에 말린다.

성미 · 효능 ▶ 맛은 쓰고[苦], 짜며[鹹], 성질은 차다[寒]. 청열화담(淸熱化痰), 연견산결(軟堅散結), 제산지통(制酸止痛)의 효능이 있다.

약재 특징 ▶ 부채 모양 또는 원형에 가깝고, 등 부위의 가장자리는 대략 삼각형이며, 배 부위의 가장자리는 활 모양이다. 질은 매우 단단하고, 꺾은 면에는 층 무늬가 있다. 냄새는 없고, 맛은 담담하다.

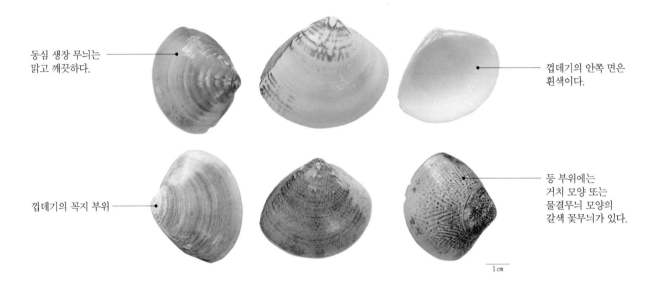

동심 생장 무늬는 맑고 깨끗하다.

껍데기의 안쪽 면은 흰색이다.

껍데기의 꼭지 부위

등 부위에는 거치 모양 또는 물결무늬 모양의 갈색 꽃무늬가 있다.

1 cm

음편 특징 ▶ 대부분 빻아서 부서져 있다.

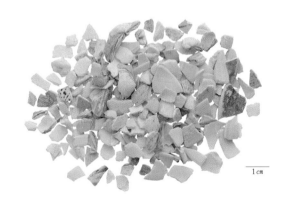

1 cm

참고

《중국약전》에 함께 등재되어 있는 동과동물 청합(青蛤) *Cyclina sinensis* Gmelin의 패각을 "합각(蛤殼)"이라 하여 약용한다.

청합과 문합의 주요 감별점

구분	청합	문합
껍데기 표면에 올라와 있는 고리 모양으로 뚜렷하게 골이 져 있는 선	있다.	없다.
껍데기의 등 부위의 거치 모양 또는 물결무늬 모양의 갈색 꽃무늬	없다.	있다.
껍데기의 안쪽 면 가장자리의 거치 무늬	있다.	없다.

5 《대한약전외한약(생약)규격집》《제4개정판》에는 "무명조개 *Meretrix meretrix* Linne (백합과 Veneridae) 또는 백합 *Meretrix lusoria* Roding의 껍데기"를 "문합"으로 등재하고 있다.

반묘 斑蝥

Mylabris[6]

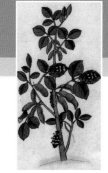

Mylabris phalerata Pallas
《보유뢰공포제편람(補遺雷公炮製便覽)》

기원 ▶	가뢰과(Meloidae) 곤충으로 남방대반모(南方大斑蝥) *Mylabris phalerata* Pallas의 몸체를 말린 것이다.
산지 ▶	중국 하남성, 안휘성, 강소성, 호남성, 귀주성, 광서성 등지에서 주로 생산된다.
채취 · 가공 ▶	여름과 가을 이른 아침에 잡아 질식사시키거나 끓는 물로 죽인 다음 햇볕에 말린다.
성미 · 효능 ▶	맛은 맵고[辛], 성질은 덥다[熱]. 독성이 강하다. 파혈소미(破血消癥), 공독식창(攻毒蝕瘡)의 효능이 있다.
약재 특징 ▶	충체는 긴 타원형이고, 특유한 냄새가 있으며, 자극성이 강하고, 맛을 볼 수 없을 정도로 강하게 거슬린다.
품질 조건 ▶	전통 경험에 따르면 크고, 온전하고, 색이 선명하며, 기름이 산패되지 않은 것이 좋다.

남방대반모

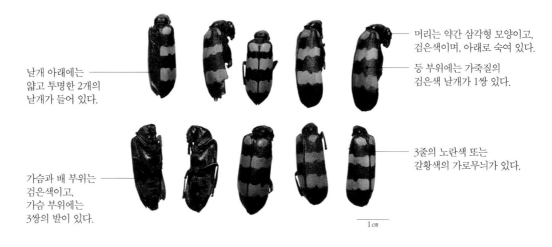

날개 아래에는 얇고 투명한 2개의 날개가 들어 있다.

가슴과 배 부위는 검은색이고, 가슴 부위에는 3쌍의 발이 있다.

머리는 약간 삼각형 모양이고, 검은색이며, 아래로 숙여 있다.

등 부위에는 가죽질의 검은색 날개가 1쌍 있다.

3줄의 노란색 또는 갈황색의 가로무늬가 있다.

1 cm

황흑소반모(黃黑小斑蝥): 몸체가 비교적 작다.

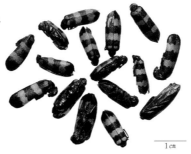

1 cm

참고

1. 《중국약전》에 함께 등재되어 있는 동속 곤충 황흑소반모 *M. cichorii* Linnaeus의 몸체를 말린 것을 "반모(斑蝥)"라 하여 약용한다.
2. 반모(斑蝥)의 이명을 반묘(斑貓)라 하고 독극물 약재에 속해 있으므로 특별히 관리해야 한다.

남방대반모와 황흑소반모의 주요 감별점

구분	남방대반모	황흑소반모
크기	길이는 1.2~2.5cm이다.	체형이 비교적 작고, 길이는 1~1.5cm이다.

6 《대한약전외한약(생약)규격집》(제4개정판)에는 "띠띤가뢰 *Mylabris cichorii* Linne, 남방대반모 *Mylabris phalerata* Pallas 또는 줄먹가뢰 *Epicauta gorhami* Marseul (가뢰과 Meloidae)의 몸체"를 "반묘"로 등재하고 있다.

백강잠 殭蠶

Bombyx Batryticatus[7]

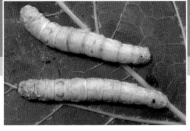

Bombyx mori Linnaeus

기원 ▶ 누에과(Bombycidae) 곤충으로 누에[家蠶] *Bombyx mori* Linnaeus의 4~5령(齡)의 유충이 모닐리아과(Moniliaceae) 백강균 *Beauveria bassiana* (Bals.) Vuillant에 감염(또는 인공접종)되어 죽은 충체를 말린 것이다.

산지 ▶ 중국 강소성, 절강성, 사천성, 광동성 등지에서 주로 생산된다.

채취 · 가공 ▶ 일반적으로 봄과 가을에 (흰색의 경화병에) 감염되어 죽은 누에를 모아서 말린다.

성미 · 효능 ▶ 맛은 짜고[鹹], 매우며[辛], 성질은 평(平)하다. 거풍정경(祛風定痙), 화담산결(化痰散結)의 효능이 있다.

약재 특징 ▶ 약간 원기둥 모양이고, 대부분은 구부러져서 쭈글쭈글하다. 바깥 면은 회황색이다. 질은 단단하면서 바삭하여, 자르기 쉽고, 꺾은 면은 평탄하다. 비린내가 약간 있고, 맛은 약간 짜다.

품질 조건 ▶ 전통 경험에 따르면 두껍고, 질은 단단하고, 흰색이며, 꺾은 면은 빛나면서 매끄러운 것이 좋다.

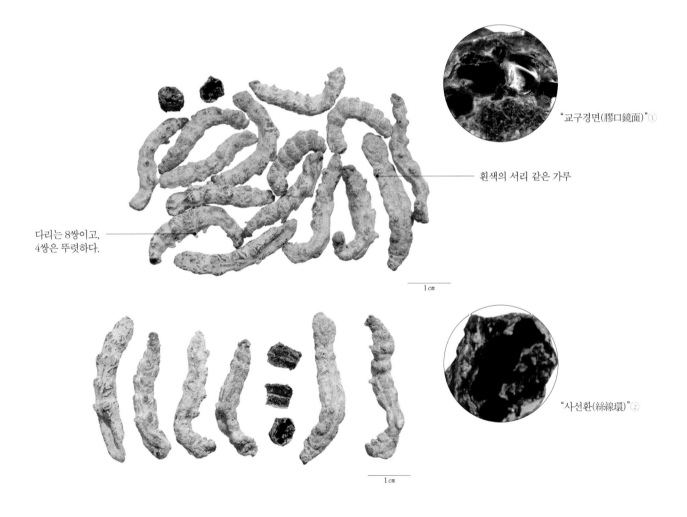

"교구경면(膠口鏡面)"①

흰색의 서리 같은 가루

다리는 8쌍이고, 4쌍은 뚜렷하다.

1 cm

"사선환(絲線環)"②

1 cm

① "교구경면(膠口鏡面)": 백강잠 약재의 질이 단단하면서 잘 부러지고, 그 꺾은 면은 일정하며 바깥층은 흰색이고 가루성이 뚜렷하며, 중심부는 어두운 갈색이고 거울같이 빛나는 것을 가리킨다.

② "사선환(絲線環)": 백강잠의 꺾은 면을 가리키는 것으로, 대부분은 4개의 빛나는 갈색 또는 빛나는 검은색 비단실 고리 모양이 나타난다.

7　《대한약전외한약(생약)규격집》(제4개정판)에는 "누에 *Bombyx mori* (Linne) (누에과 Bombycidae)의 유충이 백강병균 *Beauveria bassiana* (Bals.) Vuill. (모닐리아과 Monilia-ceae)의 감염에 의한 백강병으로 경직사한 몸체"를 "백강잠(白殭蠶)"으로 등재하고 있다.

별갑 鼈甲

Trionycis Carapax[8]

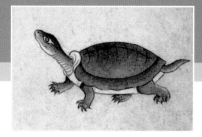

Trionyx sinensis Wiegmann
《보유뢰공포제편람(補遺雷公炮製便覽)》

기원 ▶	자라과(Trionychidae) 동물 자라[鼈] *Trionyx sinensis* Wiegmann의 등딱지(背甲)이다.
산지 ▶	중국 호북성, 안휘성, 강소성, 하남성 등지에서 주로 생산된다. 현재는 인공사육이 많다.
채취 · 가공 ▶	연중 채집이 가능하며, 특히 가을과 겨울에 많이 잡는다. 잡아서 죽인 후에 등딱지의 딱딱한 가죽이 벗겨질 때까지 물에서 끓인다. 가죽을 제거하고 등딱지에 붙어 있는 나머지 육질을 긁어서 제거한 후 햇볕에서 말린다.
성미 · 효능 ▶	맛은 짜고[鹹], 성질은 약간 차다[微寒]. 자음잠양(滋陰潛陽), 연견산결(軟堅散結), 퇴열제증(退熱諸症)의 효능이 있다.
약재 특징 ▶	타원형 또는 달걀 모양의 원형이고, 등 부위는 융기해 있다. 바깥 면은 흑갈색 또는 흑록색이다. 안쪽 면은 흰색에 가깝다. 질은 단단하다. 냄새는 약간 비린내가 있고, 맛은 담담하다.
품질 조건 ▶	전통 경험에 따르면 덩어리가 크고, 잔육이 없는 것이 좋다.

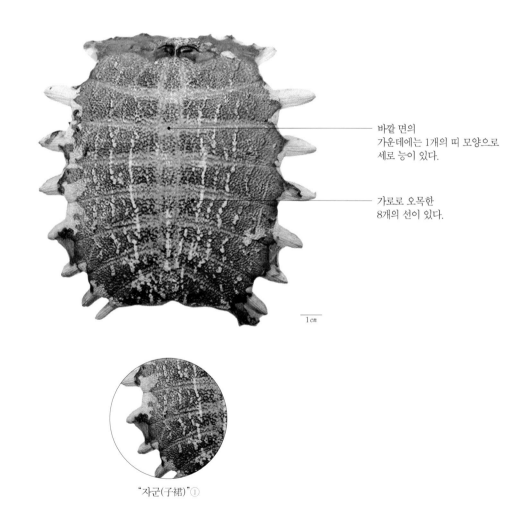

바깥 면의
가운데에는 1개의 띠 모양으로
세로 능이 있다.

가로로 오목한
8개의 선이 있다.

1 cm

"자군(子裙)" ①

① "자군(子裙)": 별갑 위쪽에 붙어 있는 단단한 껍질을 가리키는 것으로, 그 가장자리는 두꺼우면서 부드럽고, 날개와 같은 모양을 하고 있다. "군변(裙邊)" 이라고도 한다.

---

8 《대한약전외한약(생약)규격집》(제4개정판)에는 "자라 *Pelodiscus sinensis* (Wiegmann) (자라과 Trionychidae)의 등딱지"를 "별갑"으로 등재하고 있다.

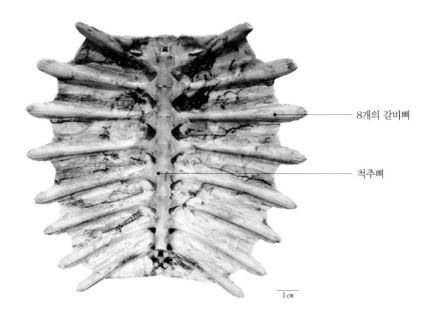

8개의 갈비뼈

척추뼈

1 cm

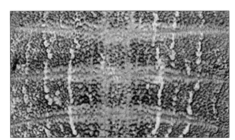

거치 모양으로 새겨진 이음매

음편 특징 ▶ 대부분 잘려져 조각나 있다.

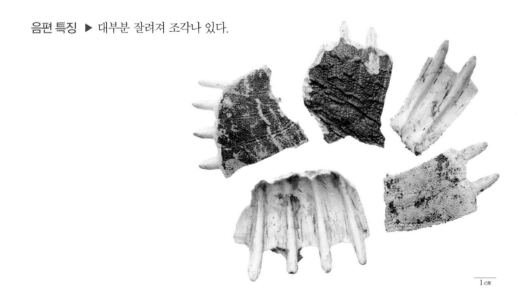

1 cm

사세 蛇蛻

Serpentis Periostracum[9]

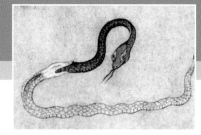

Elaphe taeniura Cope
《보유뢰공포제편람(補遺雷公炮製便覽)》

기원	▶	뱀과(Colubridae) 동물로 줄꼬리뱀[黑眉錦蛇] *Elaphe taeniura* Cope의 허물의 표피막을 말린 것이다.
산지	▶	중국 대부분의 지역에서 고르게 생산된다.
채취·가공	▶	늦봄에서 초여름 또는 초겨울에 채취하여 토사를 제거하고 말린다.
성미·효능	▶	맛은 짜고[鹹], 달며[甘], 성질은 평(平)하다. 거풍(祛風), 정경(定驚), 해독(解毒), 퇴예(退翳)의 효능이 있다.
약재 특징	▶	원통 모양이고, 대부분 압착되어 납작하면서 쭈글쭈글하고, 온전한 것들은 뱀과 유사한 모양이다. 가볍고, 질은 부드러우면서 질기며, 손으로 비벼보면 윤활감과 탄성이 있고, 살살 비볐을 때 사박사박 소리가 난다. 비린내가 약간 있고, 맛은 담담하거나 약간 짜다.
품질 조건	▶	전통 경험에 따르면 모양이 온전한 것이 좋다.

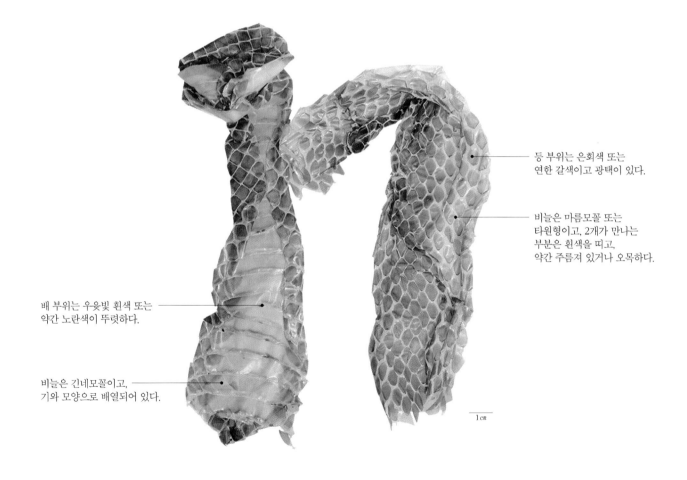

등 부위는 은회색 또는
연한 갈색이고 광택이 있다.

비늘은 마름모꼴 또는
타원형이고, 2개가 만나는
부분은 흰색을 띠고,
약간 주름져 있거나 오목하다.

배 부위는 우윳빛 흰색 또는
약간 노란색이 뚜렷하다.

비늘은 긴네모꼴이고,
기와 모양으로 배열되어 있다.

1 *cm*

참고

《중국약전》에 함께 등재되어 있는 동속동물 금사(錦蛇) *E. carinata* (Guenther) 또는 동과동물 오초사(烏梢蛇) *Zaocys dhumnades* (Cantor) 등이 벗어낸 표피막을 말린 것을 "사태(蛇蛻)"라 하여 약용한다.

9　《대한약전외한약(생약)규격집》(제4개정판)에는 "구렁이 *Elaphe schrenckii* Strauch, 무자치 *Elaphe climacophora* Boie. 또는 유혈목이 *Rhabodophis tigrinus* Boie. 등 (뱀과 Colubridae)의 허물"을 "사세"로 등재하고 있다.

사향 麝香

Moschus[10]

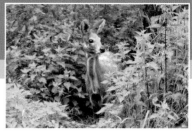

Moschus berezovskii Flerov

기원 ▶	사향노루과(Moschidae) 동물 난쟁이사향노루[林麝] *Moschus berezovskii* Flerov 수컷의 잘 익은 향낭 분비물을 말린 것이다.
산지 ▶	중국 서장, 사천성, 운남성 등지에서 주로 생산된다.
채취 · 가공 ▶	일반적으로 겨울부터 이듬해 봄까지 야생 사향노루를 잡아서 사향낭을 도려내고 음지에서 말린 것을 "모각사향(毛殼麝香)"이라 부른다. 또한 사향낭을 도려내고 낭의 껍질을 제거한 것을 "사향인(麝香仁)"이라 부른다. 집에서 키운 사향노루의 경우, 향낭으로부터 사향인을 직접 채취하여 음지에서 말리거나 밀봉된 건조장치에서 말린다.
성미 · 효능 ▶	맛은 맵고[辛], 성질은 따뜻하다[溫]. 개규성신(開竅醒神), 활혈통락(活血通絡), 소종지통(消腫止痛)의 효능이 있다.
약재 특징 ▶	모각사향(毛殼麝香): 납작한 원형 또는 원형에 가까운 주머니 모양의 물체이다. 안에는 "당문자(當門子)"①, 가루 형태의 사향인과 소량의 가는 털, 그리고 "은피(銀皮)"②가 들어 있다. 사향인의 질은 부드럽고, 기름기가 있으며, 알갱이는 무르다. 향기는 특이하고 매우 진하며, 맛은 약간 자극적이고, 약간 쓰고 짠 기미가 있다.
품질 조건 ▶	전통 경험에 따르면 통통하고, 껍질은 얇고, 탄성이 있으며, 향이 매우 진한 것이 좋다.

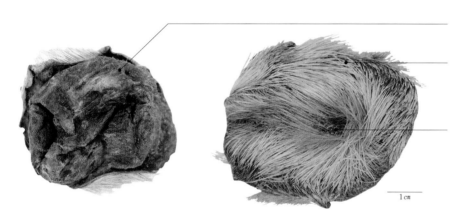

한쪽 면은 자색을 띠는 갈색의 피막이다.

열린 면은 갈색의 가죽질이고, 회백색의 짧은 털이 빽빽이 나 있으며, 양측에서 가운데를 향하여 배열되어 있다.

낭 안에 열려 있는 작은 구멍

1 cm

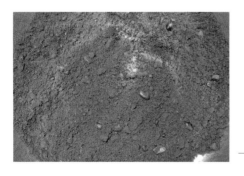

10㎝

참고

1. 모조(冒槽)에 의한 검사: 사향을 감별하는 데 사용하는 방법이다. 모각사향용으로 특별히 만든 홈이 파인 바늘을 낭 안에 찌르고, 바늘을 돌려서 사향인을 꺼낸 다음, 즉시 관찰한다. 바늘 홈에 들어 있는 사향인이 점차 부풀어서 홈 바깥으로 올라오게 된다.
2. 《중국약전》에 함께 등재되어 있는 동속동물 마사(馬麝) *M. sifanicus* Przewalski 또는 원사(原麝) *M. moschiferus* Linnaeus의 성숙한 수컷 향낭(香囊) 안에 있는 분비물을 말린 것을 "사향"이라 하여 약용한다.

① "당문자(當門子)": 사향인 중에서 불규칙한 원구형 또는 과립상의 것을 말하는 것으로, 바깥 면은 자흑색을 띠고, 기름기가 있어서 매끄러우며, 홍역 반점 같은 것이 있고, 꺾은 면은 진한 갈색 또는 황갈색이다.

② "은피(銀皮)": 모각사향 내층의 피막을 가리키는 것으로, 사향인을 싸고 있는 매우 얇은 단층의 막이다. 질은 부드럽고, 오래 두어도 딱딱해지지 않는다. "이의자(裏衣子)"라고도 한다.

---

10 《대한약전외한약(생약)규격집》(제4개정판)에는 "난쟁이사향노루 *Moschus berezovskii* Flerove, 산사향노루 *Moschus chrysogaster* Hodgson 또는 사향노루 *Moschus moschiferus* Linneus (사향노루과 Moschidae) 수컷의 사향선 분비물로써 그 내용물을 꺼내어 말린 것을 가루사향이라 하고, 주머니 모양의 사낭(麝囊)을 그대로 잘라내어 말린 것을 주머니사향"을 "사향"으로 등재하고 있다.

상표초 桑螵蛸

Mantidis Ootheca[11]

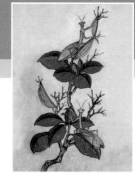

Tenodera sinensis Saussure
《보유뢰공포제편람(補遺雷公炮製便覽)》

기원 ▶	사마귀과(Mantidae) 곤충으로 사마귀[大刀螂] *Tenodera sinensis* Saussure의 알집을 말린 것이다. 일반적으로 "단표소(團螵蛸)"라고 한다.
산지 ▶	중국 대부분의 지역에서 고르게 생산된다.
채취 · 가공 ▶	늦가을부터 이듬해 봄까지 채취하여 이물질을 제거하고 충란이 죽을 때까지 끓인 다음 말린다.
성미 · 효능 ▶	맛은 달고[甘], 짜며[鹹], 성질은 평(平)하다. 익신고정(益腎固精), 축뇨(縮尿), 지탁(止濁)의 효능이 있다.
약재 특징 ▶	대략 원기둥 모양 또는 반원형이고, 여러 층의 얇은 막이 중첩되어 있다. 바깥 면은 연한 황갈색이다. 질은 가볍고, 무르면서 질기다. 약한 비린내가 있고, 맛은 담담하거나 약간 짜다.
품질 조건 ▶	전통 경험에 따르면 온전하고, 노란색이고, 몸체는 가벼우면서 탄성이 있으며, 알이 부화하지 않은 것이 좋다.

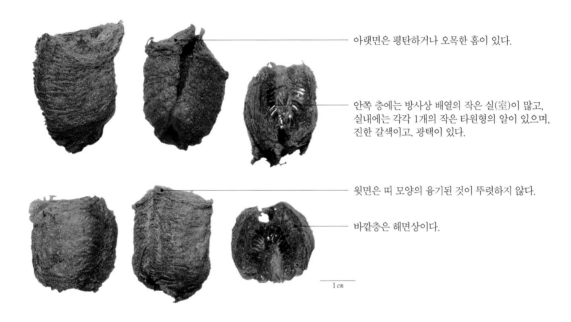

아랫면은 평탄하거나 오목한 홈이 있다.

안쪽 층에는 방사상 배열의 작은 실(室)이 많고, 실내에는 각각 1개의 작은 타원형의 알이 있으며, 진한 갈색이고, 광택이 있다.

윗면은 띠 모양의 융기된 것이 뚜렷하지 않다.

바깥층은 해면상이다.

1 *cm*

참고

《중국약전》에 함께 등재되어 있는 동과곤충 소도랑(小刀螂) *Statilia maculata* (Thunberg) 또는 거부당랑(巨斧螳螂) *Hierodula patellifera* (Serville)의 난소(卵鞘)를 말린 것을 "상표소"라 하여 약용한다. 이상 2종을 별도로 분류하여 "장표소(長螵蛸)" 및 "흑표소(黑螵蛸)"라고 한다.

3종 상표소의 주요 감별점

구분	단표소(대도랑)	장표소(소도랑)	흑표소(거부당랑)
모양	약간 원기둥 모양 또는 반원형이다.	약간 긴 띠 모양이고, 한쪽 끝은 비교적 가늘다.	약간 평행사변형과 비슷하다.
크기	길이 2.5~4cm, 너비 2~3cm	길이 2.55cm, 너비 1~1.5cm	길이 2~4cm, 너비 1.5~2cm
바깥 면	띠 모양의 융기된 것이 뚜렷하지 않다.	회황색이고, 띠 모양의 융기된 것이 뚜렷하다.	회갈색이고, 띠 모양의 융기된 것이 뚜렷하다.
질감	무르면서 질기다.	단단하면서 바삭하다.	단단하면서 질기다.

---

11 《대한약전외한약(생약)규격집》(제4개정판)에는 "사마귀 *Tenodera angustipennis* Saussure, 좀사마귀 *Statilia maculata* (Thunberg) 또는 넓적배사마귀 *Hierodula patellifera* (Serville) (사마귀과 Mantidae)의 알이 들어 있는 알집을 찐 것"을 "상표초"로 등재하고 있다.

석결명 石決明

Haliotidis Concha[12]

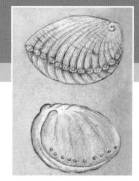

Haliotis discus hannai Ino
《보유뢰공포제편람(補遺雷公炮製便覽)》

기원 ▶ 전복과(Haliotidae) 동물 추문반포(皺紋盤鮑) *Haliotis discus hannai* Ino의 껍데기다.

산지 ▶ 중국 요녕성, 산동성 등지에서 주로 생산된다.

채취·가공 ▶ 여름과 가을에 채취하여 육질을 제거하고 물로 씻어서 말린다.

성미·효능 ▶ 맛은 짜고[鹹], 성질은 차다[寒]. 평간잠양(平肝潛陽), 청간명목(清肝明目)의 효능이 있다.

약재 특징 ▶ 긴 달걀 모양의 원형이고, 안쪽 면은 귀 모양이다. 바깥 면은 회갈색이다. 패각은 비교적 두껍고, 질은 단단하여 깨뜨리기 쉽지 않다. 냄새는 없고, 맛은 약간 짜다.

품질 조건 ▶ 전통 경험에 따르면 크고, 일정하고, 깨지지 않았으며, 두껍고, 안쪽 면은 광채가 밝고 고운 것이 좋다.

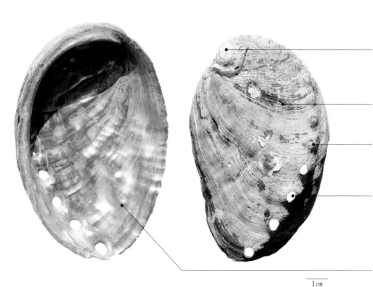

소용돌이 부분은 작고, 몸체 부분은 크다.

대부분은 불규칙한 주름 무늬와 긴 선이 뚜렷하다.

소용돌이가 시작되는 정단에서 시작하여, 20여 개 이상의 혹 모양의 돌기가 오른쪽으로 배열되어 있고, 끝부분에는 4~5개의 구멍이 열려 있다.

열린 구멍은 표면 위로 돌출되어 있다.

안쪽 면은 매끄럽고, 진주와 같은 광택이 있다.

1 *cm*

음편 특징 ▶ 부서져 있다.

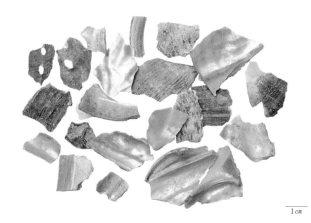

1 *cm*

---

12 《대한약전외한약(생약)규격집》(제4개정판)에는 "말전복 *Nardotis gigantea* (Gmelin) 또는 기타 동속근연동물 또는 오분자기 *Sulculus diversicolor super texta* (Lischke) (전복과 Haliotidae)의 껍데기"를 "석결명"으로 등재하고 있다.

오주포(澳洲鮑)

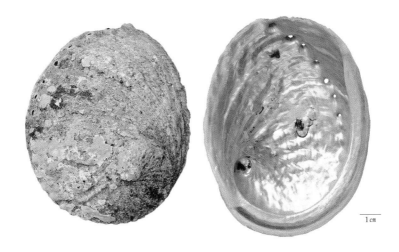

1 cm

이포(耳鮑)

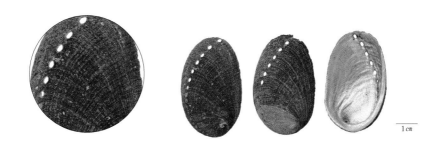

1 cm

참고

《중국약전》에 함께 등재되어 있는 동속동물 잡색포(雜色鮑) *H. diversicolor* Reeve, 양포(羊鮑) *H. ovina* Gmelin, 오주포 *Haliotis ruber* (Leach), 이포 *H. asinina* Linnaeus, 백포(白鮑) *H. laevigata* (Donovan)의 패각을 "석결명"이라 하여 약용한다.

6종 석결명의 주요 감별점

구분		잡색포	추문반포	양포	오주포	이포	백포
모양		긴 달걀 모양	긴 타원형	원형에 가깝다.	편평한 달걀 모양의 원형	귀 모양이고, 좁고 길다.	달걀 모양의 원형
두께		비교적 두껍고, 단단하다.	비교적 두껍다.	약간 얇다.	약간 두껍다.	얇고, 비교적 바삭하다.	두껍고, 단단하다.
바깥 면		어두운 붉은색이다.	거칠고, 회갈색이다.	돌기되어 있고, 연한 회록(갈)색이다.	잔물결 모양이고, 벽돌처럼 붉은색이다.	매끄럽고, 청록색, 자주색, 갈색이다.	매끄럽고, 벽돌처럼 붉은색이다.
크기	길이	7~9cm	8~12cm	4~8cm	13~17cm	5~8cm	11~14cm
	너비	5~6cm	6~8cm	2.5~6cm	11~14cm	2.5~3.5cm	8.5~11cm
	높이	약 2cm	2~3cm	0.8~2cm	3.5~6cm	약 1cm	3~6.5cm
구멍의 수, 패각면의 특징		6~9개, 편평	4~5개, 돌출	4~5개, 튜브 모양	7~9,개 돌출	5~7개, 편평	9개, 편평

선퇴 蟬蛻

Cicadae Periostracum[13]

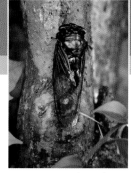

Cryptotympana pustulata Fabricius

기원 ▶ 매미과(Cicadidae) 곤충으로 흑책(黑蚱) *Cryptotympana pustulata* Fabricius의 유충이 성충이 될 때 벗은 허물이다.

산지 ▶ 중국 산동성, 하북성, 하남성, 강소성, 사천성, 절강성 등지에서 주로 생산된다.

채취·가공 ▶ 여름과 가을에 채취하여 토사를 제거하고, 햇볕에 말린다.

성미·효능 ▶ 맛은 달고[甘], 성질은 차다[寒]. 산풍제열(散風除熱), 이인(利咽), 투진(透疹), 퇴예(退翳), 해경(解痙)의 효능이 있다.

약재 특징 ▶ 구멍 뚫린 매미 모양이고, 약간 타원형으로 구부러져 있다. 바깥 면은 황갈색이다. 가볍고, 가운데는 비어 있으며, 부서지기 쉽다. 냄새는 없고, 맛은 담담하다.

품질 조건 ▶ 전통 경험에 따르면 몸체가 온전하고, 밝은 황색의 것이 좋다.

선태(蟬蛻)

가슴 부분의 등 쪽은
십자가 모양으로 벌어져 있으며,
벌어진 틈은 안쪽으로 굽어 있다.

배 쪽 부분은
납작한 원형이면서 통통하다.

바깥 면은 반투명하고,
광택이 있다.

등 부위 양면에는
2개의 작은 날개가 있다.

꼬리의 끝부분은
뭉툭하면서 뾰족하다.

1 cm

금선태(金蟬蛻)

몸체는 비교적 가늘고 길다.

꼬리의 끝부분은
뾰족한 바늘 모양이다.

배 쪽 측막에는 5쌍의 동그란 점 모양의
흰색 숨구멍이 뚜렷하다.

배 부분의 위쪽 끝은
비교적 좁다.

1 cm

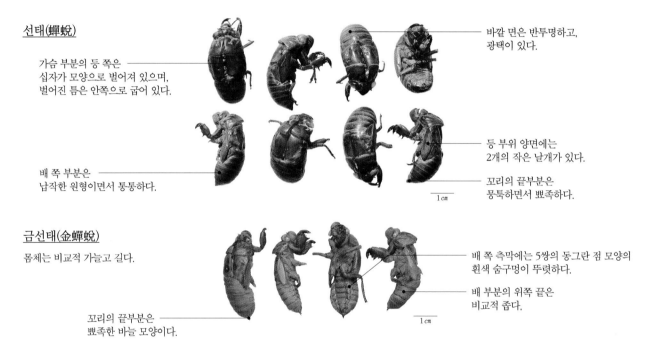

참고

어떤 지역에서는 금선태를 선태로 사용하는데, 이것은 동과곤충 염선태(焰蟬蛻) *Tibicen flammatus* (Dist.)의 유충이 성충이 될 때 벗은 허물을 말하는 것으로, 절강성, 운남성, 사천성 등지에서 주로 생산된다.

선태와 금선태의 주요 감별점

구분	선태	금선태
모양	배 부분은 납작한 원형이면서 통통하다.	몸체는 비교적 얇고 길며, 배 부분의 위쪽 끝부분은 비교적 좁다.
바깥 면	황갈색이다.	금황색이다.
꼬리 부분	뭉툭하면서 뾰족하다.	뾰족한 바늘 모양이다.

---

13 《대한약전외한약(생약)규격집》(제4개정판)에는 "말매미 *Cryptotympana dubia* (Haupt) 또는 흑책(黑蚱) *Cryptotympana pustulata* Fabricius (매미과 Cicadidae)가 성충이 될 때 허물"을 "선퇴"로 등재하고 있다.

섬수 蟾酥

Bufonis Venenum[14]

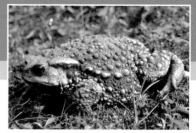

Bufo bufo gargarizans Cantor

기원 ▶ 두꺼비과(Bufonidae) 동물 두꺼비[中華大蟾蜍] *Bufo bufo gargarizans* Cantor의 분비물을 말린 것이다

산지 ▶ 중국 요녕성, 산동성, 강소성, 하북성 등지에서 주로 생산된다.

채취·가공 ▶ 일반적으로 여름과 가을에 잡아서 깨끗이 씻은 다음, 눈 뒷면의 샘과 표피의 샘에서 하얀 우윳빛 액체를 짜내어 가공하여 말린다.

성미·효능 ▶ 맛은 맵고[辛], 성질은 따뜻하다[溫]. 독성이 있다. 개규성신(開竅腥神), 지통(止痛), 해독(解毒)의 효능이 있다.

약재 특징 ▶ 납작한 원형의 덩어리 또는 조각 모양이다. 바깥 면은 어두운 갈색 또는 적갈색이다. 둥그런 덩어리 모양의 것은 단단하여 자르기 쉽지 않다. 꺾은 면은 각질 모양이고, 약간 광택이 있다. 납작한 조각 모양의 것은 바삭하여 부서지기 쉽고, 반투명하다. 약간 생선비린내가 있고, 처음에는 달콤하다가 후에는 톡톡 쏘는 듯한 느낌이 지속된다. 가루는 후각을 자극하여 재채기를 유발한다. 물을 흡수하면 즉시 하얀 거품을 일으킨다.

품질 조건 ▶ 전통 경험에 따르면 적갈색으로, 꺾은 면은 각질 모양이고, 반투명하며, 광택이 있는 것이 좋다.

둥근 섬수 덩어리

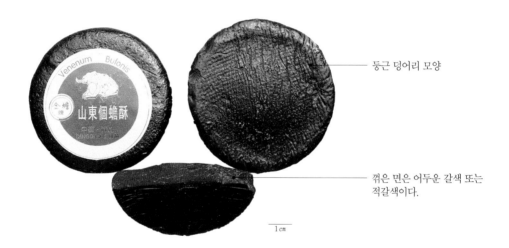

둥근 덩어리 모양

꺾은 면은 어두운 갈색 또는 적갈색이다.

1 cm

조각 모양의 섬수

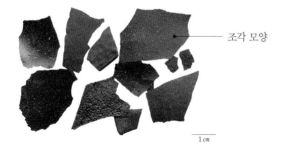

조각 모양

1 cm

꺾은 면의 거품 검사 ▶

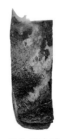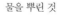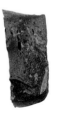

물을 뿌린 것   물을 뿌리지 않은 것

참고

1. 《중국약전》에 함께 등재되어 있는 동속동물 흑광섬서(黑眶蟾蜍) *B. melanostictus* Schneider의 분비물을 말린 것을 "섬수"라 하여 약용한다.

2. 섬수는 독성 약재에 속하므로 특별히 관리해야 한다.

---

14 《대한약전외한약(생약)규격집》(제4개정판)에는 "두꺼비 *Bufo bufo gargarizans* Cantor 또는 흑광섬서 *Bufo melanostictus* Schneider (두꺼비과 Bufonidae)의 독선(毒腺)의 분비물을 모은 것"을 "섬수"로 등재하고 있다.

수우각 水牛角

Bubali Cornu

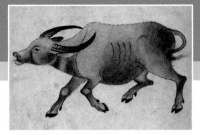

Bubalus bubalis Linnaeus
《보유뢰공포제편람(補遺雷公炮製便覽)》

기원 ▶	소과(Bovidae) 동물로 물소[水牛] *Bubalus bubalis* Linnaeus의 뿔이다.	
산지 ▶	중국 장강(長江) 이남의 각지에서 고르게 생산된다.	
채취 · 가공 ▶	뿔을 취하여 물에 삶아 각색(角塞)을 빼낸 후 말린다.	
성미 · 효능 ▶	맛은 쓰고[苦], 성질은 차다[寒]. 청열해독(淸熱解毒), 양혈(涼血), 정경(定驚)의 효능이 있다.	
약재 특징 ▶	약간 납작하고 편평하며 휘어져 굽은 원뿔 모양이고, 길이는 일정치 않다. 바깥 면은 갈흑색 또는 회흑색이다. 아랫부분은 약간 삼각형 모양이고, 가운데는 비어 있다. 각질이고, 매우 단단하다. 비린내가 약간 있고, 맛은 담담하다.	
품질 조건 ▶	전통 경험에 따르면 줄무늬가 뚜렷하고, 생기가 넘치는 것이 좋다.	

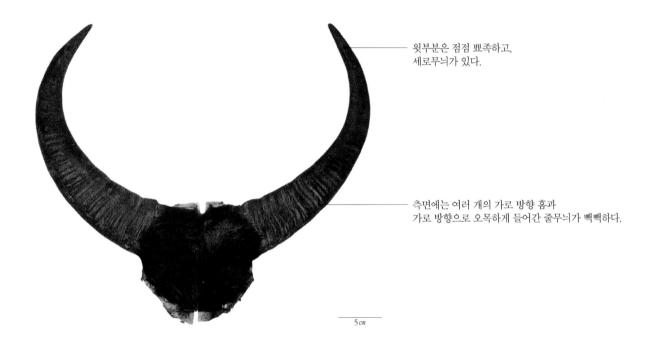

윗부분은 점점 뾰족하고,
세로무늬가 있다.

측면에는 여러 개의 가로 방향 홈과
가로 방향으로 오목하게 들어간 줄무늬가 빽빽하다.

5 cm

음편 특징 ▶ 깎은 조각

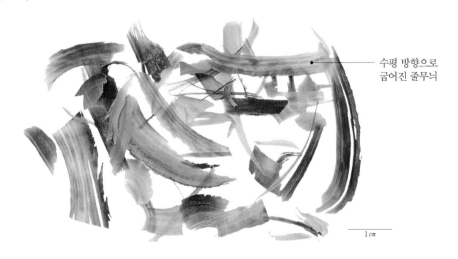

수평 방향으로
굽어진 줄무늬

1 cm

수질 水蛭

Hirudo[15]

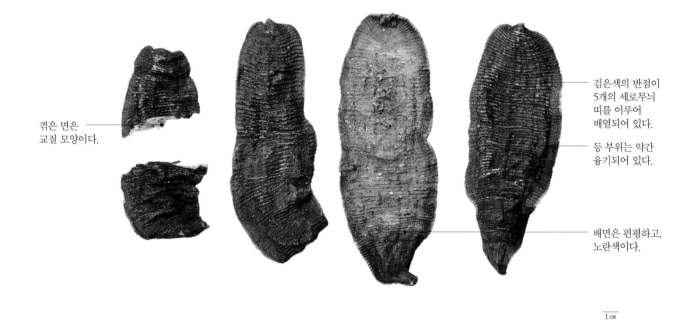

Whitmania pigra Whitman
《보유뢰공포제편람
(補遺雷公炮製便覽)》

기원 ▶ 거머리과(Hirudinidae) 동물로 말거머리[螞蟥] *Whitmania pigra* Whitman의 몸체를 말린 것이다.

산지 ▶ 중국 대부분 지역에서 균일하게 생산된다.

채취 · 가공 ▶ 여름과 가을에 채취하여 끓는 물에 죽인 다음 햇볕에 말리거나 저온에서 말린다.

성미 · 효능 ▶ 맛은 짜고[鹹], 쓰며[苦], 성질은 평(平)하다. 파혈(破血), 축어(逐瘀), 통경(通經)의 효능이 있다.

약재 특징 ▶ 납작한 방추형이고, 여러 개의 마디가 있다. 등 부위는 진한 갈색 또는 흑갈색이다. 양쪽 측면은 노란색이고, 앞쪽 끝은 약간 뾰족하고, 뒤쪽 끝은 둔한 원이며, 양쪽 끝에는 각각 1개의 흡반(吸盤)을 가지고 있고, 앞쪽의 흡반은 뚜렷하지 않으며, 뒤쪽의 흡반은 비교적 크다. 질은 바삭거리고, 자르기 쉽다. 비린내가 약간 있다.

품질 조건 ▶ 전통 경험에 따르면 몸체가 작고, 띠 모양으로 꼬여 있지 않으며, 가지런하고, 흑갈색이며, 온전한 것이 좋다.

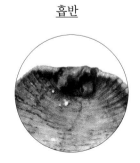

꺾은 면은
교질 모양이다.

검은색의 반점이
5개의 세로무늬
띠를 이루어
배열되어 있다.

등 부위는 약간
융기되어 있다.

배면은 편평하고,
노란색이다.

1 cm

흡반

---

15 《대한약전외한약(생약)규격집》(제4개정판)에는 "참거머리 *Hirudo niponica* Whitman 또는 말거머리 *Whitmania pigra* Whitman (거머리과 Hirudinidae)의 몸체"를 "수질"로 등재하고 있다.

<u>수질</u>

납작한 긴 원기둥 모양이고, 몸체는 대부분 구부러져서 꼬여 있다.

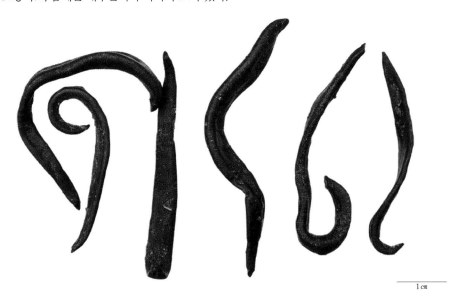

1 cm

<u>갈색말거머리[柳葉螞蟥]</u>

좁고 길면서 납작하다.

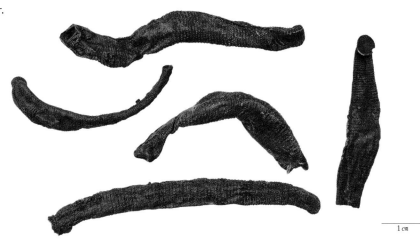

1 cm

참고

《중국약전》에 함께 등재되어 있는 동과동물 참거머리[水蛭] *Hirudo nipponica* Whitman 및 갈색말거머리 *Whitmania acranulata* Whitmania의 말린 몸체를 "수질"이라 하여 약용한다.

말거머리, 참거머리, 갈색말거머리의 주요 감별점

구분	말거머리	참거머리	갈색말거머리
모양	납작한 방추형이다.	납작한 긴 원기둥 모양이고, 대부분 구부러져서 꼬여 있다.	좁고 길면서 납작하다.
색상	등 부위는 진한 갈색 또는 흑갈색이고, 배면은 노란색이다.	진한 갈색 또는 흑갈색이다.	진한 갈색 또는 흑갈색이다.
크기	길이 4~10cm, 너비 0.5~2cm	길이 2~5cm, 너비 0.2~0.3cm	길이 5~12cm, 너비 0.4~0.6cm

아교 阿膠

Asini Corii Colla[16]

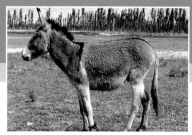

Equus asinus Linne

기원 ▶	말과(Equidae) 동물로 당나귀[驢] *Equus asinus* Linne의 가죽을 물로 가열하고 삶아 농축하여 만든 교질이다.
산지 ▶	중국 산동성 동아(東阿) 지역, 하남성, 강소성, 절강성, 하북성 등지에서 주로 생산된다.
채취·가공 ▶	연중 생산되며, 만드는 법은 다음과 같다. 당나귀 가죽을 물에 적셔 털을 제거하고 잘게 잘라서 씻는다. 자른 가죽을 끓인 다음, 여과한 후 여과된 액을 합쳐서 점성이 있을 정도로 농축시켜 차게 하여 굳힌다. 굳은 후에 잘게 잘라 말린다.
성미·효능 ▶	맛은 달고[甘], 성질은 평(平)하다. 보혈자음(補血滋陰), 윤조지혈(潤燥止血)의 효능이 있다.
약재 특징 ▶	직사각형 또는 사각형의 덩어리, 단정된 덩어리 모양이다. 흑갈색이고, 광택이 있다. 질은 단단하면서 바삭하다. 냄새는 없고, 맛은 약간 달다.
품질 조건 ▶	전통 경험에 따르면 색깔이 고르고, 질은 바삭하고, 반투명하며, 꺾은 면은 반짝거리고 비린내가 없는 것이 좋다.

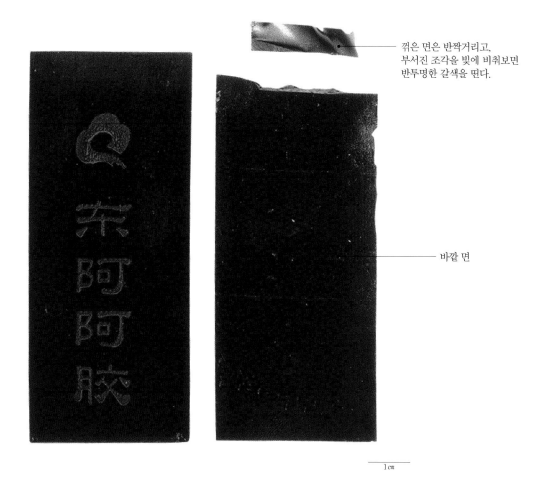

꺾은 면은 반짝거리고, 부서진 조각을 빛에 비춰보면 반투명한 갈색을 띤다.

바깥 면

1 *cm*

---

16 《대한약전외한약(생약)규격집》(제4개정판)에는 "당나귀 *Equus asinus* Linne (말과 Equidae) 또는 소 *Bos taurus* Linneus var. *domesticus* Gmelin (소과 Bovidae)의 가죽을 물로 가열한 다음 추출하여 지방을 제거하고 농축건조하여 만든 교질"을 "아교"로 등재하고 있다.

음편 특징 ▶

아교정(阿膠丁)

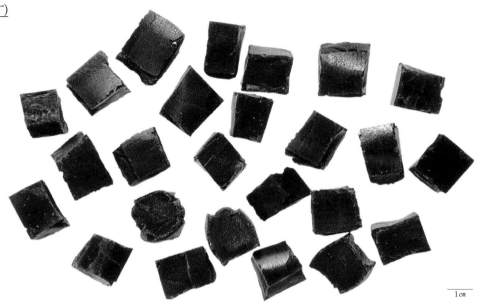

1 cm

아교주(阿膠珠)

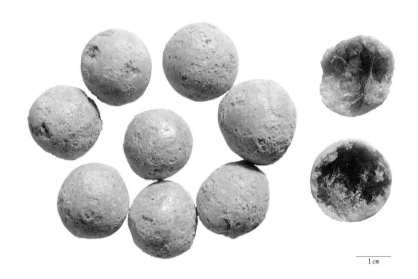

1 cm

참고

아교는 "동판(冬板)"①, "춘추판(春秋板)"② 그리고 "복판(伏板)"③으로 나뉘는데, 당나귀를 잡는 계절에 따라 다르다.

① "동판(冬板)": 겨울에 잡은 당나귀의 가죽을 이용하여 얻은 아교로, 그 품질이 가장 좋다.

② "춘추판(春秋板)": 일반적으로 봄과 가을에 잡은 당나귀의 가죽을 이용하여 얻은 아교로, 그 품질이 비교적 좋다.

③ "복판(伏板)": 여름에 잡은 당나귀의 가죽을 이용하여 얻은 아교로, 그 품질이 가장 떨어진다.

영양각 羚羊角

Saigae Tataricae Cornu[17]

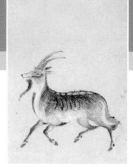

Saiga tatarica Linnaeus
《본초품회정요(本草品匯精要)》

기원 ▶ 소과(Bovidae) 동물로 고비영양(高鼻羚羊) *Saiga tatarica* Linnaeus의 뿔이다.

산지 ▶ 중국에서는 신강성, 청해성, 서장, 내몽고 등지에서 주로 생산되며, 러시아, 몽골, 이탈리아에서 많이 수입된다.

채취·가공 ▶ 뿔을 잘라서 말린다.

성미·효능 ▶ 맛은 짜고[鹹], 성질은 차다[寒]. 평간식풍(平肝熄風), 청간명목(淸肝明目), 양혈해독(涼血解毒)의 효능이 있다.

약재 특징 ▶ 긴원뿔 모양이고, 약간 활처럼 휘어져 굽어 있다. 어린 연한 뿔은 매끄럽고, 옥처럼 윤기가 있으며, 벌어진 틈은 없고, 오래된 뿔은 가느다랗게 세로로 벌어진 틈이 있다. 무겁고, 냄새는 없으며, 맛은 담담하다.

품질 조건 ▶ 전통 경험에 따르면 연하고, 흰색이고, 윤기가 있으며, 내부에는 붉은색의 반점이 있고, 벌어진 틈이 없는 것이 좋다.

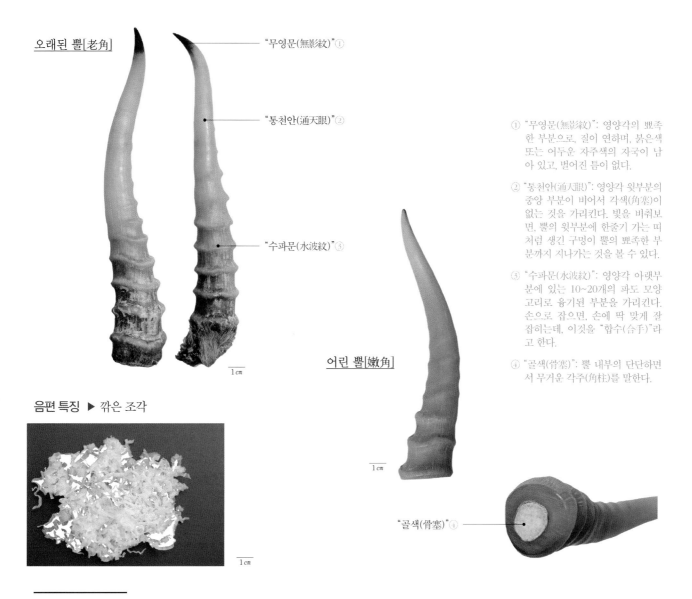

오래된 뿔[老角]

"무영문(無影紋)" ①

"통천안(通天眼)" ②

"수파문(水波紋)" ③

어린 뿔[嫩角]

"골색(骨塞)" ①

음편 특징 ▶ 깎은 조각

① "무영문(無影紋)": 영양각의 뾰족한 부분으로, 질이 연하며, 붉은색 또는 어두운 자주색의 자국이 남아 있고, 벌어진 틈이 없다.

② "통천안(通天眼)": 영양각 윗부분의 중앙 부분이 비어서 각색(角塞)이 없는 것을 가리킨다. 빛을 비춰보면, 뿔의 윗부분에 한줄기 가는 띠처럼 생긴 구멍이 뿔의 뾰족한 부분까지 지나가는 것을 볼 수 있다.

③ "수파문(水波紋)": 영양각 아랫부분에 있는 10~20개의 파도 모양 고리로 융기된 부분을 가리킨다. 손으로 잡으면, 손에 딱 맞게 잘 잡히는데, 이것을 "합수(合手)"라고 한다.

④ "골색(骨塞)": 뿔 내부의 단단하면서 무거운 각주(角柱)를 말한다.

---

17 《대한약전외한약(생약)규격집》(제4개정판)에는 "영양 *Gazella subgutturosa* (Guldenstaedt) 또는 고비영양(高鼻羚羊) *Saiga tatarica* Linne (소과 Bovidae)의 뿔"을 "영양각"으로 등재하고 있다.

오공 蜈蚣

Scolopendra[18]

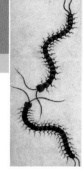

Scolopendra subspinipes
mutilans L. Koch
《補遺雷公炮製便覽》

기원 ▶ 왕지네과(Scolopendridae) 동물로 왕지네[小棘巨蜈蚣] *Scolopendra subspinipes*
mutilans L. Koch의 몸체를 말린 것이다.

산지 ▶ 중국 절강성, 호북성, 강소성, 안휘성 등지에서 주로 생산된다.

채취 · 가공 ▶ 봄과 여름에 잡아서 대나무조각을 머리에서 꼬리까지 넣어 몸체를 반듯하게 펴서 말린다. 일반적으로 음력을 기준
으로 동지(冬至)와 봄(立春, 대략 2월 3일에서 5일 사이) 사이에 잡는 것이 가장 적기이다.

성미 · 효능 ▶ 맛은 맵고[辛], 성질은 따뜻하다[溫]. 독성이 있다. 식풍진경(息風鎭痙), 공독산결(攻毒散結), 통락지통(通絡止痛)의
효능이 있다.

약재 특징 ▶ 납작하고 편평한 긴 줄 모양으로, 머리와 몸통으로 나누어져 있으며, 몸 전체가 22개의 마디로 이루어져 있다. 질은
바삭하고, 꺾은 면에는 벌어진 틈이 있다. 비린내가 약간 있고, 코를 자극하는 특유한 냄새가 있으며, 맛은 맵고 약
간 짜다.

품질 조건 ▶ 전통 경험에 따르면 몸체가 말라 있고, 긴 띠 모양이 온전하고, 등 부위가 검고 배 부위는 노란색이면서 오그라들어
있는 것이 좋다.

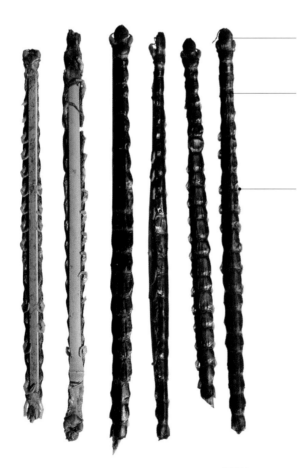

머리 부위는 어두운 붉은색 또는 적갈색이고,
약간 광택이 있다.

등판은 갈록색 또는 흑록색이고,
광택이 있다.

다리는 노란색 또는 적황색이고,
때로는 황백색이며,
갈고리 모양으로 굽어 있다.

4번째에서 12번째 등판에는 종종 두 줄의
세로로 파인 선이 있다.

1 cm

끝에 달린 1쌍의 다리는 꼬리 모양이어서
"꼬리다리"라고 하는데 쉽게 탈락된다.

---

18 《대한약전외한약(생약)규격집》(제4개정판)에는 "왕지네 *Scolopendra subspinipes mutilans* Linne Koch (왕지네과 Scolopendridae)의 몸체"를 "오공"으로 등재하고 있다.

오초사 烏梢蛇

Zaocys

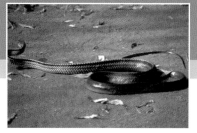

Zaocys dhumnades (Cantor)

기원 ▶ 뱀과(Colubridae) 동물로 오초사(烏梢蛇) *Zaocys dhumnades* (Cantor)의 몸체를 말린 것이다.

산지 ▶ 중국 산동성, 강서성, 절강성 등지에서 주로 생산된다.

채취 · 가공 ▶ 일반적으로 여름과 가을에 잡아서 배를 가르거나 머리부터 꼬리까지의 겉가죽을 벗겨 내장을 제거하고 원반형으로 만들어 말린다.

성미 · 효능 ▶ 맛은 달고[甘], 성질은 평(平)하다. 거풍(祛風), 통락(通絡), 지경(止痙)의 효능이 있다.

약재 특징 ▶ 원반 모양이다. 바깥 면은 흑갈색 또는 녹흑색이다. 비린내가 있고, 맛은 담담하다.

품질 조건 ▶ 전통 경험에 따르면 몸체가 마르고, 피부는 흑갈색이고, 육질은 황백색이며, 척추의 등 부위에 능이 있고, 질은 단단한 것이 좋다.

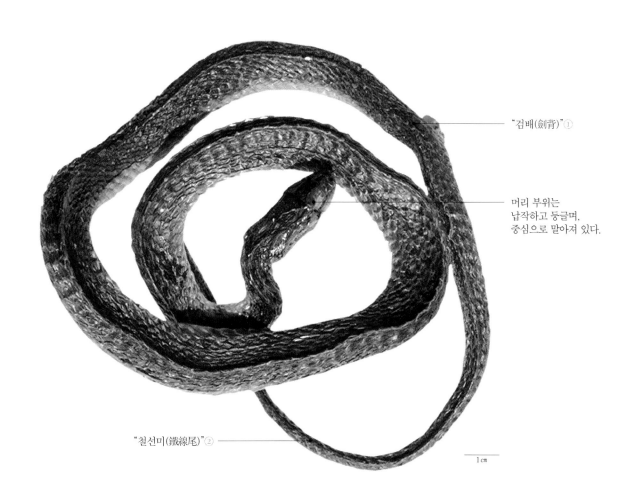

"검배(劍背)"①

머리 부위는
납작하고 둥글며,
중심으로 말아져 있다.

"철선미(鐵線尾)"②

1 cm

음편 특징 ▶ 대부분은 잘려져 있다.

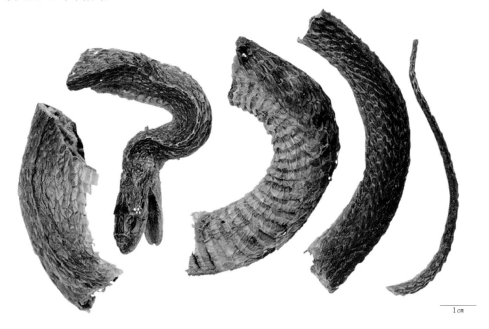

1 cm

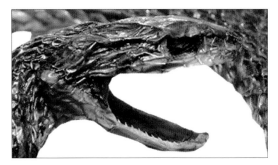

입안에는 가시 모양의 작은 이[齒]가 여러 개 있다.

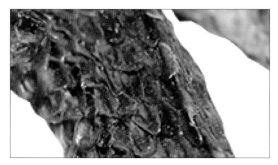

마름모꼴의 네모난 인편이 빽빽이 덮여 있다.

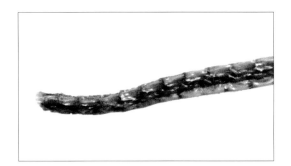

"철선미(鐵線尾)"②

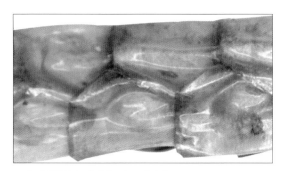

꼬리 아랫부분은 인편이 2줄로 달린다.

① "검배(劍背)": 오초사의 척추 부위가 올라와 있는 것을 가리키는 것으로, 칼의 날과 닮았다.

② "철선미(鐵線尾)": 오초사의 회갈색 또는 어두운 노란색의 뱀 꼬리를 가리키는 것으로, 가늘면서 길어서 철사와 닮았다.

와릉자 瓦楞子

Arcae Concha[19]

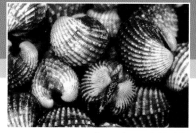

Arca subcrenata Lischke

기원 ▶ 돌조개과(Arcidae) 동물로 새꼬막[毛蚶] *Arca subcrenata* Lischke의 껍데기다.

산지 ▶ 발해만 연안에서 주로 생산된다.

채취 · 가공 ▶ 가을과 겨울부터 이듬해 봄까지 채취하여 물로 씻은 후 끓는 물에 잠깐 데쳐서 육질을 버리고 껍질만 말린다.

성미 · 효능 ▶ 맛은 짜고[鹹], 성질은 평(平)하다. 소담화어(消痰化瘀), 연견산결(軟堅散結), 제산지통(制酸止痛)의 효능이 있다.

약재 특징 ▶ 삼각형 또는 부채 모양을 띠고 있으며, 길이는 4~5cm, 높이는 3~4cm이다. 패각의 바깥 면은 돌출되어 있다. 정단에서부터 앞면까지 뻗어 나간 방사상의 늑(肋), 즉 와릉은 30~34줄이다. 질은 단단하다. 냄새는 없고, 맛은 담담하다.

품질 조건 ▶ 전통 경험에 따르면 크기가 고르고, 패각 안쪽이 흰색이고 깨끗한 것이 좋다.

새꼬막

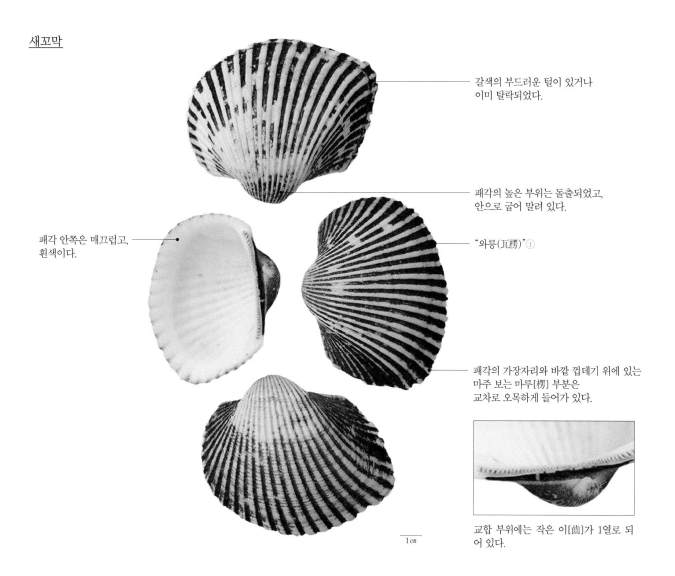

갈색의 부드러운 털이 있거나
이미 탈락되었다.

패각의 높은 부위는 돌출되었고,
안으로 굽어 말려 있다.

"와릉(瓦楞)" ①

패각 안쪽은 매끄럽고,
흰색이다.

패각의 가장자리와 바깥 껍데기 위에 있는
마주 보는 마루[楞] 부분은
교차로 오목하게 들어가 있다.

1cm

교합 부위에는 작은 이[齒]가 1열로 되
어 있다.

---

19 《대한약전외한약(생약)규격집》《제4개정판》에는 "새꼬막 *Scapharca subcrenata* (Lischke) 또는 꼬막 *Tegillarca granosa* (Linne) 또는 피조개 *Scapharca broughtonii* Schrenck (돌조개과 Arcidae)의 껍데기"를 "와릉자"로 등재하고 있다.

음편 특징 ▶

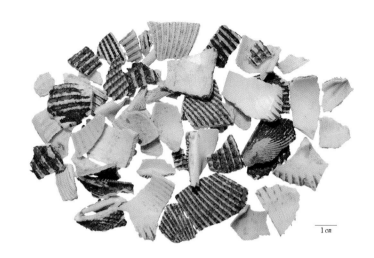

1 cm

꼬막[泥蚶]

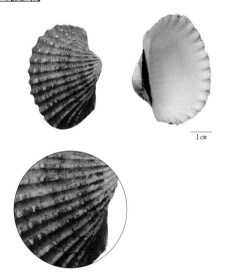

1 cm

피조개[魁蚶]

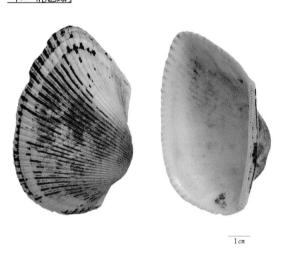

1 cm

① "와릉(瓦楞)": 와릉자 약재의 등 부위에 있는 방사상의 늑(肋)을 가리키는 것으로, "와롱(瓦壟)"이라고도 한다.

참고

《중국약전》에 함께 등재되어 있는 동속동물 꼬막 *Arca granosa* Linnaeus 또는 피조개 *Arca inflata* Reev의 패각을 "와릉자"라 하여 약용한다.

3종 와릉자의 주요 감별점

구분		새꼬막[毛蚶]	니감(泥蚶)	괴감(魁蚶)
갈색 털의 유무		있다.	탈락된 것이 많다.	있다.
크기	길이	4~5cm	2.5~4cm	7~9cm
	높이	3~4cm	2~3cm	6~8cm
능선의 특징		30~34줄	18~21줄, 위로 늑이 있고, 과립상 돌기가 있다.	42~48줄

우황 牛黄

Bovis Calculus[20]

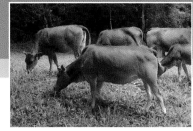

Bos taurus domesticus Gmelin

기원 ▶	소과(Bovidae) 동물로 소[牛] *Bos taurus domesticus* Gmelin의 담낭 중에 생긴 결석을 말린 것이다.
산지 ▶	중국 북경, 천진, 내몽고, 감숙성 등지에서 주로 생산된다.
채취·가공 ▶	소를 도살할 때 담석이 발견되면 담즙을 즉시 걸러내고 담석을 모아 겉껍질 막을 제거하고 그늘에서 말린다.
성미·효능 ▶	맛은 달고[甘], 성질은 서늘하다[涼]. 청심(淸心), 개규(開竅), 양간(涼肝), 식풍(熄風), 해경(解痙)의 효능이 있다.
약재 특징 ▶	대부분 달걀 모양이나 구형에 가깝고, 삼각형 또는 사각기둥 모양이 많으며, 크기는 일정치 않고, 일부는 통 모양 또는 부서진 조각이다. 바깥 면은 황적색에서 갈황색이다. 가볍고, 질은 푸석푸석하며, 층별로 떨어져 나가기 쉽다. 맑은 향기가 나고, 맛은 쓰다가 후에 달며, 청량감이 있고, 이것을 씹으면 잘 부서지며, 이에 달라붙지 않는다.
품질 조건 ▶	전통 경험에 따르면 온전하고, 갈황색이고, 질은 무르고 푸석하며, 꺾은 면의 층 무늬는 맑고 분명하면서 매끄러운 것이 좋다.

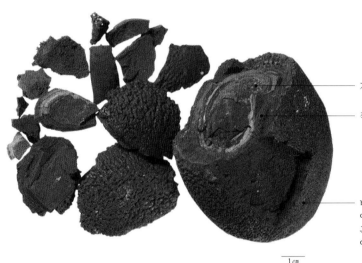

가늘고 조밀한 "동심성 층문"을 볼 수 있다.

꺾은 면은 금황색이다.

바깥 면은 "오금의(烏金衣)"①가 있고,
어떤 것은 거칠며,
혹 모양의 돌기가 있고,
어떤 것은 갈라진 무늬가 있다.

1 cm

참고

투갑(透甲): 우황을 손톱 위에 문지른 후 물에 넣으면 노란색으로 물들어서 오래 지속되는 흔치 않은 현상을 말한다. 색소가 손톱을 침투하여서 시원한 감각을 주는데, 이것을 "괘갑(掛甲)"이라 부른다.

① "오금의(烏金衣)": 우황 바깥 면 한 층이 가끔 검은색의 빛나는 얇은 막으로 되어 있는 것을 볼 수 있는데, 그 막을 가리킨다.

---

20 《대한민국약전》(제11개정판)에는 "소 *Bos taurus* Linne var. *domesticus* Gmelin (소과 Bovidae)의 담낭 중에 생긴 결석"을 "우황"으로 등재하고 있다.

자충 土鱉蟲

Eupolyphaga Steleophaga[21]

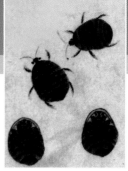

Eupolyphaga sinensis Walker
《보유뢰공포제편람(補遺雷公炮製便覽)》

기원 ▶ 바퀴과(Blattidae) 동물 지별(地鱉) *Eupolyphaga sinensis* Walker의 암컷 몸체를 말린 것이다.

산지 ▶ 중국 강소성, 안휘성, 하남성, 호북성, 사천성 등지에서 주로 생산된다.

채취·가공 ▶ 여름과 가을 이른 아침에 잡아 질식사시키거나 끓는 물로 죽인 다음 햇볕에 말린다.

성미·효능 ▶ 맛은 짜고[鹹], 성질은 차다[寒]. 파어혈(破瘀血), 속근골(续筋骨)의 효능이 있다.

약재 특징 ▶ 납작한 달걀 모양이다. 질은 무르고 바삭거리며, 부서지기 쉽다. 비린내가 약간 있고, 맛은 약간 짜다.

품질 조건 ▶ 전통 경험에 따르면 온전하고, 몸체가 통통하고, 자갈색의 것이 좋다.

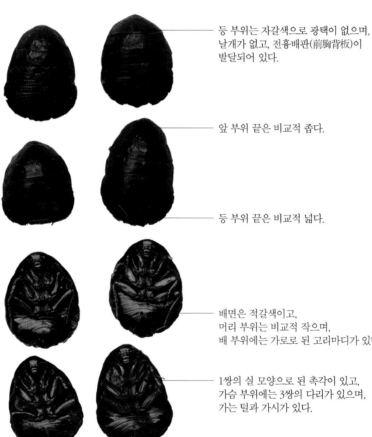

등 부위는 자갈색으로 광택이 없으며, 날개가 없고, 전흉배판(前胸背板)이 발달되어 있다.

앞 부위 끝은 비교적 좁다.

등 부위 끝은 비교적 넓다.

배면은 적갈색이고, 머리 부위는 비교적 작으며, 배 부위에는 가로로 된 고리마디가 있다.

1쌍의 실 모양으로 된 촉각이 있고, 가슴 부위에는 3쌍의 다리가 있으며, 가는 털과 가시가 있다.

1 cm

참고

《중국약전》에 함께 등재되어 있는 동과동물 기지별(冀地鱉) *Steleophaga plancyi* (Boleny)의 암컷 몸체를 말린 것을 "토별충(土鱉蟲)"이라 하여 약용한다.

지별과 기지별의 주요 감별점

구분	지별	기지별
등 부위의 특징	자갈색	흑갈색이고, 보통 가장자리에 연한 황갈색의 얼룩 또는 검은색의 작은 점이 있다.

21 《대한약전외한약(생약)규격집》(제4개정판)에는 "지별(地鱉) *Eupolyphaga sinensis* Walker 또는 기지별(冀地鱉) *Steleophaga plancyi* (Boleny) (바퀴과 Blattidae)의 암컷의 몸체"를 "자충"으로 등재하고 있다.

전갈 全蝎

Scorpio[22]

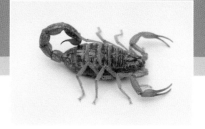

Buthus martensii Karsch

| 기원 ▶ | 전갈과(Buthidae) 동물로 동아겸갈(東亞鉗蝎) *Buthus martensii* Karsch의 몸체를 말린 것이다. |

기원 ▶ 전갈과(Buthidae) 동물로 동아겸갈(東亞鉗蝎) *Buthus martensii* Karsch의 몸체를 말린 것이다.

산지 ▶ 중국 하남성, 산동성 등지에서 주로 생산된다.

채취 · 가공 ▶ 늦봄부터 초가을까지 채취하여 오물을 닦아내고, 물이나 소금물에 넣어 몸체가 뻣뻣해질 때까지 끓인 다음, 물을 퍼내고 공기가 잘 통하는 곳에 놓아 그늘에서 말린다.

성미 · 효능 ▶ 맛은 맵고[辛], 성질은 평(平)하다. 독성이 있다. 식풍진경(熄風鎭驚), 공독산결(攻毒散結), 통락지통(通絡止痛)의 효능이 있다.

약재 특징 ▶ 전체는 녹갈색이고, 배 부위와 다리는 노란색이며, 꼬리 부위와 침 부위는 갈색이다. 질은 가볍고, 바삭하다. 비린 냄새가 약간 있고, 맛은 짜다.

품질 조건 ▶ 전통 경험에 따르면 몸체가 크고, 통통하고, 꼬리가 온전하며, 부서지지 않았고, 배속에 이물질이 거의 없는 것이 좋다.

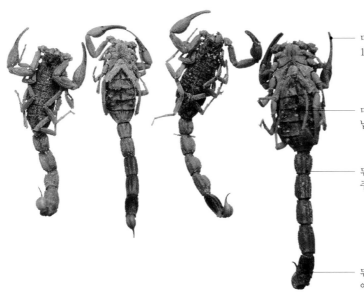

머리와 가슴의 앞 부위에는 1쌍의 비교적 길고 큰 집게발이 있다.

머리와 가슴 및 배의 앞 부위는 납작하고 긴 타원형이다.

뒤쪽의 배 부위는 꼬리 모양이고, 주름져서 약간 구부러져 있다.

뒤쪽의 배 부위의 마지막 마디에는 예리한 갈고리 모양의 독침이 있다.

1 cm

신선한 전갈

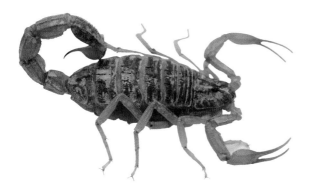

참고

전통적으로 하남성의 우현(禹縣)에서 생산되는 것이 품질이 가장 좋으며, 일반적으로 "남전갈(南全蝎)"이라 부르고, 산동성에서 생산되는 것을 "동전갈(東全蝎)"이라 부른다.

---

22 《대한약전외한약(생약)규격집》(제4개정판)에는 "감갈 *Buthus martensii* Karsch (전갈과 Buthidae)의 몸체를 끓는 물이나 끓는 소금물에 잠깐 담갔다가 말린 것"을 "전갈"로 등재하고 있다.

지룡 地龍

Pheretima[23]

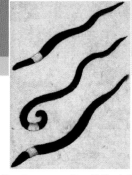

Pheretima aspergillum (E. Perrier)
《보유뢰공포제편람(補遺雷公炮製便覽)》

기원 ▶	지렁이과(Megascolecidae) 동물로 삼환모인(參環毛蚓) *Pheretima aspergillum* (E. Perrier)의 몸체를 말린 것이다. 일반적으로 "광지룡(廣地龍)"이라 한다.
산지 ▶	중국 광동성, 광서성, 복건성 등지에서 주로 생산된다.
채취·가공 ▶	봄부터 가을까지 채취하여 즉시 배를 갈라 내장과 오물을 제거하고 깨끗이 씻어서 햇볕에 말리거나 저온에서 말린다.
성미·효능 ▶	맛은 짜고[鹹], 성질은 차다[寒]. 청열정경(清熱定驚), 통락(通絡), 평천(平喘), 이뇨(利尿)의 효능이 있다.
약재 특징 ▶	긴 줄 모양의 얇은 조각으로, 구불구불하고, 가장자리는 약간 말아져 있다. 등 부위는 어두운 갈색에서 자회색이고, 배 부위는 연한 황갈색이다. 가볍고, 약간 가죽질이며, 자르기 쉽지 않다. 비린내가 있고, 맛은 약간 짜다.
품질 조건 ▶	전통 경험에 따르면 크고, 육질이 두꺼운 것이 좋다.

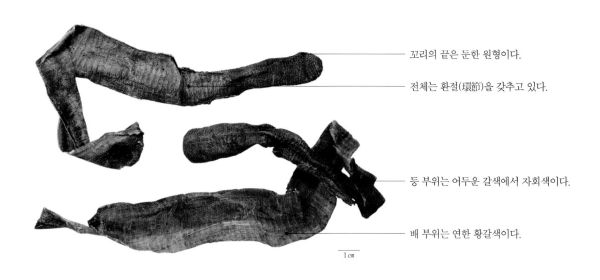

꼬리의 끝은 둔한 원형이다.

전체는 환절(環節)을 갖추고 있다.

등 부위는 어두운 갈색에서 자회색이다.

배 부위는 연한 황갈색이다.

1 cm

음편 특징 ▶ 내부분 잘러저 있다.

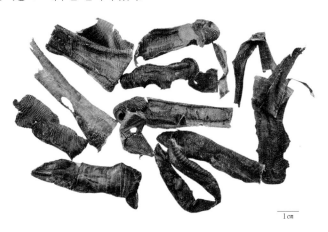

1 cm

참고

1. 백경(白頸): 구인(蚯蚓)의 머리 부위의 제14〜16마디를 가리키는 것으로, 황백색을 띠며, 생식기 역할을 하는 환대(環帶)이다.

2. 《중국약전》에 함께 등재되어 있는 동속동물 통속환모인(通俗環毛蚓) *P. vulgaris* Chen, 위렴환모인(威廉環毛蚓) *P. guillelmi* (Michaelsen) 또는 즐맹환모인(櫛盲環毛蚓) *P. pectinifera* Michaelsen의 몸체를 말린 것을 "지룡"이라 하여 약용하며, 일반적으로 "호지룡(滬地龍)"이라 한다. 호지룡은 가을에 잡아 비교적 작고, 등 부위는 어두운 갈색에서 황갈색이다.

3. 고문헌에 보면, 약재 지룡의 원 동물을 인(蚓)이라 하였는데, 그 이유는 움직일 때 잡아당기면 덩어리 무더기가 되기 때문이다. 또한 구인(蚯蚓)이라도 하는데, 이것은 벌레의 "덩어리"와 "뻗치기" 특징을 조합해서 이름이 붙여졌다.

---

23 《대한약전외한약(생약)규격집》(제4개정판)에는 "*Pericaeta communisma* Gate et Hatai, 갈색지렁이 *Allolobophora caliginosa* var. *trapezoides* Anton (낚시지렁이과 Lumbricidae) 및 *Pheretima aspergillum* E. Perrier (지렁이과 Megascolecidae) 또는 기타 동속근연동물의 몸체"를 "지룡"으로 등재하고 있다.

진주모 珍珠母

Margaritifera Concha

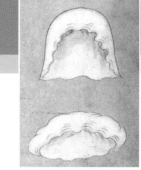

Hyriopsis cumingii (Lea)
《보유뢰공포제편람(補遺雷公炮製便覽)》

기원 ▶	석패과(Unionidae) 동물 삼각범방(三角帆蚌) *Hyriopsis cumingii* (Lea)의 껍데기다.
산지 ▶	중국 하북성, 안휘성, 강소성, 절강성 등지에서 주로 생산된다.
채취·가공 ▶	연중 채취하며, 육질을 제거하고 물로 씻어서 말린다.
성미·효능 ▶	맛은 짜고[鹹], 성질은 차다[寒]. 평간잠양(平肝潛陽), 정경명목(定驚明目)의 효능이 있다.
약재 특징 ▶	대략 부등변사각형이다. 질은 단단하다. 비린내가 약간 있고, 맛은 담담하다.
품질 조건 ▶	전통 경험에 따르면 덩어리가 크고, 흰색이고, "주광(珠光)"①이 있는 것이 좋다.

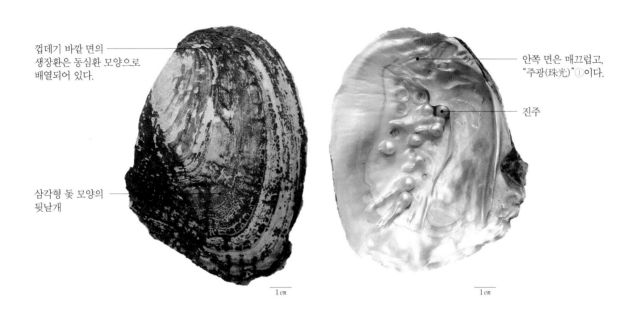

껍데기 바깥 면의
생장환은 동심환 모양으로
배열되어 있다.

삼각형 돛 모양의
뒷날개

안쪽 면은 매끄럽고,
"주광(珠光)"①이다.

진주

1 cm

1 cm

참고

1. 《중국약전》에 함께 등재되어 있는 동속동물 습문관방(褶紋冠蚌) *Cristaria plicata* (Leach) 또는 진주조개과(Pteridae) 동물 마씨진주패(馬氏珍珠貝) *Pteria martensii* (Dunker)의 패각을 "진주모"라 하여 약용한다.

2. 《중국약전》에는 진주조개과 동물 마씨진주패 *Pteria martensii* (Dunker)와 석패과 동물 삼각범방 *Hyriopsis cumingii* (Lea)과 습문관방 *Cristaria plicata* (Leach) 등 쌍각류 동물로부터 "진주(珍珠)"가 형성된 것을 "진주(珍珠)"라 하여 별도로 분류하고 있다.

① "주광(珠光)": 진주 또는 진주모의 매끄러운 바깥 면을 가리키는 것으로 반투명하며, 연한 분홍색과 기타 색으로 특유의 광택이 있다.

3종 진주모의 주요 감별점

구분	삼각범패	습문관패	마씨진주패
모양	부등변사변형	부등변삼각형	비스듬한 네모꼴
뒤쪽 등의 가장자리	삼각형 돛 모양의 앞날개는 더 크고 위를 향한다.	큰 크기로 펼쳐져서 갓을 이루고 위를 향한다.	배 가장자리는 편평하고 곧다.
안쪽 면의 오목한 홈과 대응하는 껍데기의 세로 능선	없다.	있다.	없다.

충백랍 蟲白蠟

Cera Chinensis

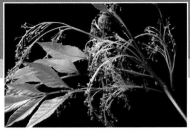

Fraxinus chinensis Roxb.

기원 ▶ 밀깍지벌레과(Coccidae) 곤충 쥐똥밀깍지벌레[白蠟蟲] *Ericerus pela* (Chavannes) Guerin의 수컷 무리가 물푸레나무과(Oleaceae) 식물 백랍수(白蠟樹) *Fraxinus chinensis* Roxb., 당광나무[女貞] *Ligustrum lucidum* Ait 또는 쥐똥나무속 식물의 가지 위에 분비한 밀랍(蜜蠟)을 정제하여 만든 것이다.

산지 ▶ 중국 사천성, 호남성, 귀주성, 운남성 등지에서 주로 생산된다.

채취 · 가공 ▶ 처서에서 백로(양력 8월 23일경~9월 9일경) 전후에 채취한다. 채취 당시에 끓였을 때 덩어리를 형성하는 것이 품질이 가장 좋다.

성미 · 효능 ▶ 맛은 달고[甘], 성질은 따뜻하다[溫]. 지혈(止血), 생기(生肌), 정통(定痛)의 효능이 있다. 주로 외용으로 사용한다. 환제나 정제를 만드는데 첨가제나 습윤제로 사용된다.

약재 특징 ▶ 불규칙한 덩어리 모양이고, 크기는 일정하지 않으며, 온전한 것은 대부분 반구형의 두꺼운 덩어리 모양이다. 흰색 또는 흰색에 가깝다. 가볍고, 물에 뜨며, 질은 단단하면서 조금 푸석거린다. 냄새는 없고, 맛은 없다.

품질 조건 ▶ 전통 경험에 따르면 색은 하얗고, 질은 단단하며, 치밀하고, 기포가 없으며, 산패된 맛이나 냄새가 없는 것이 좋다.

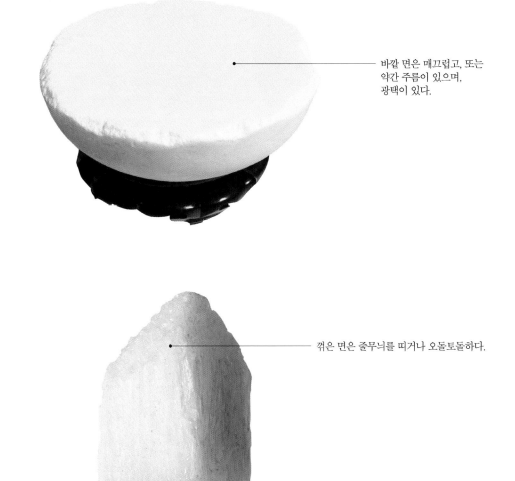

바깥 면은 매끄럽고, 또는 약간 주름이 있으며, 광택이 있다.

꺾은 면은 줄무늬를 띠거나 오돌토돌하다.

1 cm

합개 蛤蚧

Gecko[24]

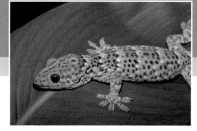

Gekko gecko Linnaeus

기원 ▶ 도마뱀붙이과(Gekkonidae) 동물로 합개(蛤蚧) *Gekko gecko* Linnaeus의 몸체를 말린 것이다.

산지 ▶ 중국 광서성, 광동성, 운남성 등지에서 주로 생산된다.

채취 · 가공 ▶ 일반적으로 5~9월경에 잡아서 배를 가르고 내장을 제거한 후 피를 닦아낸다(물세척 금지). 대나무로 몸체를 벌려서 평평하게 하고 가장자리를 반듯하게 하여 저온에서 말린다. 2마리를 1쌍으로 묶는다.

성미 · 효능 ▶ 맛은 짜고[鹹], 성질은 평(平)하다. 보폐익신(補肺益腎), 납기정천(納氣定喘), 조양익정(助陽益精)의 효능이 있다.

약재 특징 ▶ 판상으로, 생선비린내가 있고, 맛은 약간 짜다.

품질 조건 ▶ 전통 경험에 따르면 등은 파란색을 띠며 비늘이 얇게 올라와 있고, 머리는 뾰족하고, 몸체는 크고 온전하며, 꼬리는 굵으면서 길고, 5개의 발가락이 온전한 것이 좋다.

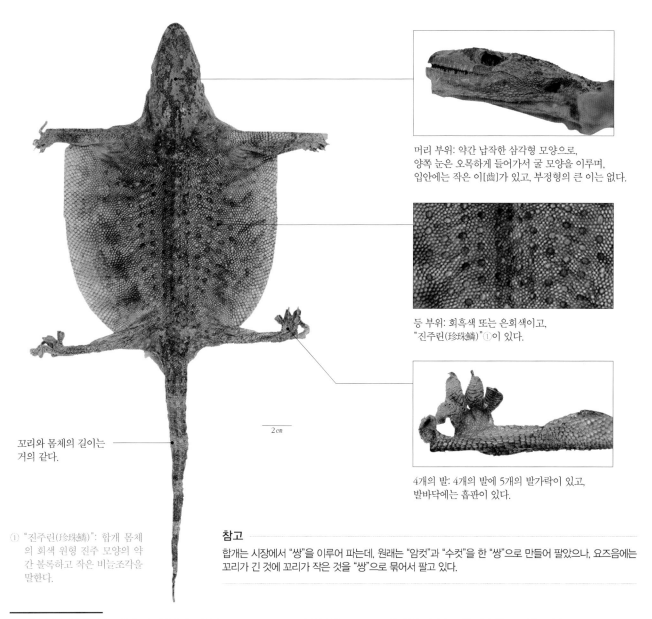

머리 부위: 약간 납작한 삼각형 모양으로, 양쪽 눈은 오목하게 들어가서 굴 모양을 이루며, 입안에는 작은 이[齒]가 있고, 부정형의 큰 이는 없다.

등 부위: 회흑색 또는 은회색이고, "진주린(珍珠鱗)" ①이 있다.

2 cm

꼬리와 몸체의 길이는 거의 같다.

4개의 발: 4개의 발에 5개의 발가락이 있고, 발바닥에는 흡판이 있다.

① "진주린(珍珠鱗)": 합개 몸체의 회색 원형 진주 모양의 약간 볼록하고 작은 비늘조각을 말한다.

참고

합개는 시장에서 "쌍"을 이루어 파는데, 원래는 "암컷"과 "수컷"을 한 "쌍"으로 만들어 팔았으나, 요즈음에는 꼬리가 긴 것에 꼬리가 작은 것을 "쌍"으로 묶어서 팔고 있다.

24 《대한약전외한약(생약)규격집》(제4개정판)에는 "합개 *Gekko gecko* Linne (도마뱀붙이과 Gekkonidae)의 내장을 제거한 몸체"를 "합개"로 등재하고 있다.

해마 海馬

Hippocampus[25]

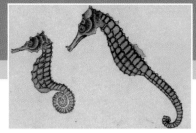

Hippocampus kelloggi Jordan et Snyder
《본초품회정요(本草品匯精要)》

기원 ▶ 실고기과(Syngnathidae) 동물로 해마[線紋海馬] *Hippocampus kelloggi* Jordan et Snyder의 몸체이다.

산지 ▶ 중국 광동성, 복건성, 대만 연안 지역에서 주로 생산된다.

채취 · 가공 ▶ 여름과 가을에 잡아서 물로 씻은 후 햇볕에 말린다. 또는 피부막과 내장을 제거하고 햇볕에 말린다.

성미 · 효능 ▶ 맛은 달고[甘], 성질은 따뜻하다[溫]. 온신장양(溫腎壯陽), 산결소종(散結消腫)의 효능이 있다.

약재 특징 ▶ 납작하고 긴 모양으로 구불구불하며, 체장은 약 30cm이다. 바깥 면은 황백색이다. 가볍고, 골질이며, 단단하다. 비린내가 약간 있고, 맛은 약간 짜다.

품질 조건 ▶ 전통 경험에 따르면 몸체가 크고, 단단하고, 머리와 꼬리가 가지런하면서 온전한 것이 좋다.

선문해마(線紋海馬)
껍질을 벗긴 것

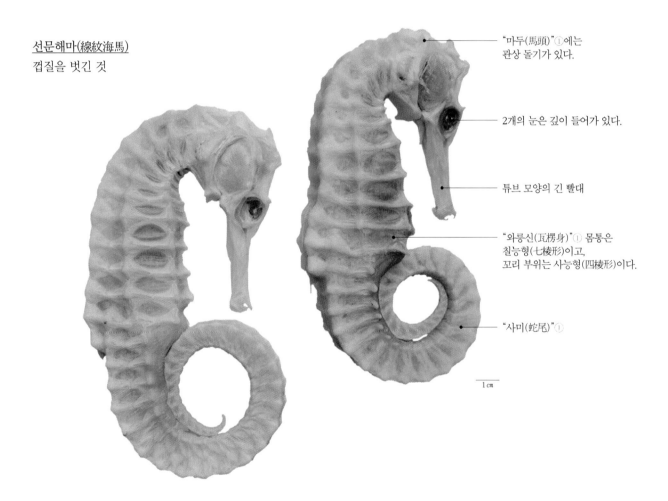

"마두(馬頭)"①에는
관상 돌기가 있다.

2개의 눈은 깊이 들어가 있다.

튜브 모양의 긴 빨대

"와릉신(瓦楞身)"① 몸통은
칠능형(七棱形)이고,
꼬리 부위는 사능형(四棱形)이다.

"사미(蛇尾)"①

1 cm

① "마두(馬頭), 와릉신(瓦楞身), 사미(蛇尾)": 해마 약재의 형상을 묘사하는 것으로 머리 부위는 말의 머리와 대략 닮았고, 몸체 부위에는 세로 능선이 있어 기와 모양의 마디 무늬가 단속적으로 나란히 있고, 꼬리 부위는 점점 가늘어져 안쪽으로 말려 있어서 마치 뱀의 꼬리를 닮았다.

② "고두해마(鼓肚海馬)": 수컷 해마를 가리키는 말로, 수컷 해마의 꼬리 쪽에 있는 배에는 육아주머니가 있어서, 알과 새끼를 넣을 수 있다. 반대로 암컷 해마는 "배가 오그라든 해마"로 "별두해마(癟肚海馬)"라고 부른다.

---

25 《대한약전외한약(생약)규격집》(제4개정판)에는 "해마 *Hippocampus coronatus* Temminick et Schlegel (실고기과 Syngnathidae) 또는 기타 동속근연동물의 동물체"를 "해마"로 등재하고 있다.

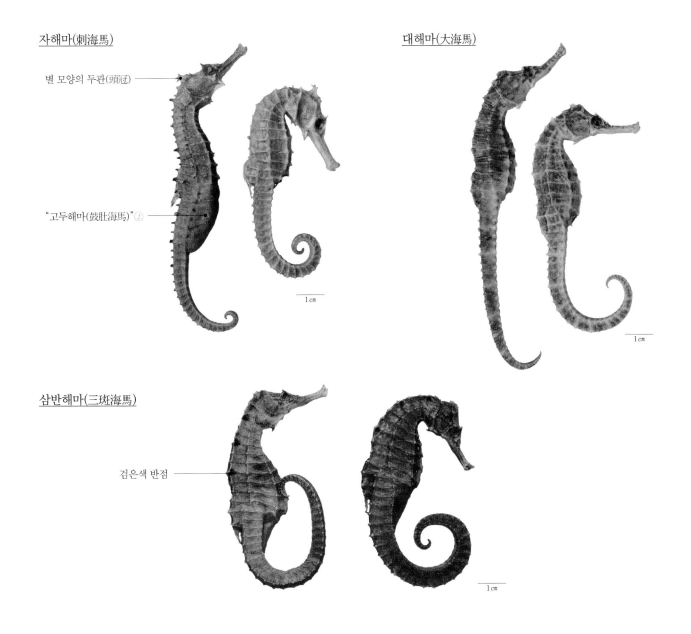

자해마(刺海馬)

별 모양의 두관(頭冠)

"고두해마(鼓肚海馬)"②

대해마(大海馬)

삼반해마(三斑海馬)

검은색 반점

참고

《중국약전》에 함께 등재되어 있는 동속동물 자해마 *H. histrix* Kaup, 대해마(大海馬) *H. kuda* Bleeker, 삼반해마 *H. trimaculatus* Leach, 소해마(小海馬) *H. japonicus* Kaup의 몸체를 말린 것을 "해마"라 하여 약용한다.

5종 해마의 주요 감별점

구분	선문해마	자해마	대해마	삼반해마	소해마
몸길이	약 30cm	15~20cm	20~30cm	10~16cm	체형은 작고, 7~10cm이다.
바깥 면	황백색이다.	머리 부위와 몸체의 윗 고리마디 부위 사이에 가늘고 뾰족한 가시가 있고, 두관에는 4~5개의 작은 가시가 있으며, 별 모양으로 늘어서 있다.	흑갈색이다.	몸체의 측면 부위의 제1, 4, 7마디에 있는 짧은 가시의 아랫부위에 1개의 검은 반점이 있다.	흑갈색이고, 마디 무늬와 짧은 가시가 비교적 가늘고 작으며 고르다.

해표초 海螵蛸

Sepiae Endoconcha[26]

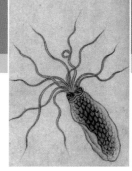

Sepia esculenta Hoyle
《보유뢰공포제편람(補遺雷公炮製便覽)》

기원 ▶ 갑오징어과(Sepiidae) 동물로 참갑오징어[金烏賊] *Sepia esculenta* Hoyle의 내각(內殼)이다.

산지 ▶ 중국 산동성 연안에서 주로 생산된다.

채취 · 가공 ▶ 오징어의 골상 내각을 채취하여 물로 씻어서 말린다.

성미 · 효능 ▶ 맛은 짜고[鹹], 떫으며[澀], 성질은 따뜻하다[溫]. 수렴지혈(收斂止血), 삽정지대(澀精止帶), 제산(制酸), 염창(斂瘡)의 효능이 있다.

약재 특징 ▶ 납작한 긴 타원형으로 가운데는 두껍고, 가장자리는 얇다. 가볍고, 질은 물러서 자르기 쉬우며, 꺾은 면은 가루성이고, 뚜렷한 층문이 드문드문 있다. 비린내가 약간 있고, 맛은 약간 짜다.

품질 조건 ▶ 전통 경험에 따르면 흰색이고, 깨끗한 것이 좋다.

꼬리에는 1개의 골침이 있고, 대부분은 탈락되어 있다.

꼬리 부위는 각질 모양으로 점점 넓어지고, 배면을 향해서 굽어 있으며, 반투명하다.

배 부위는 흰색이고, 가는 물결 모양이 가로 층으로 무늬지어 있으며, 가운데에는 세로 방향의 얕은 홈이 있다.

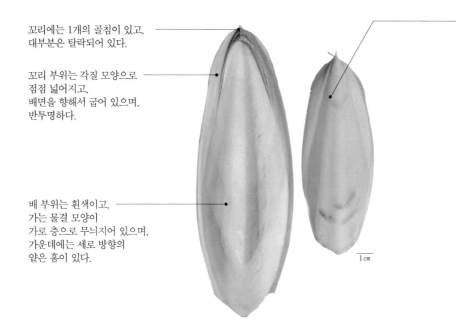

등 부위에는 도자기 같은 흰색의 척추 모양이 융기되어 있고, 양 측면에는 연한 붉은색이 약간 나타난다.

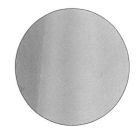

가늘고 작은 흑점들이 뚜렷하고, 약간 층 무늬를 이루어 배열되어 있다.

음편 특징 ▶

대부분은 덩어리 모양으로 잘려져 있다.

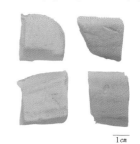

참고

《중국약전》에 함께 등재되어 있는 동과동물 무침오적(無針烏賊) *Sepiella maindroni* de Rochebrune의 내각을 말린 것을 "해표소"라 하여 약용한다. 절강성, 복건성 연안에서 주로 생산된다.

참갑오징어와 무침오적의 주요 감별점

구분	참갑오징어	무침오적
크기	길이 13~23cm, 너비 6.5cm	길이 9~14cm, 너비 2.5~3.5cm
등 부위의 혹점	뚜렷하고, 약간 층상 배열을 한다.	그다지 뚜렷하지 않다.
배 부위의 층상 무늬	전체에 대부분 있다.	꼬리 끝에서 중간 부위까지 있다.
꼬리 부위의 특징	끝에는 1개의 골침이 있고, 대부분은 탈락되어 있다.	비교적 넓고 편평하며, 골침이 없다.

26　《대한약전외한약(생약)규격집》(제4개정판)에는 "참갑오징어 *Sepia esculenta* Hoyle 또는 무침오적(無針烏賊) *Sepiella maindroni* de Rochebrune (갑오징어과 Sepiidae)의 골상 내각(骨狀內殼)"을 "해표초"로 등재하고 있다.

10

광물류
礦物類

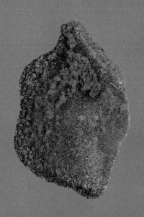

Minerals

금몽석 金礞石

Micae Lapis Aureus

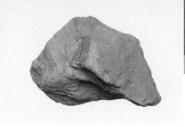

Micae Aureus Lapis

기원 ▶ 변질암류의 질석편암(蛭石片岩) Vermiculite이다.

산지 ▶ 중국 하남성, 산서성, 하북성 등지에서 주로 생산된다.

채취·가공 ▶ 연중 채취가 가능하고 채취 후 잡석이나 토사를 제거한다.

성미·효능 ▶ 맛은 달고[甘], 짜며[鹹], 성질은 평(平)하다. 추담하기(墜痰下氣), 평간진경(平肝鎭驚)의 효능이 있다.

약재 특징 ▶ 비늘조각 모양의 집합체이고, 불규칙하게 부서진 판 또는 조각 모양이다. 갈황색 또는 황갈색이다. 질은 비교적 부드럽고, 손으로 문지르면 연한 갈색의 줄무늬가 있다. 이 약재를 손으로 비비면 쉽게 부서져서 금황색의 번쩍이는 작은 조각이 된다. 매끈한 느낌이 있고, 맛은 담담하다.

품질 조건 ▶ 전통 경험에 따르면 정제된 덩어리로, 금황색이고, 이물질이 없는 것이 좋다.

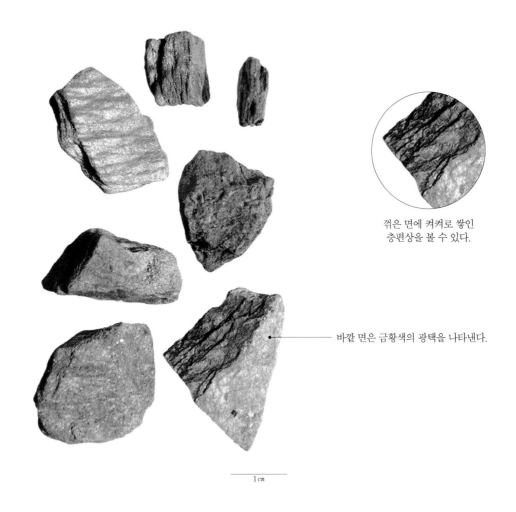

꺾은 면에 켜켜로 쌓인 층편상을 볼 수 있다.

바깥 면은 금황색의 광택을 나타낸다.

1 cm

참고

1. 《중국약전》에 함께 등재되어 있는 수흑운모편암(水黑云母片岩) Hydrobiotite을 "금몽석"이라 하여 약용한다.
2. 《중국약전》에 함께 등재되어 있는 변질암류 흑운모편암 Black Mica 및 녹니석화운모 탄산염편암 Carbonate를 "청몽석"이라 하여 별도로 분류하고 있다. 536쪽 "청몽석" 항을 참조할 것

노감석 爐甘石

Calamina[1]

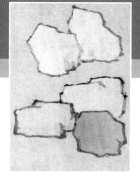

Calamina

기원 ▶	탄산염광물 방해석족 능아연석[菱鋅礦]으로 주로 탄산아연($ZnCO_3$)을 함유한다.
산지 ▶	중국 광서성, 사천성, 호남성 등지에서 주로 생산된다.
채취 · 가공 ▶	연중 채취가 가능하고 채취 후 세척 및 잡석을 제거한다.
성미 · 효능 ▶	맛은 달고[甘], 성질은 평(平)하다. 수렴삽창(收斂澀瘡), 거예명목(祛翳明目)의 효능이 있다. 외용으로 사용한다.
약재 특징 ▶	불규칙한 덩어리 모양이고, 크기가 같지 않다. 회백색 또는 연한 붉은색이다. 조흔은 흰색이다. 가볍고, 부서지기 쉽다. 냄새는 없고, 맛은 약간 떫다.
품질 조건 ▶	전통 경험에 따르면 가벼운 것으로, 질은 무르고, 흰색의 것이 좋다.

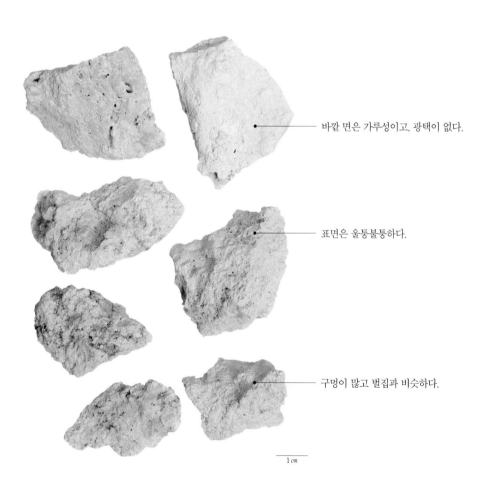

바깥 면은 가루성이고, 광택이 없다.

표면은 울퉁불퉁하다.

구멍이 많고 벌집과 비슷하다.

1 cm

---

1 《대한약전외한약(생약)규격집》(제4개정판)에는 "탄산염광물 능아연석이나 수아연석으로 된 단일 광물의 집합체 또는 능아연석 위주인 다광물의 집합체"를 "노감석"으로 등재하고 있다.

망초 芒硝

Natrii Sulfas[2]

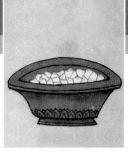

Natrii Sulfas

기원 ▶ 황산염광물 망초족 망초(芒硝)를 가공·정제하여 얻은 결정체로 주로 황산나트륨
10수화물 ($Na_2SO_4 \cdot 10H_2O$)을 함유한다.

산지 ▶ 중국 대부분의 지역에서 고르게 생산된다. 소금기가 있는 해변, 광천, 염전부근, 습기가 있는 동굴 등지에서 주로 생
산된다.

채취·가공 ▶ 자연산 천연 망초[속칭 "토초(土硝)"] 또는 "피초(皮硝)"①를 채취하여 물을 넣어 용해시키고 방치하여 불순물이
가라앉게 한다. 그것을 여과한 액에 열을 가하여 농축시킨다. 식힌 다음 결정을 골라내는데, 이것을 "박초(朴硝)"②
라고 한다. 박초를 다시 물에 용해시킨 후 무와 함께 끓인다. 재결정이 되면 망초를 얻는다.

성미·효능 ▶ 맛은 짜고[鹹], 쓰며[苦], 성질은 차다[寒]. 사열통변(瀉熱通便), 윤조연견(潤燥軟堅), 청화소종(淸火消腫)의 효능이
있다.

약재 특징 ▶ 모서리가 있는 기둥 모양, 직사각형 또는 불규칙한 결정이다. 질은 바삭바삭하여 부서지기 쉽다. 냄새는 없고, 맛은
짜다. 물에 녹기 쉽고 주정에는 녹지 않는다. 공기 중에서 쉽게 풍화된다.

품질 조건 ▶ 전통 경험에 따르면 덩어리 모양의 결정을 이루며, 무색이고, 투명한 것이 좋다.

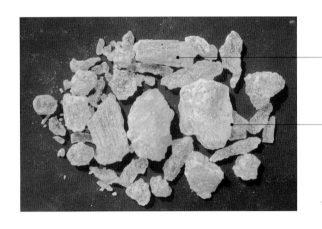

무색투명 또는
흰색에 가까운 반투명이다.

꺾은 면은
유리처럼 광택이 있다.

1 cm

음편 특징 ▶

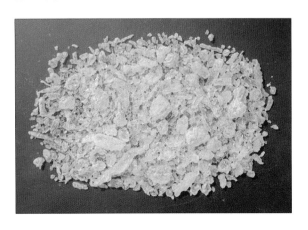

① "피초(皮硝)": 정제되지 않은 망초를 말하는 것으로, 이
물질이 많아 약용하지 않는다.

② "박초(朴硝)": 비교적 정제되지 않은 황산나트륨 결정으
로, 내복용으로 사용하지 않고 정제 망초를 만드는 원료
로만 사용한다. 천연 황산나트륨 정제과정 중 윗부분에
생기는 결정이므로 "박초"라는 말이 붙었다. 정제과정
중에 생성되는 비교적 두꺼운 결정을 망초라고 하며, 그
윗부분에 생기는 결정을 박초라고 한다.

---

2 《대한약전외한약(생약)규격집》(제4개정판)에는 "황산염광물 망초를 정제한 것"을 "망초"로 등재하고 있다.

附 현명분 玄明粉

Natrii Sulfas Exsiccatus

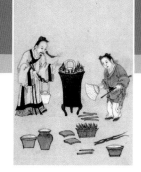

Natrii Sulfas Exsiccatus

기원 ▶ 망초(芒硝)가 공기 중에 노출로 탈수되어 백화된 것으로부터 얻은 정제된 물질로 주로 황산나트륨 (Na$_2$SO$_4$)을 함유한다.

산지 ▶ 망초와 같다.

채취 · 가공 ▶ 망초의 결정을 백화시켜서 흰색의 가루를 얻는다["풍화(風化)" ①].

성미 · 효능 ▶ 망초와 같다. 냄새는 없고, 맛은 짜다[鹹]. 흡습성이 있다.

약재 특징 ▶ 흰색의 가루이다.

품질 조건 ▶ 전통 경험에 따르면 정제된 가루로, 흰색이고, 깨끗한 것이 좋다.

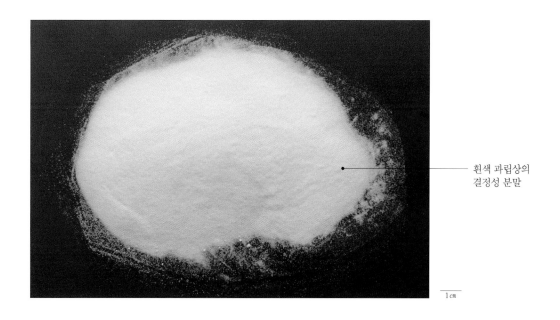

흰색 과립상의
결정성 분말

1 cm

① "풍화(風化)": 수분을 함유하는 화합물 또는 나트륨염이 공기 중에 노출됨으로써 일어나는 탈수작용으로, 표면에 점차 가루성 물질이 석출되어 나오는 것을 말한다.

백반 白礬

Alumen[3]

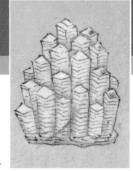

Alumen

기원 ▶ 황산염광물 명반석(明礬石)을 가공하여 얻은 결정체이다. 주로 황산알루미늄칼륨수화물 [KAl (SO$_4$)$_2$ · 12H$_2$O]을 함유한다.

산지 ▶ 중국 절강성, 안휘성, 복건성, 산동성 등지에서 주로 생산된다.

채취 · 가공 ▶ 연중 채취가 가능하고 원광석을 물에 녹인 후 얻은 무거운 결정체로부터 얻는다.

성미 · 효능 ▶ 맛은 시고[酸], 떫으며[澀], 성질은 차다[寒]. 해독살충(解毒殺蟲), 조습지양(燥濕止痒)에 외용으로 사용하며, 지혈지사(止血止瀉), 거제풍담(去除風痰)에 내복한다.

약재 특징 ▶ 불규칙한 덩어리 모양 또는 과립상이다. 무색 또는 연한 황백색이다. 질은 단단하면서 푸석푸석하다. 냄새는 없고, 맛은 시며 약간 달면서 매우 떫다.

품질 조건 ▶ 전통 경험에 따르면 덩어리가 크고, 무색이고, 투명하며, 이물질이 없는 것이 좋다.

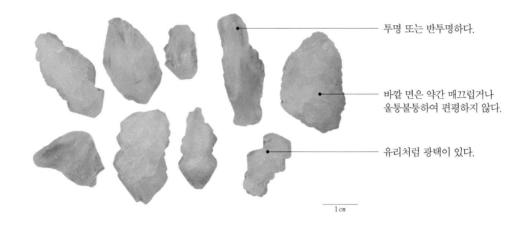

투명 또는 반투명하다.

바깥 면은 약간 매끄럽거나 울퉁불퉁하여 편평하지 않다.

유리처럼 광택이 있다.

1 cm

음편 특징 ▶

고반(枯礬): 백반을 더부룩하고 바삭바삭할 때까지 태운 것이다.

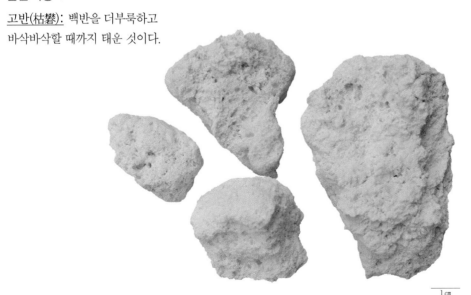

1 cm

---

3 《대한약전외한약(생약)규격집》(제4개정판)에는 "황산염광물 명반석을 가공하여 얻은 결정체"를 "백반"으로 등재하고 있다.

석고 石膏

Gypsum Fibrosuma[4]

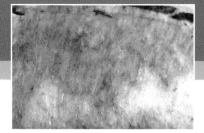

Gypsum Fibrosum

기원 ▶	황산염광물 경석고족 석고(石膏)로 주로 황산칼슘(CaSO₄ · 2H₂0)을 함유한다.
산지 ▶	중국 호북성 응성(應城) 지역에서 주로 생산된다.
채취·가공 ▶	연중 채취가 가능하고 일반적으로 겨울에 채취한다. 채취 후 토사나 잡석을 제거한다.
성미·효능 ▶	맛은 달고[甘], 매우며[辛], 성질은 매우 차다[大寒]. 청열사화(清熱瀉火), 제번지갈(除煩止渴)의 효능이 있다.
약재 특징 ▶	긴 덩어리 모양, 판판하고 넓적한 덩어리 모양 또는 불규칙한 덩어리 모양이다. 흰색, 회백색 또는 연한 노란색으로 반투명하다. 무겁고, 질은 연하며, 세로 방향으로 자르기 쉽다. 냄새는 없고, 맛은 담담하다.
품질 조건 ▶	전통 경험에 따르면 덩어리가 크고, 흰색이고, 반투명하며, 세로로 된 면은 섬유상이고, 광택이 있으며, 이물질이 없는 것이 좋다.

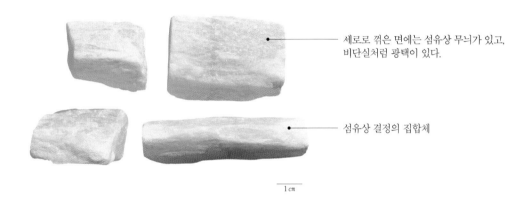

세로로 꺾은 면에는 섬유상 무늬가 있고, 비단실처럼 광택이 있다.

섬유상 결정의 집합체

1 cm

음편 특징 ▶

생석고

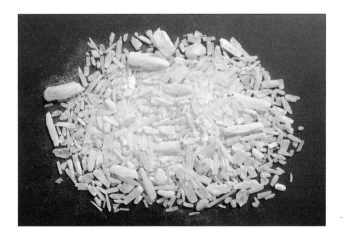

1 cm

참고

《중국약전》에 함께 등재되어 있는 활석의 포제품을 하석고(煆石膏)로 별도로 분류하고 있다.

---

4 《대한약전외한약(생약)규격집》(제4개정판)에는 "황산염광물 석고"를 "석고"로 등재하고 있다.

웅황 雄黃

Realgar[5]

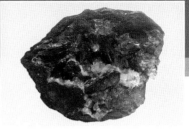

Realgar

기원 ▶ 황화물광물 웅황족 웅황(雄黃)으로 주로 이황화비소(As_2S_2)를 함유한다.

산지 ▶ 중국 호남성, 귀주성, 호북성 등지에서 주로 생산된다.

채취·가공 ▶ 채취 후 이물질을 제거한다.

성미·효능 ▶ 맛은 맵고[辛], 성질은 따뜻하다[溫]. 독성이 있다. 해독살충(解毒殺蟲), 조습거담(燥濕去痰), 절학(截瘧)의 효능이 있다.

약재 특징 ▶ 덩어리 모양 또는 과립상의 집합체이고 불규칙한 덩어리 모양이다. 진한 붉은색 또는 오렌지색이다. "조흔(條痕)" ①은 연한 오렌지 빛깔이 도는 붉은색이다. 질은 바삭하고, 부서지기 쉽다. 약간의 특이한 냄새가 있고, 맛은 담담하다. 정제된 광석 가루는 가루이거나 가루의 집합체이고, 질은 무르고 푸석하다. 손으로 이기면 즉시 오렌지색의 가루가 되고, 광택은 없다.

품질 조건 ▶ 전통 경험에 따르면 붉은색으로, 덩어리가 크고, 단단하지 않아 잘 부서지며, 광택이 있는 것이 좋다.

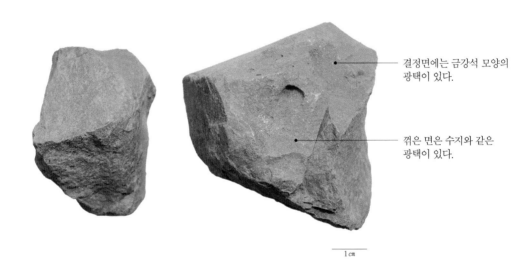

결정면에는 금강석 모양의 광택이 있다.

꺾은 면은 수지와 같은 광택이 있다.

1 cm

음편 특징 ▶ 분쇄한 가루

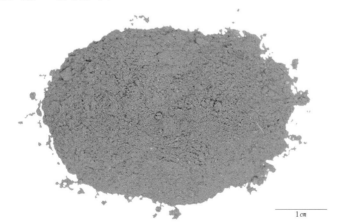

1 cm

① "조흔(條痕)": 광물로 유약을 바르지 않은 하얀 도자기 표면을 긁었을 때 남는 자국을 가리킨다.

참고
웅황은 독성 약재에 속하므로 특별히 관리해야 한다.

---

5 《대한약전외한약(생약)규격집》(제4개정판)에는 "단사정계(單斜晶系)에 속하는 웅황의 광석"을 "웅황"으로 등재하고 있다.

자석 磁石

Magnetitum[6]

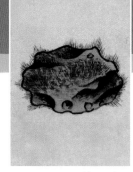

Magnetitum

기원 ▶ 산화물광물 첨정석족 자철광(磁鐵鑛)으로 주로 사산화삼철(Fe₃O₄)을 함유한다.

산지 ▶ 중국 요녕성, 강소성, 안휘성, 광동성 등지에서 주로 생산된다.

채취 · 가공 ▶ 채취 후 잡석을 제거한다.

성미 · 효능 ▶ 맛은 짜고[鹹], 성질은 차다[寒]. 잠양안신(潛陽安神), 총이명목(聰耳明目), 진정안신(鎭靜安神), 납기평천(納期平喘)의 효능이 있다.

약재 특징 ▶ 덩어리 모양의 집합체, 불규칙한 덩어리 모양 또는 약간 사각형이고, 대부분 능각이 있다. 회흑색 또는 갈색이다. "조흔(條痕)"①은 검은색이고, 금속성 광택이 있다. 무겁고, 단단하며, 꺾은 면은 반듯하지 않다. 자성이 있다. 흙 비린내가 있고, 맛은 없다.

품질 조건 ▶ 전통 경험에 따르면 철을 끌어당기며, 회흑색이고, 꺾은 면은 치밀하고, 광택이 있는 것이 좋다.

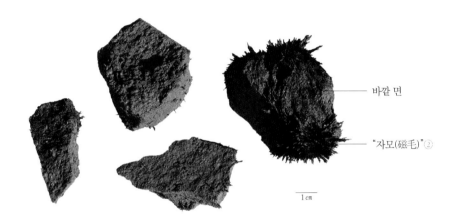

바깥 면

"자모(磁毛)"②

1 cm

① "조흔(條痕)": 광물로 유약을 바르지 않은 하얀 도자기 표면을 긁었을 때 남는 자국을 가리킨다.

② "자모(磁毛)": 자석에 달라붙어 있는 자철광 조각을 가리키는 것으로, 마치 털이 반듯하게 서 있는 모습과 비슷하다.

음편 특징 ▶

대부분 빻아져서 부서져 있다.

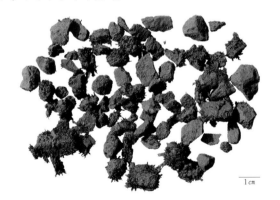

1 cm

사자석(死磁石)

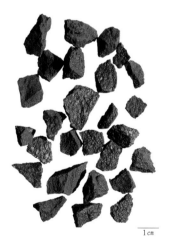

1 cm

참고

철의 흡착 능력 유무에 따라서 두 가지로 분류한다. 철 흡착 능력이 있는 것을 "활자석(活磁石)"이라 하고, 철 흡착 능력이 없는 것을 "사자석(死磁石)"이라 한다.

---

6 《대한약전외한약(생약)규격집》(제4개정판)에는 "산화광물 자철석 Magnetite"을 "자석"으로 등재하고 있다.

자석 赭石

Haematitum

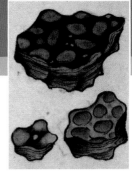

Haematitum

기원 ▶	산화물광물 강옥족 적철광(赤鐵鑛)으로 주로 삼산화이철(Fe_2O_3)를 함유한다.
산지 ▶	중국 산서성, 하북성, 광동성 등지에서 주로 생산된다.
채취·가공 ▶	연중 채취가 가능하고 채취 후 잡석을 제거한다.
성미·효능 ▶	맛은 쓰고[苦], 성질은 차다[寒]. 평간잠양(平肝潛陽), 총이명목(聰耳明目), 진정안신(鎭靜安神), 납기평천(納氣平喘)의 효능이 있다.
약재 특징 ▶	덩어리 모양이다. 바깥 면은 생선 알 모양, 콩 모양, 또는 콩팥 모양의 집합체이다. 어두운 갈적색 또는 약간 녹색을 띤다. "조흔(條痕)"①은 앵두 색깔의 붉은색 또는 적갈색이고, 어떤 것은 금속성 광택이 있다. 무겁고, 단단하다. 쉽게 부서지지 않으며, 깨뜨린 후의 단면은 겹쳐진 층 무늬가 뚜렷하다. 냄새는 없고, 맛은 담담하다.
품질 조건 ▶	전통 경험에 따르면 갈적색이며, 꺾은 면의 층선이 분명하고, "못 머리" 모양이 존재하며, 이물질이 없는 것이 좋다.

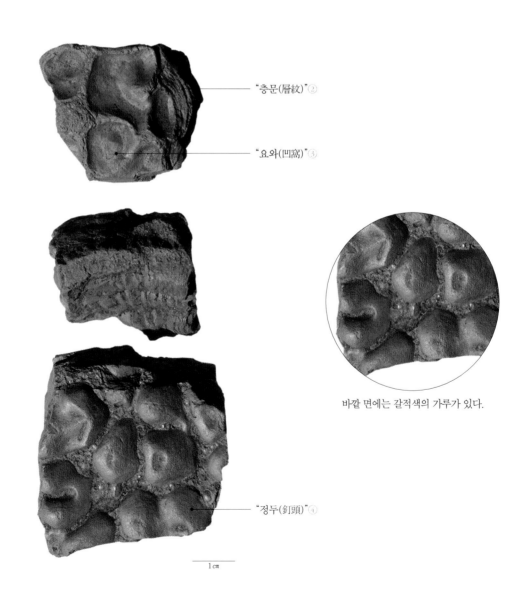

"층문(層紋)"②

"요와(凹窩)"③

바깥 면에는 갈적색의 가루가 있다.

"정두(釘頭)"④

1 cm

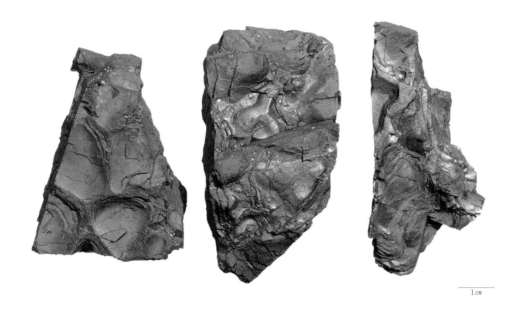

1 cm

음편 특징 ▶ 부셔서 조각난 것

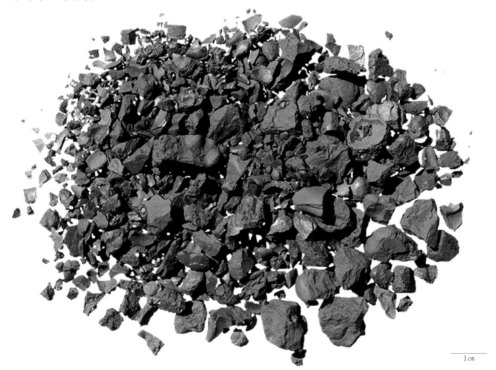

1 cm

① ""조흔(條痕)": 광물로 유약을 바르지 않은 하얀 도자기 표면을 긁었을 때 남는 자국을 가리킨다.

② "층문(層紋)": 자석을 파쇄했을 때 꺾은 면에 나타나는 층 무늬로, 각 층에 "못머리" 모양이 파도처럼 구부러져서 나타난다.

③ "요와(凹窪)": 자석 반대편에 올라온 부분과 맞은편에 같은 크기로 오목한 부분을 가리킨다.

④ "정두(釘頭)": 자석 표면에 둥그런 젖꼭지 모양의 돌출된 부분을 가리킨다.

자석영 紫石英

Fluoritum[7]

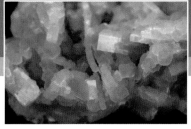

Fluoritum

기원 ▶ 할로겐화광물 형석족 형석(螢石)으로 주로 불화칼슘(CaF_2)을 함유한다.

산지 ▶ 중국 절강성, 감숙성, 산서성, 강소성 등지에서 주로 생산된다.

채취 · 가공 ▶ 연중 채취가 가능하고 채취 후 자색의 조각을 골라 약재로 사용하며, 이물질이나 잡석이 섞이지 않도록 잘 세척한다.

성미 · 효능 ▶ 맛은 달고[甘], 성질은 따뜻하다[溫]. 진심정경(鎭心定驚), 온폐강역(溫肺降逆), 산한난궁(散寒暖宮)의 효능이 있다.

약재 특징 ▶ 덩어리 모양 또는 과립상의 집합체이다. 불규칙한 덩어리 모양이고, 능각(稜角)이 있다. 자색 또는 녹색이고, 패인 정도가 일정치 않으며, 가는 줄이 있는 부분은 흰색이다. 질은 단단하고 푸석거려, 깨뜨리기 쉽다. 냄새는 없고, 맛은 담담하다.

품질 조건 ▶ 전통 경험에 따르면 자색으로, 질은 단단하고, 유리처럼 광택이 나며, 잡석이 섞여 있지 않은 것이 좋다.

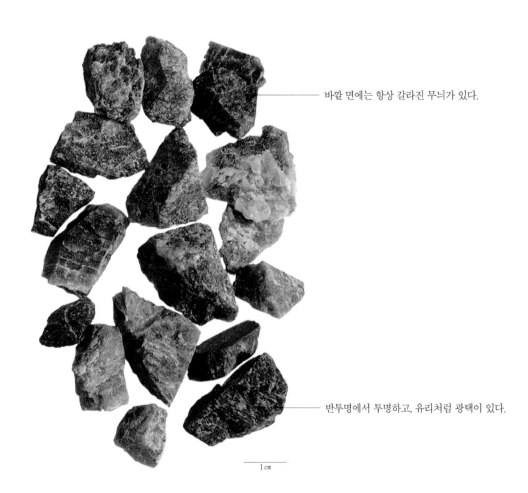

바깥 면에는 항상 갈라진 무늬가 있다.

반투명에서 투명하고, 유리처럼 광택이 있다.

1 cm

---

7 《대한약전외한약(생약)규격집》(제4개정판)에는 "할로겐화광물 형석"을 "자석영"으로 등재하고 있다.

자연동 自然銅

Pyritum[8]

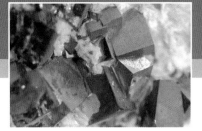

Pyritum

기원 ▶ 황화광물 황철광족 황철광(黃鐵鑛)으로 주로 황산철($FeSO_2$)이 함유되어 있다.

산지 ▶ 중국 사천성, 광동성, 운남성, 강소성 등지에서 주로 생산된다.

채취·가공 ▶ 연중 채취가 가능하고 채취 후 잡석을 제거한다.

성미·효능 ▶ 맛은 맵고[辛], 성질은 평(平)하다. 산어지통(散瘀止痛), 접골요상(接骨療傷)의 효능이 있다.

약재 특징 ▶ 대부분 입방체이거나 집합체의 치밀한 덩어리 모양이다. 무겁고, 질은 아주 단단하거나 조금 푸석푸석하여 깨뜨리기 쉽다. 꺾은 면은 황백색이고, 금속성 광택이 있거나 진한 갈색이고, 은백색의 빛나는 별 무늬를 볼 수 있다. "조흔(條痕)"①은 회흑색 또는 갈적색이다. 냄새와 맛은 없다.

품질 조건 ▶ 전통 경험에 따르면 가지런한 덩어리 모양으로, 노란색의 빛이 나며, 꺾은 면은 금속성 광택이 있는 것이 좋다.

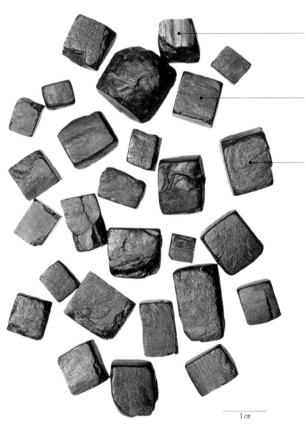

—— 결정 위에는 줄무늬가 있다.

—— 기화되지 않은 것의 바깥 면은 연한 노란색의 빛이 있고, 금속성 광택이 있다.

—— 기화된 것은 황갈색 또는 진한 갈색이고, 금속성 광택이 없다.

1 cm

① "조흔(條痕)": 광물로 유약을 바르지 않은 하얀 도자기 표면을 긁었을 때 남는 자국을 가리킨다.

참고

광물학상의 자연동은 비교적으로 순수한 자연금속인 구리(Cu)를 가리키는 것으로 중약의 자연동과는 개념이 다르다.

---

8 《대한약전외한약(생약)규격집》(제4개정판)에는 "황화광물 황철석"을 "자연동"으로 등재하고 있다.

주사 朱砂

Cinnabaris[9]

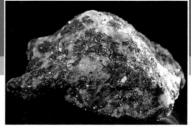

Cinnabaris

기원 ▶ 황화광물 진사족 진사(辰砂)로 주로 황화수은(HgS)을 함유한다.

산지 ▶ 중국 귀주성, 호남성, 사천성, 광서성 등지에서 주로 생산된다.

채취 · 가공 ▶ 채취 후 깨끗한 것을 골라 흐르는 물에 불순물을 씻고 자석으로 철이 들어 있는 것을 골라낸다.

성미 · 효능 ▶ 맛은 달고[甘], 성질은 약간 차다[微寒]. 청심진경(淸心鎭驚), 안신해독(安神解毒)의 효능이 있다.

약재 특징 ▶ 과립상 또는 덩어리 모양의 집합체이다. "조흔(條痕)"①은 붉은색에서 갈적색이고, 광택이 있다. 무겁고, 질은 푸석푸석하고, 조각 모양인 것은 부서지기 쉽고, 가루 모양의 것은 번쩍이는 광택이 있다. 냄새는 없고, 맛은 없다.

품질 조건 ▶ 전통 경험에 따르면 밝은 붉은색으로, 광택이 있고, 무거우며, 질은 푸석푸석한 것이 좋다.

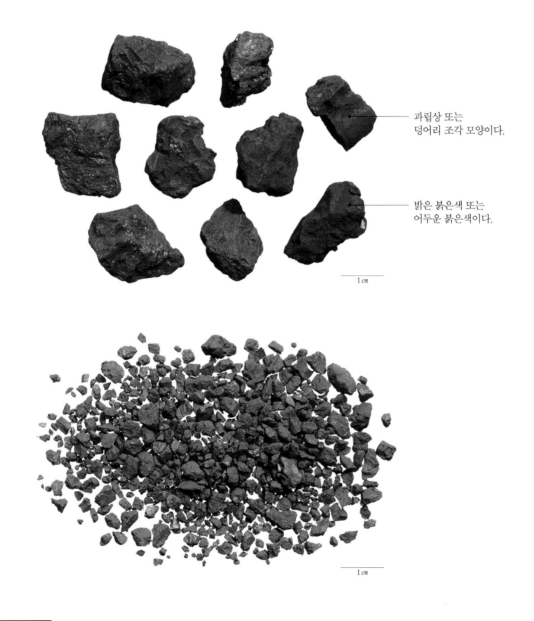

과립상 또는
덩어리 조각 모양이다.

밝은 붉은색 또는
어두운 붉은색이다.

1 cm

1 cm

---

9 《대한약전외한약(생약)규격집》(제4개정판)에는 "황화광물 진사"를 "주사"로 등재하고 있으며, "주로 황화수은으로 구성되어 있다"고 하였다.

음편 특징 ▶

<u>주사분(朱砂粉)</u>: 붉은색의 매우 작은
분말로 가볍다. 손가락으로 문질렀을 때
뭉쳐지지 않고, 자석에 붙지 않는다.
냄새는 없고, 맛은 없다.

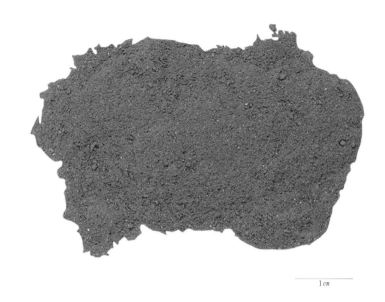

"영사(靈砂)"②

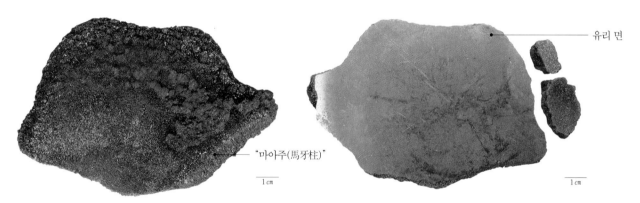

"유리 면"

"마아주(馬牙柱)"

참고

1. 주사의 상품은 형태, 색깔에 따라 다르며, "주보사(朱寶砂)",③ "경면사(鏡面砂)",④ "두판사(豆瓣砂)"⑤ 등으로 규격이 같지 않다.

2. 주사는 독성 약재에 속하므로 특별히 관리해야 한다.

① "조흔(條痕)": 광물로 유약을 바르지 않은 하얀 도자기 표면을 긁었을 때 남는 자국을 가리킨다.

② "영사(靈砂)": 수은과 유황에 열을 가하여 승화시켜 만들어진 인공합성 주사를 가리키는 것으로, "평구사(平口砂)"라고도 한다. 성분은 황화수은(HgS)이
다. 온전한 것은 접시 모양이고, 자색 또는 어두운 붉은색이고, 광택이 있으며, 질은 더부룩하고 푸석푸석하며, 부서지기 쉬워서 크기가 다양한 덩어리 모
양이다. 꺾은 면은 섬유상이고, 침상결정[일반적으로 "마아주(馬牙柱)"라고 함]이다. 냄새는 없고, 맛은 담담하다.

③ "주보사(朱寶砂)": 가늘고 작은 알갱이 또는 가루 형태의 주사를 가리키는 것으로 색깔이 붉고 밝으며, 손으로 문질렀을 때 물들지 않는다.

④ "경면사(鏡面砂)": 불규칙한 판 또는 조각 모양을 가리키는 것으로 네모 모양 또는 긴 줄 모양이고, 크기와 두께가 다르며, 붉으면서 밝고, 유리거울처럼
약간 투명하고 빛이 있으며, 질은 비교적 푸석푸석하다.

⑤ "두판사(豆瓣砂)": 덩어리 모양으로 비교적 크고, 모가 있는 둥근형 또는 다각형이며, 색은 어두운 붉은색 또는 약간 회갈색이고, 질은 무거우면서 단단하
고, 쉽게 부서지지 않는다.

청몽석 青礞石

Chloriti Lapis[10]

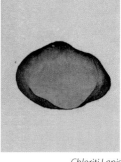

Chloriti Lapis

기원 ▶ 변질암류의 녹니석화(綠泥石化)한 운모탄산염편암(雲母碳酸鹽片巖) Carbonate이다.

산지 ▶ 중국 절강성 순안(淳安) 지역에서 주로 생산된다.

채취 · 가공 ▶ 연중 채취가 가능하고 채취 후 토사나 잡석을 제거한다.

성미 · 효능 ▶ 맛은 달고[甘], 짜며[鹹], 성질은 평(平)하다. 추담하기(墜痰下氣), 평간진경(平肝鎭驚)의 효능이 있다.

약재 특징 ▶ 비늘조각 모양 또는 과립상의 집합체이다. 회색 또는 회록색이다. 질은 무르고, 부서지기 쉽다. 부서져서 가루가 된 것은 주로 회록색 인편[녹니석화운모편(綠泥石化雲母片)]과 알갱이[주로 탄산염(碳酸鹽)]이고, 조각 모양의 것은 섬광을 띠는 별 모양의 성점(星點)이 있다. 염산을 바르면 많은 기포가 발생하고, 가열하면 기포가 격렬하게 끓는다. 냄새는 없고, 맛은 담담하다.

품질 조건 ▶ 전통 경험에 따르면 회록색이고, 성점이 있는 것이 좋다.

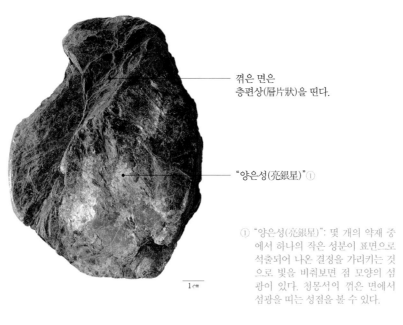

꺾은 면은 층편상(層片狀)을 띤다.

"양은성(亮銀星)"①

① "양은성(亮銀星)": 몇 개의 약재 중에서 하나의 작은 성분이 표면으로 석출되어 나온 결정을 가리키는 것으로 빛을 비춰보면 점 모양의 섬광이 있다. 청몽석의 꺾은 면에서 섬광을 띠는 성점을 볼 수 있다.

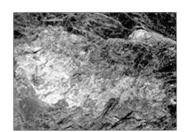

은색 또는 연한 노란색 인편이 배치되어 있고, 광택이 있다.

음편 특징 ▶

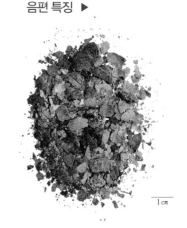

참고

1. 《중국약전》에 함께 등재되어 있는 흑운모편암 Black Mica를 "청몽석"이라 하여 약용한다.

2. 《중국약전》에 함께 등재되어 있는 변질암류 질석편암 Vermiculite 및 흑운모편암 Hydrobiotite를 "금몽석(金礞石)"이라 하여 별도로 분류하고 있다. 522쪽 "금몽석" 항을 참고할 것

녹니석화운모 탄산염편암과 흑운모편암의 주요 감별점

구분	녹니석화운모 탄산염편암	흑운모편암
모양	인편상 또는 과립상의 집합체	인편상 또는 조각 모양의 집합체
바깥 면	회색 또는 녹회색이고, 은색 또는 연한 노란색의 인편이 있으며, 광택이 있다.	갈흑색 또는 녹흑색이고, 유리 모양의 광택이 있다.
부서져서 가루가 된 것	회록색 인편과 알갱이	녹흑색 인편

10 《대한약전외한약(생약)규격집》(제4개정판)에는 "흑운모(黑雲母) 또는 흑운모편암(黑雲母片岩)이 분해되어 형성된 녹니석"을 "청몽석"으로 등재하고 있다.

활석 滑石

Talcum[11]

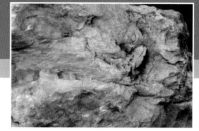

Talcum

기원	▶	규산염광물 활석족 활석(滑石)이며 주로 규산알루미늄수화물[Mg(Si$_4$O$_{10}$)(OH)$_2$]을 함유한다.
산지	▶	중국 산동성, 강소성, 섬서성, 산서성 등지에서 주로 생산된다.
채취·가공	▶	채취 후 토사나 잡석을 제거한다.
성미·효능	▶	맛은 달고[甘], 담담[淡]하며, 성질은 차다[寒]. 이뇨통림(利尿通淋), 청열해서(淸熱解暑), 거습렴창(祛濕斂瘡)의 효능이 있다.
약재 특징	▶	질은 연하고, 부드럽고 매끄러우며, 손으로 만져보면 윤활감이 있고, 흡습성이 없으며, 물속에 놓아도 깨져서 흩어지지 않는다. 냄새는 없고, 맛은 없다.
품질 조건	▶	전통 경험에 따르면 흰색으로, 윤활감이 있는 것이 좋다.

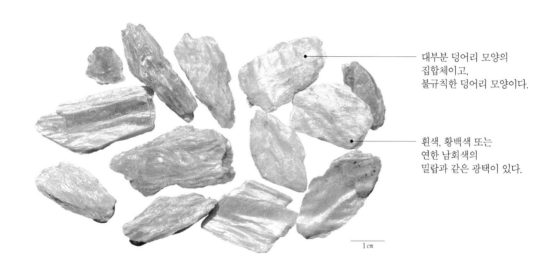

대부분 덩어리 모양의
집합체이고,
불규칙한 덩어리 모양이다.

흰색, 황백색 또는
연한 남회색의
밀랍과 같은 광택이 있다.

1 cm

음편 특징 ▶

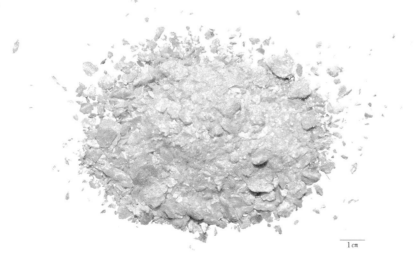

1 cm

---

11 《대한약전외한약(생약)규격집》(제4개정판)에는 "천연 함수규산마그네슘"을 "활석"으로 등재하고 있으며, "때때로 소량의 규산알루미늄을 함유한다"고 하였다.

부록

한약재 감별용어의 우리말 뜻풀이

한자명	한글명	우리말 해설	우리말 용어	CP(2015)	KP(2012)
蘆頭	노두	인삼 등 약재의 뿌리줄기이다.	노두	노두	노두
芐	정	인삼 뿌리줄기상의 부정근이다.	부정근	부정근	
蘆碗	노완	인삼 등의 노두상에서 다수 발견되는 원형 또는 반원형의 움푹 들어간 모양의 줄기 기부의 잔류 흔적으로 사발을 닮았다고 유래된 명칭이다.	노두경흔	움푹 파인 듯한 줄기 자국	
珍珠疙瘩	진주덩이	인삼의 잔뿌리 위에 작은 혹처럼 돌출된 부분으로 진주를 닮았다고 유래된 명칭이다.	진주 돌기		
釘角	정각	초오 표면에 돌출된 지근이다.	정각	줄기 자국이나 부정근의 잔기	줄기 자국
過橋	과교	황련 뿌리줄기의 광택 마디 사이 부분으로 다리[橋脚]를 닮았다고 유래된 명칭이다.	교각 (모양)	표면이 평탄하고 매끄러워 마치 줄기 같아서 과교(過橋)라 부른다.	
蚯蚓頭	구인두	방풍, 전호(백화전호) 근두부에 뚜렷하게 밀집된 고리무늬로 지렁이의 머리를 닮았다고 유래된 명칭이다.	지렁이 머리 (모양)	방풍: 뿌리의 머리 부분의 뚜렷하게 밀집한 환문	
帚把	추파	남시호, 방풍 등 약재의 주근 위에 남아있는 엽병의 잔류물이다.	빗자루 (모양)	방풍: 모상(毛狀)의 엽기(葉基)	
鳳眼	봉안	방풍 단면에서의 피부는 연한 갈색, 목질부는 연한 노란색으로 형성된 방사상무늬를 가리키는 것으로 절단면이 봉황의 눈 모양을 닮았다고 유래된 명칭이다.	봉황 눈 (모양)	방풍: 피부는 엷은 갈색이며 열극이 있고 목부는 엷은 황색이다.	
獅子盤頭	사자반두	당삼의 근두부에 여러 개의 혹 같이 돌출된 줄기 자국 및 싹으로 각각의 줄기 자국의 꼭대기 부분은 함몰된 원점 형태를 나타내는 것이 마치 사자머리를 닮았다고 유래된 명칭이다.	사자머리 (모양)	근두부에 여러 개의 우상돌기인 줄기 자국과 싹	근두부에 혹 모양으로 돌기된 줄기 자국과 눈
雲頭, 如意頭	운두, 여의두	백출(큰꽃삽주)의 하단부 양측은 팽대한 혹 모양의 돌기가 뭉게구름(적운, 雲頭) 또는 여의(如意)의 머리부위와 비슷하게 구형을 띤다고 유래된 명칭이다.	뭉게구름 (모양)	비대한 단괴(團塊)	

한자명	한글명	우리말 해설	우리말 용어	CP(2015)	KP(2012)
鶴腿	학퇴	백출(큰꽃삽주)의 지상부의 잔경의 일부분이 건조된 것으로 아래로 내려갈수록 가늘어지는 모양이 학의 다리를 닮았다고 유래된 명칭이다.	학다리 (모양)	정단에는 줄기의 잔기가 있다.	
懷中抱月	회중포월	송패의 바깥 비늘잎의 2잎을 가리키는 것으로 크기는 다르다. 큰 잎이 작은 잎을 감싸고 감싸지 않은 부분이 초승달 모양을 닮았다고 유래된 명칭이다.	초승달 (모양)	큰 쪽이 작은 쪽을 꼭 끌어안고 끌어안지 않은 부분이 초승달 모양을 띠어서 "회중포월(懷中抱月)"이라 한다.	비늘잎 큰 쪽이 작은 쪽을 껴안고 있으나 껴안지 않은 부분은 초승달 모양 같다.
觀音合掌	관음합장	천패모 중 청패의 바깥 비늘잎의 2잎으로, 크기는 비슷하다. 잎은 서로 감싸 안고 있으며 꼭대기 부분은 열려 있는 모양이 두 손을 모으는 모양을 닮았다고 유래된 명칭이다.	합장 (모양)	외층의 인엽(鱗葉) 꼭대기는 벌려있다.	비늘잎 끝부분은 벌어져 있다.
虎皮斑	호피반	천패모 중 노패의 표면은 흰색 또는 연한 황갈색을 띠며 갈색 반점이 호피무늬를 닮았다고 유래된 명칭이다.	호피무늬	갈색 반점을 지니고 있는 것도 있다.	
馬牙嘴	마아취	천패모 중 노패의 바깥 비늘잎의 2잎이 크기가 비슷하고 꼭대기 부분은 열려 있으며 약간 뾰족한 모양이 말의 이빨 또는 주둥이를 닮았다고 유래된 명칭이다.	말 이빨 (모양)	인엽(鱗葉) 꼭대기는 벌려있고 약간 뾰족하다.	
鸚哥嘴	앵가취	천마 꼭대기 부분의 적갈색에서 진한 갈색으로 마른 아포, 즉 앵무새부리를 닮았다고 유래된 명칭이다.	앵무새부리 (모양)		
肚臍眼	두제안	천마가 모근에서 탈락한 후에 한쪽 끝이 움푹 파이고 남은 원형의 배꼽형 흔적이다.	배꼽 (모양)		
起鏡	기경	천마의 단면은 평평하고 황백색에서 연한 갈색으로 변한다. 모양은 반투명이고 각질모양이다. 즉, 다림질 후 편평한 모양을 의미한다.	거울 (모양)		
芝麻點	지마점	천마 표면에 퇴화된 모근의 자국이다. 가로로 이어진 고리모양으로 배열되는 작은 점 모양이 참깨를 닮았다고 유래된 명칭이다.	참깨점 (모양)		
金錢環	금전환	향연(香櫞)화주의 잔기 주변에 원형모양으로 돌출된 부위로 지실 및 지각과의 차이점을 나타낸다.	금전환		
光輝帶	광휘대	토사자 등 약재의 책상세포에는 빛 굴절성이 매우 강한 밴드가 있다.	광대	2열로 편을 내면 반짝거리는 띠가 있다.	책상세포 바깥쪽의 경계선 가까이에는 광채가 나는 띠가 있다.
黃馬褂	황마괘	홍삼 표면에서 간혹 보이는 불투명한 진한 갈색 반점이다.	황색 마고자 (모양)	불투명한 암황갈색의 반괴(斑塊)	
銅皮鐵骨 獅子頭	동피철골 사자두	삼칠 표면에 회갈색 또는 회황색을 띠며 꼭대기 부분에는 줄기 자국이 있고 주변에는 작은 혹처럼 돌출되었으며 자른 면은 단단하고 회록색 또는 황록색을 띤다는 의미로 삼칠의 품질을 나타낸다. 동피철골(銅皮鐵骨)이라고도 한다.	동피철골		

한자명	한글명	우리말 해설	우리말 용어	CP(2015)	KP(2012)
疙瘩丁	흘탑정	백지 표면의 피공모양이 가로 방향으로 돌출되어 흩어져 있다.	여드름 돌기	피공(皮孔)모양의 가로 방향의 돌기	
苓子	령자	천궁 기부가 팽대하여 원반 모양을 나타내는 마디이다.	윤절상 돌기	돌기된 윤절	
油頭	유두	천목향 근두에 나타나는 흑색 점액물질이다.	흑색의 끈적한 아교 모양의 물질/ 유두		
菊花心	국화심	감초, 작약, 길경의 뿌리 또는 뿌리줄기의 횡단면 중심 부위에 국화 꽃잎 모양의 방사상무늬가 있다.	국화주두 (모양)		감초, 작약, 길경
車輪紋	차륜문	약재의 단면에는 수레바퀴 무늬가 있다(예: 방기).	바퀴무늬		방기: 목부는 수선이 방사상으로 배열되어 있다.
雲錦花紋	운금화문	하수오의 꽃모양 무늬를 가리킨다(이형복합관다발, 피층에 존재한다).	구름모양 꽃무늬 / 비단무늬 패턴	피부에는 4~11개의 유관속이 금상화문(錦狀花紋)을 이루어 배열한다.	피부에는 4~11개의 원형에 가까운 이형유관속 고리들이 모여서 "금문(錦紋)"이라 불리는 꽃무늬를 이루고 있다.
羅盤紋	나반문	상륙 절단면에 여러 개의 돌출된 원심성 고리무늬가 있는 모양이 중국의 나침반을 닮은 데서 유래된 명칭이다.	나침반무늬	돌기된 동심성의 환윤(環輪)	목부가 융기되어 여러 개의 동심성 환
朱砂點	주사점	백출, 강활, 창출, 목향의 절단면에 적색 또는 적갈색의 유세포 또는 유실을 가지고 있다.	붉은 기름점	백출, 강활, 창출, 목향 항목	
星點	성점	대황 수부분의 이형복합 관다발을 가리킨다. 형성층은 고리모양을 나타내고 내측은 체관부, 외측은 목질부이다. 사선은 별빛처럼 뻗어있다.	별점	뿌리줄기에 성점(星點)이 원으로 배열하거나 산재되어 있다.	
起霜	기상	창출(모창출) 단면은 노출시간이 길어지면 흰색 침상 결정이 생긴다.	기상	오래 노출하면 흰색의 가는 침상 결정이 석출한다.	오래 저장할 내때때로 흰색 결정이 석출한다.
金井玉欄	금정옥란	길경과 같이 일부 뿌리 약재의 단면은 연한 황갈색의 형성층 고리와 흰색의 피부로 이루어졌다. 가운데 부분이 금색이고 둘레가 흰색인 데서 유래된 명칭이다.	금정	피부는 흰색이며 갈라진 틈이 있고 목질부는 황백색이다.	
松泡	송포	단면에는 갈라진 틈이 많아 성질이 가볍다(예: 잔대).	송포	절단면에 갈라진 틈이 있다.	

※ Shin YW. Comparative Study of Terminology for Identification of the Chinese Herbal Materia Medica. Kor. J. Herbology 2014; 29(3): 43~50에 실린 한약재 감별용어의 뜻풀이를 기재함.

한약재명 색인

학명 색인

라틴명 색인